Christian Schulze

Lehrbuch der Kieferorthopädie

Band 2

Lehrbuch der Kieferorthopädie

Band 2

Die kieferorthopädische Behandlung mit abnehmbaren Geräten einschließlich der sogenannten Extraktionstherapie und der Rezidivverhütung

von Prof. Dr. Christian Schulze (em.)

ehem. Leiter der kieferorthopädischen Abteilung an der Freien Universität Berlin

Quintessenz Verlags-GmbH 1981
Berlin, Chicago, Tokio und Rio de Janeiro

quintessenz bibliothek

2., überarbeitete Auflage

Lithographieherstellung: Industrie- und Presseklischee, Berlin
Satz und Druck: Kupijai & Prochnow, Berlin
Bindearbeiten: J. Godry, Berlin
Printed in Germany

ISBN 3 87652 222 6

Inhaltsverzeichnis

Vorwort zur ersten Auflage

Wie im Vorwort des 1975 erschienenen 1. Bandes ausgeführt wurde, soll dieses Lehrbuch das Studium im Lehrfach Kieferorthopädie begleiten, um das in der Vorlesung Gehörte nacharbeiten und vertiefen zu können; es ist also nicht für die fachzahnärztliche Spezialausbildung gedacht. Dieser 2. Band entspricht inhaltlich der Vorlesung „Kieferorthopädie I“. Da die Vorlesung durch einen der beiden von der Approbationsordnung vorgeschriebenen Kurse am Patienten ergänzt wird, werden praktische Hinweise für die unmittelbare Arbeit am Patienten, die hier erwähnt werden, in der Vorlesung aus Zeitgründen fortgelassen. Im 3. Band schließlich sollen die normale Entwicklung des Kauorgans und ihre Störungen, die Pathogenese und Ätiologie der unter dem Begriff Dysgnathie zusammengefaßten Zahnstellungs- und Bißfehler sowie die Gewebsveränderungen unter dem Einfluß kieferorthopädischer Geräte abgehandelt werden, die im Prinzip mit den physiologischen Gewebsveränderungen identisch sind.

Auch dieser 2. Band ist in sich abgeschlossen und scheut sich nicht vor Wiederholungen in den einzelnen Kapiteln, um sie isoliert verstehen zu können und Termini technici einzuüben. Er setzt aber Kenntnisse der klinischen und röntgenologischen Untersuchung sowie der Modellanalyse voraus, wie sie im 1. Band vermittelt worden sind.

Ich hoffe, daß dieser 2. Band über sein Hauptanliegen hinaus auch den Kassenzahnärzten eine Hilfe ist, die bisher nicht oder selten kieferorthopädisch tätig waren, es jetzt zur Erfüllung des sog. Sicherstellungsauftrages aber verstärkt sein müssen (vgl. Urteile des Bundessozialgerichtes von 1972 und 1973). Der Umfang dieser zusätzlichen Aufgabe ist erheblich und wird sich vermutlich noch steigern. Legt man das Ergebnis einer 1974 in Berlin erfolgten Untersuchung von 616 Schülern zweier logopädischer Sonderschulen zugrunde, ist mit einer Zunahme des kieferorthopädischen Behandlungsumfanges bis zu 800 % zu rechnen. Die Schüler, die zwischen 6 und 17 Jahren alt waren und aus „sozial gemischten“ Elternhäusern stammten, wurden alle in der Klinik untersucht, um exakte Unterlagen, vor allem Gipsmodelle, zu bekommen. Insgesamt waren nur 52 (8,4 %) primär eugnath, 564 (91,6 %) mehr oder weniger deutlich dysgnath. Von den Dysgnathen wurden 47 (8,3 %) zur Zeit der Untersuchung oder früher kieferorthopädisch behandelt. Läßt man die 262 Kinder zwischen 6 und 9 Jahren außer Betracht, bei denen die Behandlung aus Altersgründen bis dahin unterblieben sein könnte, ergibt sich, daß von 302 dysgnathen Schülern zwischen 9,1 und 17,3 Jahren nur 41, d. h. 13,6 %, kieferorthopädisch behandelt wurden. Der tatsächliche Behandlungsumfang im Jahre 1974 dürfte somit – jedenfalls in West-Berlin – zwischen 8,3 % und 13,6 % gelegen haben. Er müßte etwa um das Achtfache gesteigert werden, falls alle dysgnathen Kinder von der Möglichkeit der kostenfreien Behandlung Gebrauch machten.

Der gestellten Aufgabe entsprechend kam es mir nicht darauf an, möglichst viele oder gar alle Behandlungsmittel und -methoden darzustellen, sondern darauf:

1. Verständnis zu wecken, wann und warum kieferorthopädische Behandlung nötig, erwünscht oder überflüssig ist;
2. allgemeine Grundsätze kieferorthopädischer Therapie, wie etwa die Reihenfolge und die Aufgabe der einzelnen Maßnahmen, aufzuzeigen;
3. Grundvorstellungen darüber zu vermitteln, wie die benutzten Behandlungsgeräte wirken und die verändert in Anspruch genommenen Gewebe des Kausystems reagieren; und schließlich darzustellen,
4. weshalb die eingetretenen Umbauvorgänge so leicht rezidivieren und was dagegen zu tun ist.

Von den Behandlungsgeräten werden nur herausnehmbare und von diesen auch nur einige eingehend beschrieben und in ihrer Wirkung und Indikationsstellung erläutert. Mit ihnen kann man den größten Teil der tatsächlich gestellten kieferorthopädischen Aufgaben (es gibt daneben fragwürdige) relativ einfach lösen. Voraussetzung ist jedoch, daß man sich über das Ziel der Behandlung Klarheit verschafft, die Behandlungsmittel richtig einsetzt und die Behandlung zum richtigen Zeitpunkt beginnt. Da wohl auf keinem anderen medizinischen Gebiet so unterschiedliche Behandlungsmittel miteinander konkurrieren wie auf dem der Kieferorthopädie, ist die gebotene Auswahl durchaus subjektiv.

Man hört nicht selten Klagen über mangelhafte Wirkungen herausnehmbarer Behandlungsgeräte. Das verführt dazu, sein Heil in anderen „Apparaten" zu suchen. Doch sind die Klagen oft unbegründet. Es liegt, von unzureichender Mitarbeit der Patienten abgesehen, weniger am Behandlungsgerät als am fehlenden Verständnis für die Eigenart der Dysgnathie, die Art und Reihenfolge des Vorgehens und die spezifische Indikation des jeweils eingesetzten Gerätes, das zu Mißerfolg oder ungenügendem Ergebnis führt. An Hand von Beispielen soll das erläutert werden. Auch dabei kommt es mir nicht auf eine möglichst große Zahl an, sondern auf die Auswahl typischer, d. h. in der Kombination ihrer Fehlstellungen charakteristischer Fälle. Für deren Behandlung lassen sich Empfehlungen geben, ja Regeln aufstellen, die natürlich modifiziert werden müssen, wenn sich Atypisches der Dysgnathie aufpfropft, wenn z. B. bei einer *Angle*-Klasse II,1 gleichzeitig ein Mißverhältnis zwischen Zahn- und Kiefergröße vorliegt.

Eine große Rolle bei jeder kieferorthopädischen Behandlung spielt die sog. Extraktionstherapie. Damit ist die gezielte Extraktion bleibender Zähne im Zuge einer kieferorthopädischen Behandlung gemeint und nicht etwa die kieferorthopädisch unerwünschte, aus sonstigen zahnärztlichen Gründen aber nötige – oder für nötig gehaltene – Extraktion. Dieses Kapitel ist deshalb relativ ausführlich, zumal in ihm auch über die schädlichen Folgen vorzeitigen Milchzahnverlustes und die günstigen Folgen gezielt durchgeführter Milchzahnextraktionen berichtet wird.

Noch umfangreicher ist das Kapitel über die Behandlung der einzelnen Dysgnathien und über bestimmte Behandlungsmaßnahmen, wie die Einordnung retinierter Zähne oder die Gaumennahtsprengung, ausgefallen. Da die Vorlesungszeit nicht ausreicht, um alles zu besprechen, und bei den „Diagnostisch-therapeutischen Übungen" – einem Seminar, das wöchentlich im Rahmen der Kurse am Patienten stattfindet – auch immer nur einige wenige Patienten vorgestellt werden können, um die bei ihnen durchgeführten Behandlungsmaßnahmen gemeinsam zu erörtern, sollte das Fehlende in diesem den Unterricht begleitenden Lehrbuch nachgelesen werden können.

Den Schluß des Bandes bilden Fragen nach den Ursachen des kieferorthopädischen Rezidivs und der Rezidivverhütung, Fragen, die in individueller und sozialmedizinischer Hinsicht gleich bedeutungsvoll sind.
Wie Band 1, so ist auch dieser Band 2 kein neues Buch im eigentlichen Sinne. Er bringt zumeist nur Bekanntes, wenn auch durch eigene Erfahrung modifiziert, und bemüht sich, dem Anfänger auf kieferorthopädischem Gebiet das Einarbeiten durch ein klar gegliedertes Konzept zu erleichtern. Trotz mancher Bedenken wurde auf die Analyse von Fernröntgenseitenbildern (FRS) und die Darstellung ihrer Bedeutung für die kieferorthopädische Therapie verzichtet. Einmal stehen praktischen Zahnärzten solche Röntgenaufnahmen in der Regel nicht zur Verfügung, und sie müßten zweifeln, ob man ohne FRS-Aufnahmen überhaupt noch behandeln darf. Zum anderen ist ihre Bedeutung bei Benutzung herausnehmbarer Behandlungsgeräte geringer als bei Benutzung festsitzender Geräte, weil früher behandelt wird – oder doch behandelt werden sollte – und deshalb auch bei extremeren Varianten des insgesamt so variablen Schädelaufbaus mit einem höheren Maß an funktioneller Anpassung im Bereich des orofazialen Systems gerechnet werden kann als bei späterem Beginn. Im übrigen sind mit herausnehmbaren Geräten auch manche Zahnbewegungen gar nicht möglich, die auf Grund einer FRS-Analyse nötig sind oder nötig zu sein scheinen. Denn schließlich steht noch keineswegs fest, welche statischen und wechselseitigen funktionellen Beziehungen zwischen Zahnstellungsmerkmalen auf der einen und zum Teil weit abliegenden Punkten in und am Schädel auf der anderen Seite bestehen. Die zeichnerische Verbindung einzelner kephalometrischer Punkte in einem nur zweidimensionalen FRS-Bild und das Vermessen dadurch entstehender Winkel und Strecken, das für diagnostische Zwecke unumgänglich ist, kann reale, d.h. für die Behandlung relevante Zusammenhänge auch vortäuschen. Denn wenn es bei völlig eugnathen Verhältnissen die allerverschiedensten Winkelkombinationen gibt, ist nicht recht einzusehen, weshalb bei dysgnathen Verhältnissen bestimmte oder doch „akzeptable" Winkel bei der Behandlung erreicht werden sollen. Jedenfalls ist noch alles im Fluß, wie allein die zahlreichen Analyseverfahren zeigen. Vermutlich wird es erst mit Hilfe von Computern und Röntgenaufnahmen aus mehreren Richtungen (Stereo-Auswertung) möglich sein, die erforderlichen dreidimensionalen Zusammenhänge so gründlich zu klären, daß sich aus der kephalometrischen Analyse die für die Behandlung eines bestimmten, in seiner Art stets einmaligen „Falles" die relevanten Daten ergeben. Vorerst scheint es mir deshalb noch erlaubt, das Gebiß selbst in den Mittelpunkt der therapeutischen Bemühungen zu stellen, die Einzelzahnbögen auszuformen und korrekte antagonistische Beziehungen herzustellen. Die Okklusionsebene ist also die entscheidende Bezugsebene. Daß das FRS-Bild ein hervorragendes Mittel ist, sich die räumlichen Beziehungen zwischen Gebiß und Schädel vor Augen zu führen und ungünstige, die Behandlung u.U. erschwerende Tendenzen klarer als am Modell zu erkennen, steht außer Frage.

Wiederum habe ich von meinen Mitarbeitern Herrn *B. Drinda* für die Ausführung der Zeichnungen und sonstigen Bilder und meiner Sekretärin, Frau *L. Reiche*, für das Schreiben des Manuskriptes zu danken. Auch meinen Assistenten, an ihrer Spitze Herrn Ass.-Prof. Dr. *R.-R. Miethke*, gebührt Dank für das kritische Lesen des Manuskriptes; und schließlich danke ich dem »Quintessenz«-Verlag für die Großzügigkeit des Text- und Bildumfanges und die Sorgfalt bei der Herstellung.

Berlin, 1978 Christian Schulze

Vorwort zur zweiten Auflage

Obwohl erst drei Jahre seit Erscheinen der 1. Auflage verstrichen sind, war bereits die Umarbeitung bzw. Ergänzung eines wichtigen Kapitels dieses 2. Bandes erforderlich.
Denn durch neue Untersuchungen von F. G. Sander (1980) sind bisherige Vorstellungen über die biomechanische Wirkung des Aktivators in ein neues Licht geraten. Obwohl auch jetzt noch nicht von einer endgültigen Klärung die Rede sein kann, schien mir die Darstellung dieser wichtigen Untersuchungsergebnisse nötig. Sie vermittelt gleichzeitig eine Vorstellung von der Komplexität eines Untersuchungsverfahrens, das lediglich der Aufklärung einer scheinbar so simplen Frage wie der nach der mechanischen Wirkung eines kieferorthopädischen Gerätes dient.
Ich hoffe, daß das Buch weiterhin seine im Vorwort zur 1. Auflage genannten Aufgaben erfüllen wird.

Berlin, 1981 Christian Schulze

1. Kapitel

Zur Begründung kieferorthopädischer Behandlungsmaßnahmen

1. Einführung

Therapie bedeutet im allgemeinen Beseitigung von Krankheiten und deren Folgen. Ihr Sinn ist somit ohne weiteres klar; Entsprechendes gilt für die Beseitigung der funktionellen und ästhetischen Folgen von Mißbildungen, etwa von Lippen-Kiefer-Gaumen-Spalten.
Bei der kieferorthopädischen Therapie dagegen sind Zweck und Ziel nicht von vornherein klar. Denn Dysgnathien sind in den meisten Fällen Anomalien – also morphologische und/oder funktionelle Abweichungen, die sich noch im Rahmen einer zulässigen Differenz von einer als „normal" empfundenen Körperbeschaffenheit halten. Lebenswichtige Funktionen wie etwa Nahrungsaufnahme oder Atmung sind selbst bei extremen Expressivitätsgraden nicht gefährdet. Das schließt nicht aus, daß man aus versicherungsrechtlichen Gründen Anomalien den Krankheiten zurechnet, wie das mit den Dysgnathien auf Grund zweier Urteile des Bundessozialgerichtes (BSG) geschehen ist. Bevor es um kieferorthopädische Therapie geht, muß man sich deshalb die Frage vorlegen, welchen Nutzen die Beseitigung von Zahnstellungs- und Bißfehlern unter individuellem und sozialmedizinischem Aspekt hat. Dabei dürfen auch mögliche Schäden als Folge der Behandlung nicht verschwiegen werden.

2. Warum wird kieferorthopädische Therapie betrieben?

Die Frage wird in der Regel schlagwortartig beantwortet, etwa:

zur Verbesserung der Kau- und Abbeißfunktion,
aus karies- und parodontoseprophylaktischen Gründen,
zur Behebung ästhetischer Mängel.

Tatsächlich ist oft nur letzteres zweifelsfrei richtig – obwohl gerade der Beurteilung des Ästhetischen eine subjektive Komponente innewohnt. Die anderen Gründe sind vielfach ohne Relevanz. Das schließt nicht aus, daß sie insgesamt gesehen bzw. für bestimmte Dysgnathien oder ihre Symptome (Dysgnathien sind in der Regel Symptomenkomplexe) richtig sind. Das soll im folgenden erörtert werden. Die Frage, ob auch ein umgekehrter Zusammenhang besteht, die falsche Zahnstellung also die Folge einer abnormen Gebißbeanspruchung sein kann, wird erst im 3. Band besprochen.

a) Verbesserung der Kau- und Abbeißfunktion

Die Kaufunktion (Mastikation) dient der Nahrungszerkleinerung und der Einspeichelung des Bissens. Beides ermöglicht das Schlukken fester Nahrung und fördert deren intestinale Aufspaltung und Resorption. Obwohl die

Kaufunktion unter den Koch- und Eßgewohnheiten einer Wohlstandsgesellschaft nicht mehr von gleicher Bedeutung ist wie unter den Bedingungen einer Mangelgesellschaft, kann davon ausgegangen werden, daß Kauen die wichtigste Funktion des Gebisses ist.

Auf das komplizierte, reflektorisch gesteuerte Zusammenspiel zwischen neuromuskulärem Apparat, Kiefergelenken und Zähnen, das der Kaufunktion zugrunde liegt, kann hier im einzelnen nicht eingegangen werden. Das Problem „Verbesserung der Kaufunktion" soll auf drei Faktoren reduziert werden:

1. die Größe der Kontaktflächen im Seitenzahngebiet,
2. die Art der Kaubewegung und
3. das Resultat der sich aus 1 und 2 ergebenden Kaufunktionsprüfung.

1. Größe der Kontaktflächen

Die Größe der Kontaktflächen läßt sich klinisch einfach aus der Größe der im Gegenlicht erscheinenden Durchbisse von sog. Wachsbissen beurteilen, die zur Feststellung der individuellen Schlußbißlage sowieso angefertigt werden. Mit Hilfe photoelektrischer Messungen könnte die Menge des durchscheinenden Lichtes und damit die Größe der Kontaktflächen sogar exakt bestimmt werden. Aus dem Vergleich vor und nach der Behandlung ergibt sich, ob eine Kauflächenvergrößerung eingetreten ist oder nicht.

Diesem Verfahren haften Mängel an. Denn unversorgte kariöse Defekte, verlorengegangene Milchzähne bei Behandlungsbeginn, unterschiedliche Zahnzahlen vor und nach der Behandlung und anderes mehr erschweren den Vergleich. Trotzdem ist diese „Durchbeißprüfung" am Ende der kieferorthopädischen Behandlung das für die Praxis einfachste und für diesen Zweck hinreichend genaue Prüfverfahren. Mit seiner Hilfe kann auch die Wirkung des Einschleifens beurteilt werden, das nach den Regeln des sog. Belastungsausgleichs am Ende einer kieferorthopädischen Behandlung durchgeführt werden sollte – vor allem dann, wenn nicht Neutralbiß, sondern nur eine „gesicherte Verzahnung" erreicht worden ist. Hier werden die Wachsbisse vor und nach dem Einschleifen miteinander verglichen.

2. Art der Kaubewegungen

Die Art der Kaubewegungen soll bezüglich der Effizienz der Nahrungszerkleinerung ebenfalls eine Rolle spielen. Herkömmlich werden zwei verschiedene Arten unterschieden: Hackbiß und Reibebiß, letzterer auch Rundbiß genannt. Da beim Hackbiß, also der reinen Öffnungs- und Schließbewegung, angeblich die Mm. temporales bevorzugt als Mundschließer benutzt werden, spricht man auch von Temporaliskauern und beim Reibebiß von Masseterkauern, weil hier angeblich die Mm. masseteres prädominieren. Natürlich soll die Nahrungszerkleinerung bei Masseterkauern – gleiche Zahl von Kaubewegungen vorausgesetzt – funktionell wirksamer sein als bei Temporaliskauern. Deshalb wird bei Hackbiß die Umstellung auf Reibebiß gefordert.

Zunächst zur Diagnose. Man läßt in der Regel Unterkieferbewegungen unter Zahnkontakt durchführen und prüft bei gespreizten Lippen, ob Zwangsführungen oder Gleithindernisse auftreten. Als solche gelten vor allem progene Zwangsbisse und tiefe Bisse ohne inzisale Stufen, vor allem also Deckbisse; *A. M. Schwarz* (1961) sprach zur Verdeutlichung des Sachverhalts von Sperrbiß. Aus dieser Diagnose Sperrbiß wird in der Regel auch die Diagnose Temporaliskauer abgeleitet und später aus der Beseitigung des Sperrbisses die Umstellung auf Masseterkauen angenommen.

Diese Vorstellung dürfte falsch sein. Kinematographische Untersuchungen der Kaubewegungen bei Probanden mit Eugnathie einerseits und verschiedenen Formen von Dysgnathie andererseits haben ergeben, daß reine Hackbißbewegungen gar nicht vorkommen, also z. B. auch nicht bei Deckbißträgern, den angeblichen Protagonisten der Temporaliskauer (*E. Reumuth* 1956; *G. Sauer* 1976). Stets treten Seitwärtsbewegungen im Sinne des Reibebisses auf. Deshalb gehen die genannten Ausdrücke an der Sache vorbei. Das schließt nicht aus, daß in der Phase der dentalen Artikulation, also ganz am Ende einer jeden Kaubewegung, die Bewegungsmuster von der Form und Stellung der Zähne beeinflußt werden. Sie lassen sich wegen der Kürze der Bewegungsbahn mit kinematographischer Methodik bzw. der dabei benutzten Einzelbildanalyse nicht nachweisen. Übrigens haben auch Messungen der Grenzbewegungen des Unterkiefers mit Hilfe der in der Gnathologie benutzten Registriermethoden keinen Unterschied zwischen Eugnathen und Deckbißträgern ergeben (*B. Koeck* u. Mitarb. 1976).

3. Kauleistungsprüfungen

Da sich aus der Größe der Kontaktflächen und der klinischen Überprüfung des Bewegungsablaufs die Kauleistung nicht ohne weiteres ergibt (auch die angewandten Druckkräfte sind z. B. von Bedeutung), versucht man die Kauleistung durch eine Kaufunktionsprüfung zu objektivieren. Man läßt z. B. Nüsse oder Pinienkerne kauen, kontrolliert die Zahl der vorher festgelegten Kaubewegungen, gibt das Gekaute durch Siebe mit unterschiedlicher Maschendichte und wägt die einzelnen Fraktionen, nachdem man sie getrocknet hat.

Dieses Verfahren wird vor allem in der Prothetik benutzt, um Kauleistungen bei den unterschiedlichen Formen und Ausmaßen partieller Zahnlosigkeit zu objektivieren oder das Leistungsvermögen eingegliederter Prothesen zu überprüfen. Zur individuellen Überprüfung von Verbesserungen der Kauleistung vor und nach einer kieferorthopädischen Behandlung ist es noch nicht benutzt worden, wohl aber zum Leistungsvergleich von Probanden mit unterschiedlichen Dysgnathien. Obwohl die Fragestellung der Autoren differierte und auch die Klassifizierung der Dysgnathien unterschiedlich war, wurde insgesamt doch festgestellt, daß das Kauleistungsvermögen vor allem durch die Zahl der sich in Okklusionsstellung berührenden Zähne und deren Kauflächengröße bestimmt wird. Bei Zugrundelegung der drei Klassen nach *Angle* kommen die schlechtesten Resultate übereinstimmend bei der Klasse III (Progenie mit Mesialbiß) vor. Die Unterschiede bei den beiden Abteilungen der Klasse II sind zumeist nur gering und auch die Kauleistungsunterschiede zwischen den Klassen I und II nicht so, daß sich daraus generell die Notwendigkeit einer Distalbißbehandlung ableiten ließe. *B. Schlinkert* (1965) z. B., die insgesamt 143 Probanden je 2,5 g Haselnüsse mit 30 Kaubewegungen zerkleinern ließ, stellte folgende Tabelle auf, wobei sie die biogenetische Diagnose (Bd. 1, S. 30) zur Unterteilung der Dysgnathien heranzog:

	Güteziffer	Gebißarten
1.	59,7	Diastema
2.	55,6	Offener Biß
3.	55,0	Eugnathie
4.	54,0	Deckbiß
5.	53,0	Kreuzbiß
6.	52,2	Schmalkiefer mit engstehender Front
7.	42,9	Schmalkiefer mit Protrusion
8.	35,3	Progenie

Dabei bedeutet „Güteziffer" den Grad der Leistung in Prozenten, wenn man der maximalen Leistung (höchster Zerkleinerungsgrad) die Güteziffer 100 gibt und der geringsten die Güteziffer 0. Auffällig ist weniger, daß der Eugnathe erst an dritter Stelle rangiert, sondern daß der Schmalkiefer mit Protrusion

(7) gegenüber dem Schmalkiefer mit engstehender Front (6) so sehr abfällt.

Ohne auf mögliche Ursachen einzugehen ergiebt es sich, daß es in vielen, ja den meisten Fällen von Dysgnathie vage ist, die Verbesserung der Kauleistung als oberstes Ziel der kieferorthopädischen Therapie anzuführen. Natürlich gibt es Ausnahmen, vor allem beim seitlich offenen Biß und bei den beiden extremen Kreuzbißformen mit Nonokklusion – jedenfalls dann, wenn mehrere Antagonisten beteiligt sind.

Was schließlich die Verbesserung der Abbeißfunktion anbelangt, so steht es mit ihr ähnlich wie mit der Kaufunktion: Mit Ausnahme offener Bisse und positiver inzisaler Stufen bei Progenie sorgt die Beweglichkeit des Unterkiefers dafür, daß Abbeißpositionen eingenommen werden können. Gegebenenfalls wird auf das vordere Seitenzahngebiet ausgewichen. Befragt man z. B. Patienten mit hochgradig offenem Biß, ob sie über mangelhafte Abbeißfähigkeit zu klagen hätten, wird zumeist mit Nein geantwortet. Selbst eine objektiv vorhandene Funktionseinbuße wird somit subjektiv nicht immer bemerkt.

b) Unterstützung bei der logopädischen Therapie von Sprachgestörten

Sprach- und Stimmstörungen (Dyslalien, Dysphonien) können von den verschiedenartigsten Erkrankungen, Anomalien oder Mißbildungen am Kehlkopf und am sog. Ansatzrohr (Rachen, Mund, Nase) verursacht werden, wobei das Ansatzrohr für die unterschiedlichen Reflexions- und Resonanzverhältnisse beim Sprechen und Singen verantwortlich ist. Dyslalien sind deshalb häufig; *A. Schulze* u. Mitarb. (1973/74) sprechen von 30% Behandlungsbedürftigen unter den Vorschulkindern und Schulanfängern.

Von den Mißbildungen ist die LKG-Spalte die bekannteste. Sie ist zugleich ein gutes Beispiel für die Zusammenhänge, um die es hier geht. Denn offenes Näseln (Rhinolalia aperta) ist unzweifelhaft die direkte und deshalb regelmäßige Folge des Gaumendefektes. Andererseits ist geschlossenes Näseln (Rhinolalia clausa) bei operierten Spaltpatienten schon nicht mehr unzweifelhaft die Folge einer postoperativen Mobilitätsstörung am Velum. Hier sind auch andere Ursachen, etwa eine chronische Rhinitis, möglich.

Noch größer sind die Zweifel, wenn es um die Frage geht, ob bestimmte Zahnstellungs- und Bißfehler bei sonst gesunden Kindern Sprachfehler verursachen oder fördern können und ob somit ihre kieferorthopädische Beseitigung ein notwendiger Beitrag zur logopädischen Therapie ist. Dabei ist klar, daß nur solche Sprach- bzw. Lautbildungsfehler in Frage kommen, an denen neben den Zähnen Zunge, Gaumen und Lippen beteiligt sind. Der häufigste Sprachfehler dieser Art ist das Lispeln (Sigmatismus). Es gehört zur Gruppe der mechanischen Dyslalien und wird je nach Art der falschen S-Laut-Bildung unterteilt in Sigmatismus addentalis, interdentalis, stridens und lateralis. Darauf braucht hier im einzelnen nicht eingegangen zu werden.

Untersuchungen über wechselseitige Beziehungen zwischen Dysgnathien und Dyslalien können nur mit statistischer Methodik durchgeführt werden. Denn es ist bekannt, daß Eugnathe Sprachstörungen der verschiedensten Art haben und Dysgnathe der verschiedensten Art sprachstörungsfrei sein können – von hochgradigen, den Charakter einer Mißbildung annehmenden Dysgnathien vielleicht abgesehen.

Eine relevante Publikation dazu stammt von *G. Lieb* und *G. Mühlhausen* (1964). Es wurden 3085 Hamburger Schulkinder logopädisch und kieferorthopädisch untersucht. Die Autoren kamen zu dem Ergebnis, daß signifikante Beziehungen vor allem zwischen Lispeln und offenem Biß bestehen, und zwar derart, daß Lispeln immer häufiger wird, je stärker der

Ausprägungsgrad des offenen Bisses ist, und immer seltener, je mehr der Frontzahnüberbiß im Sinne eines tiefen Bisses zunimmt.
Dieses Ergebnis wurde von *R. Brandt* (1976) nicht bestätigt. Er ging von 616 Schülern zweier logopädischer Sonderschulen aus, Schülern also, deren Dyslaliearten von Logopäden exakt bestimmt und so ausgeprägt waren, daß Sondererziehung nötig erschien. Von allen Gebissen wurden Gipsmodelle hergestellt, um ebenso exakt Art und Ausbildungsgrad der verschiedenen Symptome einer gleichzeitig bestehenden Dysgnathie zu erfassen. Nach Eliminierung solcher Fälle, die weniger ihrer Dyslalie als anderer Störungen wegen die Schule besuchten oder rein zahlenmäßig für einen statistischen Vergleich nicht in Frage kamen (101 Fälle), ergab sich, daß auf dem 5%-Niveau lediglich die Beziehungen zwischen Fehlstellungen der unteren Schneidezähne (Engstand oder Weitstand) einerseits und Lispeln (interdentaler und auch lateraler Sigmatismus) andererseits signifikant miteinander korreliert waren. Was den offenen Biß anbelangt, so ergab sich aus dem Vergleich der Kontingenztafeln merkwürdigerweise nur dann eine erkennbare, wenn auch nicht signifikante Korrelation zum Lispeln, wenn der offene Biß geringfügig war. Bei Zunahme des offenen Bisses wurde Lispeln wieder seltener. Möglicherweise muß der störende mechanische Faktor (hier: Klaffen der Schneidezähne) bei den S- und Z-Laut-Bildungen erst hinreichend groß sein, ehe er sprachfunktionelle Anpassungen auslöst. Im übrigen ist diese Anpassungsfähigkeit groß; selbst Kinder, die aktive Platten tragen, lernen z. T. korrekt damit zu sprechen.
Bei diesem Stand der Dinge scheint der Beitrag, den der Kieferorthopäde bezüglich der Therapie von Dyslalien leistet, im allgemeinen gering zu sein. Im speziellen Falle mag das anders sein: Hier ist Zusammenarbeit mit Logopäden anzustreben.

c) Normalisierung des Schluckvorganges bei fehlerhaftem Schluckverhalten

Üblicherweise läuft die orale, bewußt eingeleitete Phase des Schluckens so ab, daß nach dem Kauen und Einspeicheln fester Nahrung ein Bissen (Bolus) geformt wird, die Schlußbißlage eingenommen wird und bei zwanglos, aber fest geschlossenen Lippen eine von vorn nach hinten ziehende Kontraktionswelle der Zunge den Bissen in den Pharynx befördert; auch Zungenboden und Velum sind bei diesem Transportvorgang beteiligt. Die pharyngeale und ösophageale Phase des Schluckens laufen sodann rein reflektorisch ab, wobei das Schluckreflexzentrum in der Medulla oblongata das Atemzentrum hemmt. Dieses bei Erwachsenen übliche, auch als somatisches Schlucken bezeichnete Verhalten entwickelt sich üblicherweise im Laufe der ersten Dentition, weil erst die Zähne dasein müssen, die die Voraussetzung für die Einnahme der Schlußbißlage bilden. Das bis dahin übliche Schluckverhalten wird als viszerales, juveniles oder einfach als Säuglings-Schlucken bezeichnet, wobei flüssige oder breiige Kost ohne Fixierung des Unterkiefers in den Pharynx befördert wird.
Dieses viszerale Schlucken wird gelegentlich beibehalten. Man erkennt es bei geschlossenen Lippen am sog. Grimassieren, womit vor allem abnormes Einziehen der Unterlippe beim Schlucken verstanden wird, bei abgehaltenen Lippen am Vorquellen der Zungenspitze durch Zahnlücken oder klaffende Zahnreihen und am Fehlen der beim korrekten Schlucken sicht- oder tastbaren Bewegungen des M. masseter als Zeichen des am Oberkiefer fixierten Unterkiefers.
Dieses beibehaltene und deshalb fehlerhafte viszerale Schlucken soll in zwei Formen auftreten können:

1. Beim Schlucken mit Zungenstoß werden entweder die Zungenspitze zwi-

schen die Frontzähne oder die Zungenränder zwischen die Seitenzähne gepreßt, vielleicht, um so zu einer gewissen Fixierung der Mandibula am Oberkiefer zu kommen. Auf diese Weise sollen offene Bisse im Front- bzw. Seitenzahnbereich zustande kommen können, wenn die Annahme auch näher liegt, daß schon vorhandene, auf andere Weise entstandene offene Bisse die Umstellung auf somatisches Schlucken verzögert haben. Von einigen Autoren werden sogar frontale Engstände und Kreuzbisse auf viszerales Schlucken zurückgeführt.

2. Beim Schlucken mit Hyperaktivität des M. mentalis legt sich die Unterlippe während des Schluckens hinter die oberen und vor die unteren Schneidezähne. Die Unterlippe hat dann offenbar die Aufgabe, trotz einer inzisalen Stufe den zum Schlucken nötigen Abschluß der Mundhöhle zu erreichen. Daß diese Hyperaktivität bereits die inzisale Stufe geschaffen habe, ist strittig. Näher liegt wiederum die Annahme, daß vorher eine Stufe bestand, z.B. als Folge eines Distalbisses oder im Gefolge von Lutschen, und daß die Hyperaktivität der Mm. mentales erst durch eine Stufe provoziert wird und nunmehr verschlimmernd auf sie einwirkt bzw. ihren Ausgleich verzögert.

Fehlerhaftes Schluckverhalten gehört zu einer Gruppe von Bewegungsstörungen, die man unter dem Begriff orale Dyskinesien zusammenfaßt; auch fehlerhaftes Sprechen (s.o.) gehört dazu. Es kommt bei ihnen zu Ungleichgewichten im Druckverhalten der Zungenmuskulatur innen und der Lippen-Wangen-Muskulatur außen, was beim Überschreiten einer gewissen Toleranzgrenze u.U. zu Stellungsveränderungen der Zähne führen kann (s. S. 271/2). Denn die Antagonisten stabilisieren sich bei falschem Schlucken nicht gegenseitig, wie das beim richtigen Schlucken infolge der eingenommenen Schlußbißlage der Fall ist. Um ein solches Ungleichgewicht feststellen zu können, müßte man z.B. die Zahl der durchschnittlichen Schluckvorgänge pro Stunde, die Dauer des einzelnen Schluckvorganges und die dabei auftretenden Anlagedrücke kennen und sie zu den Anlagedrücken in den schluckfreien Zeiten in Beziehung setzen. Die diesbezüglichen Angaben sind nicht einheitlich, schon weil Kinder häufiger schlucken als Erwachsene, die Dauer des Schluckens auch von der Art des Geschluckten (Wasser, Speichel, Bolus) abhängt und der Anlagedruck der Zunge ebenfalls. Immerhin scheint es Unterschiede zu geben, die von der Art der Dysgnathie abhängen: Kinder mit *Angle*-Klasse II,1 z.B. schlucken nach *E. Witt* u. Mitarb. (1974) häufiger als Kinder mit offenem Biß und diese häufiger als sonstige Dysgnathe – was natürlich nicht zu dem Schluß berechtigt, daß häufiges Schlucken als ätiologischer Faktor für diese beiden Dysgnathien feststünde.

Die Vorstellungen über die tatsächliche Bedeutung fehlerhaften Schluckens sind widersprüchlich. Wenn man bedenkt, daß kieferorthopädische Behandlungen in der Regel ohne Rücksicht auf vorhandene oder nicht vorhandene, oft auch nur schwer eindeutig zu diagnostizierende Schluckfehler betrieben und erfolgreich abgeschlossen werden, neigt man zur Zurückhaltung. Das bedeutet nicht, daß es im kieferorthopädischen Behandlungsalter keine Schluckfehler mehr gibt und daß diese sich auf bestimmte Zahnstellungsfehler nicht verschlimmernd auswirken könnten, am ehesten wohl bei offenen Bissen.

d) Verbesserung der ästhetischen Wirkung

Ein Gesicht wirkt schön, wenn eine Fülle von Einzelmerkmalen schön ist. Wichtig ist auch, daß die Einzelmerkmale untereinander harmonieren: Man denke etwa an die vielen Varianten der Gesichtsproportionen, des Teints, an die zahlreichen Möglichkeiten der Form, Größe und Farbe der Augen oder die Vielfalt der Nasen-, Lippen- und Kinnformen. Fällt nur eines dieser Einzelmerkmale deutlich aus dem Rahmen, kann der Gesamteindruck gestört sein.

Eines dieser vielen Einzelmerkmale ist auch das Gebiß. Sein vorderer Abschnitt tritt vor allem beim Sprechen und Lachen in Erscheinung. Häßlich wirken sowohl deutliche Lükken zwischen den Zähnen, vor allem bei ungleichmäßiger Verteilung (Trema, Lateralverschiebungen gröberer Art, z.B. im Zusammenhang mit Zahnverlust), als auch Engstände. Aber auch Exversion der oberen Schneidezähne wird negativ beurteilt, vor allem, wenn sie mit offener Mundhaltung, negativer Lippentreppe und fliehendem Profilverlauf einhergeht. Inversion, wie sie für Deckbiß typisch ist, wird dagegen weniger als häßlich empfunden, jedenfalls, wenn sie ohne deutlichen Engstand einhergeht. Man hat es deshalb manchmal schwer, Eltern von der Notwendigkeit einer Deckbißbehandlung zu überzeugen.

Ohne näher darauf einzugehen – eine Verbesserung des ästhetischen Eindrucks wird durch die Ausformung falsch stehender Frontzahngruppen zweifelsfrei erreicht. Sie wirkt sich auch auf das Lippenprofil oft günstig aus – ohne allerdings dafür allein verantwortlich zu sein, vor allem im Kindesalter. In welchem Ausmaß der gesamte Profilverlauf kieferorthopädisch beeinflußbar ist, ist dagegen noch unklar, vor allem im konkreten Fall nur schwer vorauszusagen (s. S. 152).

Dieses ästhetische Moment steht für Eltern, die ihre Kinder zur Behandlung bringen, ganz im Vordergrund. Deshalb sind sie auch oft schon zufrieden, wenn die obere Frontzahngruppe ausgeformt ist; das Interesse an der weiteren Behandlung erlahmt. Aber abgesehen davon, daß es später oft die u n t e r e Frontzahngruppe ist, die beim Sprechen sichtbar wird, ist von vornherein klarzumachen, daß solche Teilergebnisse ein Rezidiv auch im oberen Frontzahngebiet geradezu heraufbeschwören und deshalb nicht verantwortet werden können.

Die Verbesserung des Aussehens hat über das Subjektive hinaus eine objektive Komponente. Ungezwungenes Sprechen und Lachen kann nicht nur die freie Persönlichkeitsentfaltung fördern, sondern auch der Behauptung im späteren Berufsleben dienlich sein. Ein wenn auch schwacher statistischer Zusammenhang zwischen „psychischen Schwierigkeiten" und dem Vorhandensein von Zahnfehlstellungen soll sich nach *H. G. Sergl* (1967) schon bei achtjährigen Kindern, obschon nur bei leptosomem oder athletischem Habitus, nachweisen lassen; *Sergl* hat allerdings mehr an einen umgekehrten Zusammenhang gedacht: die psychische Schwierigkeit als U r s a c h e der Dysgnathie.

Handelte es sich bei dem Bisherigen um einen mehr oder weniger deutlichen „direkten" Nutzen für den Behandelten, so im folgenden um einen „indirekten": kieferorthopädische Behandlungen als prophylaktische Maßnahmen gegenüber kommenden Schäden oder Krankheiten.

e) Verminderung der Kariesanfälligkeit

Zahnkaries kommt durch das Ineinandergreifen mehrerer Faktoren zustande, ist also multikausal. Obligat sind dabei die aus Kohlenhydraten und Speichel gebildeten Beläge sowie säurebildende Bakterien, nur fakultativ die Form und Größe der Zahnkronen, die Schmelzbeschaffenheit und schließlich die Stellung der Zähne. Vor allem Engstand ist hier zu nennen: Er fördert die Plaquebildung, weil er die künstliche und natürliche Reinigung der klinischen Krone erschwert.

Nun tritt Engstand der Zähne überwiegend im Frontzahnbereich auf, also dort, wo künstliche Säuberung unter Spiegel-Kontrolle möglich ist. Der durch Engstand verursachte Nachteil könnte somit durch gute Zahnpflege aufgehoben oder gemildert werden. Da gute Zahnpflege jedoch eher die Ausnahme als die Regel ist, dürfte sich die kieferorthopädische Behandlung im Frontzahngebiet tatsächlich kariesreduzierend auswirken – in welchem Ausmaß allerdings, das ist strittig.

Auf der anderen Seite darf nicht verschwiegen werden, daß kieferorthopädische Maßnahmen Karies auch fördern können. Früher trat das besonders im Bereich aufzementierter, oft nicht exakt sitzender Bänder auf, also bei der Behandlung mit festsitzenden Geräten. Diese Gefahr scheint mit den heute benutzten, der anatomischen Form der Zähne weitgehend Rechnung tragenden Bändern im großen und ganzen gebannt zu sein, vor allem bei vorheriger Fluoridierung oder Versiegelung der Zähne.

Schäden können jedoch auch mit herausnehmbaren, beim Essen (natürliche Kauscheuerung) und Zähneputzen nicht hinderlichen Geräten auftreten. So sieht man gelegentlich im Bereich von Halte- oder Federelementen opake Schmelzpartien, die auf Entmineralisation und damit ein mögliches Initial der Karies hindeuten. Achtet man bei Kontrollsitzungen darauf, fluoridiert gegebenenfalls und weist die Kinder immer erneut auf regelmäßige Zahnpflege hin (in der Berliner Zahnklinik werden regelmäßig Zahnputzkurse durchgeführt), sind solche Schäden praktisch vermeidbar.

f) Erleichterung der Kariesbehandlung

Wenn Karies im Bereich engstehender Zähne verstärkt auftritt, so ist auch konservierende Behandlung gehäuft nötig. Diese Behandlung ist um so effektiver, je leichter der kariöse Defekt zugänglich ist und nach den Regeln der Kavitätenpräparation „aufgezogen“ werden kann. Vor allem bei kariesanfälligen Kindern ist das ein Punkt, der für eine kieferorthopädische Behandlung und speziell die Beseitigung von Engstand spricht.

g) Verminderung marginaler Parodontopathien

Die vom Zahnfleisch ausgehenden Erkrankungen des Halteapparates sind ebenfalls multikausal. Zu den exogenen Faktoren werden Fehlstellungen der Zähne gezählt. Übermäßige oder ungenügende Belastungsintensitäten ebenso wie unphysiologische Belastungsrichtungen sollen den Halteapparat für eine vom Zahnfleischrand ausgehende chronische Entzündung, die stets den entscheidenden Faktor darstellt, prädestinieren.

Es gibt eine Reihe korrelationsstatistischer Untersuchungen zu dieser Frage, teils mit negativem, teils mit positivem Resultat. Vielleicht sind die Unterschiede zum Teil nur vorgetäuscht, weil das Alter der Probanden nicht immer genügend berücksichtigt worden ist. So fanden *E. Reichenbach* u. Mitarb. (1958) beim Vergleich von 1500 eugnathen und dysgnathen Schülern dreier Altersklassen, daß Gingivitiden beim Übergang vom Milch- ins Wechselgebiß fast gleichmäßig, d.h. unabhängig von der Art der Zahnstellung zunehmen. Erst nach Abschluß der Wechselgebißperiode – es handelte sich um 14- bis 17jährige – zeigte sich eine signifikante, wenn auch schwache Zunahme marginaler Schäden bei Dysgnathen gegenüber Eugnathen. Die Hauptursache war frontaler Engstand mit oder ohne Protrusion der oberen Front: ein Zeichen dafür, daß nicht so sehr Fehlbelastung als vielmehr Plaquebildung in den interdentalen Nischen Ursache der parodontalen Schäden ist, die zumeist in Form chronischer Gingivitiden auftreten.

Auch aus einer von *Poulton* u. Mitarb. (1961) vorgelegten Publikation geht hervor, daß zwischen einem „occlusion-feature index“ und einem „periodental index“ eine allenfalls

schwach positive, praktisch zu vernachlässigende Korrelation besteht (r = +0,24). Zugrunde gelegt waren Untersuchungen an 908 männlichen Probanden im Alter zwischen 17 und 26 Jahren.
In neuerer Zeit hat sich *H. G. Sergl* (1971, 1973, 1974) noch einmal eingehend mit diesen Zusammenhängen befaßt. Als Kriterien einer „Parodontose“ wurden Zahnlockerung (als Leitsymptom einer Funktionsstörung), Taschentiefe und Zustand des Zahnfleischrandes nach dem PMA-Index berücksichtigt. Außerdem wurde das Ausmaß der vorher angefärbten Zahnbeläge registriert.
Es ergab sich auch hier, daß frontaler Engstand von Bedeutung ist, weil er über vermehrte Beläge Entzündungen des Zahnfleischrandes fördert. Der korrelative Zusammenhang war in diesem Punkt eindeutig (r = +0,8). Bei ordnungsgemäßer Zahnpflege – allerdings auch nur dann – würde Engstand also keinen Indikationsfaktor für eine kieferorthopädische Behandlung abgeben. Was die Fehlbelastungen im Sinne von Okklusionsstörungen anbelangt, so scheint nur der umgekehrte Überbiß der Frontzähne eine Rolle zu spielen; bei ihm waren die Zeichen einer chronischen Entzündung und/oder Atrophie des Zahnfleischrandes gegenüber einer Kontrollgruppe erhöht. Bei den *Angle*-Klassen II,1 bzw. II,2 dagegen waren nur dann gesicherte Zusammenhänge erkennbar (zum Teil nur für einzelne der drei oben genannten Symptome der Parodontose), wenn sie mit Verletzungen der Gingiva einhergingen. „Frühere Vorstellungen, nach denen der Deckbiß wegen ungünstiger Belastungsmomente bei der Artikulation zur Zahnlockerung führe, müssen revidiert werden. Vermutlich werden in diesen Fällen die Kieferbewegungen reflektorisch so gesteuert, daß es zu keinen unphysiologischen Belastungen kommt“ (*H. G. Sergl* u. Mitarb. 1973).
Aus allem ergibt sich, daß das häufig pauschal abgegebene Urteil, die kieferorthopädische Behandlung erfolge „aus parodontoseprophylaktischen Gründen“, unzulässig ist. Selbst bei den Fehlstellungen, die auf Grund statistischer Erhebungen eine schwache Korrelation zur „Parodontose“ aufweisen, gibt es im Einzelfall zu häufig Ausnahmen. Das Umgekehrte gilt jedoch auch: Eine durch Fehlstellung verursachte Fehlbelastung kann bei bestehender Gingivitis der letzte Anlaß zum Auftreten einer chronischen marginalen Parodontitis bzw. Atrophie des marginalen Parodontiums sein (Abb. 1). Man sollte vor allem auf isolierte, nur einzelne Parodontien betreffende Erkrankungen achten, hier nach Fehlbelastungen fahnden und diese beseitigen. Im übrigen spielen Fehlbelastungen bei schon vorhandenen, in der Regel generalisieten marginalen Parodontopathien eine eindeutig verschlimmernde Rolle.
Wie im Abschnitt „Verminderung der Kariesanfälligkeit“ darf auch hier nicht verschwiegen werden, daß kieferorthopädische Behandlungen die Ursache marginaler Schäden sein können. Von den klinisch nicht sofort in Erscheinung tretenden Resorptionen an der Zahnwurzel und Abbauerscheinungen am Limbus alveolaris einmal abgesehen (s. Bd. 3), sind es vor allem chronische Entzündungen, die durch fehlerhafte Halte- und Bewegungselemente oder nicht exakt sitzende Plattenränder zustande kommen können. Auch bei ausgiebiger Retrusion exvertierter oberer Schneidezähne können palatinal gingivale Hyperplasien und Zahnfleischtaschen auftreten – Schäden jedoch, die bei einiger Aufmerksamkeit leicht zu vermeiden sind.

h) Erleichterung der Mundschlußfunktion und Umstellung auf Nasenatmung

Daß offene Bisse und negative wie positive inzisale Stufen zwanglosen Lippenschluß erschweren und in extremen Fällen unmöglich machen, ist ohne weiteres klar. Daß Kinder oft

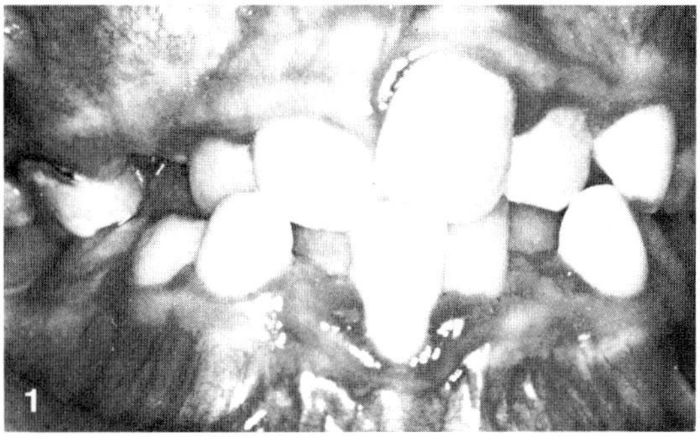

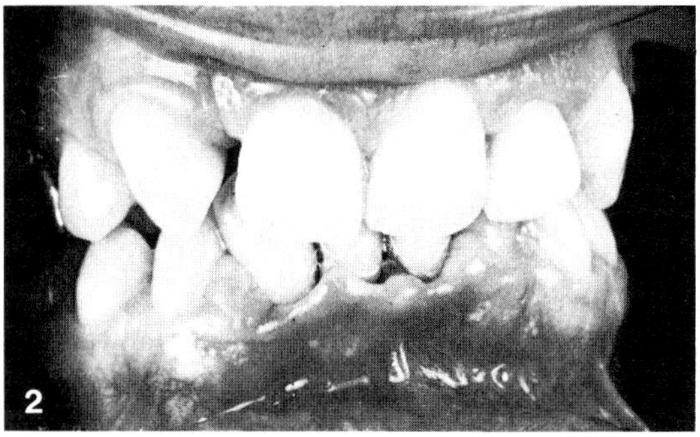

Abb. 1
1 *Atrophie des marginalen Parodonts an unterem I_1, Folge von Fehlbelastung und Entzündung.*
2 *Chronische marginale Parodontitis mit Taschenbildung bei Deckbiß. Kein Einbiß in die Gingiva.*

auch ohne solche Fehlstellungen den Mund offenhalten, ist ebenfalls bekannt: Das hört mit steigendem Alter in der Regel spontan auf, falls keine Nasenatmungsstörung, etwa durch Polypen oder Hyperplasien der Rachenmandel verursacht, vorliegt.
Offene Mundhaltung ist mit Mundatmung nicht gleichzusetzen. Trotzdem könnte auch ein nur offengehaltener Mund zur Austrocknung der Schleimhäute und, über Veränderungen der Bakterienflora, zum vermehrten Auftreten von Karies und marginalen Schäden im oberen Frontzahnbereich führen. Doch scheint die Gefahr gering zu sein, weil solche Kinder offenbar gehäuft schlucken und Zähne und Schleimhäute immer wieder anfeuchten (*E. Witt* u. Mitarb. 1974). Sicher dürfte dagegen sein, daß bei chronischer Mundatmung vermehrt Erkältungskrankheiten auftreten, weil die wichtigste Funktion der Nasenschleimhäute, die Entstaubung, Erwärmung und Anfeuchtung der Luft, entfällt. Somit gehört die Ermöglichung oder Erleichterung des zwanglosen Lippenschlusses ebenso zu den kieferorthopädischen Aufgaben wie die Unterstützung der Umstellung von Mund- auf Nasenatmung bei Kindern mit habitueller Mundatmung. Der Aktivator ist dafür das geeignete Gerät.

i) Erleichterung einer späteren prothetischen Versorgung

Dieser Grund erscheint weit hergeholt. Wer denkt bei der kieferorthopädischen Behandlung von Kindern schon an deren prothetische Versorgung im Alter? Doch scheint mir diese Indikation in bestimmten Fällen wichtiger als manche bisher genannte zu sein. Jeder Zahnarzt weiß, welche Schwierigkeiten bei der prothetischen Versorgung dezimierter Gebisse auftreten, wenn extreme Grade tiefer oder offener Bisse vorliegen oder wenn positive oder negative Frontzahnstufen, Kreuzbisse und dergleichen bestehen. Außerdem wird Zahnersatz nicht immer erst im Senium nötig: Schon vom 30. Lebensjahr an wird er zunehmend häufiger.

j) Weitere Gründe

Da die folgenden Gründe nur gelegentlich in Frage kommen, sollen sie nur stichwortartig aufgeführt werden:

1. Expertierte obere Schneidezähne sind bei Stürzen häufiger gefährdet als korrekt oder gar invertiert stehende. Nach einer Untersuchung von *G. Schützmansky* (1963) weisen 18,9% aller Sechsjährigen und 10,5% aller Achtzehnjährigen Unfallfolgen (Frakturen, Luxationen) auf.
2. Zystische Entartungen der Perikoronalräume retinierter Zähne lassen sich vermeiden oder heilen aus, wenn die Zähne rechtzeitig eingeordnet oder im Zuge einer kieferorthopädischen Behandlung entfernt werden (s. Abb. 154).
3. Resorptionen bleibender Zähne durch abnorm durchbrechende Nachbarzähne werden vermieden, wenn man den Durchbruch rechtzeitig normalisiert (s. Bd. 1, Abb. 117).
4. Chronischen Kiefergelenkerkrankungen (zumeist im Sinne von Präarthrosen), soweit sie durch Dysgnathien zustande kommen oder gefördert werden, wird durch eine kieferorthopädische Behandlung vorgebeugt. Allerdings gehen die Ansichten über die Zusammenhänge zwischen solchen Gelenkerkrankungen und Dysgnathien weit auseinander.
5. Bei stärkeren Zahnmangelzuständen, durch Nichtanlage oder Extraktion verursacht, können die vorhandenen Zähne u. U. so verschoben werden, daß eine günstigere Ausgangsposition für eine prothetische Versorgung erzielt wird.

3. Folgerungen

Vergegenwärtigt man sich die vorkommenden Dysgnathien nach Art und Schweregrad (z. B. Deckbiß, Progenie, Rückbiß mit oberer Spitzfront) und prüft kritisch die angeführten, für eine Behandlung sprechenden Faktoren, so wird klar, daß längst nicht immer eine kieferorthopädische Behandlung nötig ist. Für mäßig ausgeprägte Fehlstellungen ist die Behandlung oft nur wünschenswert, ja teilweise unnötig. Diese Indikationsabstufung hat für pflichtversicherte Kinder zur Zeit allerdings kaum noch Bedeutung. Denn nach den Begründungen der vom BSG 1972 und 1973 gefällten Urteile liegt schon Krankheit im versicherungsrechtlichen Sinne vor, wenn zwar noch nicht zur Zeit der Untersuchung, aber bei fortschreitender Gebißentwicklung ein Zustand möglich erscheint, der eine der wichtigen Gebißfunktionen beeinträchtigen könnte. Da selbst bei Dysgnathien, die zum Selbstausgleich oder doch zur Abnahme ihrer Symptome neigen, im Einzelfall eine Verschlimmerung bis zu dieser nicht näher definierten „Beeinträchtigung" möglich ist, wird man alle Dysgnathien behandeln müssen, wenn das verlangt wird. Selbst da, wo eine kieferorthopädische Behandlung gefühlsmäßig nötig erscheint, ist eine Objektivierung nicht immer möglich, weil die Korrelation zwischen den aufgezählten, das Gebiß in funktioneller Hinsicht beeinträchtigenden Faktoren einerseits und den verschiedenen Zahnstellungs- und Bißlagefehlern andererseits einfach zu gering ist. Das bedeutet, daß ein Teil kieferorthopädischer Behandlungen nur aus ästhetischen Gründen erfolgt. Da nie ganz auszuschließen

ist, daß durch die Behandlung auch Schäden gesetzt werden, kann am Ende der Schaden größer sein als der Nutzen.
Die Indikationsstellung erfolgt, wie schon betont, in der Regel gefühlsmäßig, ist also subjektiv. Eine Objektivierung wäre deshalb wünschenswert. Versuche dazu liegen vor (*R. Hotz* 1962, 1970; *D. Eismann* 1970). Man benotet dazu die einzelnen Symptome einer Dysgnathie nach ihrem morphologischen, funktionellen oder ästhetischen Ausprägungsgrad und klassifiziert nach einem Punktsystem in „dringend notwendig", „notwendig" oder „wünschenswert". In gleicher Weise kann man später den Behandlungserfolg beurteilen. Bisher gibt es jedoch keine einfache, voll befriedigende oder gar allgemein akzeptierte Lösung, weshalb ich hier nicht näher darauf eingehe; ich komme jedoch auf Seite 258 darauf zurück.

2. Kapitel

Allgemeine Gesichtspunkte kieferorthopädischer Therapie und das Ziel der Behandlung

1. Einführung

Bei den Dysgnathien handelt es sich vor allem um falsche Zahnstellungen und falsche Bißlagen. Sie gehen oft mit mehr oder weniger deutlichen, subjektiv zumeist nicht empfundenen Funktionsstörungen einher. Natürlich können Funktionsstörungen im Kausystem auch ohne Zahn- und Kieferfehlstellung auftreten, z. B. bei einer Präarthrose der Kiefergelenke oder einem Ankyloglosson.

Zahn- und Kieferfehlstellungen haben verschiedenartige Ursachen. Sie pfropfen sich den allerverschiedensten Schädel- bzw. Gesichtsschädelformen auf. Dabei kann es als sicher gelten, daß manche Formen (die der Fach-Kieferorthopäde an einem zweidimensionalen FRS zu bestimmen bzw. zu klassifizieren pflegt) dem Auftreten bestimmter Dysgnathien hinderlich sind und sie abschwächen oder förderlich sind und sie verstärken. Offen ist dagegen die Frage, ob Dysgnathien ausschließlich dysproportionalen Schädelformen ihr Dasein verdanken und dann den Namen „skelettale Dysgnathie" verdienten – jedenfalls soweit sich die Schädelformen im Rahmen der normalen Variabilität halten. Bei krankhaften Störungen, von denen nach *B. Leiber* u. Mitarb. (1972) bis dahin 46 verschiedene, als Dyskranie-Syndrome oder als Cranio-mandibulo-faciale Dysmorphie-Syndrome bezeichnete Arten bekannt waren, ist das natürlich anders.

Unabhängig also von den Unterschieden „normaler" Gesichtsproportionen, ist es das Ziel einer jeden kieferorthopädischen Behandlung:

a) fehlerhafte Einzelzahnstellungen zu beseitigen,
b) die beiden Zahnbögen korrekt und aufeinander abgestimmt auszuformen und
c) fehlerhafte Bißlagen in den drei Ebenen des Raumes (offene und tiefe Bisse, Rück- und Vorbisse sowie Kreuzbisse) zu beseitigen.

Ist dieses Ziel erreicht, ist eine Dysgnathie in Eugnathie übergeführt. Mit anderen Worten: Ziel einer kieferorthopädischen Behandlung ist in der Regel Eugnathie. Dabei bleibt hier offen, ob und in welchem Ausmaß Folgen auftreten, die über den Lippen- und Gebißbereich hinausgehen, und ob auch bestimmte Gesichtsproportionen zum Begriff Eugnathie gehören oder nicht.

Nun gibt es Fälle, wo Eugnathie nicht erreichbar ist oder nicht angestrebt wird. Dann ist ein individuelles, ästhetisches und funktionelles Optimum (*V. Andresen* 1936) das erklärte Behandlungsziel. Dieses Optimum wird zumeist grundsätzlich als Behandlungsziel genannt. Da es aber auch in einer auf *R. Hotz* zurückgeführten Präzisierung, es sei „das im Einzelfall anzustrebende Resultat der Behandlung, das ohne Rezidivgefahr, ohne Schädigung des Gebisses, in einer Zeit und mit Mitteln erreichbar ist, die für den Patienten erträglich sind", willkürlich ausgelegt, ja als eine Art Alibi benutzt werden kann, soll es hier nur in dem Sinne „Eugnathie ist nicht zu erreichen oder soll nicht erreicht werden" gebraucht werden. Gründe dafür können etwa fortgeschrittenes Alter, bereits eingetretener Zahnverlust und starke Ausprägungsgrade einer Dysgnathie sein. Hier zunächst nur summarisch das Wichtigste: Es kommt vor allem auf die Beseitigung von Frontzahnfehlstellungen an (Bißhebung; Schluß offener Bisse; Ausgleich von Drehungen, Kippungen und Engstand; Ausgleich inzisaler Stufen). Dagegen kann z. B. die Korrektur von sagittalen oder transversalen Bißstörungen u. U. unterbleiben, wenn eine „gesicherte Verzahnung" (*A. M. Schwarz* 1961) mit hinreichend breiten Kontaktflächen erreicht worden ist. Ich komme auf Einzelheiten zurück.

2. Voraussetzungen zur Erreichung des Behandlungszieles

a) Fallanalyse

An erster Stelle steht die Analyse „des Falles". Sie basiert auf der klinischen Untersuchung, der Modellvermessung, dem Röntgenbefund und der Beurteilung der Gesichtsproportionen. Letzteres geschieht im allgemeinen an Hand von Photographien von vorn (Norma frontalis) und von der Seite (Norma lateralis). Darüber wurde im 1. Band berichtet; ich gehe hier nicht mehr darauf ein.

Bei auffälligen Gesichtsformen und/oder ausgeprägten Dysgnathien sollte man außerdem Fernröntgenseitenbilder (FRS) zu Rate ziehen. Sie „verkürzen" zwar einen dreidimensionalen Befund auf einen zweidimensionalen, lassen auch manche für die Vermessung wichtige Punkte nicht immer mit der nötigen Eindeutigkeit erkennen, geben aber insgesamt eine wünschenswerte, manchmal sogar nötige Information über die Lagerung des Gebisses im Schädel und – bis zu einem bestimmten Grade – die noch zu erwartende Entwicklung des Schädels bzw. der Dysgnathie, soweit diese damit zusammenhängt. Fälle dieser Art gehören aber in die Hand des Fachzahnarztes. Deshalb ist es irrelevant, FRS generell zu fordern. Im übrigen: Die dreidimensionalen Wachstumsabläufe des Schädels, die zu den allerverschiedensten Gesichtsformen führen, sind entsprechend verwickelt. Denn nicht nur genetische Faktoren unbekannter Zahl nehmen Einfluß und stehen in Wechselwirkung untereinander, sondern auch zahlreiche exogene Faktoren, vor allem funktionelle. Die Reduzierung der Daten eines solchen multifaktoriellen genetischen Systems mit Regelkreischarakter auf einige wenige Winkel- und Streckenmessungen im zweidimensionalen FRS vereinfacht notwendiger-, vielleicht aber auch unzulässigerweise, worauf ich im Vorwort schon hingewiesen habe. Solange so vieles noch unklar ist, kann die FRS-Analyse in ihrer jetzigen Form für die einzuschlagende Therapie mit herausnehmbaren Geräten keine entscheidende Bedeutung haben. Hier gilt jedenfalls, daß die auf das Gebiß im engeren Sinne bezogenen Daten für Diagnose und Therapie entscheidend sind und, außerdem, daß funktionskieferorthopädische Geräte Wachstum im erforderlichen Umfang zu modifizieren vermögen.

b) Richtige Wahl des Behandlungsalters

Von großer, bei Benutzung herausnehmbarer Geräte oft sogar entscheidender Bedeutung für das Behandlungsergebnis ist die Wahl des richtigen Behandlungsalters. Damit ist weniger das chronologische als das dentale Alter gemeint – genauer: der Durchbruchsstand der bleibenden Zähne zu Beginn der Behandlung, der generell zwar von Erbfaktoren, in bezug auf einzelne Zähne aber auch von exogenen Faktoren wie einer apikalen Parodontitis am Milchzahn oder der Extraktion benachbarter Zähne beeinflußt wird.

In diesem Punkt unterscheiden sich Behandlungen mit festsitzenden und herausnehmbaren Geräten erheblich voneinander. Während erstere weitgehend auf das Vorhandensein der Ersatzzähne angewiesen sind, um über sog. „brackets“ die von den einligierten Drahtbögen ausgehenden Kräfte ins Parodontium zu übertragen, versuchen letztere, abnorme Entwicklungen in statu nascendi abzufangen und zu normalisieren. Das geschieht durch mechanische und/oder funktionelle Hilfen, wie etwa die vorzeitige Extraktion von Milch- oder bleibenden Zähnen oder die apparative Führung durchbrechender Zähne. Die Umbauvorgänge sollen also nach Möglichkeit spontan durch funktionelle Anpassung an künstlich geschaffene neue Gegebenheiten im Kausystem erreicht werden und weniger durch mechanischen Zwang. Die Möglichkeiten dazu ergeben sich durch die Ausnutzung wachstumsbedingter Kräfte während der Gebißentwicklung, vor allem zur Zeit der zweiten Wechselgebißperiode. Ohne hier schon auf Einzelheiten einzugehen, kann als allgemeine Regel gelten: Jede kieferorthopädische Behandlung mit herausnehmbaren Geräten sollte so rechtzeitig begonnen werden, daß sie spätestens am Ende der zweiten Wechselgebißperiode abgeschlossen ist. Die Retentionsphase ist davon unabhängig.

c) Aufstellen des Behandlungsplanes

Aus Fallanalyse und Behandlungsalter entwickelt sich der Behandlungsplan; er kann also bei zu spätem Beginn anders ausfallen als bei rechtzeitigem.

Die Bedeutung der Fallanalyse und speziell der Modellanalyse wird oft verkannt. Da die Analyse auf dem Vergleich des zu vermessenden Modells mit einem idealisierten Gebiß von gleichen Zahnbreiten beruht, wird angenommen, daß die erkannten Fehler genauso korrigiert werden müßten, wie sie auf Grund der Vermessung zustande gekommen zu sein scheinen. Bei einer sog. Kompression von 6 mm müßte also der Zahnbogen um 6 mm erweitert werden; bei Protrusion einer Seitenzahngruppe müßte entsprechend retrudiert werden; ein offener Biß müßte auf einen Überbiß von 2 bis 3 mm gebracht werden usw.

Doch ist das nicht der Fall. Einmal lassen sich bestimmte Bewegungen nicht im erforderlichen Umfang durchführen, z. B. Retrusionsbewegungen von Seitenzähnen ohne Zuhilfenahme einer Extraktion. Zum anderen sind die der Vermessung zugrunde liegenden „Normwerte“ Durchschnittswerte, die für den konkreten Fall irrelevant sind. Das gilt besonders für sog. Kompressionsanomalien. Metrisch ergibt sich für die meisten Dysgnathien eine mehr oder weniger deutliche Kompression. Es müßte also immer auch gedehnt werden. Gerade das ist falsch.

Man sollte deshalb den Begriff Kompressionsanomalie möglichst nicht benutzen, weil er dieses Fehlverhalten geradezu provoziert (s. Anm. S. 151).

Der Behandlungsplan enthält Angaben über vorgesehene Extraktionen, die nötigen Zahnbewegungen im Ober- und Unterkiefer sowie die zum Ausgleich von Bißstörungen erforderlichen Maßnahmen. Dabei werden (sagittale und gegebenenfalls transversale) Bißverschiebungen und (vertikale) Bißnivellierungen unterschieden. Dieser Behandlungs- bzw. Bewegungsplan sollte schriftlich erfolgen. Einmal beruht die Kostenberechnung darauf, zum anderen erzieht man sich selbst zu zielstrebigem Vorgehen.

Auf der anderen Seite ist späteres Ändern eines Behandlungsplanes kein Sakrileg. Verzögerungen des Behandlungstempos durch ungenügende Mitarbeit, unvorhersehbare bzw. unvorhergesehene Entwicklungstendenzen und anderes mehr können z. B. eine Extraktion nötig machen, die anfangs nicht geplant war. In Zweifelsfällen sollte man sich eine Änderung von vornherein vorbehalten. Sie muß, falls später nötig, Eltern und Krankenkassen mit der Angabe von Gründen mitgeteilt werden; auch sollte sie nur an Hand einer erneuten Fallanalyse erfolgen. Es müssen also noch einmal Modelle und Röntgenaufnahmen hergestellt werden.

d) Richtige Wahl und Handhabung der Behandlungsmittel

Wie erst später begründet werden soll, wirken aktive Platten und Aktivatoren mechanisch verschieden. Sie haben deshalb auch unterschiedliche Aufgaben zu erfüllen. Aktive Platten haben Zahnbögen in sagittaler und transversaler Richtung auszuformen, d. h. Zähne oder Zahngruppen „aktiv" zu bewegen, Aktivatoren dagegen die Aufgabe, Bißverschiebungen und Bißnivellierungen „passiv" durchzuführen, und zwar möglichst erst im Anschluß an die Ausformung der Einzelzahnbögen.

Diese Ansicht wird nicht überall geteilt. Es gibt Kieferorthopäden, die grundsätzlich mit der Aktivatorbehandlung beginnen, jedenfalls bei falschen Bißlagen: Es soll wohl immer erst die abwegige Funktion des Kauorgans mit einem funktionskieferorthopädischen Gerät normalisiert werden, von der vermutet wird, daß sie die Hauptursache der Fehlentwicklung des Gebisses ist. Oder es geschieht aus prinzipiellen Erwägungen, worauf auf Seite 79 näher eingegangen wird.

Nun kann man zweifelsfrei Zahnbewegungen im Sinne von Rotation, Inklination und paraxialer Verschiebung sowie Dehnungen und Streckungen der Zahnbögen mit funktionskieferorthopädischen Geräten durchführen. Es ist aber unbestritten, daß das oft nur mühsam, d. h. unter erheblichem Zeitaufwand gelingt. Man kann weiterhin Bißverschiebungen, etwa bei einer *Angle*-Klasse II,1, ohne vorherige Ausformung der Einzelzahnbögen erreichen – wobei offen ist, ob die notwendigerweise dabei auftretende Verbreiterung des oberen Zahnbogens eine funktionelle Rückanpassung an die sich allmählich ändernde sagittale Position der Zahnreihen ist, also indirekt erfolgt, oder direkt durch den Aktivator. Doch wiederum ist unbestreitbar, daß sowohl Bißverschiebungen als auch Bißnivellierungen wesentlich zügiger nach vorher erfolgter, aufeinander abgestimmter Ausformung der Einzelzahnbögen mit aktiven Platten gelingt.

Es ist immer wieder überraschend, wie schnell sich selbst hochgradige Distalbisse normalisieren, wenn vorher die Zahnbögen aktiv ausgeformt wurden. Ja, selbst spontane Bißverschiebungen kommen noch unter der aktiven Platte vor.

Diese systematische Aufgabentrennung, der hier das Wort geredet wird, bedeutet, daß – gegebenenfalls nach Extraktion von Zähnen – die Mehrzahl aller Behandlungen mit aktiven Platten eingeleitet und mit Aktivatoren beendet wird. Ich komme mehrfach darauf zurück, weil mir dieser Punkt besonders wichtig zu sein scheint.

Zur richtigen Wahl der Behandlungsmittel gehört auch die Kenntnis ihrer Modifikationen (zur Erfüllung bestimmter Einzelaufgaben) und ihrer richtigen Handhabung. Darauf gehe ich bei Besprechung der einzelnen Behandlungsgeräte ein.

e) Mitarbeit des Patienten

Dem großen Vorteil aller herausnehmbaren Geräte, beim Essen, in der Schule oder bei Anlässen anderer Art nicht zu stören und die Zähne ohne Behinderung säubern und gegebenenfalls konservierend behandeln zu können, steht der Nachteil gegenüber, daß sie u.U. zu wenig getragen werden. Dieses „zu wenig" bedeutet im allgemeinen: nicht jede Nacht und zwei bis drei Stunden am Tage. Die Tragezeit am Tage ist je nach Aufgabe, Gerät, Alter und individueller Reaktion verschieden zu bemessen. Sie ist dem Erziehungsberechtigten schriftlich mitzuteilen, weil sie auf jeden Fall gewährleistet sein muß. Diese Mitarbeit zu erreichen ist eine psychologische Aufgabe, die dem Behandelnden mehrfach im Laufe einer Behandlung abgefordert wird. Die Feststellung ungenügender Tragezeit ist exakt kaum möglich, weil dazu der Einbau von Zeitprüfkörpern nötig wäre. Sie sind von *G. Schmuth* u. Mitarb. (1974) auf der Basis temperatur- oder feuchtigkeitsgesteuerter Coulombmeter entwickelt worden. Es handelt sich um kleine, das Volumen der Behandlungsgeräte nicht übermäßig vergrößernde Geräte, die noch nicht im Handel sind. So wird man vorerst die Kinder einfach fragen müssen; da sie dahin zielenden Fragen gern ausweichen, ist man auf Indizien angewiesen. Dazu gehört neben der Feststellung fehlenden Fortschrittes ungenügende Paßgenauigkeit des Gerätes. Was sich nicht mühelos einsetzen läßt, ist zumeist ungenügend oder nicht richtig getragen worden. Für Platten heißt das z.B.: Sie „hängen" nur noch mit ihren Halteelementen an den Ankerzähnen, statt intramaxillär verklemmt zu werden (s. S. 46). Schuld haben kann aber auch ein falsch konstruiertes Gerät, ein unter der Platte durchbrechender Zahn oder ein durch Resorption gelockerter und dann schmerzender Milchzahn. Man muß also sorgfältig kontrollieren, bevor man den Patienten mangelhafter Mitarbeit beschuldigt.

3. Zur Schätzung der Behandlungszeit

Die Dauer der Behandlung kann, etwa an Hand eines schriftlichen Bewegungsplanes, nicht genau vorausberechnet bzw. eingehalten werden. Denn sie hängt von mehreren Faktoren ab, die alle variabel sind und sich in ihrer Auswirkung auf die Behandlungszeit allenfalls abschätzen lassen. Die wichtigsten Faktoren sind:

a) Die Art der Dysgnathie bzw. ihrer Symptome

Dysgnathien bestehen in der Regel aus einem Gemisch verschiedenartiger Symptome. Diese haben Beziehungen miteinander – sei es, daß ein erstes ein zweites Symptom durch funktionelle Anpassung nach sich zieht (ein Distalbiß z. B. eine maxilläre Kompression), sei es, daß zwei oder mehrere Symptome vom gleichen ätiologischen Faktor durch Mehrfachwirkung veranlaßt werden. Dieser Faktor kann exogener oder endogener Art sein. So kann Daumenlutschen eine lückige Protrusion der oberen Frontzähne, Kreuzbiß und eine mandibuläre Lateralverschiebung zugleich verursachen, oder es kann ein und dasselbe Gen sich mehrfach (diphän, triphän, polyphän) äußern. So gibt es z. B. ein X-chromosomales Gen, das eine Schmelzhypoplasie zugleich mit einem offenen Biß verursacht. Ohne näher darauf einzugehen (s. Band 3), ergibt sich bezüglich der Schätzung der Behandlungszeit: Vom ätiologischen Faktor und von dem Spektrum seiner gebißbezogenen Wirkung kann es abhängen, ob eine Behandlung schnell oder langsam zu beseitigen ist und ob – oft damit zusammenhängend – der kieferorthopädische Aufwand groß oder klein sein wird. Eine durch Lutschen verursachte Merkmalskombination hat z. B. spontane Ausgleichstendenzen, sobald das Lutschen abgestellt ist; oder sie gleicht sich durch Beseitigung eines „Führungsmerkmals" in den anderen Merkmalen schnell, ja manchmal spontan aus. Auf der anderen Seite reagiert eine durch übertriebene Wachstumsneigung des Unterkiefers veranlaßte Progenie manchmal nur zögernd und ungenügend auf kieferorthopädische Behandlungsmittel. Denn einmal ist der Wirkungsort der genetisch determinierten Störung nicht sicher bekannt, und zum anderen kann die Wachstumsneigung über das Behandlungsalter hinaus wirksam bleiben. Diese beiden

Beispiele verdeutlichen im übrigen, daß selbst zur Schätzung der Behandlungszeit ätiologische Kenntnisse gehören.
Ein weiterer Punkt ist zu erwähnen: Alle Dysgnathien können durch akzidentelle Faktoren verschlimmert oder abgeschwächt und damit bezüglich der Behandlungszeit positiv oder negativ beeinflußt werden. Diese Faktoren können wiederum exogener oder endogener Art sein. Als Beispiel für ersteres sei vorzeitiger Zahnverlust mit seinen Folgen genannt (Zusammenbruch der Stützzone z. B.), als Beispiel für letzteres die Nichtanlage von Zähnen. Beides hat nicht nur Einfluß auf die Behandlungsplanung, sondern natürlich auch auf die Schätzung der Behandlungszeit.
Noch entscheidender ist die Art der durchzuführenden Bewegung. So lassen sich Rotationsbewegungen mit herausnehmbaren Geräten nur schwer durchführen, vor allem bei schmaler oder rundlicher Krone. Hier fehlen einfach die Kraftansatzpunkte, und so dauern die Behandlungen entsprechend lange. Außerdem sind sie rückfallgefährdet, worauf auf Seite 267 eingegangen wird. Auf der anderen Seite sind Bißverschiebungen im Sinne der Distalbißbehandlung selbst um eine ganze Prämolarenbreite leicht und schnell zu erreichen – rechtzeitiger Beginn allerdings vorausgesetzt.

b) Der Ausprägungsgrad der Dysgnathie

Daß eine stark ausgeprägte Dysgnathie in der Regel länger behandelt werden muß als eine mäßig ausgeprägte gleicher Art, versteht sich von selbst – daß es auf das „gleicher Art" besonders ankommt, ging schon aus dem vorhergehenden Abschnitt hervor. Statt vom Ausprägungsgrad wird auch vom S c h w e r e g r a d einer Dysgnathie gesprochen. Schwer oder leicht, das sind jedoch relative Begriffe. Vom Behandelten oder von seinen Eltern wird nach dem Grad der ästhetischen Beeinträchtigung geurteilt, vom Zahnarzt nach seinen Vorstellungen über funktionelle Einbußen, Karies- und Parodontosegefährdung, vor allem aber nach dem zeitlichen und apparativen Aufwand der Behandlung. Bei der Schätzung der Behandlungszeit kommt es darauf jedoch nicht an. Da ist nur die Reaktionsgeschwindigkeit der am Umbau beteiligten Gewebe von Bedeutung. Neben der Art des mechanisch-funktionellen Reizes und einer – allerdings nur vermuteten – individuellen „Anpassungsbereitschaft" (s. u.) spielt vor allem das Alter eine Rolle.

c) Das Alter des Patienten

Von ihm war schon die Rede, als es um das Erreichen des Behandlungszieles ging; natürlich ist es auch in bezug auf die Dauer der Behandlung von Bedeutung. Ohne schon auf Einzelheiten einzugehen – die biologischen Voraussetzungen für den kieferorthopädisch provozierten Gewebeumbau werden mit steigendem Alter ungünstiger. Man unterscheidet deshalb F r ü h -, N o r m a l - und S p ä t b e h a n d l u n g e n. Der Gewebeumbau dauert mit zunehmendem Alter länger und findet, möglicherweise, im artikulären bzw. mandibulären Bereich zum Schluß gar nicht mehr statt. Doch auch im Parodontium treten nach Abschluß des Wachstums physiologischerweise Veränderungen auf, die den Umbau verzögern: etwa Verdickungen der alveolären Lamina dura, Verkleinerungen der Markräume und Reduzierungen der während des Wachstums reichlich vorhandenen Fibroblasten-, Osteoblasten- und Osteoklastenzahlen. Auch laufen die Gewebsanpassungen anders ab als bei normaler oder früher Behandlungszeit (s. Bd. 3).
Ausdrücke wie Früh-, Normal- und Spätbehandlung werden vom sogenannten Orthodonten anders interpretiert als vom sogenannten Kieferorthopäden – „sogenannt", weil der Unterschied eher interpretatorischer als sachlicher Art ist. Für den Orthodonten,

der zur Applikation seiner Bänder auf das Vorhandensein der Ersatzzähne angewiesen ist, ist ein Behandlungsbeginn um das zwölfte Lebensjahr herum normal; eine frühere Behandlung kommt für ihn aus technischen Gründen nicht in Frage. Für den Kieferorthopäden mit seinen herausnehmbaren Geräten ist dagegen im allgemeinen der Beginn der zweiten Wechselgebißperiode die normale Behandlungszeit, weil er dann noch sicher mit der Unterstützung durch physiologische Wachstumsprozesse rechnen kann. Frühbehandlung ist somit die Behandlung im reinen Milchgebiß (auch Frühbehandlung im engeren Sinne genannt) oder zur Zeit der ersten Wechselgebißperiode und Spätbehandlung das, was erst nach dem Abschluß des Zahnwechsels beginnt. Da es vor allem auf die rechtzeitige Beendigung der Behandlung ankommt und je nach Art und Ausprägung der Dysgnathie unterschiedliche Behandlungszeiten nötig sind, könnte eine noch zur Zeit der zweiten Wechselgebißperiode begonnene Behandlung also durchaus als Spätbehandlung eingestuft werden.

Allerdings wird der Ausdruck Spätbehandlung nicht überall nur nach dem dentalen Alter definiert. Man zieht das Knochenalter als ein weiteres biologisches Alter heran, prüft an Hand von Röntgenaufnahmen der Hand, in welchem Ausmaß noch mit allgemeinem Körperwachstum zu rechnen ist – was ziemlich genau vorausgesagt werden kann –, und beurteilt danach, ob die kieferorthopädische Behandlung noch rechtzeitig erfolgt bzw. erfolgversprechend ist. Da jedoch nicht feststeht, ob nach abgeschlossener Gebißentwicklung – womit hier die Einstellung der oberen M_2 gemeint ist – starkes weiteres Körperwachstum kieferorthopädische Behandlungen fördert und mäßiges sie beeinträchtigt, gehe ich nicht näher darauf ein. Sicher ist natürlich, daß in der Adoleszenz, d. h. bei Mädchen etwa bis zum 18., bei Jungen bis zum 20. Lebensjahr, noch Wachstumsprozesse auch im Kieferbereich vorhanden und klinisch nachweisbar sind, z. B. an der Zunahme der Gaumenhöhe. Deshalb wird mancherorts sogar zwischen Spätbehandlung (12. bis 18. Lebensjahr) und Ultraspätbehandlung (ab 18. Lebensjahr) unterschieden.

d) Die Reaktionsweise der Gewebe

Die Reaktionsweise der Gewebe spielt bei Abschätzung der Behandlungszeit in zweifacher Hinsicht eine Rolle: einmal hinsichtlich der Art der Gewebe, die zur Reaktion im Sinne von Umbau, Wachstumssteigerung oder Wachstumsbehinderung stimuliert werden soll; zum anderen hinsichtlich der Konstitution der Gewebe, die zumeist als Ansprechbarkeit oder Umbaubereitschaft bezeichnet wird.

Zunächst zur Art der Gewebe. Der wichtigste Ort des Umbaus ist das Parodontium. Es besteht, vom Zement der Zahnwurzel abgesehen, aus dem Knochen der Alveole, dem Periodontium mit seinen kollagenen, nach *Sharpey* genannten Faserbündeln – heute meistens Desmodont genannt – und dem vom Epithel überzogenen faserigen Bindegewebe der Gingiva propria. Die Veränderungen dieser Gewebe sollen erst im 3. Band besprochen werden, deshalb hier nur soviel: Der Knochen reagiert am schnellsten. Schon nach 24–36 Stunden sind histologisch Ab- und Anbauvorgänge am Knochen (Osteoklasten- bzw. Osteoblastenbildung) und Veränderungen im retroalveolären Knochenmark zu erkennen. Die Faserbündel im Periodontalspalt und in der Gingiva, die auf der Druckseite zunächst in kleinere Bausteine (Fasern, Fibrillen, Kollagen) zerlegt und dann mit Hilfe der für die Kollagensynthese zuständigen Fibroblasten zu neuen Faserbündeln aufgebaut werden, brauchen mehr Zeit zur Umpassung. Klinisch erkennt man das z. B. an der die Tremabehandlung verzögernden Wirkung hoch ansetzender Lippenbändchen und der sie verkürzenden Wirkung bei Lippenbandexzision. Auch bei Drehbewegungen spielen sich die Umbauvorgänge vorzugsweise im faserigen Bindegewebe ab und dauern deshalb länger als im Knochen, vor allem im Bereich der Gingiva propria (s. S. 267).

Neben den Parodontien werden die Suturen als Sitz maxillärer und die Kiefergelenksknorpel – nicht unbestritten – als Sitz mandibulärer bzw. artikulärer Umbauvorgänge angesehen. Entsprechend der Funktion knorpliger Epiphysenscheiben bei wachsenden Röhrenknochen wird dem Gelenkknorpel trotz anderen Aufbaus und anderer Genese eine Wuchsknorpelfunktion zugeschrieben; diese wiederum wird für das Längenwachstum des Unterkiefers im ganzen oder doch für das des Processus condylaris verantwortlich gemacht. Wachstumsintensität sowohl wie Wachstumsrichtung sind offensichtlich funktionell zu stimulieren, z. B. durch einen Aktivator.

Nun zur individuell variablen Ansprechbarkeit der Gewebe. Daß sie vom Alter negativ beeinflußt wird, wurde besprochen. Ob sie darüber hinaus von konstitutionellen, vorzugsweise erblichen Faktoren positiv oder negativ beeinflußt wird, ist eine offene Frage. Der Kieferorthopäde, der trotz gleichen Alters, gleicher Dysgnathie und gleicher Behandlungsweise oft deutliche Unterschiede im Reaktionstempo sieht, neigt zur Bejahung der Frage, zumal er täglich die konstitutionell bedingten Unterschiede in der allgemeinen Entwicklung seiner Patienten beobachtet. Bewiesen ist die Annahme nicht. Es können durchaus andere Faktoren verantwortlich sein, etwa Unterschiede in der Größe der Druck oder Zug auffangenden Flächen der Parodontien, Unterschiede im biologischen Alter trotz gleichen chronologischen Alters und vor allem Unterschiede in der Zuverlässigkeit des Tragens der Apparate. Das läßt sich nie sicher entscheiden. Eines ist dagegen sicher: Bei „normaler" Beschaffenheit aller orofazialen Strukturen, bewährter Methodik und rechtzeitiger Behandlung kann stets mit funktioneller Anpassung gerechnet werden (s. S. 264).

e) Die Art des Vorgehens und die Wahl der Apparate

Mit Sicherheit ist die Behandlungszeit von der in Aussicht genommenen Methodik (Platzbeschaffung z. B. durch Extraktion oder durch Dehnung/Streckung) und der Art bzw. Wirkungsweise des Behandlungsgerätes abhängig. So werden alveoläre Bewegungen schneller durch aktive, mandibuläre durch sog. passive Geräte bewirkt. Doch braucht das hier nicht besprochen zu werden, weil die Wirkungsweise dieser Geräte ein Hauptpunkt bei ihrer Beschreibung sein wird.

3. Kapitel

Die Klassifizierung kieferorthopädischer Behandlungsgeräte und die Art ihrer mechanischen Kraftübertragung

1. Einführung

Es gibt zahlreiche Behandlungsgeräte. Sie basieren a priori auf der Gewißheit, daß Zahnverschiebungen durch parodontalen Umbau möglich sind und daß sie durch Krafteinwirkungen zustande kommen, die das bestehende funktionelle Gleichgewicht von Kräften und Widerständen im Parodontium ändern.

Alle diese Geräte sind wirksam, wenn sie vom Behandelnden beherrscht, zur richtigen Zeit angewandt und lange genug getragen werden. Es ist deshalb besser, bestimmte Gerätetypen – und ihre Modifikationen – genau zu kennen, als immer wieder neue auszuprobieren. Das gilt vor allem für Anfänger. Auf der anderen Seite leisten nicht alle Geräte alles gleich gut. Für jede Aufgabe müssen also die wirksamen von den weniger wirksamen getrennt werden. Stehen für ein und dieselbe Aufgabe gleichwertige oder fast gleichwertige Geräte zur Verfügung, verdienen die den Vorzug, die

a) leichter herzustellen, leichter zu handhaben und leichter zu reparieren bzw. zu korrigieren sind; die
b) in ihrer mechanischen Wirkung überschaubarer sind; die
c) einen geringeren Zeitaufwand am Patienten benötigen, so daß in gleicher Zeit mehr Patienten betreut werden können; die
d) selbst bei unkorrekter Handhabung (durch Patient oder Zahnarzt) weniger unerwünschte Wirkungen oder gar Schäden setzen; die
e) den Patienten weniger belästigen und, schließlich,
f) die billiger sind.

Ganz ohne Frage sprechen die Punkte zusammengenommen für die herausnehmbaren und gegen die festsitzenden Geräte – wenn sie für alle Aufgaben wirklich gleichwertig wären. Bevor ich darauf eingehe, eine Bemerkung allgemeiner Art.

Wie bereits im Vorwort erwähnt, bestehen auf kaum einem medizinischen Sektor so große Diskrepanzen in der Behandlungsmethodik und der Auswahl der Geräte wie auf dem der Kieferorthopädie. Die Diskussion über Vor- und Nachteile festsitzender bzw. herausnehmbarer Geräte wird teilweise überspitzt geführt, so als handele es sich um verschiedenartige „Philosophien“, um einen amerikanischen Terminus zu gebrauchen.

1. Da steht auf der einen Seite:
die Überzeugung, daß abnorme Gebißentwicklungen noch während ihrer Entstehung abgefangen werden sollten, um unter Ausnutzung wachstumsbedingter Kräfte am Ende, d. h. spätestens nach Durchbruch der oberen M_2, das eugnathe Gebiß erreicht zu haben;
der Wunsch, nur geringe und nicht dauernd wirkende und so den biologischen Toleranzbereich der Gewebe nicht überschreitende Kräfte einzusetzen, um Schäden (vor allem im Sinne von Resorptionen an der Zahnwurzel und Atrophien am marginalen Parodontium) zu vermeiden;
die Vorstellung, alles Mechanische weitgehend auszuschalten und statt dessen funktionelle Kräfte zu benutzen – ja selbst das technisch Mögliche daraufhin zu überprüfen, ob es auch wün-

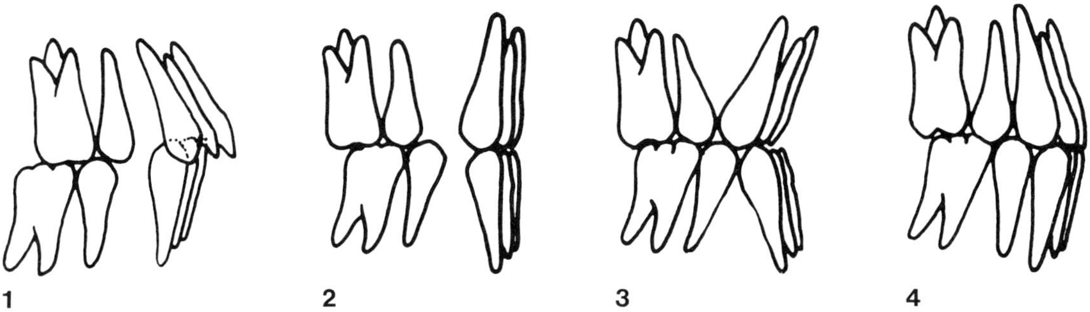

Abb. 2 *Die Stadien der Begg-Technik bei Behandlung einer Angle-Klasse II,1:*
1 Zustand nach Extraktion aller P_1.
2 Beseitigung des Raummangels; Zurückkippen der Frontzähne bis zum Kopfbiß.
3 Schließen der Restlücken durch weiters Kippen; Einstellung der Frontzähne über dem Wurzelgrund.
4 Korrektur der Achsenstellung durch „Torquierung".
Aus G. W. Gelink: Die drei Stadien der Begg-Technik, 1966.

schenswert bzw. für den Patienten von Nutzen sei.

2. Auf der anderen Seite steht dagegen die relative Sorglosigkeit diesen – zu Recht oder Unrecht – biologisch genannten Vorstellungen gegenüber: die Überzeugung, daß alles mechanisch Mögliche auch gemacht werden dürfe, ja gemacht werden müsse, weil der Nutzen eines perfekt geformten, weitgehend normierten Gebisses auf lange Sicht gesehen die kleinen Schäden wieder aufwiege, die möglicherweise während der Behandlung mit festsitzenden Geräten aufträten und deshalb akzeptabel seien.

Die Argumente beider Richtungen sind nur teilweise richtig. So wirken auch alle herausnehmbaren Geräte einschließlich der funktionskieferorthopädischen mechanisch*; und das technisch Mögliche ist nicht immer auch erlaubt bzw. sinnvoll: Ich denke etwa an die extremen zweifachen Kippbewegungen bei der BEGG-Technik (Abb. 2). Ohne näher darauf einzugehen: der zur Zeit zu beobachtende Trend zu den festsitzenden Geräten, welcher Art auch immer, beruht in erster Linie auf der Faszination des mechanisch fast unbegrenzt Machbaren im Gegensatz zu der größeren Begrenztheit abnehmbarer Geräte, in zweiter Linie auf der größeren Unabhängigkeit von der Mitarbeit des Patienten und damit der Sicherheit des Behandlungserfolges, vor allem bei älteren Patienten. Wie auch immer: Mehr als bei abnehmbaren bedarf es bei festsitzenden Geräten manueller Geschicklichkeit. Sie kann nur durch dauerndes Üben bzw. Praktizieren erworben und erhalten werden. Multibandtechnik kommt also für praktische Zahnärzte kaum in Betracht. Arbeiten sie trotzdem damit, sind unerwünschte Folgen möglich, die in diesem Ausmaß bei herausnehmbaren, speziell den hier dargestellten Geräten kaum möglich sind. Denn alle Fehlentwicklungen treten langsamer zutage und können bei der nächsten Kontrolle auf einfache Weise behoben werden.

* Bei manchen Kieferorthopäden ist das Wort „mechanisch" verpönt. Es wird nur von „biomechanisch" gesprochen. Natürlich besteht keinerlei Unterschied: Es handelt sich stets um mechanische Einwirkungen auf biologische Substrate.

2. Zur Klassifizierung kieferorthopädischer Geräte

Das allgemeine Bedürfnis, Unterschiedliches zu ordnen und dadurch überschaubar zu machen, hat bezüglich der kieferorthopädischen Behandlungsgeräte zu einer Klassifizierung geführt, die drei Fragen in den Vordergrund stellt.

a) Wirkt das Gerät aktiv oder passiv?
b) Ist es festsitzend oder herausnehmbar?
c) Hat es nur Retentionsaufgaben zu erfüllen?

a) Aktive Geräte

Sie erzeugen nach ihrer Applikation selbst Kräfte und übertragen sie auf Zähne, Parodontien und weitere Teile des Kausystems, z. B. die Suturen; bei Besprechung der von Federn, Schrauben und Gummizügen ausgehenden Wirkungen komme ich darauf zurück. Aktive Geräte können über Bänder und Schlösser (brackets) stabil, d. h. vom Patienten nicht entfernbar, an den Zähnen verankert oder herausnehmbar sein. Letzteres wird auch als labile Verankerung bezeichnet. Auf den vom Kieferorthopäden zumeist andersartig gebrauchten Ausdruck „Verankerung" gehe ich unten ein.

b) Passive Geräte

Ohne selbst Kräfte erzeugen zu können – es fehlen Federn, Schrauben oder Gummizüge –, dienen sie dazu:

1. die funktionelle Inanspruchnahme des Gebisses so zu beeinflussen, daß dadurch sein morphologisches Substrat geändert wird. Man geht davon aus, daß Form und Funktion zwei Seiten ein und derselben Sache sind und daß das Gerät selbst keine mechanischen Wirkungen im Sinne von Druck oder Zug ausübt.
2. Auf der anderen Seite dienen passive Geräte dazu, den Unterkiefer in einer exzentrischen, d. h. der natürlichen Ruhelage nicht entsprechenden Lage zum Oberkiefer zu halten. Dadurch werden reflektorisch Muskelkräfte aktiviert, die vom Gerät gleichzeitig auf Zähne, Parodontien und Kiefergelenke übertragen werden. Dabei müssen natürlich auch mechanische Wirkungen im Sinne von Be- und Entlastung auftreten. Auf Seite 79 gehe ich auf diesen Widerspruch ein.

Auch passive Geräte können stabil oder labil verankert sein. So ist die zementierte schiefe Ebene ein passives Gerät, weil es nur beim Zubeißen wirksam wird und Zahnstellung und Bißlage ändert. Im allgemeinen gelten jedoch nur die Aktivatoren und ihre Modifikationen als passive Geräte. Baut man Federelemente ein, werden natürlich auch Eigenkräfte zur Wirkung gebracht – wie man umgekehrt durch Modifikationen des Plattenkörpers aktive Geräte in gleichzeitig passiv wirkende modifizieren kann. Aktive und passive Gerätetypen gehen also ineinander über.

c) Retentionsgeräte

Sie haben die Aufgabe, die vorhandene Zahnstellung zu stabilisieren, gleich, ob es die natürliche oder die bereits geschaffene neue Zahnstellung ist. Auch hier gibt es festsitzende und herausnehmbare Arten; auf Seite 268/69 wird über letztere berichtet.

3. Kraftangriff (Art der Kraftübertragung)

Die Hauptaufgabe kieferorthopädischer Behandlungsgeräte ist die Übertragung von Druck bzw. Zug auf die Parodontien, wobei Druck definiert wird als die auf die Flächeneinheit der Wurzel bzw. der Alveolenwand wirkende Kraft; dabei kann hier die Komplexität der mechanischen und piezoelektrischen Vorgänge, die sich aus den Belastungsände-

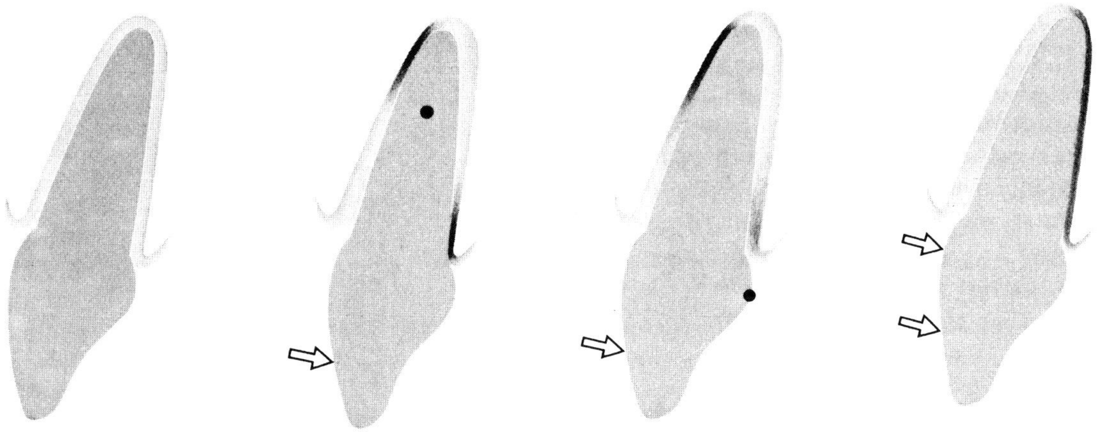

1 2 3 4

Abb. 3 *Auswirkungen unterschiedlicher Kraftangriffe im Periodontalspalt, schematisch:*
1 Zahn in Ruhe.
2 Zentrische Kippung durch Einpunktkraftangriff (Pfeil). Unterschiede der Druckintensität durch unterschiedliche Schwärzungsgrade angedeutet.
3 Zweipunktkraftangriff durch Labialbogen (Pfeil) und Plattenrand als Hypomochlion (Punkt).
4 Vielpunktkraftangriff durch „bracket" und Vierkantbogen (zwei Pfeile).

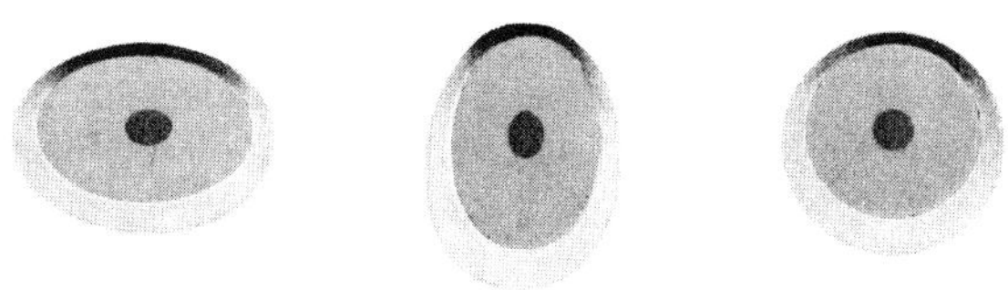

1 2 3

Abb. 4 *Abhängigkeit der Druckintensität im Periodontalspalt (durch unterschiedliche Schwärzung angedeutet) von der Größe der Druck auffangenden Fläche, diese u. a. abhängig von der Querschnittsform der Wurzel.*

rungen im Bereich der Parodontien ergibt und für den Umbau der Gewebe von Bedeutung ist, zunächst außer Betracht bleiben (s. Bd. 3). Die von den Behandlungsgeräten ausgehenden Kräfte können in dreifacher Weise „angreifen", d. h. auf die Parodontien übertragen werden:

a) Einpunktkraftangriff

Typisches Beispiel einer punktförmigen Kraftübertragung ist das Fingerfederchen einer aktiven Platte, das einem Zahn seitlich und etwa im rechten Winkel zu seiner Längsachse anliegt. Es führt infolge der desmodontalen Einbindung des Zahnes zur Kippung und dadurch letztlich zum Umbau des Parodonts (Abb. 3). Voraussetzung für diesen Umbau ist, daß die einwirkende Kraft intensiv genug ist und lange genug dauert. Auch muß die Bewegungsrichtung des Zahnes frei sein: Sie darf nicht durch Nachbarzähne oder Geräteteile behindert werden, was der Anfänger gern übersieht.

Ein seitlich gesetzter Einpunktkraftangriff verursacht bei freier Kippmöglichkeit eine zentrische Kippung des Zahnes (s. Bd. 1).

Für einen einwurzeligen Zahn mit konischer Wurzel liegt die Kippachse etwa am Übergang vom mittleren zum unteren Wurzeldrittel mit entsprechender Verteilung von Druck- und Zugzonen. Da Zahnwurzeln nach Form, Länge und Zahl variieren und auch der Zustand des Desmodonts örtlich verschieden ist, z.B., was die Verteilung der Gefäße anbelangt, sind die Zug- und Druckzonen in Wirklichkeit unterschiedlich verteilt. Auch nehmen Druck- und Zugintensität mit zunehmender Entfernung vom Kippunkt zu, erreichen ihr Maximum also am Limbus alveolaris und in der Nähe des Apex. Neben Druck- und Zugkräften treten tangential wirkende Spannungs- und Scherkräfte auf, ebenso Flüssigkeitsverschiebungen im Periodontalspalt. Auch deren Ausmaß ist je nach Wurzelform verschieden (Abb. 4).

Von praktischer Bedeutung, vor allem bei Benutzung herausnehmbarer Geräte, wäre eine eindeutige Antwort auf die Frage, ob durch einen unterschiedlich hoch gewählten Ansatz des Einpunktkraftangriffes an der Zahnkrone, gegebenenfalls auch durch unterschiedliche Kraftintensität, das Ausmaß der Kippung beeinflußt wird. Beim Schließen eines Tremas z.B. wäre man dann in der Lage, die Bewegung der I_1 je nach Ausgangssituation mehr paraxial (körperlich) oder mehr kippend durchzuführen. Klinische Beobachtungen über mehr oder weniger deutliche körperliche Bewegungen trotz eines Einpunktkraftangriffes (s. Abb. 149) sprechen für diese Möglichkeit, obwohl bei extraalveolärem Kraftangriff eigentlich stets eine Kippung erfolgen müßte. Die experimentelle Klärung der Frage ist schwierig, weil das periodontale Milieu nicht homogen ist und auch Form und Länge der Zähne stets variieren. Immerhin scheint die Lage der Kippachse innerhalb der Alveole durch die Länge des extraalveolären Hebelarmes, d.h. den koronalen Ansatzpunkt der Kraft, verändert werden zu können (*R. Marxkors* 1962).

b) Zweipunktkraftangriff

Er engt die freie Beweglichkeit des zu bewegenden Zahnes ein und wird deshalb auch als halbstarrer Kraftangriff bezeichnet. Das erforderliche Kräftepaar bewirkt eine Rotation oder eine exzentrische Kippung. Dabei kann eine der beiden Kräfte statt einer Feder ein Hypomochlion sein; darunter wird der starre Abstützungspunkt eines Hebels – bei aktiven Platten zumeist der Plattenrand – verstanden. Die Verteilung der Druck- und Zugzonen ändert sich entsprechend (s. Abb. 3,3).

c) Vielpunktkraftangriff

Er läßt keine Eigenbeweglichkeit des zu bewegenden Zahnes zu und kann nur mit Vierkantbögen an festsitzenden Geräten voll verwirklicht werden: Der Zahn muß jede Bewegung mitmachen, die ihm der unter Spannung einligierte Bogen gibt (s. Abb. 3,4). So sind Parallelverschiebungen ebenso möglich wie jede Art von Rotation oder Kippung. In diesem Punkt ist der Vierkantbogen jedem anderen Gerät überlegen. Mit herausnehmbaren Geräten sind Vielpunktkraftangriffe und damit körperliche Bewegungen nur angenähert möglich, am ehesten durch eine Kombination von *Adams*-Klammer und Schraube (s. Abb. 11).

4. Verankerung (Art der Kraftverteilung)

a) Vorbemerkung

Die vom Behandlungsgerät ausgehenden Kräfte werden von den Zähnen aufgenommen, auf die Parodontien weitergeleitet und dort verteilt. Darüber hinaus wirken sie auf Suturen, Kieferkörper und Kiefergelenke ein, was schon erwähnt wurde (s. S. 33/34).

Diese Kraftverteilung – mit entsprechender Kraftauswirkung – wird herkömmlich „Verankerung“ genannt. Das hat historische

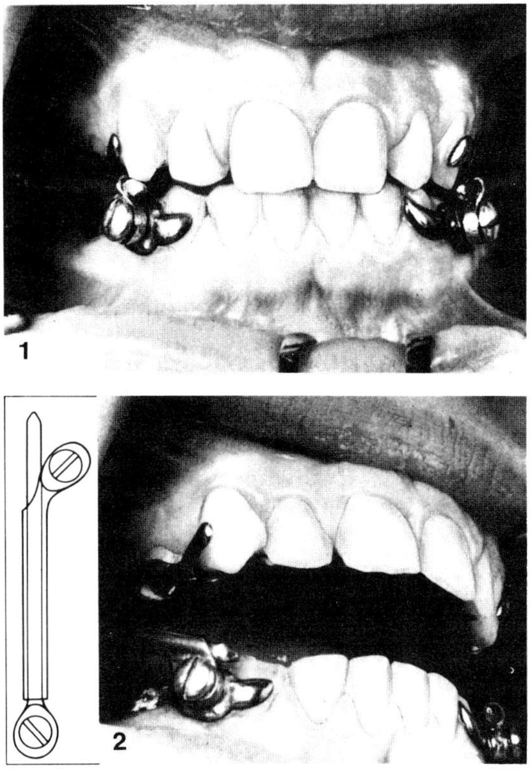

Abb. 5 *Herbstsches Geschiebe zur Behandlung eines Distalbisses. Statt an zementierten Schienen kann es an herausnehmbaren „Scharnierplatten" oder „Bukko-Palatinalplatten" verschraubt werden. Beim Zubeißen führt das Geschiebe den Unterkiefer in die erwünschte Neutralbißstellung.*

Gründe. Der Ausdruck stammt aus einer Zeit, in der Zähne oder Zahngruppen mit einfachen Ligaturen oder mit Bandgeräten, die an wenigen Zähnen befestigt waren, bewegt wurden. Gemäß dem physikalischen Gesetz von „actio" gleich „reactio" traten dabei Wirkungen auf, die es zu nutzen oder zu vermeiden galt. So sprach *E. H. Angle* (1895) von einfacher Verankerung, wenn der Widerstand, der bei Verschiebung eines Zahnes auftritt, von einem größeren (mehrwurzeligen) Zahn aufgefangen wird und wenn die Befestigung zwischen diesen beiden Zähnen scharnierartig ist, beide Zähne also kippen können. Er sprach dagegen von stationärer Verankerung, wenn die Ankerzähne so miteinander verbunden sind, daß sie bei Aktivierung des Gerätes allenfalls körperlich bewegt werden und nur der zu bewegende Zahn frei zu kippen in der Lage ist.

Da bei den hier beschriebenen herausnehmbaren Geräten Probleme dieser Art nicht in gleicher Schärfe auftreten und der Ausdruck Verankerung zu Verwechslungen führen kann, weil er synonym mit Befestigung gebraucht wird (eine aktive Platte ist z. B. labil, d. h. vom Patienten herausnehmbar verankert; oder sie ist durch *Adams*-Klammern an den Oberkieferzähnen verankert), sollte eigentlich eher von Kraftverteilung gesprochen werden. Denn darum handelt es sich in Wirklichkeit. Da der Ausdruck Verankerung aber eingebürgert ist, wird er auch hier, wenn auch modifiziert, weitergebraucht.

b) Reziproke Verankerung = gleichmäßige Kraftverteilung

Die einwirkende Kraft wird zwischen zwei Partnern, die gleich großen Widerstand leisten, verteilt. Als Beispiel sei die aktive Platte mit medianer Schraube genannt. Sie wird beim Einsetzen „intramaxillär verklemmt" (s. u.) und übt dabei auf die linke Seitenzahngruppe den gleichen Druck aus wie auf die rechte – unter der Voraussetzung, daß links und rechts gleich viele und gleich große Zähne stehen. Ein anderes Beispiel reziproker Kraftverteilung ist ein kleines Bandgerät, das mit Hilfe einer Feder oder eines Gummizuges lediglich ein Trema zu schließen hat. Da die beiden I_1 wegen gleicher Form und Größe gleichen Widerstand leisten, werden sie gleichmäßig aufeinander zu bewegt.

c) Stationäre Verankerung = ungleichmäßige Kraftverteilung

Fangen ungleich große Partner den Druck auf, spricht man von stationärer Verankerung – im strengen Sinne nur dann, wenn der auf den stärkeren Partner ausgeübte Druck zum Gewebeumbau nicht ausreicht und somit unterschwellig bleibt. Dann wird sich allein der schwächere Partner bewegen. Das kann sowohl ein einwurzliger Zahn gegenüber einem mehrwurzligen Zahn sein als auch eine kleine Zahngruppe gegenüber einer großen. Wird der stärkere Partner ebenfalls bewegt, aber weniger als der schwächere, spricht man von relativ stationärer Verankerung. Dabei gibt es viele Abstufungen, die ein geschickter Kieferorthopäde ausnutzt, wo immer er kann.

Reziproke und stationäre Verankerung schließen einander nicht aus. Bringt man z. B. an einer Platte mit medianer Schraube ein Fingerfederchen zur Bewegung eines Einzelzahnes an, wirkt die Platte stationär vom Einzelzahn aus betrachtet: Die Platte nimmt als Ganzes den von der Feder ausgeübten Druck auf und überträgt ihn auf alle übrigen, von ihr zu einem Block zusammengefaßten Zähne. Dieser Druck bleibt unterschwellig. Gleichzeitig wirken die Plattenhälften jedoch, von der medianen Schraube wöchentlich um je 0,1 mm auseinandergeführt, auf die beiden Seitenzahngruppen im Sinne einer reziproken Kraftverteilung ein: Sie werden gleichmäßig belastet und entsprechend nach bukkal bewegt.

d) Intermaxilläre Verankerung = intermaxilläre Kraftverteilung

Hierbei werden oberer und unterer Zahnbogen gegeneinander ausgespielt, in der Regel zur Beseitigung eines Mesial- oder Distalbisses. Das wichtigste Gerät, das vermutlich auch vermittels intermaxillärer Verankerung wirkt, ist der Aktivator, weshalb ich erst bei Besprechung seiner mechanischen Wirkungen näher auf die intermaxilläre Kraftverteilung und die Frage des Wirkungsortes eingehe (s. S. 78). Ein anderes Gerät ist das *Herbst*sche Scharnier (Abb. 5), ein nur noch selten zum Bißausgleich benutztes Gerät. Auch intermaxilläre Gummizüge oder Spiralfedern, die an Multibandgeräten oder fest verankerten Platten eingehängt und diagonal zwischen Ober- und Unterkiefer verspannt werden, wirken in diesem Sinne.

e) Extraorale Verankerung = extraorale–intraorale Kraftverteilung

Bei herausnehmbaren Geräten wird diese Art von Kraftverteilung nur bei der Kopf-Kinn-Kappe mit vertikalen Stäbchen ausgenutzt (Abb. 6). Dabei wirken die von den Stäbchen nach oral gehenden Gummiringe auf den geschienten, bebänderten oder mit einer fest verankerten Platte gefaßten oberen Zahnbogen als Ganzes im Sinne einer maxillären Protrusionsbewegung ein. Gleichzeitig zügeln die von der Kopfkappe zur Kinnpe-

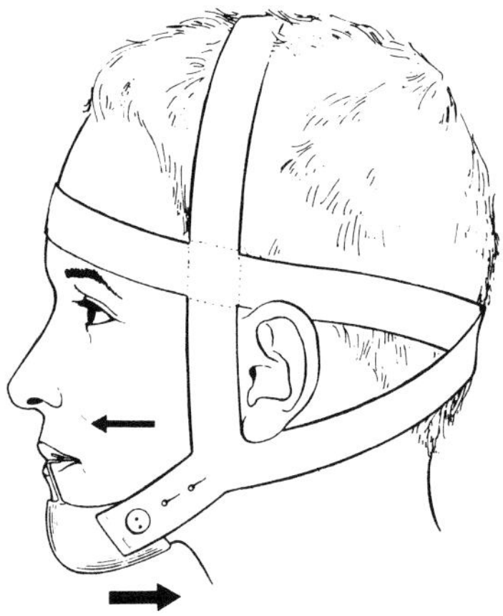

Abb. 6 *Kopf-Kinn-Kappe mit vertikalen Stäbchen zur Behandlung von ausgeprägten Progenien oder Brachygnathien bei LKG-Patienten. Der Unterkiefer wird mit verstellbaren Gummibändern nach dorsal, der geschiente Oberkiefer gleichzeitig nach ventral gezogen.*

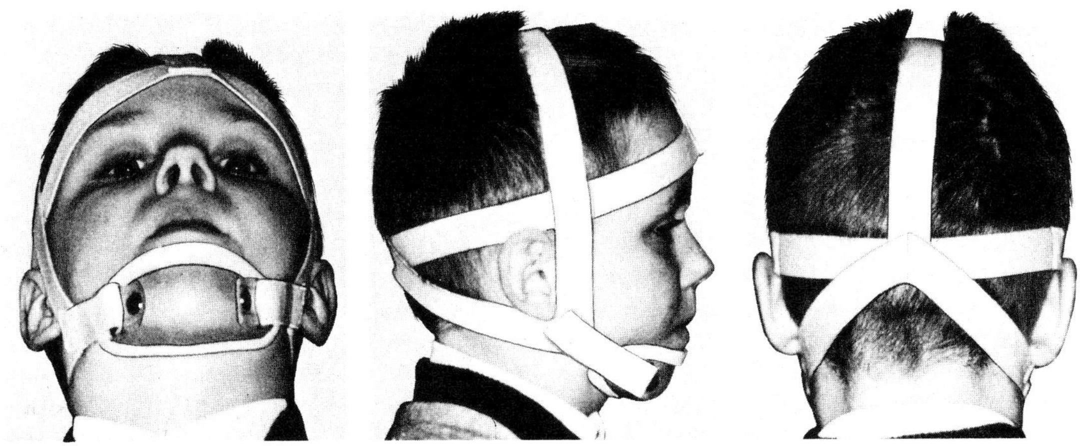

Abb. 7 *Kopf-Kinn-Kappe, nach einem vom Zahnarzt angefertigten Gipsmodell vom Kinn in orthopädischer Werkstatt angefertigt. Kinnpelotte aus Leder. Zugintensität durch Schnallen regulierbar.*

lotte geführten Gummibänder das weitere Unterkieferwachstum, wobei erhebliche Kräfte (500–1500 g) angewendet werden. Man kann die Kinnpelotte über Drahtbügel auch noch mit einer Stirnpelotte verbinden (*J. Delaire* u. Mitarb. 1973), um die kieferorthopädische Behandlung ausgeprägter Progenien oder maxillärer Verkümmerungen bei Spaltpatienten möglich zu machen. Doch werden Dysgnathien dieser Art in der Regel wirkungsvoller und schneller durch kieferchirurgische Maßnahmen beseitigt, vor allem bei älteren Patienten. Da praktische Zahnärzte sich nicht mit diesen Geräten befassen sollten, gehe ich hier und auch im Abschnitt „Behandlung der Progenie" (S. 189) nicht mehr darauf ein.

Größere Bedeutung hat die extraorale Verankerung bei Benutzung von Bandgeräten, z. B. zur Beseitigung einer „skeletalen"

Angle-Klasse II,1. Dabei werden die Kräfte der an einem Nackenband verankerten Gummizüge über sog. facebows auf die oberen M_1 im Sinne einer Retrusionsbewegung übertragen.

Eine mandibuläre Retrusionsbewegung mit Hilfe einer einfachen Kopf-Kinn-Kappe gilt ebenfalls als Beispiel einer extraoralen Verankerung. Doch ist sie das nur in einem übertragenen Sinne. Denn es handelt sich hier um Kraftverteilung zwischen Kopf und Kinn, so daß die Wirkung auf die Zähne nur indirekt über die Retrusion der Mandibula erfolgt (Abb. 7). Diese Kopf-Kinn-Kappe, am besten von einer orthopädischen Werkstatt hergestellt – der Zahnarzt liefert nur das Modell vom Kinn des Patienten, auf das er die Begrenzung der Pelotte eingezeichnet hat –, kann ohne Zuhilfenahme von aktiven Platten, schiefen Ebenen oder Aktivatoren bei progeniebehafteten Kindern schon im Alter von drei bis fünf Jahren angewandt werden, oft mit erstaunlich gutem Erfolg. Später unterstützt sie die mit Aktivatoren durchgeführte Progeniebehandlung oder, mit vertikal statt sagittal gespannten Gummizügen, die Behandlung offener Bisse.

4. Kapitel

Die kieferorthopädischen Behandlungsgeräte

1. Die aktive Platte

a) Vorbemerkung

Platten, aus Metall gegossen oder gestanzt, später aus Kautschuk vulkanisiert, wurden schon im 19. Jahrhundert zur Zahnregulierung benutzt, so von *J. Robinson* (1845/46), *J. Linderer* (1851) und *J. Tomes* (1858/59). Ausführliche Darstellungen der geschichtlichen Entwicklung stammen z. B. von *W. Pfaff* (1906, 1908), *M. Dewey* u. Mitarb. (1935), *A. M. Schwarz* (1956) und *W. Hoffmann-Axthelm* (1976). Diese Platten wurden mit Ligaturen aus gewachster Seide oder Draht, mit Bändern oder Drahtklammern befestigt und wirkten durch Metallbügel, Spiralfedern, Gummibänder, Kautschukkompressen oder eingewindige Teleskopschrauben auf die Zähne ein. Eine zweigewindige Schraube zur Erweiterung von Zahnbögen wurde bereits 1906 von *W. Pfaff* beschrieben, während die Erweiterung der Aufgaben des Plattenkörpers durch einen „Vorbißwall" zum Zweck der Bißverschiebung und Bißnivellierung (jumping the bite) auf *N. W. Kingsley* (1880) zurückgeführt wird.

Als eigentliche Begründer der „Plattentherapie" gelten jedoch *Ch. F. Nord* (1928) und *A. M. Schwarz* (1935, 1936); die aktive Platte wird deshalb auch *Nord*sche oder *Schwarz*sche Platte genannt. *Schwarz* vor allem ist die Entwicklung zu einer Art Universalgerät zu verdanken. Die Einfachheit ihrer Herstellung und die Überschaubarkeit ihrer Wirkungen hat viele Zahnärzte zur kieferorthopädischen Behandlung ermutigt. Seit 1935 kann man deshalb von einem sozialmedizinisch spürbaren Effekt solcher Behandlungen sprechen; sie waren bis dahin Begüterten vorbehalten.

Die Bestandteile einer aktiven Platte sind Plattenkörper, Halteelemente und Bewegungselemente. Sie sollen in dieser Reihenfolge besprochen werden. Ich verzichte dabei auf die Schilderung der Herstellungsverfahren; einmal hat das jeder im propädeutischen Kursus gelernt, und zum anderen ist die technische Herstellung Sache eines Technikers. Der Zahnarzt hat dagegen das Modell vorzubereiten, das Gerät zu entwerfen, dem Techniker unmißverständliche Angaben über die Bauart zu machen und die korrekte Herstellung zu überwachen bzw. zu überprüfen.

b) Die Vorbereitung des Modells

Jedes Modell sollte beschliffen und versäubert werden, bevor es zum Techniker geht; das könnte eine Helferin machen. Es muß darüber hinaus aber auch verfälscht („radiert") werden, um den Sitz und die Wirksamkeit der Platte zu verbessern. Dieses Radieren sollte immer vom Zahnarzt selbst vorgenommen werden, zumal er kleinere Zahnbewegungen allein dadurch erreichen kann. Da dieses Radieren verschiedenen Zwecken dient, wird mehrfach darauf eingegangen.

c) Der Plattenkörper, Gestaltung und Aufgabe

Um Druckstellen an der Schleimhaut sofort erkennen und beseitigen zu können, wird der Plattenkörper aus durchsichtigem Kunststoff hergestellt. Außerdem wird er skelettiert, um den Zungenraum nicht unnötig einzuengen; andererseits darf die Bruchgefahr dadurch nicht ungebührlich erhöht werden.

Die äußere Begrenzungslinie einer Oberkieferplatte verläuft parallel zum Zahnfleischrand, etwa 10 mm von ihm entfernt. Nur im Bereich eingebauter Schrauben sollte die Platte etwas breiter sein, vor allem im Oberkiefer (s. Abb. 11). Der Plattenrand liegt den Zähnen unterhalb ihres Äquators an und füllt die interdentalen Nischen aus. Die Grenzen sollten dem Techniker genau vorgeschrieben werden, ebenso die Lage von Federn und Schrauben. Am einfachsten zeichnet man alles mit Bleistift auf das Arbeitsmodell.

Im Unterkiefer brauchte der Plattenkörper die untersichgehenden Stellen an der Linea mylohyoidea aus Gründen der Wirksamkeit nicht zu überragen. Da er dann aber distal so schmal würde, daß Bruchgefahr besteht, sollte auch die untere Plattengrenze durchgehend etwa 8 mm vom Zahnfleischrand entfernt verlaufen (s. Abb. 21b).

Der Plattenkörper hat mehrere Aufgaben zu erfüllen:

1. Seine Ränder bewirken in Zusammenarbeit mit Schrauben oder *Coffin*-Federn eine Dehnung und/oder Streckung des Zahnbogens. Wurde an einzelnen Zähnen radiert – was wegen der geringen Resilienz der Periodontalfasern immer nur in geringem Umfang möglich ist –, sind zusätzliche Wirkungen, etwa Drehungen einzelner Zähne, möglich. Umgekehrt können Zähne durch Ausfräsen des Plattenrandes von der dehnenden Wirkung ausgeschlossen werden.
   Die Kraft, die letztlich die Umbauvorgänge im Gewebe bewirkt, ist die Muskulatur der die Platte zwischen die Zähne klemmenden Hand: Die Platte wird beim Einsetzen intramaxillär verklemmt. Voraussetzung der Verklemmung ist die von ihrer desmodontalen Einbindung herrührende Beweglichkeit der Zähne: Sie kippen und erzeugen so Druck- und Zugzonen. Optimale Wirkung erzielt man, wenn die Platte gewissermaßen einschnappt, also untersichgehende Stellen an den Zähnen vorfindet. Das ist im Wechselgebiß bei noch kurzen klinischen Kronen nicht immer der Fall. Dann sollte am lingualen Zahnfleischrand des Modells mit der Spitze eines sog. Rüttelinstrumentes etwas radiert werden. Nur höchst selten ist es nötig, künstlich untersichgehende Stellen zu schaffen. Man schleift dazu z. B. mit einem kleinen kugel- oder linsenförmigen Schleifstein eine ganz flache Rinne in die m_1 und/oder m_2 knapp über dem Zahnfleischrand und nimmt erst dann Abdruck oder unterfüttert die schon fertige Platte im Munde mit einem Autopolymerisat.
   Neben der durch Verklemmung erzielten und im Parodontium der belasteten Zähne durch Gewebeumbau zustande kommenden Wirkung werden zwei weitere Mechanismen diskutiert:
   a) Druckeinwirkung auf den Alveolarfortsatz über die Gaumenschleimhaut
   Klinische Beobachtungen, z. B., daß nach Verlust eines Milchmolaren der noch nicht durchgebrochene und deshalb vom Plattenrand nicht erfaßte Ersatzzahn die Bukkalbewegungen der übrigen Zähne mitmacht, sind der Grund für diese Annahme. Sie ist jedoch fraglich. Denn sieht man einmal davon ab, daß Prämolaren, vor allem obere P_1, auch ohne Behandlung zu weit bukkal durchbrechen können (Abb. 8), so ist eher an die Wirkung neugebildeter Knochentrajektorien zu denken, die sich zwischen den vom Plattenrand erfaßten und auf übliche Weise bewegten Nachbarzähnen ausbilden und die dazwischen gela-

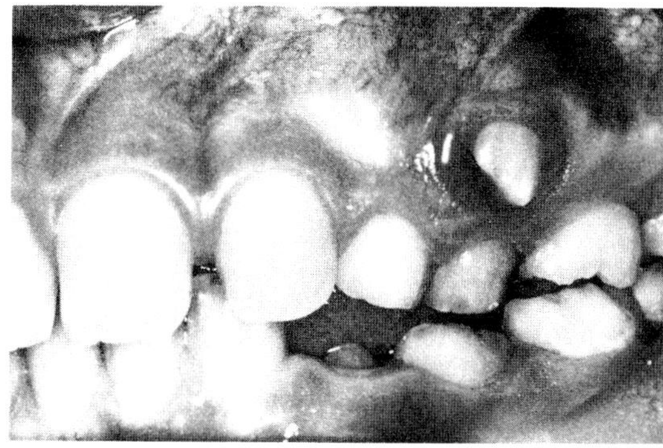

Abb. 8 *Vestibulärer Durchbruch eines P_1 durch falsche Keimlage, nicht durch „Auslenkung". Sofortige Extraktion des m_1 erforderlich, Stellungskorrektur erfolgt spontan.*

gerten Zahnkeime „mitnehmen". Denn die geringe, durch die Schmalheit der Periodontalräume und die Struktur der *Sharpeyschen* Fasern bedingte Beweglichkeit der Zähne sorgt beim Einklemmen der Platte dafür, daß die Schleimhaut mit ihrer so viel größeren Resilienz kaum belastet wird. Träte jedoch hinreichend großer Druck lange genug auf, so würden eher Druckstellen, ja Ulzerationen der Schleimhaut die Folge sein als gerichtete Umbauvorgänge im Alveolarfortsatz. Ich komme bei Besprechung der Gaumennahterweiterung (S. 247) darauf zurück.

b) Gesteigerte Knochenbildung im Bereich der Sutura palatina mediana durch Zugeinwirkung auf die Sutur

Beobachtungen über ausbleibende Kippungen der Seitenzähne bei stärkerer Dehnung mit Platten haben zu der Annahme geführt, daß sie nicht nur parodontal einwirke, sondern auch „sutural" im Sinne einer Aktivierung der hier während des Wachstums physiologischerweise stattfindenden Knochenneubildung. *G. Korkhaus* (1952; 1963) vor allem hat diese oft angezweifelte Ansicht vertreten. Sie dürfte von *L. M. Lebret* (1966) inzwischen bewiesen worden sein: Nachdem er sich mit Hilfe von Längsschnittuntersuchungen (Vermessung periodisch gewonnener Gipsmodelle mit einem sog. Symmetrographen) mit den physiologischen, individuell variablen Wachstumsvorgängen am Gaumen beschäftigt hatte, wurden auf gleiche Weise transversale und sagittale Gaumenkurven von Probanden analysiert, die teils mit aktiven Platten, teils mit Multibandgeräten behandelt waren. Nur erstere zeigten im Bereich des Gaumendaches eine Breitenzunahme von mehr als physiologischem Ausmaß. Wenn somit an dieser suturalen Wirkung der Platte nicht mehr gezweifelt werden kann, so bleibt doch die Frage offen, ob das für das therapeutische Vorgehen von Bedeutung ist. Ich komme bei Besprechung der sog. Extraktionstherapie darauf zurück (S. 112).

2. Die zweite Aufgabe des Plattenkörpers besteht darin, Halte- und Bewegungselemente zu fixieren. In diesem Punkt übernimmt der Plattenkörper gewissermaßen die Funktion des Hauptbogens früherer Bandgeräte, an denen Fingerfederchen der verschiedensten Art angelötet oder angewickelt waren. Technisch ist die Befestigung an der Platte natürlich einfacher; auch gibt es keine unerwünschten Neben-

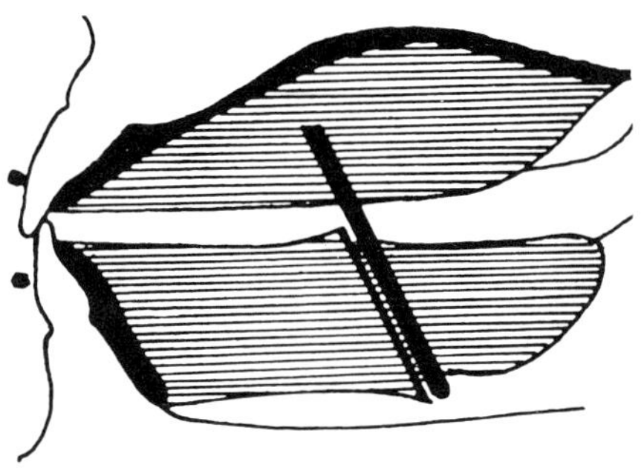
1

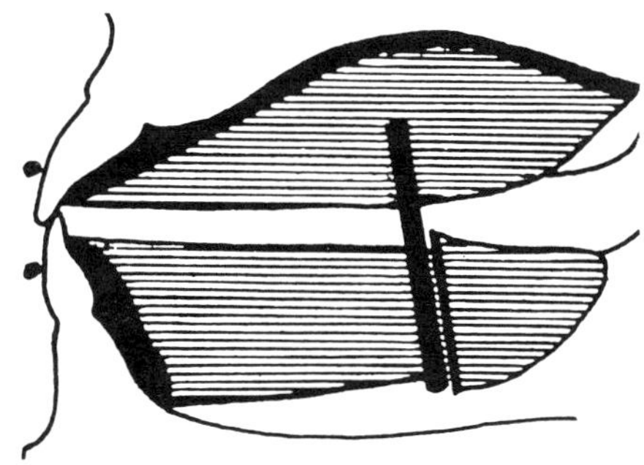
2

Abb. 9a *Spornplatten nach G. H. Müller, schematisch. Zur Korrektur eines Distalbisses (1) oder Mesialbisses (2) wird eine Gleitverbindung zwischen 2 mm starken Führungsspornen an der Oberkieferplatte und Führungsmulden an der Unterkieferplatte hergestellt. Beim Schließen des Mundes wird der Unterkiefer nach vorn bzw. nach hinten geführt.*
Aus G. H. Müller: Die Doppelplatte mit Oberkiefer-Spornführung, 1962.

Abb. 9b *Distalbiß-Spornplatte im Munde. Die Behinderung der Zunge sieht stärker aus, als sie empfunden wird.*

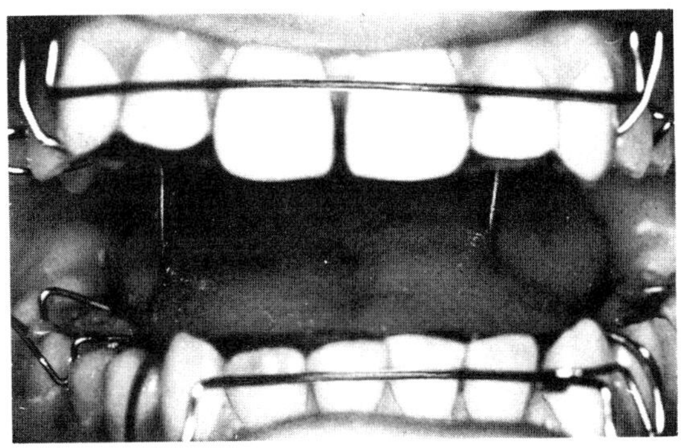

effekte, weil der Plattenkörper in sich starr ist und sich an vielen Zähnen abstützt.

3. Die genannten Aufgaben des Plattenkörpers können erweitert werden, wenn man seine Form verändert. Als Aufbißwall über die Kauflächen der Seitenzähne geführt, kann man z. B. den Biß sperren, um aus einem frontalen Zwangsbiß herauszukommen (s. Abb. 121); mit einem Vorbiß-Aufbißwall an der oberen Platte kann man Bißverschiebungen und Bißnivellierungen zu erreichen versuchen, ebenso mit Vorbiß-Doppelplatten oder Spornplatten, bei der zwei aus der Oberkieferplatte nach unten geführte Sporne beim Zubeißen in entsprechend geformte Mulden des unteren Plattenkörpers greifen (Abb. 9a und b). Doch ist der Aktivator für diese Aufgaben im allgemeinen besser geeignet; ich werde das bei seiner Besprechung begründen.

d) Die Halteelemente der aktiven Platte

Wenn Platten vorzugsweise durch intramaxilläre Verklemmung wirken, könnte man Halteelemente für überflüssig halten. Doch ist das nicht der Fall. Denn diese Klemmwirkung hört durch die von den Platten veranlaßten Umbauvorgänge bzw. die Verschiebung der Zähne schnell auf; auch würde sie durch die abhebelnde Wirkung gespannter Federelemente überfordert werden. Diese Federkräfte dürfen niemals die Wirkung übersteigen, die aus Klemmwirkung einerseits und Verklammerung durch Halteelemente andererseits resultiert. Gegen diesen Grundsatz wird gern verstoßen. Man neigt als Anfänger

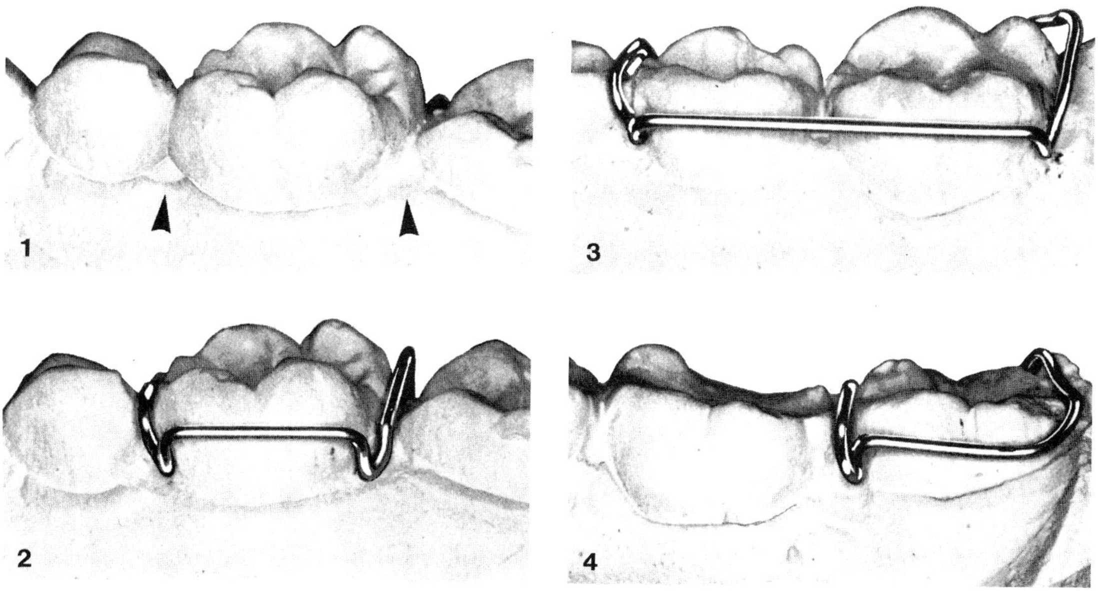

Abb. 10 *Adams-Klammern.*
1 Bei kurzer klinischer Krone werden die Papillenspitzen abgetragen (Pfeile).
2 Die „Füßchen" liegen in den interdentalen Nischen, der verbindende Querteil steht knapp 1 mm vom Zahn ab. M_1 *als Ankerzahn.*
3 m_2 *und* M_1 *als Ankerzähne.*
4 Halbe Adams-Klammer auf endständigem M_2.

dazu, alles überhaupt an Bewegung Nötige möglichst mit einem einzigen Gerät zu erreichen. Gerade das ist falsch. Die Frage „Was muß zuerst und was später gemacht werden?" kann als eine der zentralen Fragen der Behandlungsplanung gelten.

Alle Halteelemente nutzen untersichgehende Stellen an den Zahnkronen aus. Sie werden aus hartem rundem Stahldraht gebogen und sind auch vorfabriziert im Handel. Die Drahtstärke schwankt zwischen 0,5 und 0,7 mm – je nachdem, ob kleine oder große und einzelne oder mehrere Zähne zum Halt herangezogen werden. Auch die Zahl der erforderlichen Biegungen ist von Belang. Daß die Elastizität einer Klammer von der benutzten Stahlsorte, seiner Dicke, Länge und der Zahl seiner Biegungen abhängt (die in der Regel benutzten rostfreien Chromnickelstahllegierungen werden nicht durch Wärmebehandlung, sondern durch Verformung, also beim Biegen, gehärtet bzw. verfestigt), soll nur am Rande vermerkt werden.

Besprochen werden im folgenden nur Klammern, die sich bei uns bewährt haben und mit denen man im allgemeinen auskommt. Es sind dies *Adams*-, Pfeil- und Ösenklammern mit ihren Varianten. Selbstverständlich sind auch andere Klammerarten brauchbar, möglicherweise besser. Hier spielen eigene Erfahrungen und Vorstellungen eine große Rolle.

1. *Adams*-Klammer

Sie wurde in ihren verschiedenen Varianten 1955 von *C. P. Adams* beschrieben; ihr Aussehen ergibt sich aus Abbildung 10, ebenso die Art der Modellvorbereitung. Dieses „Radieren" ist jedoch nur nötig, solange die unter-

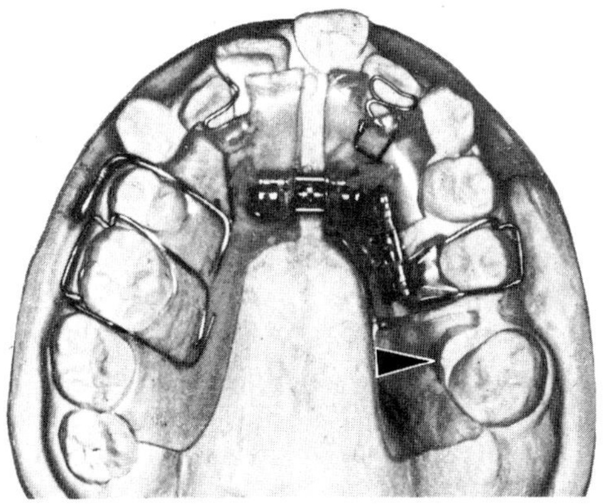

Abb. 11 *Adams-Klammer in Verbindung mit Distalschraube zur körperlichen Bewegung eines P_2 nach Extraktion des linken M_1. Der zu bewegende Zahn dient gleichzeitig als Ankerzahn. Platte vor M_2 weit ausgeschliffen, um spontane Mesialbewegung nicht zu blockieren (Pfeil).*

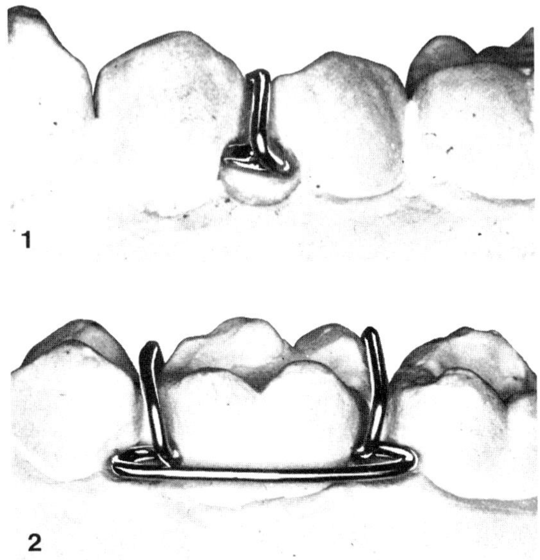

Abb. 12 *Ösenklammern. Papillenspitze und Approximalflächen der Ankerzähne werden radiert. 1 Einfache Ösenklammer. 2 Doppelösenklammer.*

sichgehenden Stellen des Zahnes noch unter dem Zahnfleischrand liegen.

Die *Adams*-Klammer, die auch vorfabriziert zu haben ist, hat gegenüber der Pfeil- und Ösenklammer den Vorzug, nur einen einzigen Zahn als Ankerzahn zu benötigen. Ebensogut kann sie aber auch, und oft mit Vorteil, zwei Zähne einbeziehen, im Wechselgebiß zum Beispiel m_2 und M_1. Wenn mit baldigem Ausfall des m_2 zu rechnen ist – wegen der möglichen Differenzen zwischen chronologischem und dentalem Alter muß das gegebenenfalls röntgenologisch überprüft werden –, kommt natürlich nur noch eine *Adams*-Klammer auf M_1 in Betracht. Halbe *Adams*-Klammern genügen ihrer Aufgabe nur dann, wenn sie zusammen mit anderen Halteelementen, zum Beispiel einem verkleideten Labialbogen, benutzt werden. Das distale „Füßchen" wird fortgelassen, solange M_2 noch nicht durchgebrochen ist. Denn hier darf nicht radiert werden, weil es sonst Druckstellen gibt.

Bei den Kontrollsitzungen ist der Klammersitz zu überprüfen, im Oberkiefer am besten unter Verwendung des Mundspiegels. Zu starkes Aktivieren hat zumeist einen negativen, die Platte abhebelnden Effekt.

Die Tatsache, daß Plattenrand und *Adams*-Klammer die Krone des Ankerzahnes von allen Seiten umfassen, kann man zur körperlichen Bewegung ausnutzen. Dazu wird bei erforderlichem Distalschub eine geschlossene Schraube einpolymerisiert (Abb. 11) und bei Mesialschub, etwa zur Protrusionsbewegung eines M_1 nach Extraktion eines P_2, eine Zugschraube. Bei Distalschüben sollte man wegen der intensiven Belastung und der Verbiegungsgefahr möglichst noch einen Dorn unter der *Adams*-Klammer anbringen (s. Abb. 66).

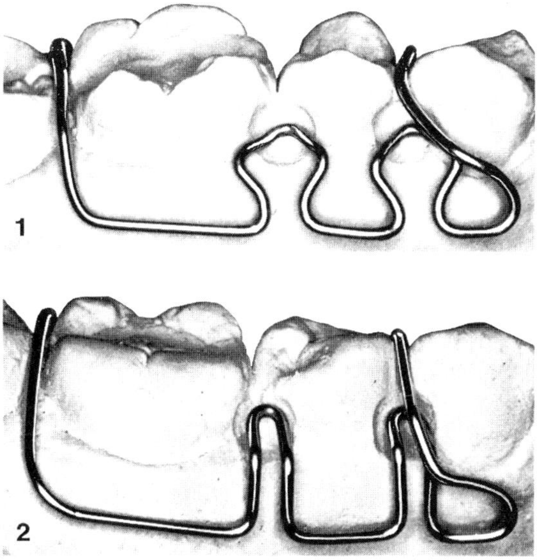

Abb. 13
1 Pfeilklammer nach A. M. Schwarz.
2 Pfeilklammermodifikation nach A. Frevert. Gleiche Radierung wie bei Ösenklammern.

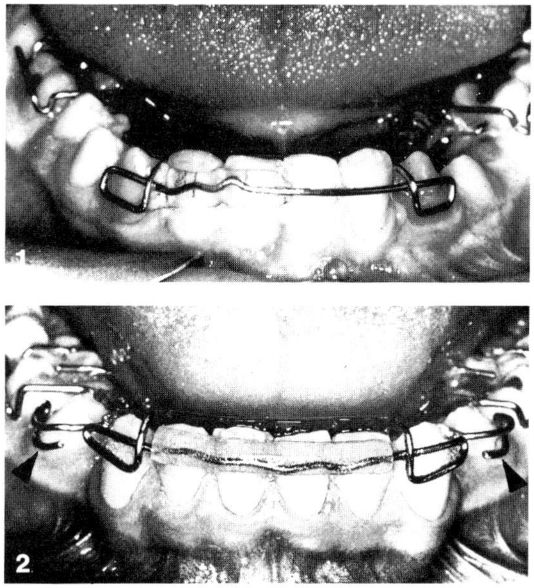

Abb. 14 *Mit Kunststoff verkleideter Labialbogen als Halteelement.*
1 Nur zwei Schneidezähne verkleidet, weil die beiden anderen protrudiert werden sollen.
2 Alle Schneidezähne verkleidet. An den P_2 Lingualfedern, die P_1 wurden extrahiert.

2. Ösen- oder Dreiecksklammer

Sie wird aus 0,7 bis 0,8 mm starkem, federhartem Draht hergestellt. Um Halt zu finden, benötigt sie zwei voll durchgebrochene, nebeneinanderstehende Zähne (Abb. 12). Öse oder Dreieck sollten je nach Form und Größe der Nische zwischen den Ankerzähnen unterschiedlich groß sein. Auch hier wird das Modell zweckmäßigerweise verfälscht. Man erreicht dadurch, daß die fertige Klammer automatisch den nötigen Anlagedruck erhält, ohne daß die interdentale Papille verletzt wird. Zur Vermeidung einer separierenden Wirkung müssen seitlich nicht abgestützte Klammerzähne stabilisiert werden, z. B. mit einem Anlagedorn.
Die Ösenklammer verbiegt sich leicht und muß deshalb oft wieder angebogen werden. Da sie abbrechen und verschluckt, ja aspiriert werden könnte, wird sie möglichst nur vorübergehend zwischen m_1 und m_2 als zusätzliches Halteelement, etwa zu einer *Adams*-Klammer auf M_1, verwendet und nach Durchbruch der Prämolaren durch eine *Adams*-Klammer ersetzt. Doppelte Ösenklammern schützen zwar vor dem Verlorengehen, sind aber eher modifizierte *Adams*-Klammern und bieten diesen gegenüber keinen Vorteil.
An Stelle der Ösen- oder Dreiecksklammern kann man Knopf- oder Pfeilanker benutzen, die vorfabriziert im Handel sind.

3. Pfeilklammer

Sie stammt von *A. M. Schwarz* (1935) und hat durch ihre guten Halteeigenschaften zur schnellen Verbreitung aktiver Platten bei-

getragen. Sie wird aus 0,7 mm starkem, hartem Stahldraht gebogen, wobei zwei Spezialzangen, Pfeilbiege- und Pfeilknickzange genannt, gute Dienste tun. Diese Zangen sind entbehrlich, wenn man die von *A. Frewert* benutzte Modifikation verwendet (Abb. 13).
Auch für die Pfeilklammer muß das Modell am interdentalen Dreieck verfälscht werden, um automatisch den nötigen Anlagedruck zu bekommen. In der Regel werden zwei benachbarte Interdentalräume benötigt, was drei nebeneinanderstehende Zähne voraussetzt. Das ist im Wechselgebiß nicht immer der Fall. Steht nur ein Interdentalraum zur Verfügung, kann man zwar auch mit einem Pfeil auskommen, doch ist dann eine einfache Ösenklammer ebenso wirksam. Umgekehrt sind mehr als zwei Pfeile unnötig und auch unzweckmäßig, weil die Klammer sich um so leichter verbiegt, je länger sie ist. Am Patienten ist sie dann nur schwer wieder zurechtzubiegen – wohl einer der Gründe, weshalb sie heute weitgehend der *Adams*-Klammer Platz gemacht hat.

4. Verkleideter Labialbogen

Labialbögen, in der Regel aktiv als Retrusionselemente für protrudierte Frontzähne oder passiv zum Abhalten der Lippen bei erforderlicher Protrusion benutzt, können durch Kunststoffverkleidung zu einem hervorragenden Halteelement gemacht werden. Den für die Verkleidung vorgesehenen Bogenteil sollte man zur sicheren Fixierung des Kunststoffes wellenförmig gestalten. Die Verkleidung (die auch noch nachträglich im Mund angebracht werden kann) liegt den Labialflächen der Schneidezähne in einer Breite von etwa 1,5 mm an. Die interdentalen Papillen werden ebenso freigehalten wie die Schneidekanten. Die richtige Gestaltung ergibt sich aus Abbildung 14.
Die Verkleidung braucht keineswegs alle vier Schneidezähne einzubeziehen; einzelne Schneidezähne können also gleichzeitig mit Federelementen bewegt werden. Auf der anderen Seite sollte man sich nicht scheuen, zunächst auf solche Korrekturen zu verzichten, wenn Bewegungen im Seitenzahngebiet vorrangig sind. Das gilt vor allem für den Distalschub von Molaren zum Zweck der Lückenöffnung für Prämolaren und/oder Eckzähne – eine Aufgabe, bei der man den verkleideten Labialbogen besonders schätzen lernt. Selbst bei ungünstigen Gebißverhältnissen, etwa bei vorzeitigem Verlust oder tiefer Zerstörung mehrerer Milchmolaren, gibt es mit seiner Hilfe kaum noch Befestigungsprobleme. Auch sind trotz der Verkleidung Dehnungen möglich: Die vestibulär in die interdentalen Nischen fassenden Kunststoffteile verhindern sogar eine sonst mögliche Lückenbildung. Allerdings müssen dann die die lingualen Nischen ausfüllenden Teile des Plattenkörpers weggeschliffen werden.

5. Abstützdorn

Ein Halteelement besonderer Art ist der Abstützdorn an der Unterkieferplatte. Es schützt nicht vor abziehenden, sondern vor eindrückenden Kräften. Gemeint ist das Abgleiten des distalen Endes in Richtung Mundboden, was Druckstellen, ja Ulzerationen an der Gingiva und Abbauerscheinungen am Limbus alveolaris verursachen kann. Ein solcher Dorn darf deshalb an keiner Unterkieferplatte fehlen. Er liegt zwischen den lingualen Höckern der M_1, kann jedoch auch an M_2 oder m_1 (bzw. P_2 oder P_1) angebracht werden (s. Abb. 21b).

e) Die Bewegungselemente der aktiven Platte

1. Dehn- und Zugschrauben

Bei Besprechung des Plattenkörpers wurde schon auf die Schrauben verwiesen: Mit ihrer Hilfe wirken die Plattenränder „aktiv" auf die Zähne bzw. Zahnbögen ein.

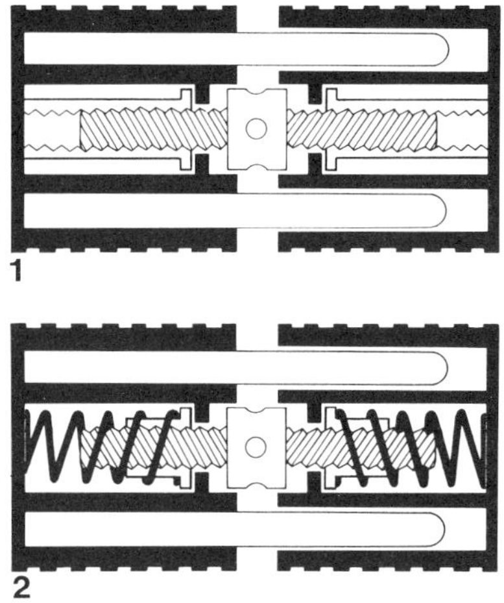

Abb. 15 *Dehnschrauben, schematisch.*
1 Dehnschraube mit Führungsdornen, Spindel mit Rechts-links-Gewinde und Kreuzlochkopf zum Einstecken des Schlüssels.
2 Federdehnschraube. Prospekt-Umzeichnung.

Schrauben sind schon in der Mitte des 19. Jahrhunderts zu orthodontischen Zwekken benutzt worden, nach *W. Pfaff* (1921) erstmals von *Talma* (1854). Es handelte sich um eingewindige Schrauben, während *Pfaff* selbst unter der Überschrift „Dehnung mit der in Kautschukbacken verankerten Druckschraube" bereits eine zweigewindige Schraube, allerdings ohne Führungsstift, beschrieben hat. Sie entspricht vermutlich einer bereits 1902 von *P. Robin* im sog. Monobloc verwendeten Schraube (s. Abb. 30).

Die heute benutzten, in zahlreichen Varianten angebotenen Druckschrauben sind im Prinzip gleichartig gebaut. Wie aus einer schematisierten Konstruktionszeichnung hervorgeht (Abb. 15), befindet sich in einem Gehäuse aus verchromtem Messing, Neusilber, Stahl oder Kunststoff eine Schraubenspindel mit Links-rechts-Gewinde. In der Mitte der Spindel ist ein Kreuzlochkopf angebracht, so daß mit Hilfe eines Schlüssel genannten Drahtes die Spindel gedreht und die beiden Plattenhälften voneinander entfernt werden können. Die verwindungsfreie Parallelführung der Plattenteile wird durch Führungsstifte gewährleistet. Kreuzlochkopf, Spindel und Gehäuse werden während der Polymerisation durch ein Schutzblech, das gleichzeitig der Fixation der Schraube dient, geschützt.

Dehnschrauben gibt es in unterschiedlicher Bauart, Größe und Qualität. Prospekte verschiedener Firmen geben darüber Auskunft. Das Wort Größe bezieht sich dabei auf den äußeren Umfang und die davon abhängige maximale Erweiterungsfähigkeit (3,0 bis 8,0 mm), nicht jedoch auf die Gewindehöhe. Diese Gewindehöhe ist zwar nicht bei allen Druckschrauben ganz gleich (0,64 bis 0,90 mm bei einer Drehung um 360°), insgesamt aber doch so auf die Breite des Periodontalspaltes abgestimmt, daß bei üblicher Anwendung keine Schäden auftreten. Damit ist das folgende gemeint.

a) Zur mechanischen Wirkung der Dehnschrauben. Wie erwähnt, wirken Dehnplatten durch intramaxilläre Verklemmung; die Verklemmung wiederum ist nur möglich durch die Beweglichkeit der Zähne infolge ihrer desmodontalen Einbindung in der Alveole. Geht man davon aus, daß die Breite des Periodontalspaltes bei Kindern im Durchschnitt 0,35 mm am Limbus, 0,20 mm am Isthmus und 0,3 mm am Apex beträgt (*W. Meyer* 1931), so wird bei einer 90°-Dre-

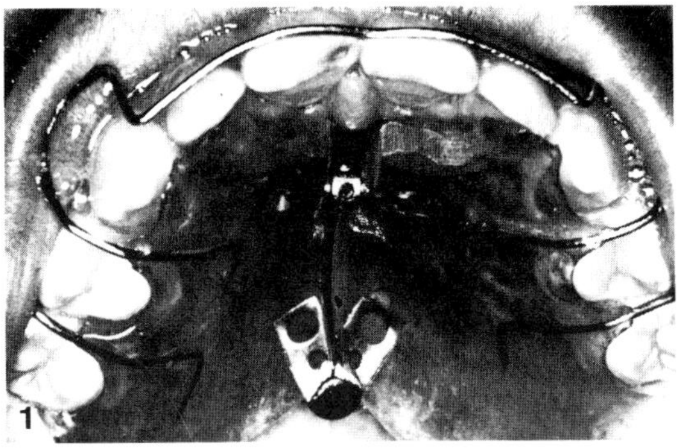

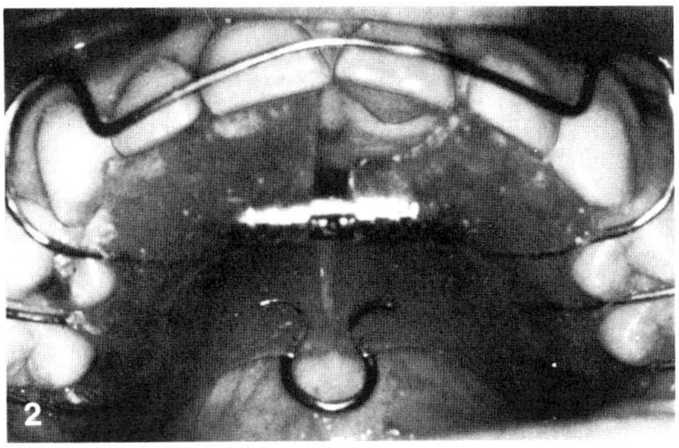

Abb. 16
1 Zweiteilige, aus Schraube und Scharnier bestehende Fächerdehnschraube für anteriore Dehnung im Oberkiefer.
2 Durch Draht gesperrte Dehnplatte mit normaler Schraube.
Beide Platten werden nicht skelettiert, um zwischen Schraube und Scharnier (bzw. Draht) einen weiten Abstand zu halten. Beachte die weite Plattenausfräsung hinter den linken, ehemals protrudierten I_1.

hung (von Führungsstift zu Führungsstift) und reziproker Druckverteilung auf beide Seitenzahnreihen der Periodontalspalt im engsten Bereich der Druckzonen jeweils um 0,08 bis 0,11 mm eingeengt. Diese vom Zungendruck zwar zeitweilig verstärkte, insgesamt aber kontinuierliche Einengung bleibt, unabhängig von der Kraftintensität, in physiologischen Grenzen: Der Druckanstieg ist auf der einen Seite groß genug, um die gewünschten Umbauvorgänge in Gang zu setzen und bei wöchentlicher Drehung um 90° in Gang zu halten, auf der anderen Seite aber nicht groß genug, um die Blutzirkulation zu unterbinden und Nekrosen zu setzen. Im 3. Band wird darauf näher eingegangen. Hier genügt der Hinweis, daß wegen dieser Abgestimmtheit zwischen Hubhöhe der Schraube und Breite des Periodontalspaltes die Wirkung der starren, zunächst unbiologisch erscheinenden Schraube in Wirklichkeit biologisch ist. Das hat *O. H. Stuteville* (1937) als erster erkannt; und *H. R. Mühlemann* konnte 1951 experimentell nachweisen, daß der Grad der Zahnlockerung (als Maßstab einer möglichen Schädigung des Halteapparates) bei Verwendung von Schrauben deutlich geringer ist als bei Federn. Es ist deshalb unnötig, durch eingebaute Spiralfedern der Schraube den scheinbaren Makel des Unbiologischen zu nehmen. Auf der anderen Seite ergibt sich aus der genannten Hubhöhe, daß bei stationärer Verankerung, wenn sich also die 0,2 Millimeter einer 90°-Drehung (sie wird der Einfachheit halber den Kindern gegenüber und ebenso im folgenden als „eine Drehung" bezeichnet) nur einem Zahn bzw. Periodontium mitteilen, nur eine halbe Drehung zuläs-

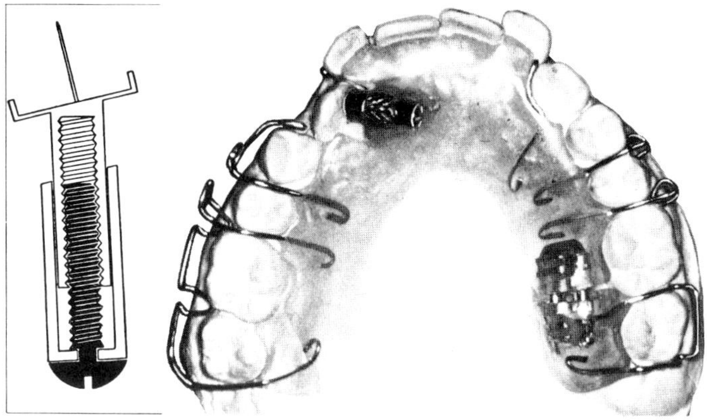

Abb. 17 *Teleskopschraube nach Gast zur Labialbewegung einzelner Zähne. Der Dorn im Teller der Schraube dient der Fixierung während der Polymerisation. Er wird später entfernt, während der Teller mit Kunststoff gefüllt und dem Zahn angepaßt wird.*

sig ist, falls man Schäden mit Sicherheit vermeiden will.

b) Sonderschrauben. Von Sonderschrauben gibt es eine große Zahl, die reinen Aktivatorschrauben gar nicht mitgezählt, die erst bei Besprechung des Aktivators genannt werden. Hier sollen nur wenige genannt werden, an erster Stelle die Zugschraube. Sie wird zusammen mit einer *Adams*-Klammer benutzt, wenn es sich darum handelt, eine durch Aplasie oder Extraktion entstandene Lücke im Seitenzahnbereich durch körperliche Bewegung des die Lücke distal begrenzenden Zahnes zu besetzen.

An zweiter Stelle sei die Schwenk-Dehn-Schraube genannt (Abb. 16). Sie hat die Aufgabe, asymmetrische Erweiterungen des oberen Zahnbogens zu ermöglichen, wie sie bei Behandlung einer *Angle*-Klasse II,1 mit ihrer vorn stärker als hinten ausgeprägten Kompression nötig werden kann. Gleiche Wirkungen lassen sich mit Fächerdehnschrauben oder einfach mit normalen Schrauben und einem Stück Draht am hinteren Rand der dann nicht skelettierten Platte erreichen; man spricht von einer gesperrten Platte.

Bei sehr schmalem und hohem Gaumengewölbe werden Flügeldehnschrauben, bei Platzmangel im Unterkiefer Bügeldehnschrauben angeboten. Beide sind entbehrlich; denn es genügt, die äußeren Abmessungen der Schraube der Aufgabe entsprechend auszuwählen und sie in Höhe des Gaumenleistenfeldes statt im engen Fornix palati anzubringen.

Eine Kategorie für sich sind Teleskopschrauben, die seit mehr als 100 Jahren be-

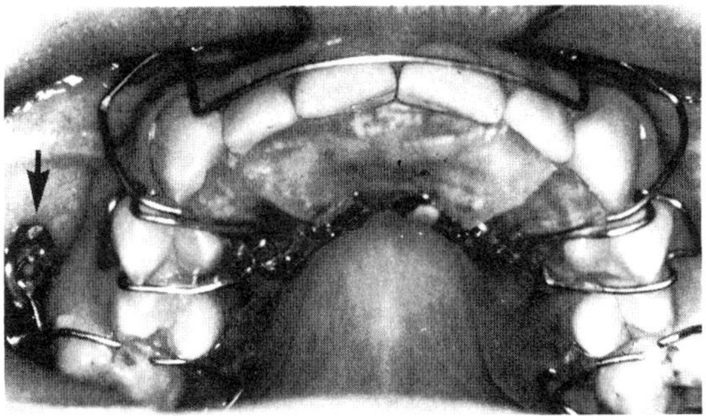

Abb. 18 *Y-Platte mit dehnender und streckender Wirkung zur Platzbeschaffung für die oberen C. Durch Modifikationen der Schraubenlage und Schnittführung kann die Wirkung modifiziert werden. Garyn-Schild zur Retrusion der M_1 (Pfeil). Vergleiche Abbildung 25.*

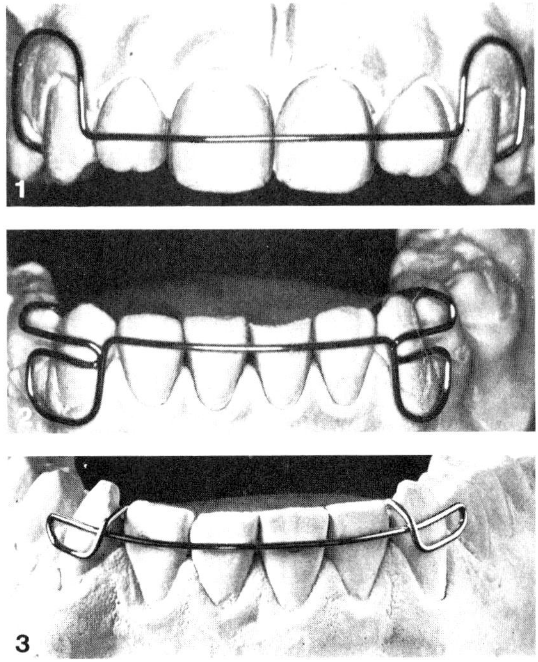

Abb. 19 *Verschiedene Labialbögen (Außenfedern).*
1 Mit U-Schlaufen.
2 Mit Eckzahn-Rückführschlaufen.
3 In der Modifikation von A. M. Schwarz.

kannt sind (Abb. 17). Es handelt sich um eingewindige Schrauben aus Metall oder Kunststoff („Plastikschrauben"), zum Teil sogar mit einer Feder versehen (Federbolzenschrauben), die mit einem Schraubenzieher aktiviert werden und der Labialbewegung einzelner Zähne dienen. Da Protrusionsfedern den gleichen Zweck erfüllen, gehe ich nicht näher auf sie ein.
Durch die Wahl unterschiedlicher Schrauben, Modifikationen der Schnittführung, Sperren der Platte, Ausfräsen des Plattenrandes und den Einbau mehrerer Schrauben kann die Wirkung der Schrauben bzw. Platten vielfach modifiziert und den jeweiligen Bedürfnissen angepaßt werden. Ich gehe im einzelnen nicht darauf ein und zeige auf Abbildung 18 nur ein Beispiel, die oft benutzte sog. Y-Platte. Sie dient der Platzbeschaffung für obere C und ist in diesem Fall mit *Garyn*-Schildern kombiniert, weil gleichzeitig Platzmangel für die P_2 herrscht (s. S. 61).

2. Federelemente der aktiven Platte

a) Labialbögen. Als erstes Federelement sei der Labialbogen genannt, von *A. M. Schwarz* (1956) auch Außenfeder oder Frontfeder genannt. Er wird je nach Länge, Form und Aufgabe aus 0,7 bis 0,9 mm dickem, federhartem Stahldraht angefertigt. In seiner Grundform hat er in Höhe der Eckzähne eine U-förmige Schlaufe, die zum Spannen oder Entspannen des vor den Schneidezähnen liegenden Bogenteiles dient. Einzelheiten der Bogenform und seiner durchschnittlichen Lage gehen aus Abbildung 19 hervor.
Dieser vordere Bogenteil variiert nach Lage und Form. Er steht etwas ab, wenn Schneidezähne protrudiert werden sollen, liegt ihnen ohne Spannung an, wenn sie zusammen mit

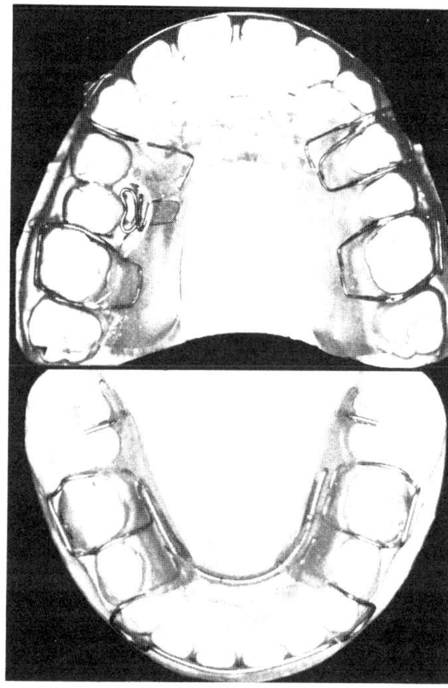

Abb. 20 *Skeletierungen aktiver Platten bei stärkeren Retrusionsbewegungen der Frontzähne. Im Oberkiefer wird weit ausgeschliffen, im Unterkiefer ein Unterzungenbügel angebracht.*

dem Plattenrand in ihrer Stellung fixiert werden sollen, und liegt ihnen unter Spannung an, wenn sie retrudiert oder rotiert werden sollen. Zu den letztgenannten Aufgaben noch einige Bemerkungen:

Eine Retrusionsbewegung ist bei Einpunktkraftangriff eine zentrische Inklinationsbewegung: Der Bogen liegt etwa 2 mm unterhalb der Schneidekante labial unter Spannung. Während der Plattenrand im Oberkiefer bis in den Alveolarfortsatzbereich hinein ausgefräst wird, um so gingivale Hyperplasien zu vermeiden, die durch Stauchungen der sich langsamer als Knochen umbauenden Gaumenschleimhaut zwischen Zahn- und Plattenrand entstehen können, bringt man im Unterkiefer möglichst einen Unterzungenbügel an (Abb. 20). Auf diese Weise beugt man Brüchen vor, die den sowieso bruchgefährdeten unteren Platten durch linguales Ausfräsen verstärkt drohen. Weiter ist zu beachten, daß durch Retrusion der Zahnbogen verkürzt wird, den Frontzähnen später also weniger Platz zur Verfügung steht als vorher. Man muß entweder von vornherein zu viel Platz haben (Lücken) oder durch Dehnung oder Extraktion Platz schaffen.

Man kann die Wirkung des unter Spannung stehenden Labialbogens variieren, wenn man den in Zahnhalshöhe liegenden Plattenrand nicht ausschleift. Wegen der unterschiedlichen Höhenlage von Labialbogen und Plattenrand wird dann ein Zweipunktkraftangriff gesetzt, der eine exzentrische Kippung um den Plattenrand und eine gegenüber dem Einpunktkraftangriff verstärkte apikale Protrusion zur Folge hat (s. Abb. 3,3). Auf diese Weise soll eine Verlängerung der apikalen Basis möglich sein; sie tritt klinisch allerdings kaum in Erscheinung.

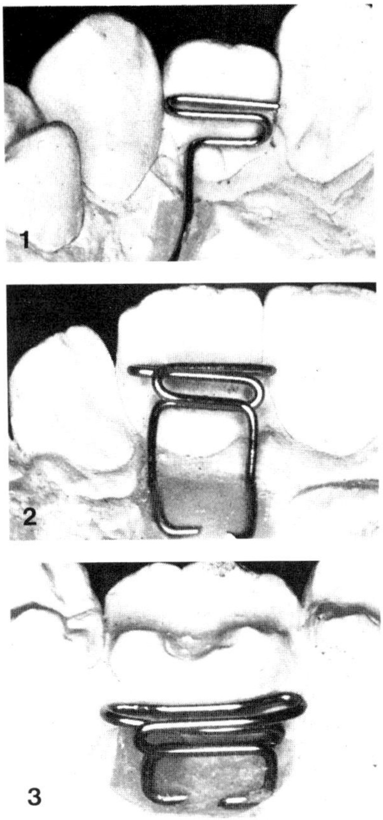

Abb. 21a *Offene und geschlossene Formen von Protrusionsfedern. Das Arbeitsende liegt den Zähnen in ganzer Breite und etwa senkrecht zur Zahnlängsachse an.*

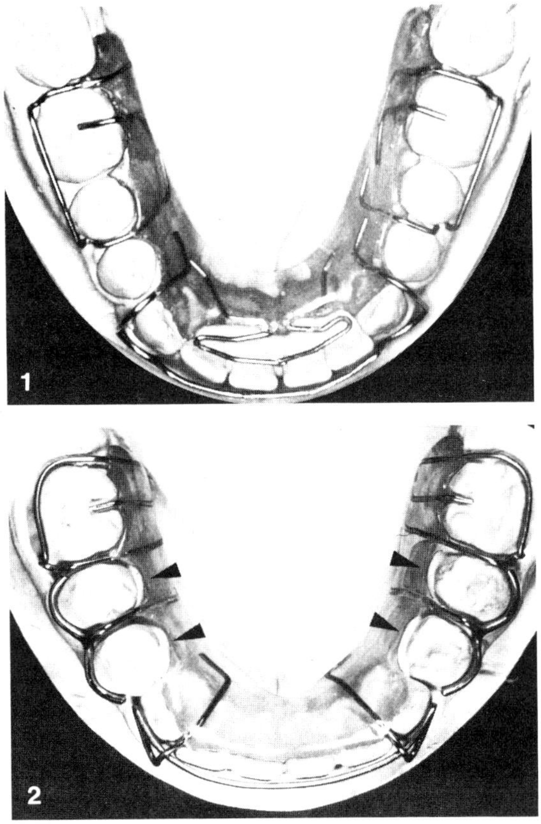

Abb. 21b
1 *Mesial offene Protrusionsfedern zur Protrusion unterer Schneidezähne an einer aktiven Platte mit Adams-Klammern und Abstützdornen.*
2 *Lingualfedern in T-Form an P_1 und P_2 zur Einwärtskippung, Plattenrand ausgeschliffen (Pfeile). Labialbogen verkleidet.*

Auch Rotationsbewegungen der Schneidezähne setzen einen Zweipunktkraftangriff voraus. Aktives Element ist allein der Labialbogen, wenn in Zusammenarbeit mit dem als Hypomochlion dienenden Plattenrand eine exzentrische Rotation erfolgen soll. Bei zentrischer Rotation dagegen muß neben dem Labialbogen ein zweites aktives Element in Form einer Protrusionsfeder einwirken (s. Bd. 1, Abb. 44).

Der Labialbogen kann in vielfacher Weise modifiziert und in seiner Wirkung erweitert werden. Am bekanntesten ist die Eckzahnrückführschlaufe (s. Abb. 19,2), die in verkürzter Form und in Zusammenarbeit mit einer Protrusionsfeder auch zur Dehnung von Eckzähnen geeignet ist. Die von *A. M. Schwarz* (1956) angegebene Form ist vor allem zu empfehlen, wenn nur noch kleine Bewegungen der Frontzähne nötig sind. Denn der Bogen läßt sich weniger ausgiebig aktivieren als der mit U-Schlaufe. Er hat aber den Vorteil größerer Steifheit, so daß er sich seltener verbiegt. Der distale Schenkel kann im übrigen zur Protrusion oder Rotation von Eckzähnen eingesetzt werden – wie überhaupt der Phantasie bei der Formgestaltung keine Grenzen gesetzt sind, um Sonderaufgaben bewältigen zu können (s. Abb. 131). Bei berufstätigen Patienten kann man vorübergehend ganz auf ihn verzichten, um das Tragen im Dienst zu erleichtern (s. Abb. 11).

b) Federelemente im engeren Sinne. Sie haben die Aufgabe, Bewegungen einzelner Zähne durchzuführen. Man nennt sie Pro- oder Retrusionsfedern, Mesial- oder Distalfedern sowie Bukkal- oder Lingualfedern, je nachdem, in welche Richtung sie wirken sollen. Aus federhartem Draht hergestellt, variiert ihre Stärke je nach Länge und Zahl ihrer Biegungen zwischen 0,5 und 0,9 mm. Daneben gibt es Blattfedern, auch Paddelfedern genannt, die aus federharten Blechen hergestellt werden.

Am häufigsten werden Protrusionsfedern verwendet. Es gibt offene und geschlossene Formen. Sie liegen je nach Aufgabe punktförmig (Rotation) oder über die volle Kronenbreite (Protrusion, Exversion) einem Zahn oder mehreren Zähnen an (Abb. 21). Muß ein Zahnbogen mit einer Schraube erweitert werden, sollten Protrusionsfedern an den I_1 mesial offen sein und sich etwas überlappen, weil die Zähne sonst nach einigen Schraubendrehungen nicht mehr voll getroffen werden. Man kann alle Federn im übrigen mit Kunststoff überdecken, wenn man unbeabsichtigte Aktivierungen durch Draufbeißen befürchtet. Doch muß der dem Zahn unmittelbar anliegende Klammerteil auf jeden Fall frei bleiben, um Lage und Spannungsgrad kontrollieren zu können.

Mesial- oder Distalbewegungen von Zähnen lassen sich einfacher bewerkstelligen, wenn Lücken bestehen und die Feder approximal untergebracht werden kann. Haarnadelartig gebogene Federn eignen sich besser als einfache Dorne, weil sie an zwei Stellen und deshalb ausgiebiger aktiviert werden können. Bei fehlenden Lücken greifen Mesial- oder Distalfedern am besten vom Vestibulum aus an, weil hier die interdentalen Nischen größer sind als lingual und das Arbeitsende so besser Halt findet. Im Schneidezahngebiet haben sich am Labialbogen angelötete Federn bewährt (Abb. 22). Das Arbeitsende ist rechtwinklig abgebogen und liegt in der Nische unmittelbar über der Papillenspitze – jedenfalls, wenn körperliche Bewegung angestrebt wird (s. Abb. 148a). Gespannt wird am besten mit einer Hohlkehlzange.

Im Eckzahn- und Prämolarengebiet eignet sich für sagittale Bewegungen die V-Feder. Da sie relativ lang ist, erhält sie einen „Stabilisator" (Abb. 23a); sie kann von lingual angebrachten Fingerfederchen unterstützt werden (Abb. 23b). Auch eine auf *Bedac* zurückgeführte Feder ist gut brauchbar, vor allem dann, wenn körperliche Bewegung angestrebt wird. Sie ist eine modifizierte Dreiecksklammer, deren Form aus Abbildung 24 hervorgeht. Die ins Vestibulum ragende Schlaufe wird zur Aktivierung zugebogen. Da das zwei benachbarten Zähnen anliegende, pfeilartige Klammerende separieren würde, wenn die Bewegungsrichtung beider Zähne frei wäre, muß der eine Zahn, z. B. durch einen Dorn, stabilisiert werden. Die in etwa körperliche Bewegung ist eine Folge der tiefen Lage des Arbeitsendes.

Sind Mesial- oder Distalbewegungen mehrerer Seitenzähne gleichzeitig durchzuführen, kann man sich einer von *B. Garyn* (1962) beschriebenen Plattenmodifikation bedienen. Es handelt sich um einen Kunststoffschild im Vestibulum, der mehrere Federelemente enthält. Einzelheiten gehen aus den Abbildungen 25 und 26 hervor.

Ein relativ selten nötiges, dann aber ausge-

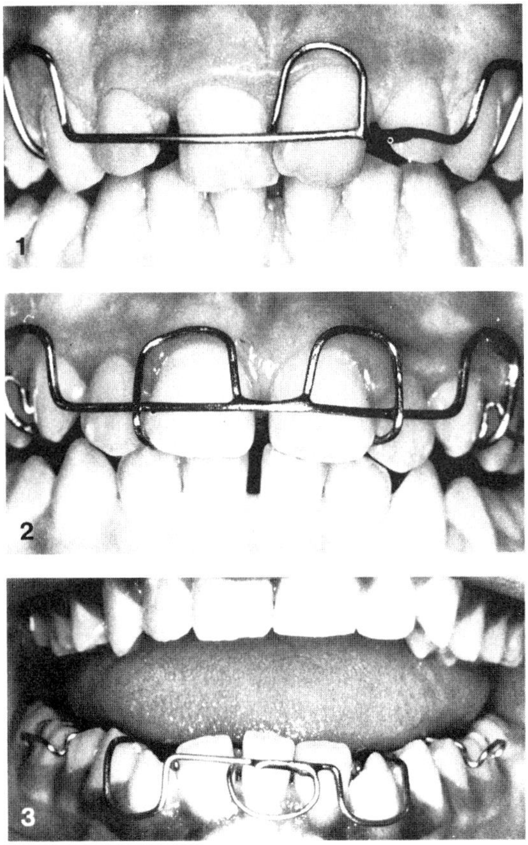

Abb. 22 *Am Labialbogen angelötete Distal-bzw. Mesialfedern.*
1 Zur Retrusion eines I_1.
2 Zum Schluß eines Tremas.
3 Zum Lückenschluß nach Extraktion eines I_1.

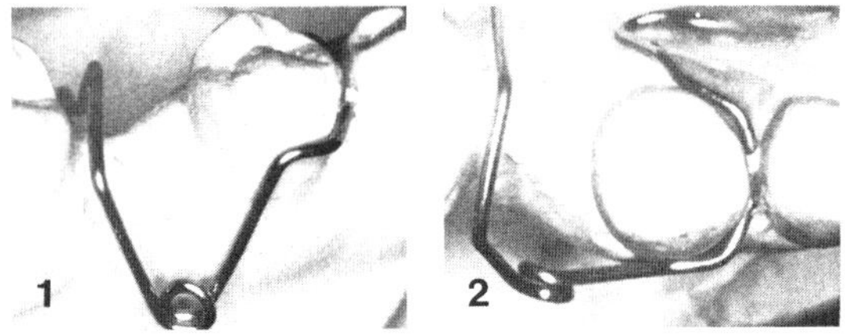

Abb. 23a *V-Feder mit Stabilisator zur Retrusion eines P_2 in Verbindung mit einer von lingual angreifenden Distalfeder.*

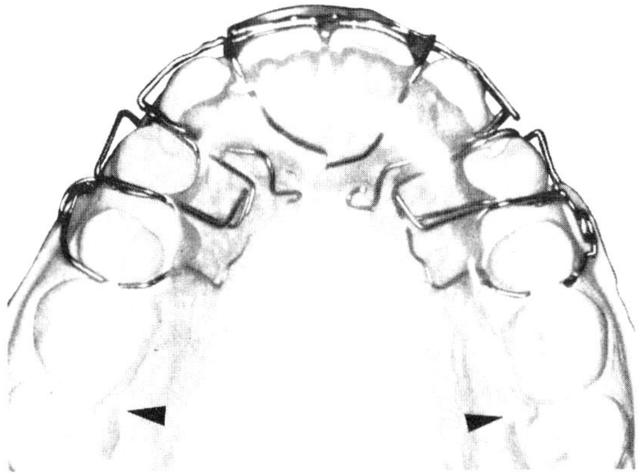

Abb. 23b *Aktive Platte mit V-Federn zur Mesialführung der beiden P_2. Nicht nur vor den M_1, sondern auch vor den M_2 hätte freigeschliffen werden müssen (Pfeile), um die spontane Mesialbewegung der Molaren nicht zu behindern. Adams-Klammern auf den P_1. Labialbogen vor I_1 verkleidet.*

zeichnetes Federelement ist die endständige Bukkalfeder, je nach Länge aus 0,9 bis 1,0 mm starkem, federhartem Draht hergestellt (Abb. 27). Es hat die Aufgabe, nach lingual gekippte und gleichzeitig gedrehte Molaren aufzurichten. Das Arbeitsende liegt knapp unterhalb des Äquators dem Zahn an.

c) Federn als Schraubenersatz sind von *S. H. Coffin* bereits 1882 in Omegaform für den Oberkiefer und in W-Form für den Unterkiefer angegeben worden. Sie dienen an Stelle von Schrauben der Erweiterung oberer und unterer Zahnbögen und werden deshalb auch Expansionsfedern genannt (Abb. 28). Solche Federn haben gegenüber den Schrauben den Vorteil, weniger Platz zu brauchen und die beiden Plattenteile fast beliebig gegeneinander verschieben zu können. Sie haben aber, wenn man einmal von der fehlenden Aktivierbarkeit durch den Patienten absieht, den Nachteil aller Federelemente: Sie sind im Ausmaß der Steigung nicht exakt zu dosieren und können deshalb eher Schä-

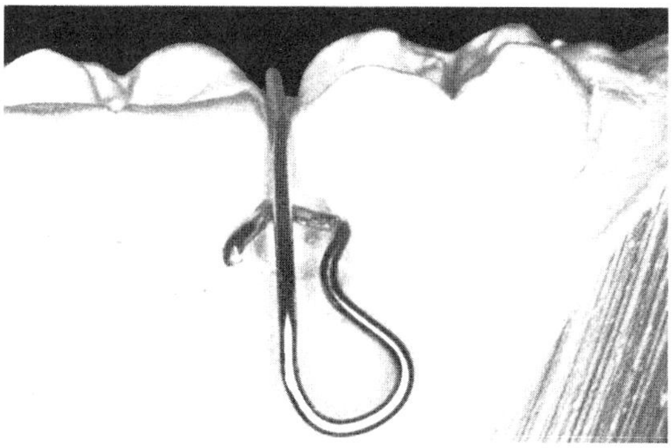

Abb. 24 *Pfeilklammer nach Bedac zur Protrusionsbewegung eines unteren M_1 nach Extraktion P_2. M_2 muß distal stabilisiert werden, damit er nicht ausweichen kann.*

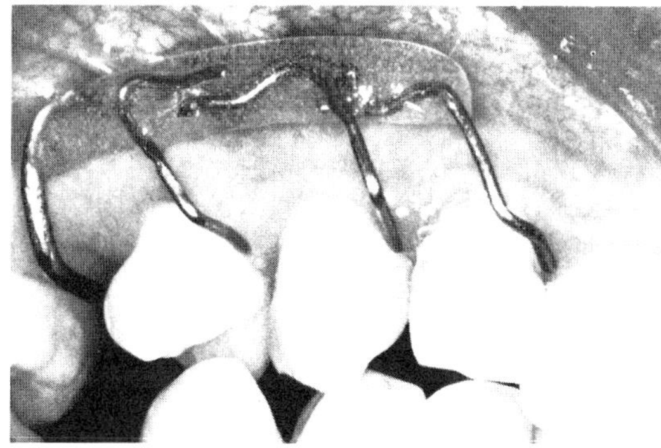

Abb. 25 *Vestibulär liegender Garyn-Schild mit Retrusionsfedern an P_1, C und I_2 zum Lückenschluß von P_2.*

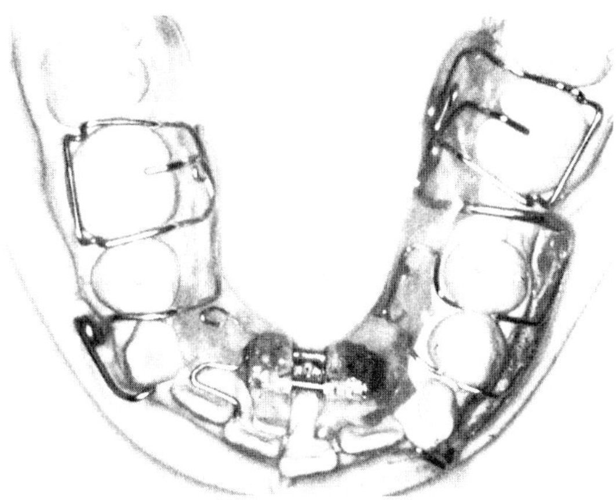

Abb. 26 *Aktive Platte mit V-Feder und Garyn-Schild nach Extraktion von P_1 rechts und vorzeitigem Verlust von M_1 links. Die Stellungskorrektur des M_2 erfolgt erst nach Ausformung der Frontzahngruppe.*

den setzen als Schrauben, wie aus dem folgenden Abschnitt hervorgeht.

d) Zur mechanischen Wirkung von Federn. Während Schrauben stets mit großer initialer Kraft, aber geringer, auf die Breite des Periodontalspaltes abgestimmter, sich biologisch günstig auswirkender Hubhöhe arbeiten (s. S. 54), wirken elastische Federn mit vergleichsweise schwacher Kraft, aber stets mit hoher Hubhöhe – hoch im Verhältnis zur Breite des Periodontalspaltes.

Zu geringe Drucke im Periodontalspalt bleiben unwirksam (unterschwellig); erst von einer bestimmten Stärke an tritt Wirkung im Sinne von Umbau auf. Da es neben der Druckintensität auf die Einwirkungszeit ankommt, werden starke, die Vitalität des Desmodonts gefährdende Federkräfte bei herausnehmbaren, in der Regel nur stundenweise getragenen Geräten günstiger beurteilt als bei festsitzenden, kontinuierlich wirkenden. Dabei ist „kontinuierlich" nicht wörtlich zu nehmen: Auch festsitzende Geräte wirken wegen ab-

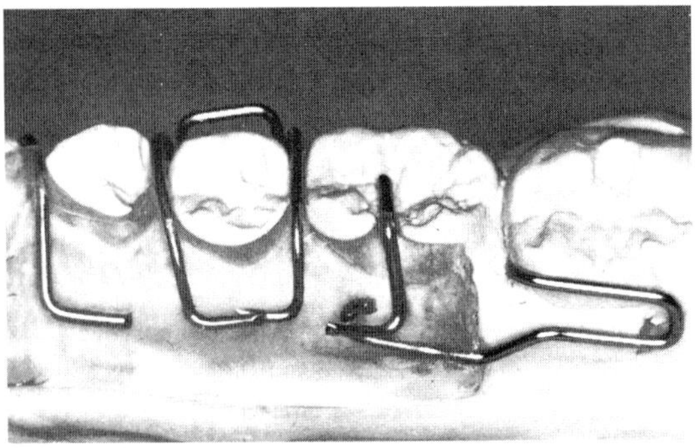

Abb. 27 *Frei endende Bukkalfeder zur Aufrichtung und Drehung eines unteren M_1.*

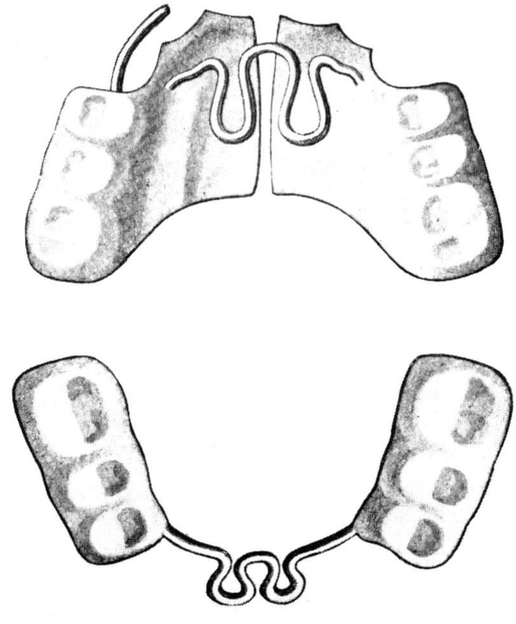

Abb. 28 *Coffin-Federn als Schraubenersatz. Die Platten überfaßten damals die Seitenzähne, um an Stelle von Klammern Halt zu finden.*
Aus W. Pfaff: Lehrbuch der Orthodontie, 1906.

nehmender Elastizität der Drähte, allmählicher Verschiebung der Zähne sowie durch intermittierende, der Federkraft entgegenwirkende oder ihr noch aufgepfropfte natürliche Belastungen beim Kauen, Schlucken und Sprechen bis zu einem gewissen Grade diskontinuierlich.
Diese Gegenüberstellung von herausnehmbaren und festsitzenden Geräten ist jedoch strittig. Denn übersteigerte, die Durchblutung des periodontalen Gewebes unterbindende Druckintensitäten müssen sehr bald, vermutlich innerhalb von Minuten oder doch Stunden, zu Nekrosen führen und sind deshalb hier wie dort möglich. Gleicher Anlagedruck der Federn vorausgesetzt, ist die Gefahr bei herausnehmbaren Geräten sogar größer, weil sie vorzugsweise kippend wirken; aus Abbildung 3 ging das deutlich hervor.
Das Ausmaß der vom Anlagedruck der Federn herrührenden Kraft kann man mit Kraftmessern, Dynamometer genannt, in Gramm bzw. Pond messen. Sie beruhen auf dem Prinzip einer Federwaage. Doch sind solche Messungen nicht nötig, weil es nicht auf das Ausmaß der im Kronenbereich – und dort auch noch in unterschiedlicher Höhe – einwirkenden Kraft als vielmehr auf das Ausmaß der im Periodontium erzeugten Druck- bzw. Zugintensität ankommt – und die hängt entscheidend von der Form, Länge und Zahl der Zahnwurzeln sowie dem Zustand der Parodontien ab. *P. Adler* (1946) hat z. B. berechnet, daß eine an der Krone angelegte Federkraft von 20 g in bestimmten Abschnitten der Wurzelhaut weit höhere Drucke erzeugt und daß deshalb die Festlegung von „biologischen Wirkungsgraden" (*A. M.*

Schwarz 1932) nach solchen in Gramm an der Zahnkrone gemessenen Federkräften vage, ja falsch ist. *Schwarz* hatte in der richtigen Annahme, daß der kapillare Blutdruck im Periodontalspalt die entscheidende Größe für die Druckzumessung sei und dieser durchschnittlich 15–20 g betrage, folgendermaßen definiert:

Erster biologischer Wirkungsgrad. Die angreifende Kraft führt nicht zum Gewebeumbau, weil sie primär zu schwach, zu kurzdauernd oder von zu geringer Hubhöhe ist oder weil sie sekundär von natürlichen oder künstlichen Gegenkräften so weit aufgehoben wird, daß sie unterschwellig bleibt. Die physiologischen Zahnbewegungen beim Kauen gehören z. B. hierher.

Zweiter biologischer Wirkungsgrad. Die angreifende Kraft ist groß genug, um zum Gewebeumbau zu führen, jedoch zu schwach bzw. von zu geringer Hubhöhe, um den kapillaren Blutstrom im Periodontalbereich zu unterbrechen. Dadurch würden mit Sicherheit pathologische Resorptionen (s. u.) verhindert: also ein optimaler Wirkungsgrad. Da fälschlicherweise die in Gramm gemessene Federkraft an der Krone mit der Höhe des kapillaren Blutdrucks gleichgesetzt wurde, sollte der Anlagedruck der Feder 15–20 g nicht überschreiten.

Dritter biologischer Wirkungsgrad. Bei mittelstarken, zwischen 20 und 50 g betragenden Anlagedrucken sind pathologische Resorptionen im Wurzelbereich möglich, weil das Wurzelhautgewebe eingeklemmt, ja gequetscht wird. Bei täglich mehrfacher Unterbrechung der Einwirkzeit sei jedoch mit Dauerschäden nicht zu rechnen, weil sich geschädigte Bezirke immer wieder erholen könnten. Eine aktive Platte müßte somit nicht nur beim Essen, sondern mehrfach, möglichst stundenweise am Tage herausgelassen werden.

Vierter biologischer Wirkungsgrad. Trotz Quetschung und dadurch bedingter Nekrose aller Zellen bei Drucken von über 50 g auf die Krone kommt es zum Knochenabbau in den Druckzonen, allerdings durch unterminierende Resorption der Lamina dura vom retroalveolären Spongiosaraum aus. Auch kommt es zu pathologischen Resorptionen an der Zahnwurzel. Diese sind zwar in den lateralen Abschnitten reparabel, nicht aber in den apikalen; es treten irreversible Wurzelverkürzungen auf (Abb. 29).

Trotz *Adlers* Einwendungen erscheint es mir erlaubt, auch weiterhin mit diesen vier biologischen Wirkungsgraden zu operieren, um wenigstens einen Anhalt für das Ausmaß der Kraftzumessung zu haben. In praxi genügt es, den Spannungsgrad einer Feder mit der Sondenspitze zu „erfühlen“: Ein Fingerfederchen muß sich leicht vom Zahn abziehen lassen. Selbst wenn der Anlagedruck über 50 g läge, sind auf Grund klinischer Erfahrung im allgemeinen keine Dauerschäden wie Abbauerscheinungen am Limbus alveolaris und Resorptionen im Apexbereich zu befürchten – im allgemeinen, weil das bei individueller Disposition zur Wurzelresorption, kenntlich z. B. am Vorhandensein röntgenologisch sichtbarer Resorption schon vor Behandlungsbeginn, anders sein kann.

f) Die aktive Platte als Ganzes. Die Halte- und Bewegungselemente einer aktiven Platte lassen sich vielfältig kombinieren und der jeweiligen Aufgabe entsprechend zusammenstellen. Da außerdem noch zwei, ja drei Schrauben gleichzeitig eingebaut und in ihrer Stellung zueinander variiert werden können, ergeben sich zahlreiche Bewegungsmöglichkeiten. Das verführt zu dem Fehler, Platten zu überladen, d. h., zu viele Aufgaben auf einmal lösen zu wollen. Unzweckmäßig ist es auch, der Platte Aufgaben zu stellen, die sie unvollkommener löst als andere Geräte.

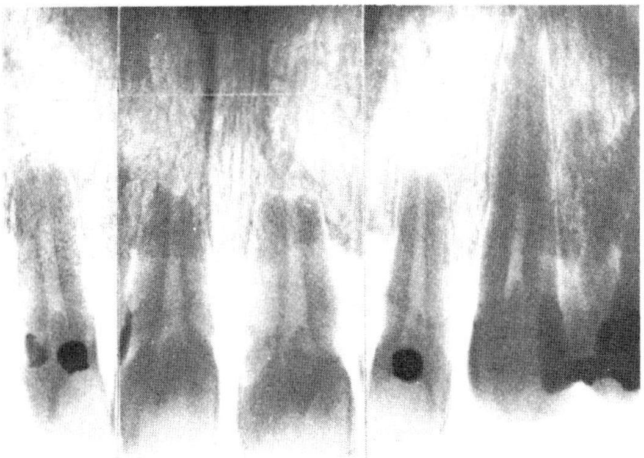

Abb. 29 *Apikale Resorptionen an den oberen Schneidezähnen einer 31jährigen Frau. Vermutlich Folge einer sechs Jahre vorher erfolgten kieferorthopädischen Behandlung mit aktiver Platte. Nur die bewegten Zähne lassen Resorptionen am Apex und Limbus alveolaris erkennen.*

Ich meine Bißverschiebungen und Bißnivellierungen. Diese Aufgaben werden von funktionskieferorthopädischen Geräten in der Regel einfacher und erfolgssicherer gelöst, wenn sie nach Vorschrift hergestellt und getragen werden.
Aktive Platten haben somit die Aufgabe, Zahnbögen in sagittaler und transversaler Richtung auszuformen und Einzelzahnbewegungen (Kippung; paraxiale Verschiebung; Rotation) durchzuführen. Falsche Bißlagen, die lediglich „alveolär" bedingt sind, wie z.B. umgekehrte Überbisse im Front- oder Kreuzbisse im Seitenzahngebiet, gehören deshalb ebenfalls zum Aufgabengebiet der Platten. Dabei muß in der Regel der Biß vorübergehend gesperrt werden.
Ein weiterer Punkt, der beachtet werden muß, wenn die gewünschte Wirkung erzielt werden soll, ist die „Freiheit der Bewegungsrichtung" – eine Selbstverständlichkeit, gegen die trotzdem oft verstoßen wird. Offenbar erkennt man solche Behinderungen nicht immer sogleich, etwa sich überlappende Zähne oder die Kauebene überkreuzende Teile von Halte- und/oder Bewegungselementen. Bei letzteren muß man schon bei der Behandlungsplanung an Richtung und Ausmaß der vorgesehenen Bewegungen denken und dem Techniker klare Anweisungen geben. Bei der fertigen Platte sind sodann alle Kunststoffteile wegzuschleifen, die der gewünschten Bewegung im Wege stehen. Das gilt auch für Durchbruchsbewegungen: Hier muß bis zur Einstellung in die Okklusionsebene weit genug ausgeschliffen werden. Danach sollte man den Zahn wieder mit einem Autopolymerisat fassen; das geschieht im Munde des Patienten.

g) Handhabung, Wartung, Pflege. Die neue Platte wird zunächst auf sachgerechte Herstellung überprüft. Danach wird sie gründlich gesäubert, eingesetzt und im Munde auf den richtigen Sitz aller Halte- und Bewegungselemente hin kontrolliert. Eine korrekt hergestellte Platte sollte „auf Anhieb" passen. In der ersten Sitzung zeigt man dem Patienten (gegebenenfalls auch den Eltern) das richtige Einsetzen und Herausnehmen der Platte, wobei er sich selbst einen Handspiegel vorhält. Danach übt er beides einige Male unter Aufsicht, bis alle Griffe sitzen. Anschließend wird erläutert, wie Schrauben bedient werden, wie und womit Platten gesäubert werden, warum sie unbe-

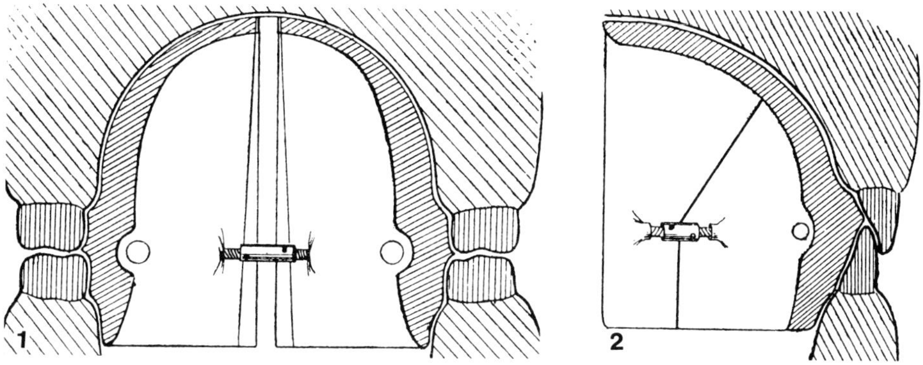

Abb. 30 *Monobloc, von hinten (1) und von der Seite (2) dargestellt. Er enthält drei Schrauben (zwei davon im Querschnitt), alle in Höhe der Okklusionsebene angeordnet. Aus P. Robin: Demonstration practique sur la construction [. . .], 1902.*

nutzt möglichst im Wasser aufzubewahren sind usw. Für diese und weitere Hinweise, etwa über Tragezeiten, Verhalten bei Druckstellen und Brüchen, gibt es Merkblätter, die man fertig kaufen oder selbst entwerfen kann.

2. Der Aktivator

a) Vorbemerkung

Der Aktivator ist das ursprüngliche, später mehrfach modifizierte und umbenannte (s. u.) Behandlungsgerät der sog. Funktionskieferorthopädie (FKO). Es verdankt seinen Namen der Vorstellung, daß es ohne eigene Feder- oder Schraubenspannung lediglich die Funktion der eigentlichen und akzessorischen Kaumuskulatur aktiviere und die dabei auftretenden Kräfte auf Zähne und Kiefer übertrage. Als Begründer der FKO gilt *V. Andresen*, der den Aktivator auf Grund von Beobachtungen an lutschenden Kindern und Überlegungen zum Wirkungsmechanismus des dazu benutzten Daumens in den Jahren vor und nach dem Ersten Weltkrieg entwickelte und ihn 1935 in Berlin als „Aktivator mit Labialbogen, muldenförmiger Aufbißfläche für die unteren Frontzähne, intermaxillären schiefen Ebenen mit Führungsfurchen für sämtliche obere und untere Prämolaren und *Coffin*-Feder in der geschlitzten Gaumenplatte“ vorstellte; der Vortrag wurde erst 1936 publiziert.

Dieser Aktivator hatte jedoch einen Vorläufer. Schon 1902 hatte *P. Robin* ein bimaxillär wirkendes Gerät beschrieben, das sein Freund (Dr. *Sauvez*) Monobloc dilateur taufte. Wie aus Abbildung 30 hervorgeht, entspricht der Monobloc in seiner äußeren Form weitgehend einem nicht skelettierten Aktivator. Doch war ihm eine völlig andere Aufgabe zugedacht. *Robin* wollte Ober- und Unterkiefer gleichzeitig und gleichmäßig dehnen und strecken, weshalb er bis zu fünf zweigewindige Schrauben (vis de Jack), sagittal wie transversal in Höhe der Kauebene angeordnet, einbaute. Obwohl Halteelemente fehlten, wurde durch immer erneutes Nachstellen der Schrauben erreicht, daß sich der Monobloc im oberen Zahnbogen so stark verklemmte, daß er selbst beim Essen getragen werden konnte – und getragen werden sollte! Wirkung im Unterkiefer kam nur bei Einnahme der Schlußbißstellung zustande, und deshalb wurde der Monobloc in individueller Schlußbißposition auch hergestellt – ganz im Gegensatz zum Aktivator *Andresens* (s. u.). Um den Unterkiefer beim Essen bewegen zu können, mußten untersichgehende Kautschukpartien im unteren Teil des Monobloc natürlich entfernt werden. Auf diese Weise entstand hier ein System schiefer Ebenen, das wie beim Aktivator erst durch Muskelkräfte beim Zubeißen wirksam wurde. Da dem Monobloc jedoch das entscheidende Wirkungsprinzip des Aktivators, nämlich den Unterkiefer in einer exzentrischen Position zu halten, fehlte, kann man ihn nur eingeschränkt als Vorläufer des Aktivators bezeichnen.

Die FKO wird auch als „norwegisches System" der Kieferorthopädie bezeichnet, obwohl *Andresen* Däne und *K. Häupl*, der in zahlreichen Arbeiten klinischer, experimenteller und histologischer Art die Methode vor allem wissenschaftlich untermauert hat, Österreicher war. Beide arbeiteten aber bis 1934 zusammen in Norwegen (Oslo), was die Namensgebung erklärt. Die erste lehrbuchmäßige Darstellung der FKO durch beide Forscher erfolgte 1936. Die bis dahin erarbeiteten histologischen Kenntnisse wurden 1938 von *Häupl*, inzwischen nach Prag berufen, in einer Monographie zusammengefaßt.

b) Der Grundgedanke der Funktionskieferorthopädie

Der Grundgedanke der FKO ist einfach und alt. Schon 1867 hatte *H. Meyer* erkannt, daß die Architektur der Spongiosa, speziell der Trajektorien mit ihren Druck- und Zugspannungslinien, eine Folge der funktionellen Beanspruchung des Knochens ist. Von *G. Pommer* (1881), *J. Wolff* (1892) und *W. Roux* (1895) wurde sodann die Bedeutung der Funktion auch für die Entwicklung, den Form- und Leistungserhalt sowie die strukturelle Anpassung an geänderte Beanspruchungen herausgearbeitet. Strittig blieb, worin das Wesen der Funktion, also der normalen Tätigkeit bei normaler Beschaffenheit der beteiligten anatomischen Substrate, eigentlich besteht und wie das Mechanische dieser Tätigkeit ins biologische Geschehen transponiert wird. Über die Diskussion darüber mehr bei Besprechung der histologischen Veränderungen (Bd. 3). Hier genügt der Hinweis, daß schon im 19. Jahrhundert die Bedeutung der Funktion erkannt und auf die Möglichkeit der Leistungssteigerung durch Training und der Formveränderung durch Muskeleinwirkung hingewiesen wurde. So schrieb *O. Walkhoff* 1891: „Aus der vererbten Anlage erwächst die spätere Kieferform allein durch die Funktion der Muskeln, wobei die Zähne der wesentliche Vermittler der aufgebrachten Kräfte sind."

Das Entscheidende dieser Forschungen bestand in der Erkenntnis, daß zwischen der Form, in diesem Zusammenhang der Stellung der Zähne, und dem Funktionsablauf, hier den verschiedenartigen Bewegungen und Belastungen des Kauapparates, wechselseitige Beziehungen bestehen, ja, daß Form und Funktion letztlich untrennbar sind. Sie stellen zwei Aspekte ein und derselben Sache dar. Daraus läßt sich ableiten, daß dauernde Dysfunktion allmählich morphologische Veränderungen erzeugen kann und daß Dysmorphie eine Dysfunktion bzw. einen abgeänderten Funktionsablauf verursachen muß.

Vom Ansatz her ist es deshalb richtig, falsche Formen durch Normalisierung der Funktion „auszuheilen" oder falsche Funktionen durch Normalisierung der Form. Ob beide Wege gleich zuverlässig und gleich schnell zum Erfolg führen, ist eine andere Frage.

Die FKO im Sinne von *Andresen/Häupl* will Dysgnathien allein durch Umstellung der Funktion beseitigen. Vor dieser Zeit spielte das Funktionelle allenfalls eine unterstützende Rolle bei Verwendung aktiver Geräte. „Exercises for the development of the muscles of the face, with a view to increasing

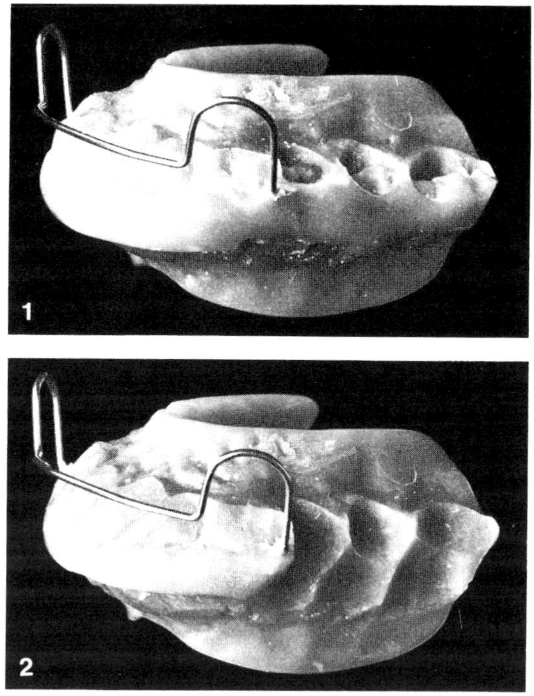

Abb. 31 *Aktivator nach Andresen und Häupl zur Behandlung eines Rückbisses:*
1 im nicht eingeschliffenen Zustand;
2 im eingeschliffenen Zustand.

their functional activity" (*A. P. Rogers* 1918; 1932) war das erklärte Ziel. Dabei trainierte man die akzessorische Kaumuskulatur (Zunge, Lippen, Wangen) ebenso wie die eigentliche Kaumuskulatur (Öffner, Schließer) durch eine Reihe von Bewegungs- und Preßübungen, zum Teil unter Zuhilfenahme kleiner Übungsgeräte. Man übte in Gruppen oder stellte dem einzelnen Hausaufgaben. Doch schlief das alles immer wieder ein, wohl weil sich kein oder kein genügender Effekt zeigte. In kaum einem Fall war diese Art von „Myo-Therapie" jedenfalls in der Lage, Dysgnathien allein zu beseitigen.
Mit dem Aktivator wurde das anders. Er galt zunächst als lose im Munde liegendes Turngerät, das, selbst völlig passiv, der „einschlägigen Muskulatur" lediglich impulsartige Kräfte entlockte, sie gleichzeitig aber auch aufnahm und auf die Gewebe weiterleitete, deren Kräftigung oder deren Umbau man wünschte. Dieser angenommene Wirkungsmechanismus wurde durch eine Reihe von Experimenten und histologischen Untersuchungen zu untermauern versucht, blieb aber strittig. Um die heftige, noch immer nicht abgeschlossene Diskussion, die trotz emotioneller Komponenten zur Klärung offener Fragen beitrug, verstehen zu können, ist es zweckmäßig, das auf Abbildung 31 dargestellte Gerät zunächst kennenzulernen.
Es besteht, wie im nicht eingeschliffenen Zustand zu erkennen ist, aus zwei gegeneinander versetzten Platten ohne Halteelemente, die über eine Kunststoffbrücke (Sperrzone) in ganz bestimmter Weise miteinander verbunden sind. Diese Sperrzone wird beim späteren „Einschleifen" zum Teil wieder wegge-

fräst. Die unteren Schneidezahnkanten werden labial von einer Kralle 1–2 mm überfaßt. Sie dient bei tiefen Bissen der vertikalen Belastung der Zähne, fördert aber auch die Ruhelage des Gerätes bei seinem Gebrauch (s.u.).
Der Labialbogen wird inmitten der Sperrzone und zwischen den oberen C und P_1 eingefügt, um nach dem Einschleifen Verlängerungen auch dieser Zähne nicht im Wege zu stehen. An Stelle eines einfachen Labialbogens mit U-Schlaufen sind komplizierte Bogenformen angegeben worden, von *J. Eschler* (1947) z.B. „bimaxilläre Labialdrähte" und von *W. Balters* (1950) ein „Lippenbügel mit Bukzinatorschlaufe" (s. Abb. 51). Schon der andere Name sollte zum Ausdruck bringen, daß damit Verbesserungen der Gerätewirkung erwartet wurden. So sollte die Retrusion einer lückig protrudierten oberen Front nicht einfach „aktiv" durch die Federspannung des Labialbogens erreicht werden, sondern durch Übertragung des aus der abgehaltenen Unterlippe aufgenommenen muskulären Reizes auf den oberen, „positiven" Teil des Labialbogens. Ich gehe nicht darauf ein, weil sich die Auffassungen über den Wirkungsmechanismus des Aktivators geändert haben und Bögen dieser Art bei vorheriger Ausformung der Einzelzahnbögen sowieso unnötig sind.
Wie schon bei den aktiven Platten soll die technische Herstellung nicht dargestellt werden. Man achte jedoch darauf, daß der Aktivator weitgehend skeletiert und ausgekehlt wird, um den Zungenraum sowenig wie möglich einzuengen. Wie bei der Platte sollten dem Techniker die Begrenzungslinien mit Bleistift ans Modell gezeichnet werden.
Um optimale Wirkung zu erreichen, sind drei Punkte von besonderem Gewicht – wenn man von der allgemeinen Forderung nach Frühbehandlung, die für alle herausnehmbaren Geräte gilt, absieht:

die Vorbereitung der Zahnbögen (c);
die Abänderung der Unterkieferstellung zum Oberkiefer vermittels des Konstruktionsbisses (d);
die Zurichtung des nach dem Konstruktionsbiß hergestellten Aktivators durch Befräsen, „Einschleifen" genannt (e).

c) Die Vorbereitung der Zahnbögen

Schon früh fiel die Diskrepanz zwischen dem Anspruch auf, mit dem Aktivator optimale funktionelle Reize zu setzen, und der Beobachtung, daß Zahnbogenerweiterungen und Einzelzahnbewegungen nur langsam und oft in unbefriedigendem Ausmaß gelingen. Das Ergebnis dieser Erfahrung sollte sein, dem Aktivator diese Aufgaben abzunehmen und sie der aktiven Platte zu übertragen. Sie ist dazu besser geeignet. Das bedeutet, daß der Aktivatorbehandlung in der Regel eine Behandlung mit aktiven Platten vorauszugehen hat, oft ergänzt durch die Extraktion von Milch- und/oder bleibenden Zähnen. Beide Maßnahmen dienen dazu, die Einzelzahnbögen in sagittaler und transversaler Richtung möglichst vollständig und a u f e i n a n d e r a b g e s t i m m t auszuformen. Dabei spielen die sog. Sollwerte keine Rolle; entscheidend ist vielmehr die vorgegebene Breite des unteren Zahnbogens. Sie sollte möglichst nicht verändert werden. Das gilt vor allem für die *Angle*-Klassen II,1 und II,2. Bei ihnen ist d e r t r a n s v e r s a l e I s t w e r t d e s U n t e r k i e f e r s s o m i t d e r S o l l w e r t d e s O b e r k i e f e r s (s. S. 156 und 178).
Mit dem Ausdruck „aufeinander abgestimmt" wird zum Ausdruck gebracht, daß der untere Zahnbogen nach Länge und Breite genau in den oberen hineinpassen muß, bevor Bißverschiebung und Bißnivellierung mit dem Aktivator beginnen. Man prüft das bei den Kontrollsitzungen jeweils im Munde des Patienten (unter Kontakt in die neutrale Stellung vorschieben lassen) und überprüft es noch einmal an Hand der Modelle, die zur Anfertigung des Aktivators hergestellt werden (s. Abb. 94).

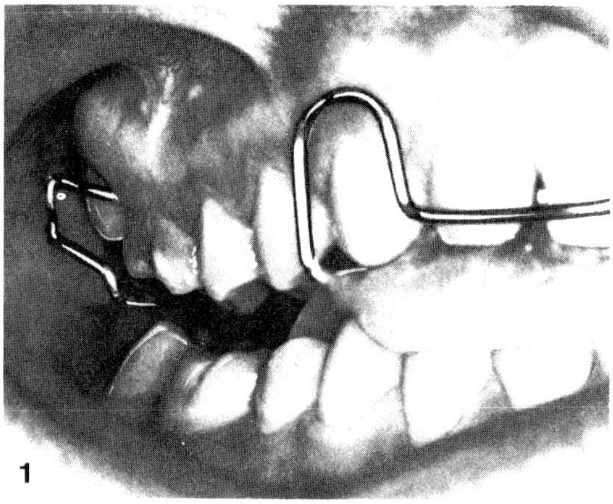

1

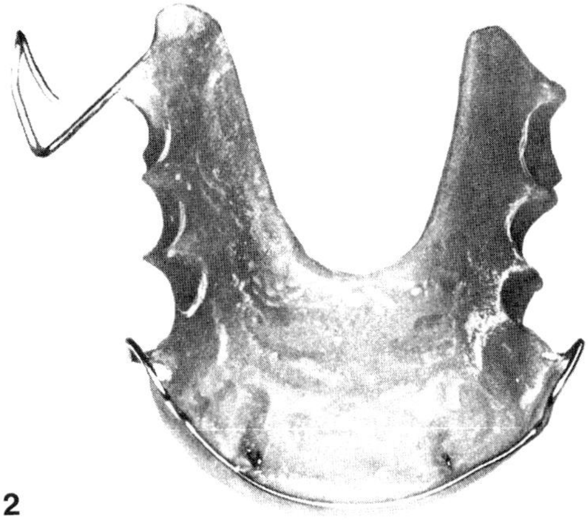

2

Abb. 32 *Aktivator mit Palatinalfeder für den oberen rechten M_2:*
1 im Munde des Patienten (s. Abb. 136a und b);
2 außerhalb des Mundes; Kunststoff neben M_2 weitgehend entfernt.

Dieser Abdruck muß zweimal ausgegossen werden: Das erste Modell dient der labortechnischen Herstellung, das zweite dem Einschleifen des Aktivators durch den Zahnarzt.

Diese Art des Vorgehens hat zur Folge, daß der Aktivator zumeist von einfacher Form ist, also ohne Guttapercha- oder *Stents*-Kompressen, Schrauben, Fingerfederchen und dergleichen. „Zumeist" besagt, daß es Ausnahmen gibt, etwa für das Korrigieren kleinerer Restfehlstände von Einzelzähnen (die man z. B. durch vorheriges leichtes Radieren am Modell und durch Guttaperchakompressen erreichen kann) oder für das Palatinalführen zu weit vestibulär durchbrechender Zähne, zumeist oberer M_2. Gerade letzteres gelingt wegen der Bißsperrung im Aktivator leicht und schnell (Abb. 32).

d) Der Konstruktionsbiß (Einbiß)

Der Aktivator ist vorzugsweise ein Gerät, um sagittale Bißfehler – und hier vor allem Distalbisse – auszugleichen. Es gibt, von den in Anlehnung an den Aktivator konzipierten Geräten abgesehen, kein Gerät, das diese Aufgabe gleich einfach und zuverlässig löst.

Erreicht wird dieser Bißausgleich durch eine Verlagerung des Unterkiefers gegenüber dem Oberkiefer bzw. der unteren Zahnreihe gegenüber der oberen (Abb. 33). Sie wird in die Wege geleitet („konstruiert") durch einen Wachsbiß, der dehalb Konstruktionsbiß oder auch Einbiß genannt wird.

Da es gilt, den Unterkiefer genau in die vorgesehene, unten erläuterte Stellung zu führen, sollte die untere Zahnreihe der Übersicht wegen von Wachs freigehalten werden. Der etwa 5–8 mm dicke Wachswall gehört somit auf den oberen Zahnbogen. Und da sich ein erweichter Wachswall leicht verschiebt oder verformt, sollte er auf eine Basisplatte aufgeschmolzen werden. Man nennt beides zusammen Bißschablone; sie wird im Labor hergestellt.

Folgendes ist zu beachten, wenn der nach

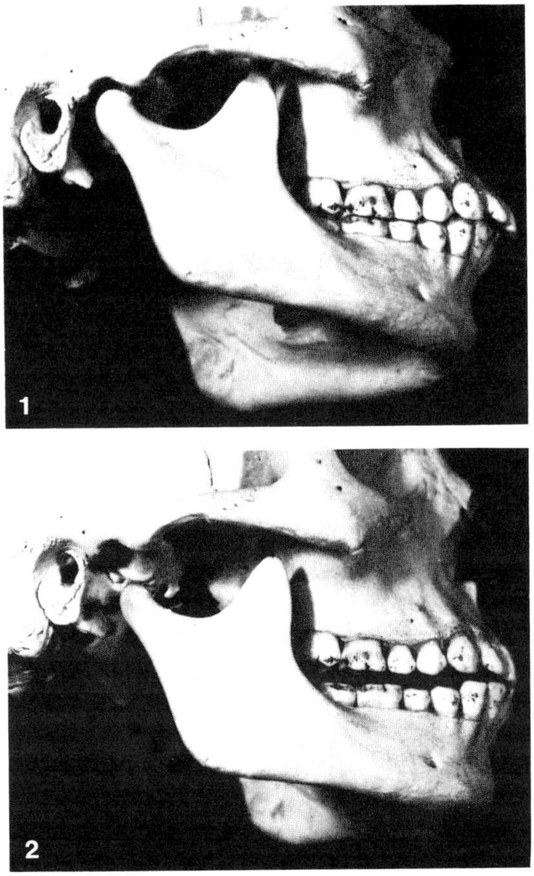

Abb. 33 *Die Verschiebung des Unterkiefers nach vorn und unten bei der Konstruktionsbißnahme für einen Distalbiß-Aktivator verursacht eine (zum Zwecke der Verdeutlichung, hier übertrieben dargestellte) Dislokation der Kondylen. Diese ist Ursache funktioneller Anpassungserscheinungen, auch im artikulären und mandibulären Bereich.*

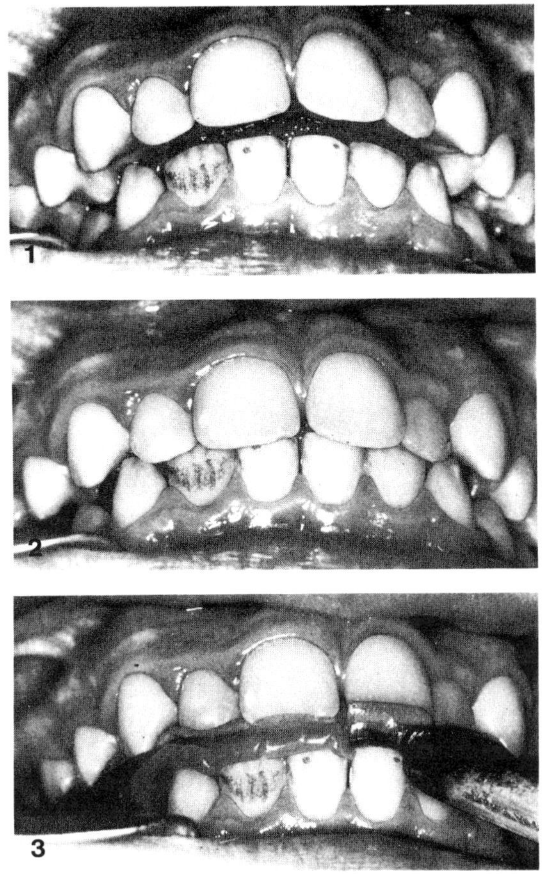

Abb. 34 *Konstruktionsbißnahme mit Hilfe einer Bißschablone im Oberkiefer.*

1 *Oberer Zahnbogen zur Aufnahme des unteren verbreitert: In der Schlußbißlage besteht einfacher Höckerbiß.*
2 *In Neutralbißposition paßt der untere genau in den oberen Zahnbogen. Die Korrektur der noch fehlerhaften I_2-Stellung kann mit Guttaperchakompressen erfolgen, wenn genügend Platz zur Verfügung steht.*
3 *Beim Konstruktionsbiß wird Kopfbißstellung eingenommen.*

diesem Konstruktionsbiß hergestellte Aktivator später passen soll:

1. Die Modelle sind vor der Bißnahme zu versäubern, vor allem von Gipsperlen zu befreien.
2. Die Schablone darf die Bukkalflächen der Oberkieferzähne nicht bedecken, damit ihr Sitz auf dem Oberkiefermodell überprüft werden kann. Zur Lagesicherung ist außerdem eine Schneidezahnlasche zweckmäßig.
3. Das erweichte, beim Zubeißen seitlich übergequollene Wachs ist zu entfernen, damit das Unterkiefermodell unter Augenkontrolle exakt in den Wachseinbiß gestellt werden kann.

Die entscheidende Frage bei der Konstruktionsbißnahme, in welcher Weise eingebissen werden muß, um den erwünschten Effekt auch zu erreichen, läßt sich im Prinzip mit einem einzigen Satz beantworten: so, wie der untere Zahnbogen später zum oberen stehen soll. Der Unterkiefer muß bei einem Distalbiß also vorgeschoben und in die neutrale Position gebracht werden. Gegebenenfalls bestehende Lateralpositionen sind gleichzeitig zu korrigieren.
Zum Prinzipiellen gehört weiterhin die Frage nach der vertikalen Position des Unterkiefers; die Antwort: Zwischen den Kanten der unteren und oberen Schneidezähne soll eine Distanz von etwa 1 mm verbleiben (Abb. 34). Man kümmert sich also nicht um den Abstand der Seitenzähne. Er ist je nach Ausmaß des frontalen Überbisses und des Neigungsgrades der *Spee*schen Kurve verschieden groß und variiert selbst innerhalb ein und derselben Seitenzahnreihe. Diese Position läßt sich natürlich bei offenen Bissen nicht erreichen: Hier führt man den Unterkiefer wie beschrieben nach vorn und läßt die Seitenzähne auf die Basisplatte durchbeißen. Damit hält man die spätere Sperrzone möglichst niedrig (s. S. 209).

Diese Angaben weichen von den üblichen ab und müßten deshalb schon hier begründet werden. Sie hängen mit der Vorstellung über die mechanische Wirkung des Aktivators zusammen, die vor allem auf *P. Herren* (1953) zurückgeht. Ich komme deshalb erst in diesem Zusammenhang (S. 78) darauf zurück. Falls übrigens ein Aktivator im Bereich der Sperrzone durchsägt werden soll, muß ein stärkerer Abstand gewählt werden. Auch darauf gehe ich erst später näher ein.
Nach diesem Prinzipiellen der Konstruktionsbißnahme noch etwas Spezielles, und zwar zu den Modifizierungen bei bestimmten Bißlagestörungen. Da die häufigste und wichtigste Aufgabe des Aktivators der Ausgleich des Rückbisses ist, beginne ich bei ihm. Eine Unterteilung des Rückbisses nach Abteilungen ist in diesem Zusammenhang nicht erforderlich. Denn übereinkunftsgemäß sollten die Einzelzahnbögen bereits vor der Aktivatoranwendung sagittal und transversal ausgeformt sein und somit das Ausmaß des Rückbisses mit dem Ausmaß der inzisalen Stufe übereinstimmen – gleich, ob vorher eine Klasse II,1 oder II,2 vorgelegen hatte.

1. Bei Rückbiß (Distalbiß)

Die oben geforderte Einstellung in den Neutralbiß gilt voll nur für den Distalbiß von 1 Pb. Schon ab ¾ Pb sollte etwas überkompensiert werden, d. h. Kopfbißstellung eingenommen werden, was einer Mesialbißeinstellung von etwa ¼ Pb entspricht. Durch dieses „Überziehen“ wird die Wirkung des Aktivators gefördert, ohne die Toleranz der Kiefergelenke (die eine empirische Größe ist) zu überfordern. Mit anderen Worten: 1 Pb Vorschub wird vom Patienten toleriert, weswegen bei weniger als 1 Pb überzogen werden kann, um schnellere Wirkung zu erreichen.

2. Bei Vorbiß (Mesialbiß)

Aus der Schlußbißlage kann der Unterkiefer spontan – oder auch durch sanften Druck der führenden Hand – nur etwa 2 mm nach dorsal geschoben werden. Der Aufbau der Kiefergelenke läßt mehr nicht zu. Der Einbiß erfolgt in dieser maximalen Retrusionsstellung des Unterkiefers. Bei Besprechung der Progenieaktivatoren (s. S. 87–90 und 195) komme ich darauf zurück.

3. Bei Lateralposition des Unterkiefers

Eine nach links oder rechts verschobene Unterkieferstellung geht wegen funktioneller Anpassungen im Bereich der Zahnbögen (Höckerführung) oft ohne Kreuzbiß, aber zumeist mit hälftenungleicher sagittaler Bißlage einher. Deshalb wurde das Wort Lateralposition und nicht Kreuzbiß als Überschrift dieses Abschnittes gewählt.

Diese funktionellen Anpassungserscheinungen im Bereich der beiden Zahnbögen sollten vor der Konstruktionsbißnahme möglichst schon ausgeglichen sein: Es müßte also vor der Aktivatorherstellung ein nicht vorhandener Kreuzbiß erst geschaffen werden. Bei Lateralposition nach links z. B. müßten der obere Zahnbogen rechts und der untere links erweitert bzw. der obere Zahnbogen links und der untere rechts verschmälert werden. Das ist technisch nur schwer zu realisieren. Man verzichtet deshalb in der Regel darauf und führt statt dessen auf der Seite, auf der ein Rest von Distalbiß zurückzubleiben droht (man erkennt das beim probeweisen Vorschieben des Unterkiefers), eine Distalbewegung der oberen Seitenzähne durch, gleicht mit anderen Worten eine mandibulär verursachte Störung alveolär aus (s. S. 75). Es genügt, wenn am Ende die „Mehrzahl der schrägen Flächen" (*E. H. Angle* 1913) dem Neutralbiß zustrebt. Gegebenenfalls schleift man hier die Zähne später etwas ein, um breitflächigere Antagonistenkontakte zu bekommen. Eine andere Möglichkeit besteht in der Anwendung eines in der Sperrzone durchsägten und mit sog. U-Bügeln verstellbaren Schwenkungsaktivators nach *R. Karwetzki* (1967). Mit ihm lassen sich solche Drehbewegungen des unteren Zahnbogens gegenüber dem oberen durchführen.

Zum Schluß noch ein Hinweis: Wie in Band 1 erläutert, lassen sich auch bei sorgfältiger Modellanalyse Überwanderungen der unteren I_1 gegenüber der „wahren" Unterkiefermitte nicht immer sicher feststellen. Man kann sich bei der transversalen Einstellung des Unterkiefers deshalb nicht immer einfach auf die Schneidezahnmitten verlassen und diese im Konstruktionsbiß übereinanderstellen. Man achte deshalb darauf, daß beim Einbeißen in das erweichte Wachs die Außenhöcker der oberen Seitenzähne links und rechts gleichmäßig über ihre Antagonisten beißen (s. Abb. 35).

e) Das Einschleifen des Aktivators

1. Vorbemerkung

Jeder Aktivator muß eingeschliffen (ausgefräst) werden. Das ist neben der Konstruktionsbißnahme die wichtigste, weil über seine Wirksamkeit mitentscheidende Maßnahme; da sie individuell variiert werden muß, hat sie durch den Behandelnden selbst zu erfolgen.

Dieses Einschleifen hat keinen Einfluß auf die Bewegung der Zahnbögen in sagittaler Richtung, also die Bißverschiebung (s.u.); es veranlaßt nur die für den Behandlungserfolg ebenso wichtigen und mit den sagittalen Bewegungen zeitlich etwa koordinierten Umbauvorgänge in vertikaler Richtung. Mit anderen Worten: Es werden entweder Verlängerungen der Zähne durch Entlastung angeregt oder Verlängerungen durch Belastung blockiert. Beides zusammen bewirkt den Ausgleich tiefer oder offener Bisse; man spricht von Bißnivellierung.

Das Einschleifen sollte nicht am Patienten, sondern am Zweitmodell erfolgen – das erste Modell wird bei der Polymerisation des Akti-

Abb. 35 *Beim probeweisen Vorschieben des Unterkiefers ist das Ausmaß der zur Bißnivellierung nötigen Verlängerung der Seitenzähne zu erkennen. Bei weitem Abstand, wie hier, muß steil eingeschliffen werden.*
Die Mittellinien der Schneidezähne stimmen hier nicht überein, weil eine alveoläre Überwanderung der unteren Schneidezahnmitte nach links besteht. Beim Konstruktionsbiß richtet man sich dann nach der Stellung der Seitenzähne: sie müssen links und rechts gleichmäßig über ihre Antagonisten fassen.

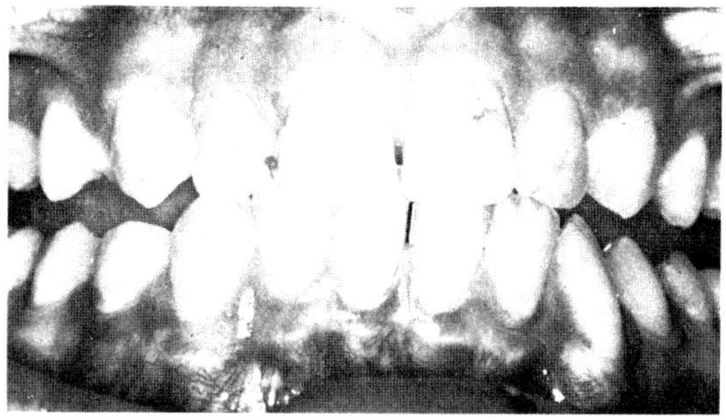

vators zerstört. Nur so kann man die Richtigkeit und Vollständigkeit des Einschleifens sicher beurteilen. Neben der vertikalen Be- oder Entlastung sind dort, wo Zähne gerade durchbrechen oder wo in Außenstand geratende Zähne mit Hilfe von Palatinalfedern nach innen bewegt werden sollten, hinreichend große Aushöhlungen vorzunehmen (s. Abb. 39). Nach erfolgter Einstellung werden die Federn entfernt und die Zähne mit einem Autopolymerisat gefaßt.

2. Die technische Durchführung des Einschleifens

Da der Ausgleich von Distalbissen zu den häufigsten Aufgaben des Aktivators gehört und diese Distalbisse zumeist mit tiefem Biß vergesellschaftet sind, soll an Hand eines solchen Falles das Einschleifen geschildert werden. Vorher sei noch einmal daran erinnert, daß schon vor der Aktivatorbehandlung die Zahnbögen in transversaler und sagittaler Richtung aktiv ausgeformt sein sollten.

a) Seitenzahngebiet. Läßt man den Patienten seinen Unterkiefer vorschieben und stellt die Schneidezähne so weit übereinander, wie es dem angestrebten Überbiß von 2 bis 3 mm entspricht, erkennt man das zur Bißnivellierung nötige, vom Grad des tiefen Bisses abhängige Ausmaß der Verlängerung der Seitenzähne (Abb. 35). Es wird also davon ausgegangen, daß eine Versenkung der verlängerten Schneidezähne mit dem Aktivator nicht möglich ist.

Übrigens zeigt sich auch in diesem Punkt der Vorteil, den vorhergehendes Ausformen der Einzelzahnbögen mit sich bringt. Denn ein tiefer Biß wird bei oberer Spitzfront (Klasse II,1) leicht unter- und bei oberer Flachfront (Klasse II,2) leicht überschätzt. Die Retrusion einer protrudierten und exvertierten oberen Front mit dem Labialbogen erfolgt nämlich kippend und bewirkt somit eine indirekte Verlängerung; umgekehrt führt die Protrusion einer invertierten Front mit Protrusionsfedern zu einer indirekten Verkürzung (Bd. 1, S. 75). Das wirkliche Ausmaß der nötigen Bißnivellierung zeigt sich also erst nach Ausformung der beiden Einzelzahnbögen, und davon hängt es ab, wie steil im Seitenzahngebiet eingeschliffen werden muß. Denn da die Verlängerung durch okklusale Entlastung zustande kommt, wird sie um so schneller und ausgiebiger erfolgen, je weniger Kunststoff in der Verlängerungsrichtung verbleibt. Wenn man die in den Aktivator gefrästen Führungsrillen als schiefe Ebenen bezeichnet, kann man sagen: Je schräger eingeschliffen wird, desto stärker kommt die transversale, den Zahnbogen erweiternde, das vertikale

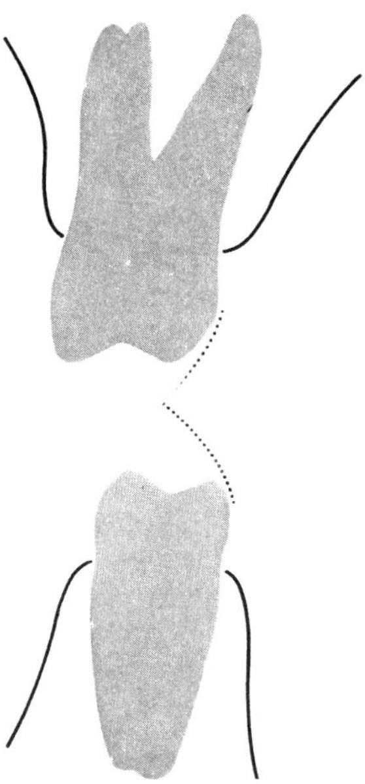

Abb. 36 *Aktivatorführungsflächen steil eingeschliffen: Der Verlängerung der Seitenzähne steht kein Kunststoff im Wege, wie das bei schrägem Einschleifen (gestrichelte Linie) der Fall wäre.*

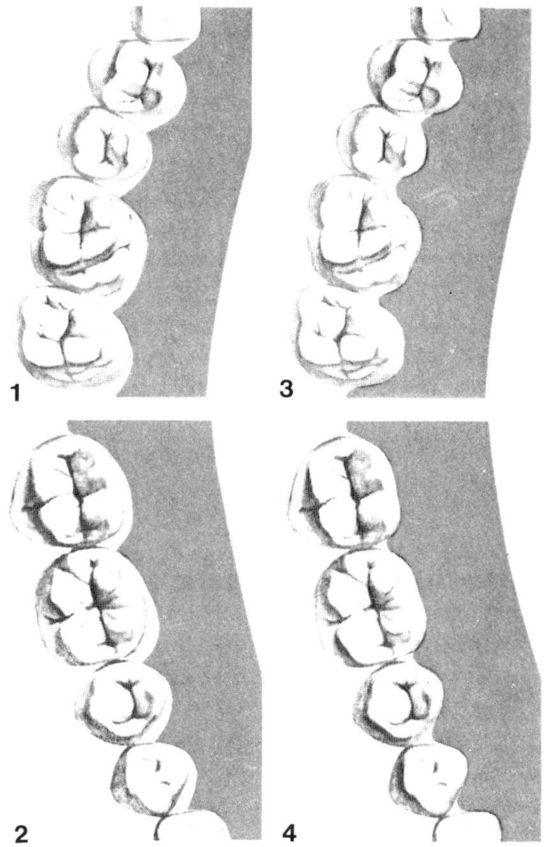

Abb. 37 *Das Freischleifen der Führungsrillen im Oberkiefer nach distal (1) und im Unterkiefer nach mesial (2) erübrigt sich, weil gleiche Wirkungen auch ohne Freischleifen (3, 4) auftreten. In welchem Ausmaß mandibuläre Bißverschiebungen von alveolären Bewegungen i. S. „oberer Zahnbogen zurück, unterer vor" unterstützt werden, ist strittig.*

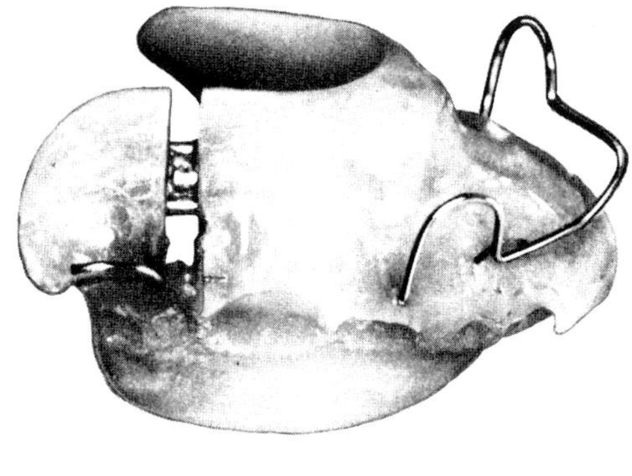

Abb. 38 *Aktivator mit Distalschraube und L-Klammer vor M_1 oben rechts. Die Retrusionsbewegung der oberen Seitenzähne soll den Ausgleich eines rechts stärker als links ausgebildeten Distalbisses unterstützen.*

Wachstum jedoch behindernde Komponente der schiefen Ebene ins Spiel. Da es auf den erweiternden Effekt wegen der vorherigen Ausformung nicht mehr ankommt, braucht nur noch dieser Bremseffekt in Betracht gezogen zu werden. Mit anderen Worten: Bei nur mäßig tiefem Biß wird schräg, bei sehr tiefem Biß steil (senkrecht) eingeschliffen. Das bezieht sich auch auf Unterschiede in ein und demselben Seitenzahngebiet: Oft muß im Prämolarengebiet also steiler eingeschliffen werden als im Molarengebiet (Abb. 36). Falls Tubercula *Carabelli* vorhanden sind, ist aller Kunststoff über ihnen zu entfernen, weil er sonst die Verlängerung blockieren würde.

Obwohl die Annahme vorherrscht, daß die sagittale Verschiebung der Zahnbögen vor allem durch artikulären Umbau erfolgt, will man auf eine alveoläre Unterstützung im Sinne „oberer Zahnbogen zurück, unterer vor", in der Regel nicht verzichten und empfiehlt, die Führungsmulden für die einzelnen Seitenzähne nicht zirkulär, sondern nur von mesial (im Oberkiefer) bzw. von distal (im Unterkiefer) anliegen zu lassen (Abb. 37). Das geschieht aus der an sich richtigen Vorstellung heraus, daß die Bewegungsrichtung eines Zahnes, der bewegt werden soll, frei sein muß. Da sich hier jedoch, wenn überhaupt, die Zahnbögen en bloc sagittal verschieben, genügt es, nur die vertikale Komponente beim Einschleifen des Aktivators zu berücksichtigen und die interdentalen Dorne, die vermutlich oder doch möglicherweise zur Aufrechterhaltung der intermaxillären Klemmwirkung wichtig sind (s. u.), vollständig zu erhalten. Anders ist es, wenn noch alveoläre Bewegungen einzelner Zähne mit dem Aktivator durchgeführt werden müssen, z. B. zum Ausgleich von Restlücken nach Extraktion eines Seitenzahnes oder bei der Distalisierung einer oberen Seitenzahngruppe mit Hilfe einer Schraube (Abb. 38), mit der die Folgen einer mandibulären Lateralverschiebung alveolär kompensiert werden sollen (s. S. 72). In solchen Fällen sind die Führungsmulden so zu gestalten, daß die gewünschte Bewegung auch eintreten kann.

b) Frontzahngebiet. Man flacht im Oberkiefer lediglich die die Interdentalräume ausfüllenden Kunststoffleisten ab und vergrößert das Bett für die Papilla incisiva, um Entzündungserscheinungen vorzubeugen. Außerdem entfernt man den Kunststoff über den Schneidekanten, um Verengungen des oberen Zahnbogens, die durch mangelhaftes Tragen zustande kommen, schon im Anfangsstadium an einem Spalt zwischen Zähnen und Kunststoff erkennen zu können (s. S. 77/78). Die die unteren Schneidezähne etwa 1 mm überfassende Kralle bleibt dagegen erhalten. Nur die interdentalen Septen in ihr werden entfernt, um die straffe, manchmal als unangenehm empfundene Führung zu mildern (Abb. 39).

Diese Kralle wirkt einmal als vertikale Wachstumsbremse – die bei tiefem Biß verlängerten Frontzähne müssen auf jeden Fall an der weiteren Verlängerung gehindert werden –, und zum anderen stabilisiert sie die Lage des Aktivators im Munde. Das widerspricht natürlich der Vorstellung, daß der Aktivator im Munde dauernd hin und her bewegt werde und allein durch diese Bewegung wirke. Doch gehe ich auf diesen Punkt erst bei Besprechung der mechanischen Wirkung des Aktivators ein (s. S. 78).

In Fällen, in denen bei der Vorbehandlung noch kleinere Zahnfehlstellungen zurückgeblieben oder beim weiteren Zahnwechsel neu aufgetreten sind, muß natürlich modifiziert werden. So muß z. B., wie bei der Plattenbehandlung auch, hinter den oberen Schneidezähnen weit freigeschliffen werden, wenn noch eine Retrusion der oberen Inzisivi erforderlich ist; oder es muß ein Hypomochlion im Kunststoff belassen und der Labialbogen entsprechend aktiviert werden, wenn noch, wie

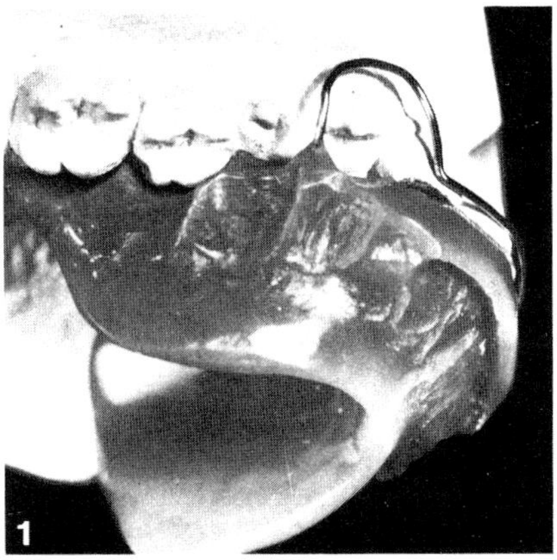

1

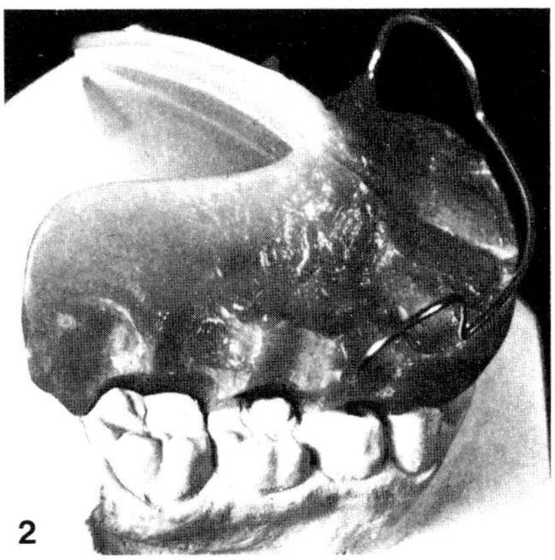

2

Abb. 39 *Eingeschliffener Aktivator auf Oberkiefer- (1) und Unterkiefermodell (2). Interdentale Septen in der Kralle für die unteren Schneidezähne entfernt. C und P_1 im Oberkiefer weit freigeschliffen, um störungsfreien Durchbruch zu gewährleisten.*

Abb. 40 *Soll ausnahmsweise im Aktivator noch eine zentrische Kippung exvertierter oberer Schneidezähne erfolgen, muß der Kunststoff bis in den Alveolarfortsatzbereich hinein weggefräst und der Labialbogen (Pfeil) entsprechend aktiviert werden (1). Für eine exzentrische Kippung verbleibt in Höhe des Zahnhalses ein Hypomochlion (2).*

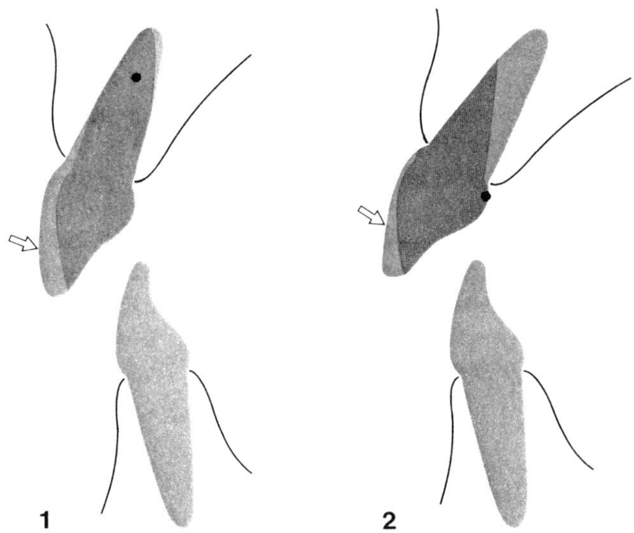

1 2

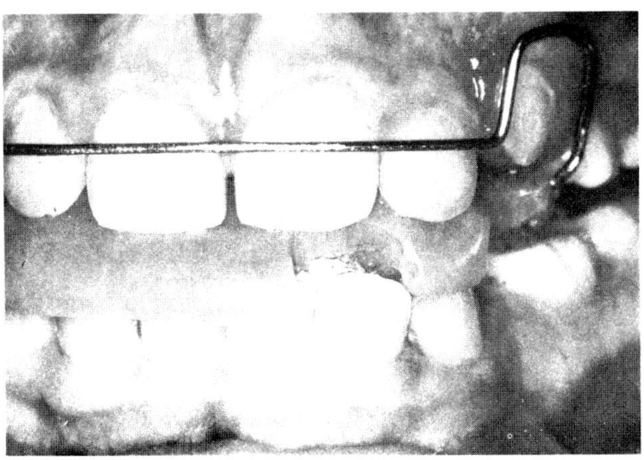

Abb. 41 *Auch im Bereich der Kralle sind mit Hilfe von Guttaperchakompressen nachträglich kleine Einzelzahnbewegungen möglich.*

bei oberer Spitzfront, apikale Protrusionsbewegungen nötig sind (Abb. 40). Selbst im Bereich der unteren, von der Kralle gefaßten Front sind noch Einzelzahnbewegungen möglich, wenn man die Kralle punktuell wegschleift und mit Guttapercha eine Protrusionsbewegung durchführt (Abb. 41).

3. Aushändigung und Überwachung des Aktivators

Der eingeschliffene Aktivator wird nach gründlicher Säuberung ausgehändigt und auf seinen Sitz hin überprüft. Der Labialbogen liegt in der Regel, d.h. nach vollständiger Ausformung des oberen Zahnbogens, den Schneidezähnen locker an. Alle Zähne müssen beim Zubeißen ohne Behinderung ihren Platz im Aktivator erreichen, auch im Bereich der Kralle. Bei korrekter Herstellung ist Nachschleifen nicht erforderlich. Sollte ein Aktivator einmal nicht passen, wird nach weitgehender Wegnahme aller Frühkontakte eine Unterfütterung mit einem Autopolymerisat durchgeführt. Die Hoffnung, daß ein nicht recht passender Aktivator „sich schon einbeiße", ist trügerisch.

Der Patient übt sodann das Einsetzen, am besten bei vorgehaltenem Handspiegel. Dabei erklärt man, welche Aufgabe der Aktivator hat und weshalb diese Aufgabe nach Ausformung der Einzelzahnbögen (womit nach Ansicht mancher Patienten bzw. ihrer Eltern das Hauptanliegen der Behandlung erreicht ist und das Interesse an dieser Aktivatorbehandlung von vornherein fehlt) von so entscheidender Bedeutung ist: Sicherung des bisher ästhetisch schon Erreichten, Sicherung der Mundschlußfunktion, Verbesserung des durch die Vorbehandlung beeinträchtigten Kauvermögens (s. Abb. 34,1) stehen dabei im Vordergrund.

Der nächste Punkt betrifft die Tragezeiten. Im allgemeinen genügt nächtliches Tragen nicht. Auch tagsüber muß zwei bis drei Stunden lang getragen werden – vor allem bei Beginn der Aktivatorbehandlung. Die günstigste Zeit ist der frühe Nachmittag; sie liegt etwa in der Mitte zwischen morgendlichem Herausnehmen und abendlichem Wiedereinsetzen, so daß die Umbauvorgänge in Gang gehalten bzw. nicht zu lange unterbrochen werden.

Darüber hinaus ist es zweckmäßig, nach dem Mittag- und Abendessen Preßübungen von etwa fünf Minuten Dauer durchzuführen. Darunter werden rhythmische isometrische Kontraktionen der Mundschließer bei eingesetztem Aktivator verstanden. Am An- und Abschwellen der Mm. temporales kann man das, vor dem Patienten stehend, sehen oder tasten. Auch das sollte ein paarmal geübt werden. Diese Preßübungen haben den Zweck, Rückanpassungen des oberen Zahnbogens an den vorerst noch zurückliegenden Unterkiefer zu verhüten. Denn der eingeschliffene Aktivator ist sonst nicht in der Lage, die durch die Vorbehandlung erreichte Erweiterung des Oberkiefers aufrechtzuerhalten. Im Unterschied zur aktiven Platte wirkt er nämlich mit seinen schiefen Ebenen nicht im Sinne einer intramaxillären Verklemmung und vermag erneute Verengungen, die ohne das oben beschriebene Freischleifen der oberen I_1 oft erst zu spät entdeckt werden, nicht sicher zu verhindern. Da diese Rückanpassung Folge der antagonistischen Höckerführung sein dürfte (s. u.) und sich deshalb beim Kauen am stärksten auswirkt, sollte sie gleich nach dem Essen wieder ausgeglichen werden. Dieses bewußte In-den-Aktivator-Beißen ist somit ein Ersatz für die fehlende intramaxilläre Klemmwirkung des Aktivators.

Statt solcher Preßübungen wird auch empfohlen, erst acht bis zehn Wochen lang mit der aktiven Platte zu retinieren, bevor der Aktivator angefertigt wird, oder ihn für einige Wochen nicht einzuschleifen, damit die die Zähne schienenartig umfassende Sperrzone diese Rückanpassung verhindert. Man stellt sich also vor, daß es nur der Zeitfaktor ist, der Rückanpassungen verhindert. Näher liegt jedoch die Annahme, daß sie funktionell bedingt ist: Der obere Zahnbogen paßt sich dem noch zurückliegenden Unterkiefer wieder an, und erst mit dem Fortschreiten des In-den-Neutralbiß-Gleitens hört das allmählich auf.

Am Ende der ersten Sitzung sollte man darauf aufmerksam machen, daß die Gewöhnung zwei bis drei Wochen dauern kann: Der Aktivator wird beim Einschlafen verloren oder, zumeist unbewußt, entfernt. Die Eltern müssen das kontrollieren und den Aktivator gegebenenfalls spät am Abend wieder einsetzen. Viele Patienten verlieren ihn von Anfang an nicht. Den anderen ist zu empfehlen, ihn bis zur Gewöhnung mehr als zwei bis drei Stunden am Tage und damit unter Bewußtseinskontrolle zu tragen. Das hilft eigentlich immer. *P. Herren* (1953) empfiehlt, den Aktivator vorübergehend mit Pfeilklammern zu versehen. Auch Verkleben des Mundes mit Leukoplast oder das Anlegen einer Kinnschleuder aus Cofferdam ist empfohlen worden. Alle Maßnahmen setzen voraus, daß die Nasenatmung frei ist. Das muß u. U. vom HNO-Arzt überprüft werden. Bei einem Schnupfen kann man ein Loch in den Aktivator schleifen (Abb. 42), das man später wieder verschließt.

Die erste Kontrolle sollte schon nach ein bis zwei Wochen erfolgen; danach genügen, je nach Zuverlässigkeit des Patienten, vier bis sechs Wochen. Man fragt nach der Gewöhnung („Verlierst du ihn nachts?“), nach abnormen Reaktionen im Kiefergelenkbereich („Hast du Schmerzen oder ein unangenehmes Gefühl?“) und überprüft den Sitz des Gerätes nach den oben genannten Kriterien. Dabei sollte man auf spiegelnde Schliffstellen achten, die durch Reibung zwischen den Zähnen und dem Aktivator entstehen bzw. entstehen können: Fehlende Schliffstellen sind jedoch kein Beweis ungenügenden Tragens oder ungenügender Wirksamkeit, sie zeigen eher an, ob das Gerät ordnungsgemäß eingeschliffen ist. Vor allem im Bereich der die Interdentalräume ausfüllenden Dorne muß manchmal nachgeschliffen werden, am besten mit einer Kugelfräse, um die Verlängerung der Seitenzähne auf keinen Fall zu blockieren. Leichte Impressionen an der Gaumenschleimhaut, die öfter beobachtet werden und nach transversalem Ausweichen der Seitenzähne durch Einsenken des Aktivators in die Schleimhaut zustande kommen, sind bedeutungslos, ja zeigen intensive Mitarbeit des Patienten an.

Nach Beschreibung dieses Rückbißaktivators, des weitaus am häufigsten benutzten Aktivatortyps, soll die Frage nach seinem Wirkungsmechanismus erörtert werden, bevor einige Modifikationen beschrieben werden. Denn über deren Wert oder Unwert kann man besser urteilen, wenn man diesen Wirkungsmechanismus kennengelernt hat. Dabei gehe ich nicht noch einmal auf die durch Ein- bzw. Nichteinschleifen bewirkten v e r t i k a l e n Be- oder Entlastungen der Zähne ein, die weitere Verlängerungen blockieren oder freigeben. Dieser Teil der Aktivatorwirkung wird auch kaum bestritten – ganz im Gegensatz zum folgenden t r a n s v e r s a l e n und vor allem s a g i t t a l e n Teil seiner Wirkung.

f) Zur mechanischen Wirkung des Aktivators

Kraftimpulse durch starre Schrauben und elastische Drähte waren das Wirkungsprinzip der aktiven Platten. Es gilt nicht für den Aktivator, jedenfalls den bisher beschriebenen Distalbißaktivator, weil er gar keine Schrauben und Federn enthält, vom Labialbogen einmal abgesehen. Sein Wirkungsmechanismus ist deshalb schwerer zu erkennen, und das ist der Grund, weshalb hinsichtlich der Art und Weise, wie er Distalbisse ausgleicht, noch immer widersprüchliche Vorstellungen herrschen – Vorstellungen übrigens, die auch die kieferorthopädische Praxis angehen, weil sie Konstruktion und Zurichtung des Aktivators in erheblichem Maße beeinflussen.

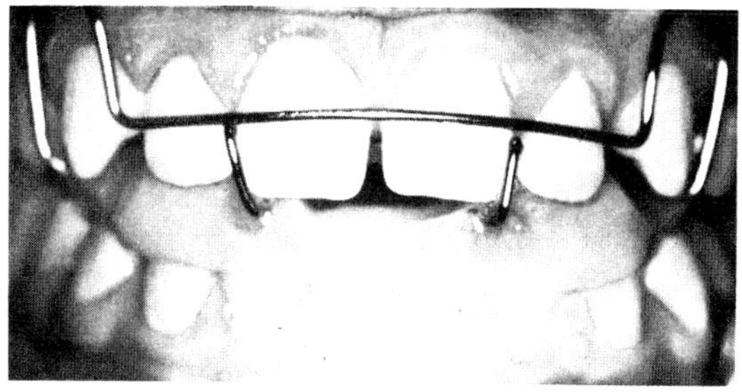

Abb. 42 *Bei vorübergehend behinderter Nasenatmung (Schnupfen) wird ein Loch in den Aktivator gefräst; es wird später wieder mit Kunststoff verschlossen.*
U-förmige Drähte, deren Arbeitsende über der interdentalen Papille zwischen I_1 und I_2 liegt, sind zur Tremabeseitigung geeignet.

Obwohl sich zahlreiche Autoren an der z. T. leidenschaftlich geführten Diskussion beteiligt haben, sollen hier nur drei genannt werden: *K. Häupl, P. Herren* und *F. G. Sander*. Sie sind Hauptvertreter der Ansichten, auf die die Diskussion in der Hauptsache reduziert werden kann. Zunächst seien die Fragen genannt, um die es geht und die zum Schluß beantwortet werden sollen:

1. Wirkt auch der Aktivator mechanisch, erzeugt er also Druck oder Zug (bzw. Druck- oder Zugentlastung) im Parodontium, obwohl er keine Schrauben und Federelemente enthält? Woher entstammen dann die Kräfte, die von ihm ausgehen? Wie verhalten sich Hubhöhe und Kraftintensität?
2. Wirkt der Aktivator nicht mechanisch, verändert er aber das reflektorische Verhalten seines Trägers, und führt das direkt oder indirekt zu einer so nachhaltigen Funktionssteigerung bzw. Funktionsumstellung, daß sie „ausheilenden Charakter" annimmt und Zahnstellungs- und Bißlagefehler beseitigt?
3. Stellt der Aktivator als Gerät der FKO einen von den bis dahin bekannten Geräten prinzipiell verschiedenen Typ mit neuartigem Wirkungsmechanismus dar?

1. Die Ansicht *K. Häupls*

Er hat seit 1936 immer wieder, wenn später auch mit abschwächenden Formulierungen die Ansicht vertreten, daß der dank seiner Bauart passive Aktivator lose im Munde liege und keinerlei mechanische Wirkungen im Sinne von Druck oder Zug ausübe – eingebaute Schrauben wurden deshalb z. B. nicht Dehn-, sondern Nachstellschrauben genannt. Der Aktivator veranlasse aber als Funktionsstimulator eine gesteigerte Aktivität der „einschlägigen Muskulatur", die sich nicht nur in einer Erhöhung ihres Ruhetonus, sondern auch in einer gesteigerten Kontraktionsfrequenz äußere. So komme es u. a. zu gehäuften Öffnungs- und Schließungsbewegungen des Unterkiefers, und zwar nicht nur am Tage, sondern auch in der Nacht, der Haupttragezeit des Aktivators.
Diese erhöhte Tätigkeit der Muskulatur, gewissermaßen als eine erste Aufgabe vom Aktivator reflektorisch in Gang gesetzt, teile sich ihm anschließend selber mit: Er werde dauernd bewegt. Diese Bewegung werde ihm nicht nur durch Öffnungs- und Schließbewegungen des Unterkiefers aufgezwungen, sondern auch von impulsartigen Bewegungen der Zunge sowie der Lippen- und Wangenmuskulatur; letztere würden über den Labialbogen übermittelt. Um sie besser aufnehmen

zu können, wurden von *J. Eschler* sogar Spezialbögen entwickelt (s. S. 68).
Der so bewegte Aktivator übernehme nunmehr eine weitere Aufgabe: Er übertrage seine eigene Bewegung auf die Zähne – und zwar im Sinne ständig wiederholter Stöße und nicht etwa im Sinne von Druck. Die Zähne würden auf diese Weise in Schwingungen versetzt, was von entscheidender Bedeutung für den gewünschten Gewebeumbau sei. Sie teilten sich nämlich dank der desmodontalen Einbindung des Zahnes dem gesamten Parodontium mit allen seinen Fasern, Fibrillen und Knochenbälkchen mit, vor allem aber den ihnen anliegenden pluripotenten Bindegewebszellen. Denn deren „molekulare" oder „muskuläre" Erschütterung sei es, die den spezifischen Reiz für die Entstehung und Tätigkeit von Osteoblasten und Osteoklasten darstelle. Dabei bedeute „spezifisch", daß An- und Abbauvorgänge grundsätzlich nur durch solche Erschütterungen in Gang gesetzt und unterhalten würden, also auch bei aktiven Platten, deren Druckwirkung stets von Erschütterungen der anliegenden Muskulatur überlagert würden, ohne die sie unwirksam blieben.
Und schließlich die letzte Aufgabe des Aktivators: Er lenke die in Gang gekommenen Umbauvorgänge bzw. die Bewegungen der Zähne in zweckdienlicher Weise durch das System schiefer Ebenen, das er im eingeschliffenen Zustand darstelle; alle Umbauvorgänge verliefen in einer Richtung, die dem angestrebten Ziel, Neutralbiß bei korrektem Überbiß, entsprächen.
Als Beweis dieser zunächst aus Arbeiten von *J. Wolff, G. Pommer* und *R. Roux* (s. S. 66) nur abgeleiteten Vorstellungen wurden die Ergebnisse einiger von *K. Häupl* zusammen mit Mitarbeitern, vor allem *J. Eschler*, durchgeführter Experimente angeführt; sie mögen kurz genannt sein:

a) Die histologische Beobachtung, daß stündlich wiederholtes Beklopfen eines durch Knebel und chirurgische Unterbrechung aller motorischen Nerven funktionslos gewordenen Hundezahnes einen als „normativen Reizzustand" bezeichneten Zustand lebhafter Zellneubildung im Parodontium erzeuge. Ein nicht beklopfter Kontrollzahn lasse dagegen keine entsprechenden Vorgänge erkennen – allenfalls in engster Nachbarschaft pulsierender und auf diese Weise muskuläre Erschütterungen setzender Gefäße (Stäbchenversuch).
b) Elektromyographische Ableitungen aus den Kaumuskeln schlafender Aktivatorträger. Es sei eine deutliche Zunahme der Aktionsstromzacken und damit von Muskeltätigkeit im Vergleich zu ohne Aktivator schlafenden Kindern festzustellen. Diese Aktionsströme variierten darüber hinaus direkt proportional vom sagittalen und vertikalen Ausmaß der im Konstruktionsbiß festgelegten exzentrischen Unterkieferstellung.
c) Um die Synchronität von gesteigerter Muskeltätigkeit und Aktivatorbewegung nachzuweisen, wurden Elektroden an einem oberen P_1 und der gegenüberliegenden Aktivatorfläche angebracht. Sie gerieten nur bei Bewegungen des Aktivators in Kontakt und schlossen einen Stromkreis, der ein Lämpchen aufleuchten ließ. Die Zeiten nächtlicher Kontakte wurden registriert und mit in den Daten des Elektromyogramms verglichen. Zwar kamen Kontakte auch bei Muskelruhe vor – im ganzen wurde die erwartete Synchronität aber bestätigt gefunden (näheres s. Bd. 3).

2. Die Ansicht *P. Herrens*

Ausgangspunkt der Überlegungen und Beobachtungen zur Aktivatorwirkung war für *P. Herren* die Frage, ob die räumlichen Verhältnisse im Bereich der Mundhöhle, von

Häupl stillschweigend als gleichartig vorausgesetzt, das auch wirklich sind – anders ausgedrückt: ob der eingesetzte Aktivator stets unter gleichen Bedingungen seine Wirkung entfaltet. Er fand, daß das nicht der Fall sei, was in erster Linie von der Variabilität der Unterkieferstellung gegenüber dem Oberkiefer abhänge. Denn der Unterkiefer, von den Gelenken nur locker geführt, werde mit seinem nicht unbeträchtlichen Gewicht von einem System synergistischer und antagonistischer Muskelgruppen sowohl gehalten als auch bewegt. Das geschehe in sitzender Körperhaltung anders als in liegender und bei dorsaler Flexion des Kopfes anders als bei ventraler oder lateraler. Denn die am Unterkiefer ansetzenden Muskeln inserierten, teilweise unter Zwischenschaltung des Zungenbeines, an knöchernen Strukturen (Cranium, Sternum, Scapula), die über die Wirbelsäule ihre räumlichen Beziehungen dauernd zu ändern vermöchten. Hinzu komme die Zunge, die, in das genannte Beziehungssystem eingebunden und von ihm getragen, selbständig agieren könne.

Somit erwarten den Aktivator je nach Körperlage, Kopfhaltung und Funktion des Kausystems unterschiedliche räumliche und damit auch dynamische Bedingungen. Es ist deshalb zu fragen, auf welche Weise er sich in dieses durch Rückkopplung den jeweiligen räumlichen und dynamischen Bedingungen anpassende oro-faziale Milieu einschaltet.

Ganz offensichtlich spielt die vom Konstruktionsbiß festgelegte und vom Aktivator gehaltene exzentrische Unterkieferlage eine entscheidende Rolle. Es entsteht eine Einschränkung der Bewegungsfreiheit, die den Unterkiefer daran hindert, in die der jeweiligen Körper- und Kopfhaltung entsprechende Ruhelage zurückzugleiten – es sei denn, der Unterkiefer werde, bewußt oder reflektorisch, in einer Art progener Ruheschwebe gehalten. Denn nur in solcher Haltung wäre der Aktivator unverklemmt und hätte die Bewegungsfreiheit, wirklich stoßartige Impulse zu setzen.

Es wurde deshalb durch Beobachtung schlafender Aktivatorträger geprüft, wie oft und wie lange der Unterkiefer nachts, der Haupttragezeit, passiv (bewegungslos) im Aktivator hängt, wie oft er sich in ihm (sichtbar) bewegt und, gegebenenfalls, wie oft er sich gänzlich aus ihm befreit („aussteigt"). Das Ergebnis, die einzelnen Sekunden und Minuten der Bewegung zusammengezählt: etwa 30 Minuten bei 8 Stunden Bewegungslosigkeit, also ein Verhältnis von 1:16. *M. Gerber*, der diese Angaben 1957 bei zehn Kindern überprüft hat, fand sogar ein noch ungünstigeres Verhältnis – das gleiche Verhältnis von Bewegung und Ruhe übrigens, das auch Kinder ohne Aktivator zeigten. Auffällig war weiterhin, daß das Schlafverhalten der Kinder bzw. ihre Schlaflage sich gleichblieb, ob sie nun schon an den Aktivator gewöhnt waren oder nicht. Auch konzentrierten sich die Zeiten der sichtbaren Unterkieferbewegung bei allen Kindern auf die Zeiten kurz nach dem Einschlafen und, vor allem, kurz vor dem Erwachen.

Wenn Bewegung des Unterkiefers so selten auftritt, kann impuls- oder stoßartige Kraftübermittlung kaum das entscheidende Wirkungsprinzip des Distalbißaktivators sein. *Herren* schloß, daß es umgekehrt sein müsse, daß nicht vom bewegten, sondern vom unbewegten Aktivator die Hauptwirkung ausgehe. Er sprach von intermaxillärer Klemmwirkung – im Gegensatz zur intramaxillären Klemmwirkung aktiver Platten. Sie werde hervorgerufen durch das Gewicht von Unterkiefer, Zunge und Aktivator, aber auch durch die elastische Spannung der gestreckten Muskelgruppen, die bei einer erzwungenen Ruheposition des Unterkiefers notwendigerweise auftritt. Mit anderen Worten: Die Unterkieferzähne halten den ganzen Unterkiefer mit dem starren, keine eigenen Kräfte erzeugenden Aktivator als Medium an den oberen Zähnen fest. Die dabei auftretenden,

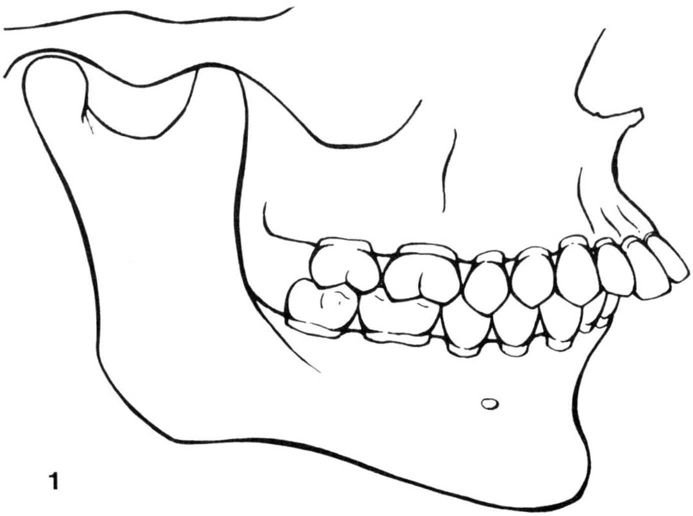

1

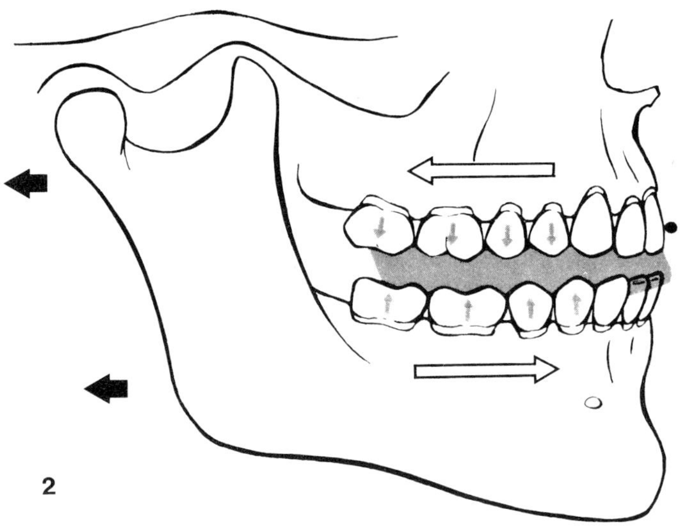

2

Abb. 43 *Der Bißausgleich bei einem Distalbiß mit oberer Spitzfront (1) ist nach Herren Folge der vom Aktivator aufrechterhaltenen exzentrischen Unterkieferstellung (2). Neben artikulären sind mandibuläre, vor allem im Kieferwinkel und am Proc. condylaris stattfindende Veränderungen (schwarze Pfeile) anzunehmen. Auch im Bereich der Alveolarfortsätze bzw. der Maxilla dürften funktionelle Anpassungserscheinungen ablaufen (weiße Pfeile). Die Bißnivellierung erfolgt als Folge des Einschleifens durch Be- bzw. Entlastung (kleine graue Pfeile). Zeichnung von U. G. Tammoscheit.*

an Intensität und Richtung wechselnden Kräfte werden auf Alveolarfortsatz und Kieferkörper übertragen, und zwar in reziproker Weise: Der obere Zahnbogen und mit ihm die Maxilla werden in distaler, der untere und mit ihm die Mandibula in mesialer Richtung belastet – so wie es nötig ist, um einen Distalbiß in Neutralbiß überzuführen (Abb. 43).

Diese Hauptwirkung des Distalbißaktivators zur Zeit des Schlafens wird schlagwortartig als intermaxilläre diagonale Klemmwirkung bezeichnet, weil sie diagonal von unten vorn nach oben hinten gerichtet ist. Das Ausmaß der erzeugten Kraft ist groß. Es wechselt aber in Abhängigkeit von der jeweiligen Ruheposition des Aktivatorträgers bzw. seines Unterkiefers und kann ganz oder teilweise aufgehoben werden, wenn infolge von Bewegung – z. B. einer Ventralflexion des Kopfes – die Klemmwirkung entfällt oder sich reduziert.

Kleine Intermittenz hat *Herren* diesen Zustand genannt, der meist nur kurzfristig auftritt – im Gegensatz zur großen Intermittenz bei offener Mundhaltung und „ausgestiegenem" Aktivator.

Noch bei Vorlage der 1. Auflage (1978) schien mir intermaxilläre Klemmwirkung das entscheidende Wirkungsprinzip des Aktivators beim Ausgleich eines Distalbisses zu sein; allerdings sollte berücksichtigt werden, daß

1. Bewegungen des Aktivators häufiger als von Herren beobachtet vorkommen, weil sie nicht nur durch sichtbare Bewegungen des Unterkiefers zustande kommen, sondern auch durch unsichtbare Mundboden- und Zungenbewegungen bzw. durch Zungendruck; daß
2. am Tage mit eingesetztem Aktivator Unterkieferbewegungen häufiger als nachts auftreten, daß also häufiger Speichel geschluckt, zusammengebissen oder auch mit der Zunge gegen den Aktivator gedrückt wird, so wie es *J. Ahlgren* (1961) bei elf auch tagsüber elektromyographisch untersuchten Aktivatorträgern festgestellt hat; daß
3. auch als Folge funktioneller Einflüsse mechanische Wirkungen erzielt werden. So dürfte sich durch die vom Aktivator bewirkte Bißverschiebung – vor allem, wenn sie ohne vorherige Ausformung der Einzelzahnbögen erfolgt – das Belastungsmuster der Zähne auch in transversaler Richtung allmählich ändern: Genauso, wie bei einer Oberkieferdehnung mit Platten infolge der antagonistischen Höckerführungen der untere Zahnbogen „mitgehen" kann, d. h. breiter wird, so geht bei einer Vorverlagerung des unteren Zahnbogens der obere mit.
4. Und schließlich, daß als Folge der Aktivatorwirkung das funktionelle Zusammenspiel zwischen Lippen- und Wangenmuskulatur einerseits und Zungenmuskulatur andererseits allmählich geändert wird – einfach durch die sagittalen Verschiebungen der beiden Zahnbögen bzw. der beiden Kiefer gegeneinander. Denn daran nimmt notwendigerweise auch die „einschlägige" Muskulatur teil, so daß sich auch deren geändertes Zusammenspiel auf die Zahnstellung auswirken dürfte.

Seit 1978 sind nun neue Untersuchungen „Zur Frage der Biomechanik des Aktivators" durch F. G. Sander (1980) erschienen. Sie haben detailliertere, bisherige Vorstellungen ergänzende und korrigierende Erkenntnisse gebracht. Entscheidend war der Einsatz mikroelektronischer Elemente zur synchronen Registrierung zahlreicher Kenngrößen (Parameter), die für das Verhalten des Aktivators bzw. des Aktivatorträgers von Bedeutung sind

3. Die Untersuchungen F. G. Sander's

Sander ging von der Vorstellung aus, daß wie bei elektronisch gesteuerten Geräten die Funktionsabläufe im Organismus und damit im oro-fazialen Bereich durch ein System ineinandergreifender Regelkreise gewährleistet werde. Grundprinzip eines Regelkreises ist es bekanntlich, die zu einem geschlossenen dynamischen System verbundene Einheit von Reglern und Regelstrecken fortlaufend zu erfassen und Abweichungen vom vorgegebenen Sollwert einer Regelgröße automatisch zu korrigieren.

Eine solche Regelgröße ist z. B. die Abstandshaltung des Unterkiefers in der sog. Ruheschwebe, die weitgehend vom Tonus der Kaumuskulatur bestimmt wird. Propriorezeptoren in Muskel- und Sehnenspindeln leiten ihre Information vom jeweiligen Tonus über afferente sensible Neurone zu einer Synapse im Rückenmark, von wo der gleiche Muskel über motorische Neurone – also im Sinne eines Reflexbogens – eine Anweisung zur Tonusänderung erfährt. So wird die für eine gegebene Situation typische Ruheschwebe aufrecht erhalten. Kann sie nicht aufrecht erhalten werden, weil eine Störgröße, z. B. ein eingesetzter Aktivator, das nicht zuläßt, erfolgen morphologische und funktionelle Anpassungen im funktionellen System, bis ein neues dynamisches Gleichgewicht erreicht ist. In diesem System spielen unter physiologischen Bedingungen Zahnstellung und Bißlage eine wesentliche Rolle.

Die Tatsache, daß der Aktivator vorzugsweise nachts getragen wird und wirkt, brachte Sander auf den Gedanken, auch das Schlafverhalten bei Kindern sorgfältiger als bisher ins Kalkül zu ziehen. Denn anders als häufig angenommen wird, verläuft Schlaf nach dem Einschlafen nicht kontinuierlich, sondern periodisch. In jeder Periode sind mehrere Phasen mit zu- bzw. abnehmender Schlaftiefe zu beobachten. Eine Tiefschlafperiode dauert jeweils nur 30 bis 50 Minuten. Danach verflacht der Schlaf und es kommt zur Traumphase, für die ruckartige Bewegungen der Augenbulbi (Rapid Eye Movements) unter geschlossenen Lidern charakteristisch sind. Deshalb spricht man auch von REM-Schlaf, der sich durch ein Elektrooculogramm (EOG) exakt nachweisen läßt. Es erschien deshalb nur folgerichtig, diese und andere Bewegungen, die nachts z. B. beim Schlucken, ja selbst beim Atmen auftreten, zu registrieren. Denn daß die Wirkung des Aktivators von der Gesamtmotorik nicht unbeeinflußt bleiben kann, war von vornherein klar.

Es wurden gleichzeitig verschiedenartige Messungen mit und ohne Aktivator durchgeführt. Dabei wurden in bezug auf Bißsperrung und Bißverschiebung unterschiedlich konstruierte Aktivatoren benutzt. Auf diese Weise konnte geprüft werden, ob dadurch die Bewegungsmuster und die dabei am Aktivator meßbaren Kräfte beeinflußt werden.

Auf die komplizierte Meßtechnik soll hier im Einzelnen nicht eingegangen werden. Dehnungsmeßstreifen, die Dehnungen und Stauchungen in proportionale elektrische Widerstandsänderungen umwandeln, sowie eigens zu diesem Zweck entwickelte kleinste, auf magnetischer Basis arbeitende Kraft- bzw. Abstandsmeßdosen wurden nebeneinander oder nacheinander benutzt. Die Meßdaten wurden über sorgfältig isolierte Litzen von einem transportablen, im Schlafzimmer der Kinder aufgebauten Analog-Recorder polygraphisch aufgezeichnet und in der Klinik von einem Computer ausgewertet. Insgesamt wurden 118 nächtliche Registrierungen bei 15 Kindern durchgeführt. Zusätzlich wurden die Schlafbewegungen einiger Kinder mit einer Fernsehkamera aufgenommen, auf Videoband festgehalten und zu den intra- und extraoral gewonnenen Meßdaten in Beziehung gesetzt. In der Hauptsache wurden folgende Parameter erfaßt:

1. Vertikale und sagittale Kräfte am Aktivator, wobei statische (ohne Bewegung) und dynamische Kräfte (mit Bewegung) unterschieden wurden.
2. Vertikale Abstandshaltung der beiden Zahnreihen (Ausmaß der Ruheschwebe) mit und ohne Aktivator.
3. Bewegungen des Unterkiefers und des

Gesamtorganismus (letzteres durch Videoaufzeichnung und/oder durch Dehnungsmeßstreifen, die an den Federn der Matratze angebracht waren).
4. Schluckhäufigkeit und Schluckdauer mit und ohne Aktivator.
5. Schlaftiefe (durch EEG, EOG und EMG).
6. Isotonische und isometrische Muskelaktivitäten (durch EMG und Abstandsmessungen).

Die Untersuchung erbrachte in bezug auf die mechanische Wirkung des Aktivators ein kompliziertes, nicht leicht deutbares Bild. Von einer intermaxillären diagonalen Klemmwirkung als dem Hauptwirkungsprinzip kann im strengen Sinne schon deshalb nicht die Rede sein, als auf den Aktivator viel öfter muskuläre Bewegungsimpulse einwirken – und von ihm somit auch dynamische Kräfte ausgehen – als durch einfaches Beobachten und Registrieren schlafender Kinder mit und ohne Aktivator festgestellt werden kann. Diese dynamischen Kräfte lassen sich zwar besonders deutlich in den Einschlaf- und Aufwachphasen nachweisen, kommen aber auch in den anderen Schlafphasen vor, vor allem bei Körperbewegungen und beim Schlucken. Auf der anderen Seite sind fast immer auch statische Kräfte am Werk. Sie haben stets eine vertikale, transversale und sagittale Komponente, sind also vektorieller Art und entstehen durch Schwerkraft und Elastizität der Muskulatur. Sie sind deshalb in erheblichem Maße von der jeweiligen Kopfhaltung abhängig. Diese statischen Kräfte, die nur wenige Minuten, oft aber auch mehrere Stunden andauern, stellen eine Art Grundkraft dar. Sie ist auffallenderweise in Rückenlage geringer als in anderen Schlafpositionen und wird zumeist von dynamischen Kräften überlagert. Selbst im Tiefschlaf lassen sich leichte Unterkieferbewegungen nachweisen, wenn die Empfindlichkeit des Frequenzregistrators aufs höchste gesteigert wird. Diese Bewegungen verlaufen im Rhythmus der Atemfrequenz und entstammen somit den leichten Bewegungen, die der Unterkiefer im Schlaf auszuführen pflegt.

Die genannten Bewegungen dürfen insgesamt allerdings kaum im Sinne der Häupl'schen Funktionsstimulator-Theorie interpretiert werden. Denn selbst die gesteigerte Bewegungsfrequenz zu Anfang und Ende einer Schlafperiode ist nur bis zur Gewöhnung an ein neues Gerät vorhanden. Übrigens rufen auch alle Veränderungen am gewohnten Gerät, etwa durch Aktivierung von Schrauben oder von Bewegungselementen anderer Art erneut solche Steigerungen hervor, während von Anfang an zu exzentrisch gestaltete oder nicht passende Geräte häufig überhaupt nicht toleriert und in der Einschlafphase unbewußt entfernt werden. Die zu Anfang dieses Kapitels genannten, empirisch gewonnenen Konstruktionsprinzipien bestehen also zu Recht. Ist dagegen Gewöhnung eingetreten, besteht in der Bewegungsfrequenz des Unterkiefers zwischen Kindern mit und ohne Aktivator kein Unterschied mehr. Selbst Aktivatoren mit überhöhter Bißsperre führen nach der Gewöhnung – falls diese überhaupt erfolgt – zu keiner Frequenzsteigerung. Übrigens empfiehlt Sander für die Zeit der Gewöhnung einen Mittagsschlaf von 2–3 Stunden. Denn im Nachtschlaf ist die Einschlafphase erheblich auf Kosten der Tiefschlafphasen verlängert – Muskelaktivitäten und Schlafphasen sind ja eng korreliert – und es könnte deshalb zu einem Schlafdefizit für die Kinder kommen.

Bleibt die Frage, ob die fast immer vorhandene, wenn auch nach Richtung und Intensität wechselnde statische Grundkraft nicht doch ein wesentliches Wirkungsprinzip des Aktivators im Sinne intermaxillärer diagonaler Verklemmung bleibt, selbst wenn sie häufig von dynamischen Kräften überlagert wird. Sander bezweifelt das und zwar aus zwei Gründen: Einmal liegt der Aktivator nach seinen Untersuchungen in der Regel asymmetrisch im Munde; mit jeder Bewegung des Unterkiefers oder des Körpers rutscht er von einer asymmetrischen Position in eine andere. Deshalb werden kaum einmal alle Zähne gleichmäßig belastet und die insgesamt vom Aktivator ausgeübten Kräfte verteilen sich immer nur auf wenige Zähne, so daß auch relativ geringe Kräfte überschwellig, d. h. zum Gewebeumbau im Parodontium fähig werden. Zum anderen stellte er fest – und das ist das überraschendste –, daß fast immer eine Abstandshaltung der Zähne vom Aktivator besteht. Sie kann nur Bruchteile eines Millimeters, sie kann aber auch mehrere Millimeter betragen und wird als Schutzmechanismus durch Propriorezeptoren gedeutet, die die Parodontien vor Überlastung schützen.

Asymmetrische Lage und fast ständige Abstandshaltung zusammen lassen sich in der Tat mit der Vorstellung „Verklemmung" nicht vereinbaren. Allerdings treten hinsichtlich dieser Meßergebnisse vorerst noch gewisse Zweifel auf. Denn wie kann eine statische Grundkraft, die fast immer vorhanden ist, zustandekommen bzw. gemessen werden, wenn so selten Kontakt zwischen Zähnen und Aktivator besteht? Muß nicht mindestens beim Schlucken oder den vielen sonstigen Bewegungen des Unterkiefers Kontakt entstehen, weil der Distalbiß-Aktivator auf Grund seiner Bauart die Einnahme der bei diesen Kindern ja physiologischen Distalbißposition gar nicht zuläßt, sondern das Vorgleiten des Unterkiefers in die angestrebte Neutralbißposition erzwingt? Allerdings konnte Sander auch nachweisen, daß es während der Nacht, ohne Aktivator, Schluckakte gibt, bei denen kein Zahnkontakt vorhanden ist. Möglicherweise kann also die Abstützung des Unterkiefers gegen den Oberkiefer auch durch die Zunge erfolgen. Da jedoch artikuläre Umbauvorgänge nur bei exzentrischer Kondylenposition vorstellbar sind (s. Bd. 3), muß auf jeden Fall sichergestellt sein, daß diese exzentrische Position auch lange genug aufrecht erhalten bleibt. Falls aber intermaxilläre diagonale Klemmwirkung tatsächlich nur selten bestehen sollte, kann die exzentrische Unterkieferstellung vermutlich nur reflektorisch aufrecht erhalten werden. Anders ausgedrückt: schon nach kurzer Gewöhnungszeit stellt sich ein neues Regelkreisgefüge her; der Aktivator wirkt in ihm nicht mehr als Störgröße, sondern er ist „inkorporiert", d. h. selbst Teil eines neuen Regelkreissystems geworden. Der Unterkiefer und damit die beiden Kondylen stünden dabei „ungezwungen" in einer Position, die der späteren Neutralbißposition entspricht. Sobald die morphologischen und funktionellen Anpassungsvorgänge in den Gelenken und Parodontien abgeschlossen sind, der Aktivator abgesetzt wird und damit das eingespielte Regelkreissystem verläßt, wäre natürlich das erneute Einspielen eines Regelkreises nötig. In ihm müßte die inzwischen hergestellte neutrale Bißlage zunächst wiederum als Störgröße fungieren, bis auch sie „integriert" ist.

Ob die Untersuchungsergebnisse so interpretiert werden dürfen, stehe dahin. Sander selbst hält weitere Untersuchungen, speziell bei Verwendung anderer Behandlungsgeräte, für erforderlich. So kann die Frage der mechanischen Wirkung des Aktivators, vor allem im Hinblick auf seine sagittale Wirkungskomponente, noch immer nicht als ganz verstanden gelten.

3. Zusammenfassung

Somit können die eingangs gestellten Fragen wie folgt beantwortet werden:

1. Auch der Aktivator wirkt mechanisch, obwohl er keine Federn und Schrauben enthält. Er erzeugt Druck- und Zugzonen im Parodontium belasteter Zähne oder sorgt für vertikale Druckentlastung durch

Freischleifen. Die zur Druckausübung benötigten Kräfte entstammen dem Organismus und sind offenbar das Produkt von Schluckakten, Körperbewegungen, möglicherweise auch atemfrequenzsynchronen Unterkieferbewegungen und statischen Dauerkräften. Der Aktivator weckt sie, indem er den Unterkiefer in exzentrischer Lage hält, ob durch intermaxilläre diagonale Verklemmung oder reflektorisch im Sinne einer Störgröße in einem Regelkreissystem, ist noch unklar. Der Aktivator überträgt die von ihm geweckten Kräfte über die Zähne an den Ort des Gewebeumbaus. Dadurch daß Hubhöhe, Kraftintensität und Kraftrichtung als Folge von Körper-, Unterkiefer- und Zungenbewegungen häufig wechseln, sind Überlastungsschäden in der Regel nicht zu befürchten, allerdings auch nicht auszuschließen.

2. Der Aktivator verändert das reflektorische Verhalten im Bereich der Kaumuskulatur im Sinne einer Erhöhung der üblichen Muskelkontraktionsfrequenz nur zur Zeit der Gewöhnung an das neue bzw. das geänderte Gerät. Nur in dieser Zeit wirkt es also als Funktionsstimulator. Da es nachts in der Regel asymmetrisch im Munde liegt, kann von einer Doppelkonuswirkung bei den reflektorischen Zubeißbewegungen keine Rede sein: es werden immer nur einzelne Zähne oder Zahngrößen belastet. Beim bewußt kräftigen Hineinbeißen („Pressen") in den Aktivator nach den Hauptmahlzeiten ist das anders: solche „Preßübungen" werden empfohlen, um Rückanpassungen des vorher erweiterten oberen Zahnbogens zu verhindern.
3. Der Aktivator unterscheidet sich prinzipiell von allen bis dahin bekannten Gerätetypen – auch den schiefen Ebenen, obwohl diese ebenfalls rein „funktionell" wirkende Geräte sind. Denn der Aktivator benutzt körpereigene Kräfte unbewußt, eine schiefe Ebene mehr oder weniger bewußt beim Draufbeißen. Diese körpereigenen Kräfte sind von „künstlichen" ihrem Wesen nach nicht verschieden. Für die Parodontien und Kiefergelenke als die Haupterfolgsorgane ist die Herkunft der Kräfte gleichgültig.

g) Aktivatoren für besondere Aufgaben

1. Der Aktivator mit *Simons*-Schraube

Es wurde mehrfach darauf hingewiesen, daß die vorhergehende Ausformung der Einzelzahnbögen die Sicherheit und Schnelligkeit der Aktivatorwirkung verbessert und daß das Optimum seiner Wirkung zur Zeit des Zahnwechsels liegt: Die Aktivatorbehandlung sollte also bei Abschluß der zweiten Wechselgebißperiode, d. h. nach dem Durchbruch der oberen M_2, beendet sein.

Nun gibt es Fälle, wo von vornherein nur geringe Umformungen, vor allem mäßige Erweiterungen des oberen Zahnbogens, nötig sind, um den unteren Zahnbogen aufnehmen zu können, oder wo aus Zeitgründen die vollständige Erweiterung des oberen Zahnbogens nicht abgewartet werden soll. Dann empfiehlt sich die Verwendung einer Schraube nach *Simons*: Aussehen und Wirkungsweise gehen aus Abbildung 44 hervor. Da der Aktivator auch inmitten der Sperrzone durchschnitten werden muß, ist der Konstruktionsbiß höher als sonst zu nehmen. Das gilt besonders bei starker Ausprägung der *Spee*schen Kurve. Will man die Schraubenwirkung erhöhen, schleift man den Oberkieferteil des Aktivators zunächst nicht ein oder läßt mehrfach am Tage intensive Preßübungen machen.

2. Der Aktivator zur Progeniebehandlung

Es gibt zwei Typen, einen ohne und einen mit Sagittalschraube.

a) Der Progenieaktivator ohne Schraube wird benutzt, wenn verkehrt

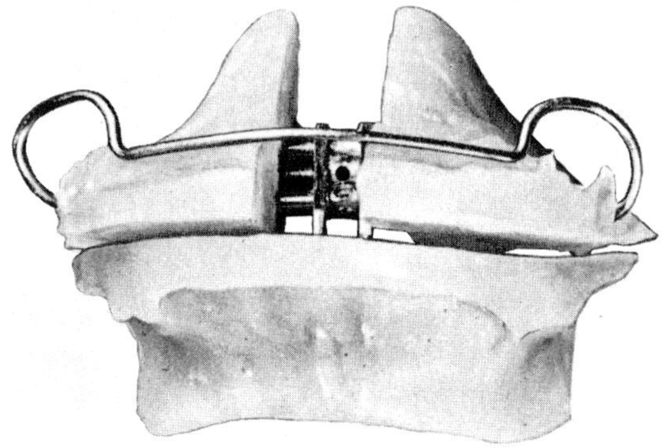

Abb. 44 *Aktivator mit aufgedrehter Simons-Schraube, nicht eingeschliffen. Die Schraube enthält zwei kräftige Metallsporne, die im unteren Aktivatorteil verankert werden. Auf diese Weise ist eine Erweiterung allein des oberen Zahnbogens möglich.*

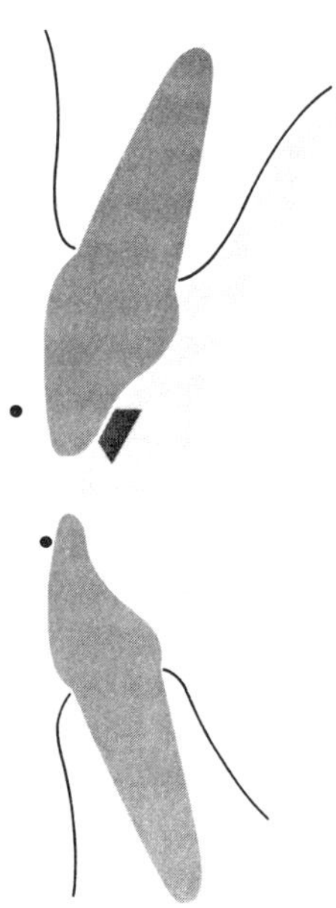

Abb. 45 *Beim Progenieaktivator wird hinter den unteren Schneidezähnen Platz gelassen, um die Zähne mit Hilfe eines Labialbogens zu retrudieren. Hinter den oberen Schneidezähnen werden Guttaperchakompressen aufgetragen, um sie zu protrudieren. Falls ein zweiter, oberer, Labialbogen angebracht wird, steht er von den Schneidezähnen etwas ab.*

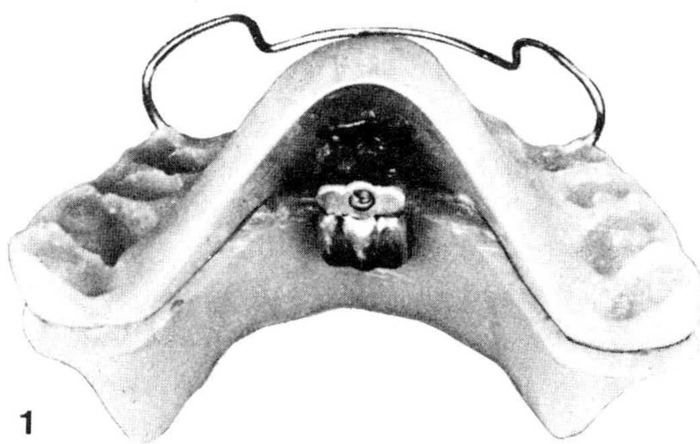

1

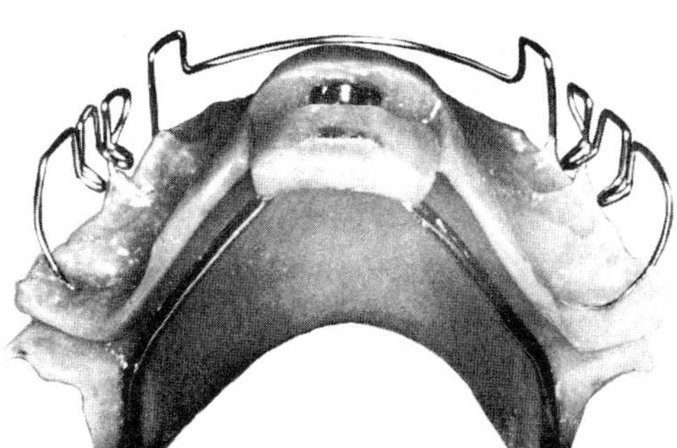

2

Abb. 46
1 *Progenieaktivator mit Spezialschraube nach W. Weise.*
2 *Progenieaktivator mit normaler Dehnschraube, Verbindungsbügeln und Pfeilklammern nach R. Fränkel.*

überbeißende Schneidezähne noch spontan oder mit leichter Nachhilfe des Behandelnden in Kopfbißstellung zurückbeißen können: Es liegt in der Regel also Neutralbiß oder nur mäßiger Mesialbiß vor.
Außerdem sollte knapper Überbiß oder gar offener Biß und nicht tiefer Biß bestehen – was auch für den Progenieaktivator mit Schraube gilt. Erst bei Besprechung der schiefen Ebene gehe ich auf die Gründe ein.
In dieser Kopfbißstellung wird Konstruktionsbiß genommen. Wegen des knappen oder fehlenden Schneidezahnüberbisses läßt man zubeißen, bis die Seitenzähne die Bißschablone erreichen.
Der nach diesem Konstruktionsbiß hergestellte Aktivator bewirkt infolge intermaxillärer Klemmwirkung Retrusionsbewegungen im Unterkiefer und Protrusionsbewegungen im Oberkiefer. Da es vor allem auf baldiges Überstellen der Schneidezähne ankommt, muß man zusätzlich alveoläre Bewegungen durchführen. Dazu wird der Labialbogen den unteren Schneidezähnen unter Spannung angelegt und hinter ihnen der Kunststoff bis in den Alveolarfortsatzbereich hinein ausgefräst. Die damit angestrebte Retrusion gelingt jedoch nur dann, wenn die Schneidezähne lückig stehen oder durch mesiales Beschleifen bzw. durch vorzeitige Extraktion der Milcheckzähne Lücken vorübergehend geschaffen werden können. Denn Retrusion bedeutet stets Verkürzung des Zahnbogens und somit Platzverlust. Der durch die Extraktion der c vorübergehend verlorene Platz wird später beim Ausfall der unteren m_2, die im Durchschnitt 2,5 mm breiter sind als ihre Ersatzzähne, ausgeglichen.
Der Protrusion der oberen Schneidezähne dienen am besten Guttaperchakompressen. Dazu werden jeweils in der ganzen Breite der zu protrudierenden Zähne und knapp unterhalb der Schneidekante, etwa 2 mm breite Hohlräume mit untersichgehenden Rändern in den Aktivator gefräst – unterhalb der Schneidekante, um einen langen und damit wirkungsvollen Kraftarm zu bekommen. In diese Hohlräume wird portionsweise erwärmte Plattenguttapercha gestopft, bis sie das ursprüngliche Niveau des Kunststoffes ein wenig überragt (Abb. 45). In jeder Sitzung wird entsprechend der inzwischen erfolgten Bewegung so viel Guttapercha nachgegeben, daß beim festen Zubeißen auf die abgekühlte Guttapercha der labiale Gingivalsaum etwas anämisch wird.
Auf einen Progenieaktivator wirken starke Kräfte ein. Denn der in maximaler Rückbißstellung gehaltene Unterkiefer will natürlich in seine Ruhestellung zurückgleiten. Um das zu verhindern, wird der die Seitenzähne schienenartig umfassende Kunststoff im Sperrzonenbereich nicht weggeschliffen. Im Gegenteil: Die letzten Oberkiefermolaren werden sogar noch distal-approximal mit Kunststoff gefaßt, damit der vom Unterkiefer nach vorn gedrückte Aktivator sich hier zusätzlich „verkrallen“ kann. Erst wenn korrekter Überbiß der Schneidezähne in sagittaler und vertikaler Richtung erreicht ist, sollte seitlich eingeschliffen werden, damit die Antagonisten sich „einspielen“, d. h. ihre Interkuspidation verbessern können.
b) Der Progenieaktivator mit Schraube. Er wird benutzt, wenn Kopfbißstellung nicht mehr eingenommen werden kann: Es besteht in der Regel also eine positive inzisale Stufe mit Mesialbiß unterschiedlicher Ausprägung.
In solchen Fällen kommt es darauf an, das Behandlungsziel etappenweise zu erreichen. Das geschieht mit Hilfe von Spezialschrauben, wie sie von *W. Weise* (1958) und *E. Frenzen* (1966) angegeben worden sind, oder unter Verwendung zweier Stahlbügel, wenn eine normale Drehschraube benutzt wird. Alle Schrauben haben die Aufgabe, die in der Sperrzone durchtrennten Aktivatorhälften in sagittaler Richtung zu verschieben und somit

den oberen Zahnbogen nach vorn und den unteren nach hinten zu bewegen. Einzelheiten ergeben sich aus Abbildung 46.
Die schienenartige Umfassung aller Seitenzähne in der Sperrzone ist natürlich ebenso wichtig wie beim Progenieaktivator ohne Schraube. Wegen der Druchtrennung in der Sperrzone muß der Konstruktionsbiß höher gewählt werden als beim schraubenlosen Typ. Im allgemeinen genügt ein Abstand der Seitenzähne von 4 bis 5 mm, weil die Durchtrennung nicht nach der Herstellung mit einer Säge, sondern während der Herstellung durch Zwischenlegen einer dünnen Schablone inmitten der Sperrzone erfolgt.
Auf die Protrusion der oberen Inzisivi durch Guttaperchakompressen und die Retrusion der unteren Inzisivi durch einen Labialbogen gemäß Abbildung 45 verzichtet man im allgemeinen so lange, bis beim Zubeißen Kopfbiß erreicht ist. Dann ist der korrekte Überbiß der Frontzähne in der letzten Behandlungsphase um so schneller erreicht.
Statt der in der Mitte des Aktivators einpolymerisierten *Weise*-Schraube, die den Zungenraum stark einengt, kann man sog. Reziprokschrauben benutzen, die paarweise links und rechts im Seitenzahngebiet einpolymerisiert werden. Es gibt weitere Modifikationen, die unerwähnt bleiben, weil sie prinzipiell nichts Neues bringen: Stets müssen die beiden Aktivatorhälften durch Schrauben in sagittaler Richtung bewegt werden. Mit jeder Schraubendrehung, die im allgemeinen nur alle 14 Tage möglich ist, wird von neuem eine maximale Rückbißposition erzwungen. Dabei darf es nur zu leichten Spannungsgefühlen im Gelenkbereich kommen. Treten Schmerzen auf, muß zurückgedreht und mit dem Weiterdrehen gewartet werden, bis keine Beschwerden mehr auftreten. Wichtig ist auch, den Aktivator soviel wie möglich am Tage tragen zu lassen, was häufig nicht befolgt wird. Deshalb bleibt das Behandlungsergebnis oft unbefriedigend, selbst wenn man zusätzlich eine Kopf-Kinn-Kappe tragen läßt – eine Maßnahme übrigens, deren Wert unterschiedlich beurteilt wird.

3. Der Aktivator zur Behandlung offener Bisse

Die Behandlung frontal offener Bisse kann einfach oder schwierig sein. Das hängt nicht nur vom Ausprägungsgrad ab, sondern auch vom ätiologischen Faktor und von den Begleitsymptomen. Letztere können sogar im Vordergrund stehen, etwa bei einer mit offenem Biß vergesellschafteten Progenie. Darauf wird auf Seite 189 näher eingegangen.
Hier geht es zunächst um das Wirkungsprinzip und die Formbesonderheiten des zur Behandlung frontal offener Bisse geeigneten Aktivators. Wiederum sollten die Einzelzahnbögen nach Länge und Breite vorher ausgeformt sein. Vor allem darf kein Engstand mehr bestehen, weil sich die Frontzähne sonst gegenseitig an der Verlängerung behindern.
Das Wirkungsprinzip dieses Aktivators besteht einmal darin, die verkürzten Frontzähne zur direkten Verlängerung zu bringen, d. h., das Längenwachstum des Alveolarfortsatzes, das durch periostalen und periodontalen Knochenanbau an Fundus und Limbus der Alveole bewirkt wird, zu steigern; zum anderen besteht es darin, die verlängerten oder scheinbar verlängerten Seitenzähne an der weiteren Verlängerung zu hindern. Das Einschleifen des Aktivators ist somit das Entscheidende. Es entspricht den beim Einschleifen des Distalbißaktivators beschriebenen Grundsätzen, nur daß hier umgekehrt die verkürzten Frontzähne von ihrer axialen Belastung befreit und die Seitenzähne belastet, d. h. von Kunststoff bedeckt bleiben. *Sander* (1980) empfiehlt das Einebnen des Kaureliefs; er schreibt: „Aktivatoren mit seitlichem Aufbiß, bei denen das Kaurelief erhalten bleibt, wirken wie ein Aktivator mit vergrößerter Bißsperre. Im Gegensatz zu diesem haben sie jedoch wegen der größeren Abstandshal-

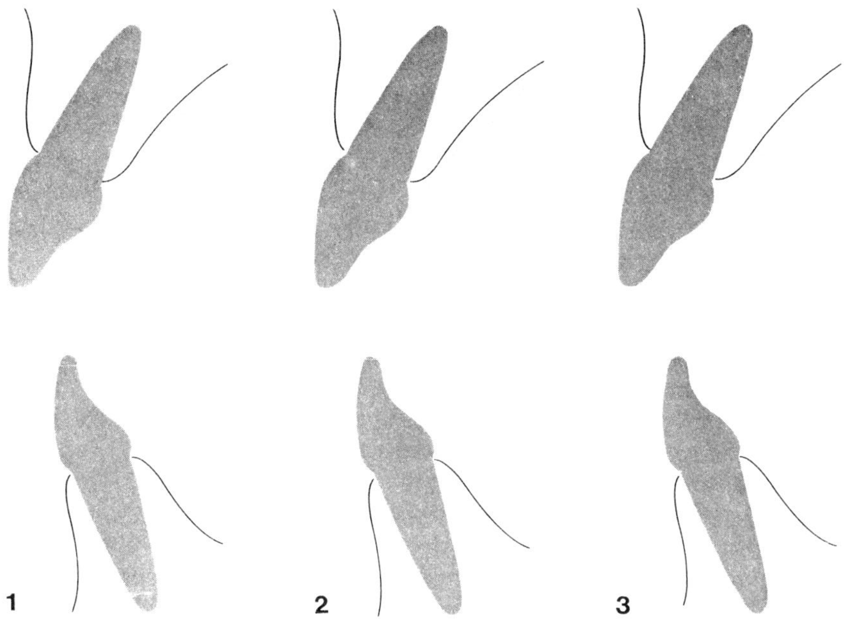

Abb. 47 *Zur Behandlung offener Bisse werden die Frontzähne durch weites Ausschleifen (1) entlastet, die Seitenzähne durch Belassen der Sperrzone belastet. Wurde vorher protrudiert, muß in Zahnhalshöhe ein Hypomochlion verbleiben (3). J. Eschler empfahl ein Ausschleifen entsprechend (2), weil er durch horizontale Kraftimpulse bei Bewegung des Aktivators die Verlängerungsneigung stimulieren zu können glaubte (s. Text).*

tung der Kiefer teilweise nur einen geringen oder gar keinen Kontakt zu den Seitenzähnen. Es kann daher empfohlen werden, bei Aktivatoren mit seitlichem Aufbiß den Kunststoff soweit zu equilibrieren, daß nur die Höcker der Zähne Kontakt mit dem Kunststoff haben, wenn auf den Aktivator komplett zugebissen wird." Wichtig ist auch, daß die Zunge nicht mehr zwischen die klaffenden Zähne geraten und als „Verlängerungsbremse" wirken kann: Der Aktivator muß vorn also geschlossen bleiben und darf hier nicht skelettiert werden.

Praktisch geht man so vor: Der Konstruktionsbiß wird in Neutralbißposition genommen – bei Mesialbiß in maximaler Rückbißposition. Die Sperrzone wird knapp gehalten, man läßt bis auf die Basisplatte durchbeißen. Nach Fertigstellung wird der Kunststoff über den nicht klaffenden Seitenzähnen belassen bzw. „equilibriert" (s. o.). Nur bei noch durchbrechenden Zähnen wird ausgefräst, um den Durchbruch bis ins Niveau der Okklusionsebene zu ermöglichen. Die Frontzähne werden ausgiebig, d. h. bis in den Alveolarfortsatzbereich hinein freigegeben (Abb. 47,1). Zwar wird behauptet, der Kunststoff dürfe vertikal nur unmittelbar über dem Tuberculum dentis weggefräst werden, um auf diese Weise horizontale Druckerschütterungen zu erhalten, die für das Längenwachstum der Alveolarfortsätze nach Abschluß der Wurzelbildungen von entscheidender Bedeutung seien (Abb. 47,2). Doch spricht die geänderte Vorstellung über die mechanische Wirkung des Aktivators ebenso dagegen wie die klinische Erfahrung. Allerdings empfiehlt sich völliges Freischleifen dann nicht, wenn vorher ein frontaler Engstand durch Protrusion beseitigt wurde. Denn dann pflegen sich die entlasteten Zähne nicht nur zu verlängern, sondern auch wieder zu verschachteln. Man schleift deshalb die Kronen nur knapp bis an den Zahnfleischrand heran frei und erhält sich so in Zahnhalshöhe ein Hypomochlion zur Sicherung gegen diese unerwünschte Nebenwirkung – nimmt dabei allerdings auch eine verzögerte Bißnivellierung in Kauf (Abb. 47,3).

Dieses Wirkungsprinzip wird von manchen Autoren für unvollständig gehalten. So wird auch eine intrudierende Wirkung auf die verlängerten Seitenzähne für möglich gehalten, vor allem dann, wenn durch Abschleifen des lateral anliegenden Kunststoffes für eine rein axiale Belastung gesorgt werde (*J. Eschler* 1952) oder wenn der Aufbiß aus weich bleibendem Kunststoff bestehe. Dieser weich bleibende Kunststoff soll vermutlich das Hineinbeißen angenehmer machen und damit die Vorkopfbelastung fördern. Doch dürften Versenkungen mit herausnehmbaren, diskontinuierlich wirkenden Kräften praktisch nicht möglich sein (s. Bd. 3).

Eine weitere Annahme geht dahin, daß der erhaltene Sperrzonenteil des frontal ausgeschliffenen Aktivators wie ein Hypomochlion für den als zweiarmigen Hebel aufgefaßten Unterkiefer als Ganzes wirke. Wie bei einer Wippe würde der vordere Hebelarm durch die Wirkung des M. orbicularis oris beim Mundschluß nach oben und der hintere mit den beiden Proc. condylares nach unten gezogen. Das bewirke vorn eine Annäherung der klaffenden Schneidezähne und hinten eine Entfernung der Kondylen aus der Gelenkgrube. Es komme auf diese Weise zur Verlängerung der Proc. condylares bzw. einer steileren Wachstumsrichtung durch funktionelle Anpassung an die Entlastung. Diese Kippung des gesamten Unterkiefers durch artikuläre Anpassung, u. U. noch gefördert durch Umbauvorgänge in den Kieferwinkeln, könnte die durch Freischleifen verursachte Verlängerung der Frontzähne unterstützen, ja sogar im Vordergrund der Aktivatorwirkung stehen (*H. W. Wunderer* 1961). Durch eine am Aktivator angebrachte Kinnpelotte soll diese Kippbewegung noch gesteigert werden können (Abb. 48), und zwar intensiver als durch eine zusätzlich zum Aktivator getragenen Kopf-Kinn-Kappe mit vertikalen Gummizügen.

Diese Annahme hat etwas für sich, wenn man daran denkt, daß Kieferchirurgen zur Reposition doppelseitig frakturierter und luxierter Kiefergelenkköpfchen eine Oberkieferplatte mit einem Aufbiß im Gebiet der letzten Molaren tragen lassen. Schon nach kurzer Zeit pflegen sich die Köpfchen spontan wieder aufzurichten, was kaum anders als durch eine Kippbewegung des Unterkiefers um den Aufbiß und die dadurch erreichte Entlastung der Gelenkköpfchen erklärt werden kann. Im Unterschied zu einer Aufbißplatte besteht beim Aktivator jedoch ein Aufbißplateau, das in der Regel mehrere Zähne belastet, weswegen eine Kippbewegung hier schwerer vorstellbar ist. So ist es also fraglich, ob und in welchem Ausmaß artikuläre Umbauvorgänge die alveolären Wachstumsvorgänge im Frontzahnbereich unterstützen.

h) Modifikationen des Aktivators

Es gibt eine Reihe von Aktivatormodifikationen, die nach Ansicht ihrer Erfinder das Tragen erleichtern, mangelhafte Wirkungen verbessern oder zusätzliche Aufgaben übernehmen sollen. Man faßt sie unter dem Begriff bimaxilläre Regulierungsapparate zusammen. Zu nennen wäre z. B. der offene Aktivator nach *G. Klammt* (1955): ein skelettierter, frontal von Kunststoff gänzlich freigehaltener Aktivator, der statt dessen „Führungsdrähte“ für die Frontzähne und

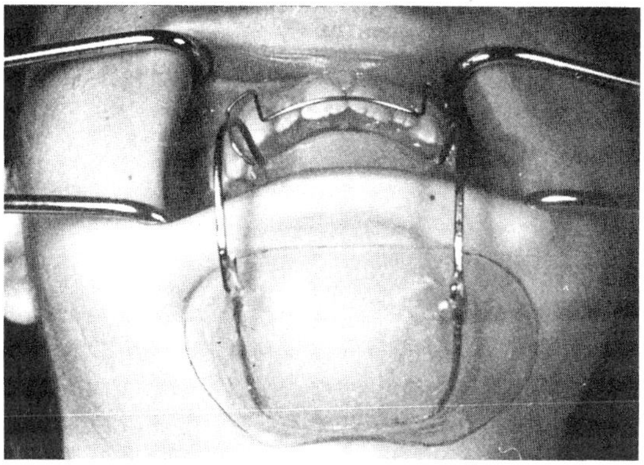

Abb. 48 *Aktivator mit Kinnpelotte nach H. W. Wunderer zur Behandlung offener Bisse. Frontzähne freigeschliffen gem. Abb. 47 (1).*

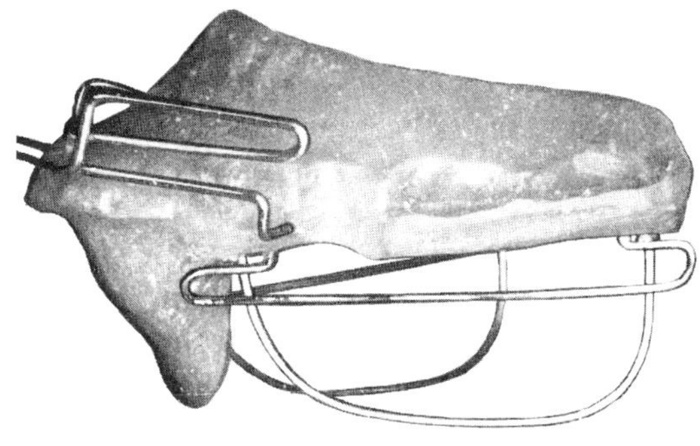

Abb. 49 *Funktionator nach J. Eschler. Der Kunststoff im Gebiet der unteren Seitenzähne ist durch sog. Belastungs- bzw. Führungsdrähte ersetzt.*

einen modifizierten, zum Abhalten der Wangen geeigneten Labialbogen enthält, der dem des Bionators entspricht (s. Abb. 51); oder der Funktionator nach *J. Eschler*, bei dem der untere Plattenteil des Aktivators durch zwei Drahtbügel ersetzt ist (Abb. 49). Der eine, 0,6 mm stark, liegt als sog. Belastungsdraht den Lingualflächen der unteren Seitenzähne an, der andere, 0,9 mm stark, verläuft in einigem Abstand vom Alveolarfortsatz oberhalb des Mundbodens. Ich gehe nicht näher darauf ein, weil diese Modifikationen bei der hier vorgeschlagenen Arbeitsteilung zwischen aktiver Platte und Aktivator unnötig sind. Ich beschränke mich statt dessen auf eine kurze, für die praktische Anwendung nicht ausreichende Beschreibung dreier Geräte, die trotz aller Verschiedenheiten des Aussehens auf den Aktivator zurückgehen. Denn die dauerhafte Verstellung des Unterkiefers gegenüber dem Oberkiefer mit Hilfe eines Konstruktionsbisses ist ein entscheidendes Element auch ihrer Wirksamkeit. Es sind dies Bionator, Gebißformer und Funktionsregler. Alle drei Geräte sollen ohne aktive Vorbehandlung alle anstehenden Aufgaben gleichzeitig lösen.

1. Der Bionator nach *Balters*

Der Bionator entspricht dem Aktivator am meisten; er ist von *W. Balters* (1950) entwickelt worden. Das sog. Grundgerät wird vor allem bei *Angle*-Klasse-II,1-Fällen, aber auch bei den sog. Kompressionsanomalien mit frontalem Engstand und Neutralbiß benutzt. Der Konstruktionsbiß wird möglichst in Abbißposition vorgenommen: Die Schneidezähne sollen sich bei eingesetztem Gerät und eingenommener Schlußbißlage berühren (Abb. 50). Es fehlt also im Unterkiefer eine „Kralle", die exzentrische Stellung des Unterkiefers wird allein durch die die Interdentalräume der Seitenzähne ausfüllenden Kunststoffpartien aufrechterhalten. Auch hinter den oberen Frontzähnen fehlt jeder Kunststoff, um der Zunge ihre gewohnte Orientierung am Gaumen zu erhalten. *Balters* schlug vor, zur besseren Abstützung des Gerätes den Kunststoff der Sperrzone über den Höckern der oberen Seitenzähne zu erhalten und nur im Unterkiefer – zur Bißnivellierung – zu entfernen. Doch muß man die Bewegungsrichtung nach bukkal hin freigeben, weil sonst die Erweiterung des oberen Zahnbogens

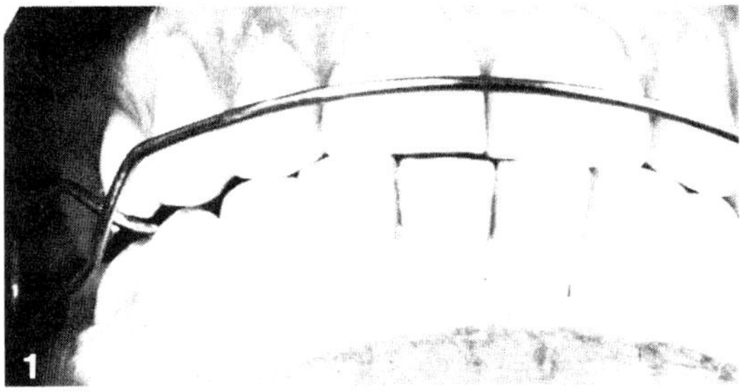

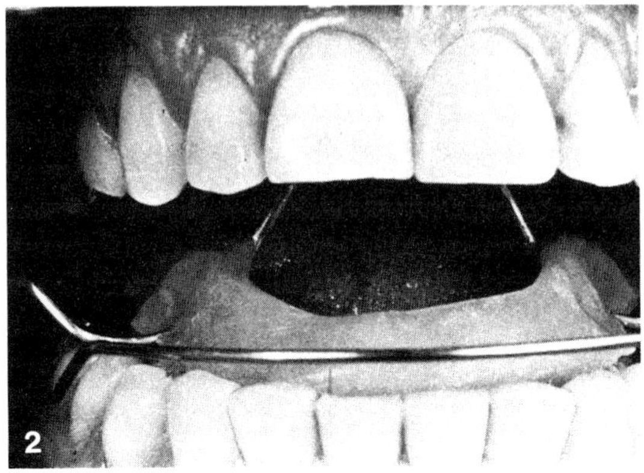

Abb. 50 *Bionator nach W. Balters im Munde (2). Der Konstruktionsbiß wird so niedrig gehalten, daß sich die Schneidezähne auch bei eingesetztem Gerät berühren (1).*

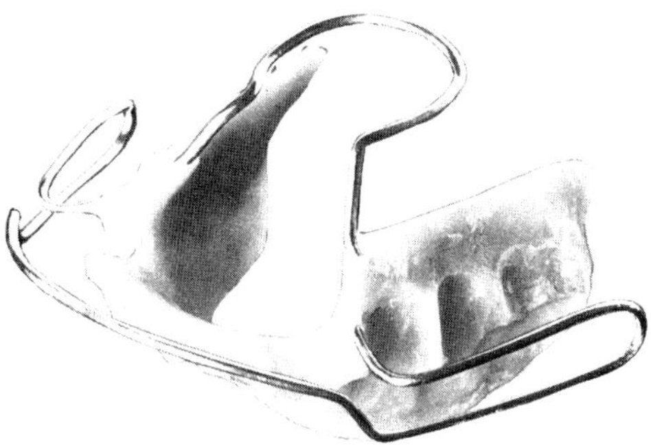

Abb. 51 *Bionator zur Behandlung einer Angle-Klasse II,1, sog. Grundgerät.*

nicht funktioniert, die ohne Vordehnung in Anpassung an die allmählich erfolgende mandibuläre Protrusionsbewegung nötig ist. Im übrigen kann man den Bionator ohne weiteres wie einen Distalbißaktivator einschleifen, wenn man die Einzelzahnbögen vorher ausgeformt hat.

Der Bionator unterscheidet sich vom Aktivator vor allem durch einen modifizierten, wegen seiner Länge aus 0,9 mm dickem, federhartem Draht gebogenen Labialbogen, der Lippenbügel mit Bukzinatorschlaufe genannt wird, sowie einen nach dorsal geschlossenen eiförmigen Zungenbügel aus 1,2 mm starkem, federhartem Draht, der etwa 1 mm von der Gaumenschleimhaut absteht (Abb. 51). Er soll weniger der Festigkeit des grazilen, die Gingiva der Seitenzähne nur 2–3 mm bedeckenden Gerätes als vielmehr der „Umerziehung" der Zunge dienen. Die Zunge hielt *Balters* für den entscheidenden Faktor der ganzen Gebißentwicklung und ihre Verlagerung – bewirkt vor allem durch eine Normalisierung der „Mundraumfunktion" – für den entscheidenden Faktor bei der Behandlung aller Dysgnathien. Ich gehe darauf nicht ein, auch nicht auf die noch weitergehende Vermutung, daß der Bionator selbst die Kopf- und Körperhaltung in günstiger Weise beeinflusse; es gibt dafür keine stichhaltige Begründung und erst recht keinen Beweis.

Der Bionator dieses Types kann mit Vorteil an Stelle des Distalbißaktivators verwendet wer-

den, wenn er, z. B. bei älteren Patienten, länger als zwei bis drei Stunden am Tage getragen werden soll. *Balters* forderte ganztägiges Tragen – m. E. der entscheidende Punkt der oft guten und schnellen Wirkung. Seine grazile, das Gaumengewölbe weitgehend frei lassende Form erleichtert das Tragen tagsüber und behindert selbst das Sprechen nach kurzer Gewöhnung nur wenig.
Neben dem Grundgerät gibt es das sog. Umkehrgerät zur Behandlung der Progenie und das Abschirmgerät zur Behandlung des frontal offenen Bisses. Letzteres entspricht praktisch dem Grundgerät, nur daß sich hinter den oberen Frontzähnen Kunststoff befindet, der, wie ein Aktivator zur Behandlung offener Bisse auch, die Zunge daran hindert, sich zwischen die klaffenden Frontzähne zu legen; die Sperrzone im Gebiet der Seitenzähne bleibt ebenso erhalten.
Beim Umkehrgerät zur Behandlung der Progenie wird der Konstruktionsbiß wie beim Progenieaktivator in maximaler Rückbißposition genommen. Der Lippenbügel liegt den unteren Schneidezähnen an, und der Zungenbügel, der distal in Höhe der M_1 bzw. M_2 einmündet, ist nach vorn geschlossen. Dadurch soll die Zunge nach rückwärts orientiert werden. Einzelheiten der Herstellung und der Konstruktionsprinzipien sind in dem Lehrbuch „Praktische Kieferorthopädie" von *F. Ascher* (1968) zu finden; von *Balters* selbst kenne ich keine entsprechende Publikation.
Unterscheidet sich der Bionator in Form und Zurichtung nur in Details vom Aktivator, so ist das bei den folgenden Gerätetypen deutlich anders.

2. Der Gebißformer nach *Bimler*

Der Gebißformer, 1949 von *H. P. Bimler* in seiner Urform erstmalig beschrieben und in den folgenden Jahren zur Standardform entwickelt, ist im Gegensatz zum starren Aktivator ein elastisches, weitgehend aus 0,9 mm starken Drähten bestehendes Gerät. Vom Kunststoff des Aktivators sind nur zwei palatinal liegende Führungsflügel und die Kralle für die unteren Schneidezähne übriggeblieben, Käppchen genannt. Die Verbindung dieser drei Kunststoffteile erfolgt über einen bis an den P_2-Bereich geführten Labialbogen, der, zurücklaufend, hinter den oberen C die Zahnreihe überquert und in die Führungsflügel einmündet; und zum anderen über zwei Drahtbögen, die vom Käppchen aus nach distal laufen und hinter den letzten Molaren bogenförmig nach oben geführt werden, um dort ebenfalls von distal her in die beiden Führungsflügel einzumünden. Diese beiden unteren Drahtbügel liegen den unteren Seitenzähnen etwas unterhalb ihres Äquators an.
Das Kunststoffkäppchen über den unteren Schneidezähnen ist 1953 zum Drahtkäppchen reduziert worden, um fehlerhafte Schneidezahnstellungen ebenfalls korrigieren zu können. Auch wurden weitere, von Fall zu Fall austauschbare Einzelelemente entwickelt, die zur Korrektur bestimmter Fehlstellungen geeignet sind (Abb. 52).
Bimler hat seine Geräte – es gibt neben dem Standardgerät zur Behandlung der *Angle*-Klasse II,1 noch ein Deckbiß- und ein Progeniegerät – als Reizkörper bezeichnet, die als Folge ihrer Elastizität unwillkürliche Muskelreaktionen im Sinne von Bewegung des Unterkiefers geradezu provozieren. Transversale Bewegungen werden dabei zur Erweiterung der Zahnbögen ausgenutzt, wobei die Druckwirkung im Ober- und Unterkiefer reziprok erfolgt (Abb. 53). Vertikale Unterkieferbewegung wird dagegen zur Streckung der Zahnbögen und gleichzeitig zur Bißnivellierung benutzt, vor allem beim Deckbißgerät, das an Stelle des Labialbogens einen palatinal liegenden Streckbogen aufweist.
Bewußt oder reflektorisch erzeugte Bewegung des Unterkiefers scheint somit ein

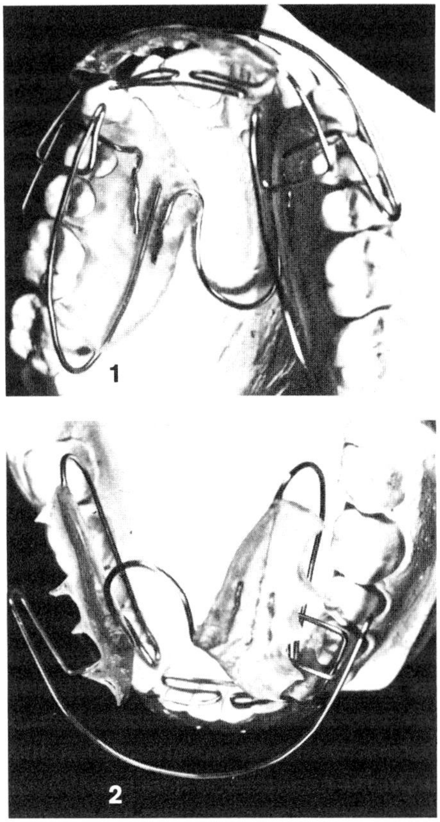

Abb. 52 *Elastischer Gebißformer nach H. P. Bimler auf dem Oberkiefermodell (1) und auf dem Unterkiefermodell (2).*

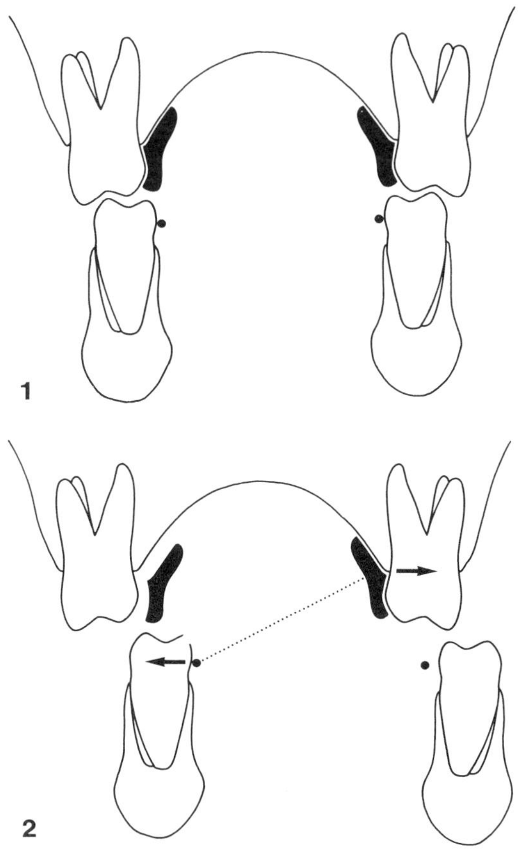

Abb. 53 *Wirkungsmechanismus des elastischen Gebißformers bei Lateralbewegung des Unterkiefers.*
1 In Ruhestellung keine transversale Druckwirkung.
2 Bei Lateralverschiebung des Unterkiefers reziproke Druckwirkung auf die oberen linken und die unteren rechten Seitenzähne. Bei Rechtsverschiebung kommt es entsprechend im oberen rechten und unteren linken Seitenzahnbereich zur Druckwirkung (nicht dargestellt).
Aus H. P. Bimler: Kieferorthopädie mit Gebißformern, 1953.

wichtiges Wirkungsprinzip des Gebißformers zu sein. Man könnte von einer Art Tag-Gerät sprechen, weil, wie beim Aktivator auch, solche Bewegungen nachts, jedenfalls im Tiefschlaf, zu selten erfolgen dürften. Entscheidend für die nächtliche Wirkung kann nur die Aufrechterhaltung der exzentrischen Unterkieferstellung sein, wie diese auch zustande kommen mag. Da der Gebißformer den sich langsam verändernden Gebißverhältnissen entsprechend nachgestellt werden soll und außer beim Essen dauernd getra-

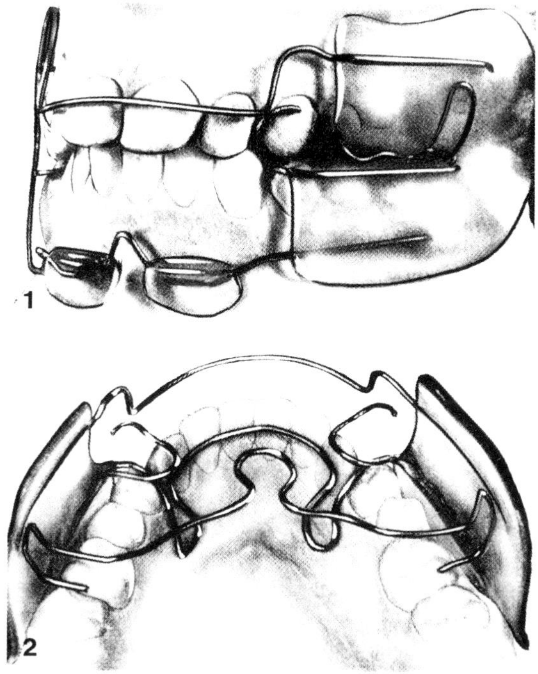

Abb. 54 *Funktionsregler nach R. Fränkel mit Seitenschildern und Kinnpelotten. Der Mundvorhof dient als apparative Basis.*
Aus R. Fränkel: Funktionskieferorthopädie und der Mundvorhof als apparative Basis, 1967.

gen wird, zumal er nach kurzer Gewöhnung beim Sprechen wenig hindert, sind mit ihm ausgezeichnete Ergebnisse in relativ kurzer Zeit zu erzielen. Allerdings ist das Nachstellen nicht problemlos, weil unerwünschte Nebeneffekte auftreten können. Da auch die Bruchgefährdung groß ist, sollte man als Anfänger vorsichtig sein. Einzelheiten der Herstellung, der Konstruktionsprinzipien und des Nachstellens sind von *Bimler* in mehreren Publikationen zwischen 1949 und 1953 dargestellt worden.

3. Der Funktionsregler nach *Fränkel*

Der Funktionsregler, von *R. Fränkel* 1962 erstmals beschrieben, wurde 1967 in einer Monographie „Funktionskieferorthopädie und der Mundvorhof als apparative Basis" in allen Einzelheiten dargestellt. Der Grundgedanke war, „den Schwerpunkt unseres Denkens von der Form auf die Funktion zu verlegen", vor allem die Wangen-, Lippen- und Zungenmuskulatur zu trainieren und dazu ein Übungsgerät zu entwickeln, das den Mundraum nicht einengt und der Zunge die volle Bewegungsmöglichkeit erhält. Der Plattenteil des Gerätes wurde deshalb im Vestibulum untergebracht. Auf Abbildung 54 ist das Grundgerät, Funktionsregler Typ I genannt, dargestellt. Es besteht aus zwei Kunststoffseitenschilden, die distal der C beginnen, bis zum Ende des Vestibulums reichen und alle Drahtelemente aufnehmen und fixieren. Diese Drahtelemente verlaufen in Form eines oberen Labialbogens vestibulär und in Form je eines Lingual- und Palatinalbügels oral. Außerdem gibt es Eckzahndorne vor den oberen C und Auflagedorne an den unteren M_1 zur Lagestabilisierung.

Eine Besonderheit sind zwei Unterlippenpelotten links und rechts vom Unterlippen-

bändchen. Sie sollen, indem sie die Umschlagfalte vom Alveolarfortsatz bzw. vom Periost abziehen, für Knochenanbau bzw. eine sagittale Nachentwicklung der unteren apikalen Basis sorgen, den unteren Schneidezähnen auf diese Weise genügend Platz zur korrekten Einstellung verschaffen und außerdem helfen, Spannungszustände im Bereich der Unterlippe auszugleichen, die sich klinisch als „Unterlippenlutschen“ äußern sollen. Um diese Zugwirkung zu erreichen, müssen die Pelotten vom Alveolarfortsatz abstehen und tief in die Umschlagfalte hineinreichen. Dazu wird das Modell durch Radieren entsprechend verfälscht, was anfangs zu Druckstellen durch die Pelotten führen kann. Das Gerät soll deshalb bis zur Gewöhnung nur stundenweise und erst danach dauernd getragen werden.
Dieser FR I kann mit Hilfe zusätzlicher Drahtschlaufen und von Schrauben in den Seitenschildern der jeweiligen Aufgabe entsprechend modifiziert werden. Wie beim Gebißformer gibt es für Deckbiß und Progenie Spezialgeräte. Ich gehe wiederum nicht näher darauf ein, weil Herstellung und Handhabung für einen nicht speziell Geschulten schwierig sind und Biegungen an einem Drahtteil hier unerwünschte Folgen – im Sinne von Spannungsreaktionen – dort bewirken können.
Auch mit dem Funktionsregler lassen sich ausgezeichnete Behandlungsergebnisse erzielen, wie nicht nur *Fränkel* selbst gezeigt hat. Vor allem scheint er in der Lage zu sein, die apikale Basis in erkennbarem Umfang zu vergrößern. *Fränkel* führt das auf periostale Zugspannungen in Höhe der apikalen Basis zurück, die durch die abstehenden Lippenpelotten bzw. Seitenschilde erzeugt werden. Zugspannungen dieser Art sollen jenes kollagene Gerüst erzeugen, das nach *K. Altmann* (1950) als Leitstruktur zur Bildung von Bindegewebsknochen erforderlich ist (s. Bd. 3).

3. Die schiefe Ebene

Schiefe Ebenen haben die Aufgabe, verkehrt überbeißende obere Frontzähne überzustellen, d. h. über ihre Antagonisten zu heben. Sieht man vom Holzspatel ab, gibt es zwei Modifikationen: die festsitzende (einzementierte) und die herausnehmbare schiefe Ebene.

a) Die festsitzende schiefe Ebene

Die festsitzende schiefe Ebene, von *L. J. Catalan* (1808) Planum inclinatum genannt, wird mindestens seit dem 18. Jahrhundert (*P. Fauchard* 1728; *J. Hunter* 1771) als kieferorthopädisches Behandlungsmittel benutzt. Sie wird mit Hilfe einer Schiene an den Zähnen des Unterkiefers befestigt. Früher aus Metall getrieben oder gegossen, dann aus Kautschuk vulkanisiert, wird sie heute aus Kunststoff hergestellt. Aus Abbildung 55 geht ihre Bauart hervor. Bevor dazu noch einige Erläuterungen gegeben werden, ist es zweckmäßig, sich über den Wirkungsmechanismus zu verständigen.
Die schiefe Ebene ist ein funktionskieferorthopädisches Gerät im strengen Sinne des Wortes: Nur durch Zubeißen wird die Kraft erzeugt, die zu den Parodontien der aufbeißenden Zähne geleitet wird, um dort die gewünschten Umbauvorgänge auszulösen. Diese Kraft wird von der schiefen Ebene vektoriell verteilt und hat sowohl intrudierende wie protrudierende Wirkung. Da es auf letzteres allein ankommt, muß die schiefe Ebene so steil wie möglich sein. Optimale, d.h. schnellste Wirkung wird erreicht, wenn man der im Laboratorium zunächst mit einem Winkel von etwa 45° zur Kauebene modellierten schiefen Ebene im Munde des Patienten durch Beschleifen oder mit einem Autopolymerisat den maximal möglichen Steilheitsgrad gibt: Er ist je nach Achsenstellung der überzustellenden Zähne verschieden (Abb. 56).

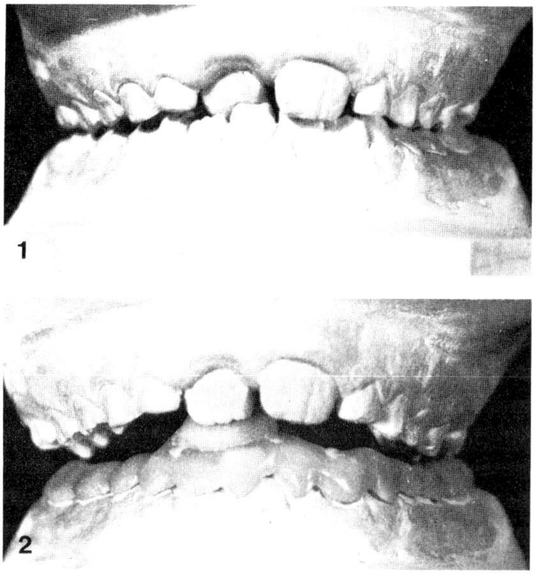

Abb. 55 *Festsitzende schiefe Ebene zur Überstellung eines oberen I_1. Alle unteren Zähne sind in der Schiene blockartig zusammengefaßt.*

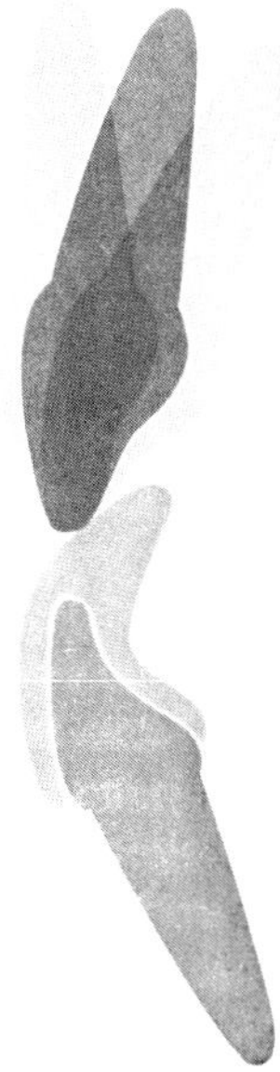

Abb. 56 *Der Neigungsgrad der schiefen Ebene hängt vom Neigungsgrad der überzustellenden Zähne ab. Durch Beschleifen oder Auftragen von Kunststoff ist die schiefe Ebene so steil wie möglich zu gestalten, um die Überstellung zu beschleunigen.*

Schnelle Wirkung ist aus zwei Gründen nötig: Erstens schränkt das Gerät die Kaumöglichkeit drastisch ein; alle nicht überzustellenden Zähne verlieren ihren Antagonistenkontakt, weil die schiefe Ebene gerade so hoch und so breit sein muß, daß allein die überzustellenden Zähne belastet werden – ihre Größe wechselt also entsprechend der Zahl der überzustellenden Zähne. Zweitens verlängern sich die entlasteten Zähne schnell, genauso wie im Aktivator freigeschliffene Seitenzähne. Es kann u. U. also zum frontal offenen Biß kommen, worauf ich zurückkomme.

Neben dem Neigungsgrad der schiefen Ebene ist schnelle Wirkung von drei weiteren Faktoren abhängig, sieht man von der Länge der überzustellenden Zähne bzw. dem Längenverhältnis von klinischer Krone und Wurzel (Kraftarm:Lastarm) einmal ab:

1. Die Zahl der überzustellenden Zähne. Gleichbleibende Kraftintensität beim Draufbeißen vorausgesetzt, wird die im Parodontium erzeugte Druck- und Zugintensität mit zunehmender Zahl der Zähne geringer. Zum Schluß bleibt jede Wirkung aus, weil die Kraft unterschwellig wird. Umgekehrt sind bei abnehmender Zahnzahl und gleichbleibender Kraftintensität Überlastungsschäden zu befürchten. Tatsächlich scheinen sie jedoch nicht aufzutreten, weil der sensorische Apparat des Parodontiums reflektorisch für Kraftminderung sorgt. Auf Grund klinischer Erfahrungen lassen sich bis zu vier bleibende Schneidezähne gleichzeitig überstellen; bei mehr Zähnen tritt keine bzw. keine hinreichend schnelle Wirkung ein.

2. Die Länge des bis zum Überstellen zurückzulegenden Weges. Je kürzer der

Weg, desto schneller die Wirkung. Da Schnelligkeit erforderlich ist, verbietet sich die Anwendung schiefer Ebenen bei positiver inzisaler Stufe – von Stufen geringen Ausmaßes abgesehen, die noch Kopfbißstellungen erlauben. Es ist also manchmal nötig, die überzustellenden Zähne zunächst mit aktiven Platten bis zum Kontakt zu bringen und sie erst dann mit einer schiefen Ebene überzustellen.

3. Die Freiheit der Bewegungsrichtung. Die überzustellenden Zähne sind wegen Platzmangels gelegentlich verschachtelt, Teile ihrer Kronen überlappen sich. So kann die schiefe Ebene einmal nicht alle Zähne voll erreichen, und zum anderen werden die voll erreichten Zähne von den sie überlappenden Zähnen in ihrer Bewegung behindert: Die Überstellung gelingt nicht oder wird verzögert. Es ist also erforderlich, frontalen Engstand vorher zu beseitigen.

Der beim Zubeißen auf die Schiene erzeugte Druck (actio) erzeugt einen gleich großen Gegendruck (reactio). Dieser Gegendruck wird von den die Schiene tragenden Unterkieferzähnen aufgefangen und auf die Kiefergelenke weitergeleitet. Sollen die druckauffangenden Zähne nicht auch bewegt bzw. gelockert werden, muß das Prinzip der stationären Verankerung Anwendung finden: Es müssen stets mehr Unterkieferzähne in der Schiene gefaßt und zu einem Widerstandsblock vereinigt werden, als Oberkieferzähne übergestellt werden sollen.

Im allgemeinen genügte die Umfassung der unteren sechs Frontzähne, um ein bis vier obere Schneidezähne überzustellen. Beobachtungen über schnelle Verlängerungen der oberen und unteren Seitenzähne bzw. das Vorhandensein frontal offener Bisse bei Abnahme solch kurzer Schienen haben uns jedoch veranlaßt, grundsätzlich alle Unterkieferzähne in die Schiene einzubeziehen, wenn mehrere Schneidezähne überzustellen sind. So wird wenigstens die Verlängerung der unteren Seitenzähne verhindert und ein offener Biß wird entsprechend später bzw. seltener auftreten.

Die Grenze der Schiene liegt bei Kindern mit noch kurzer klinischer Krone etwa 1 mm vom Zahnfleischrand entfernt, um parodontalen Schäden vorzubeugen und übergequollene Zementreste nach dem Zementieren leicht entfernen zu können. Bei Erwachsenen überragt die Schiene knapp den sog. Äquator der Zähne. Um das Einzementieren zu erleichtern, kann man okklusal zwei bis drei Löcher von etwa 3 mm Durchmesser in die Schiene bohren, aus denen der unter Druck stehende Zement entweicht. Außerdem kann man so prüfen, ob die Schiene tief genug gedrückt wurde und einwandfrei sitzt.

Das Überstellen der im Zwangsbiß stehenden Zähne dauert in der Regel 10 bis 20 Tage. In dieser Zeit sollte möglichst zweimal je Woche kontrolliert werden. Es wird jedesmal geprüft, ob die Überstellung bereits erfolgt ist oder nicht. Im Zweifelsfall nimmt man nicht gleich die Schiene ab, sondern fräst von der schiefen Ebene so viel ab, bis beim Zubeißen die Überstellung einwandfrei erkannt wird. Andernfalls muß erneut ein Autopolymerisat aufgetragen werden. Auch prüfe man, ob noch alle Seitenzähne sperren, weil nur dann die schiefe Ebene wirkt. Um das Tragen zu erleichtern, sollte man das Ausmaß der Sperrung so gering wie möglich halten: Wegen des Effektes der indirekten Verkürzung beim Überstellen muß man u. U. die Höhe der schiefen Ebene im Laufe der Behandlung steigern.

Nach Abnahme der Schiene ist öfter ein offener Biß im Seitenzahngebiet vorhanden. Er schließt sich schnell spontan, weil sich die übergestellten, aber noch vorzeitig Kontakt findenden Schneidezähne gegenseitig beeinflussen und ausweichen, bis der Seitenzahnkontakt wiederhergestellt ist (s. Abb. 120).

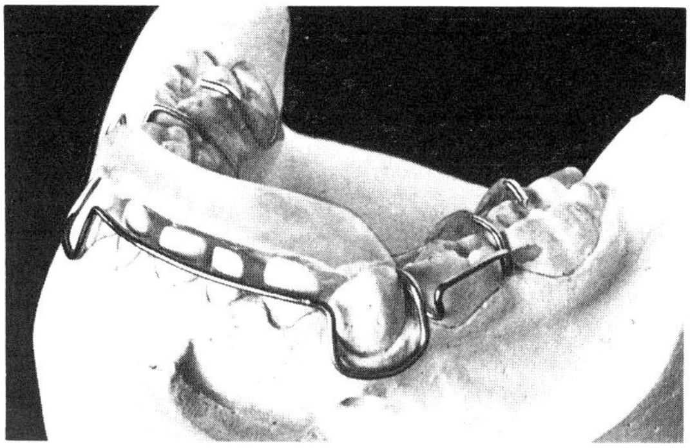

Abb. 57 *Abnehmbare schiefe Ebene auf Unterkiefermodell. Sie stützt sich auf den Höckerspitzen der c und auf Abstützdornen an den m_2 ab. Die unteren Schneidezähne werden mit Hilfe des Labialbogens retrudiert, um die Überstellung der oberen Schneidezähne durch die schiefe Ebene zu beschleunigen (s. Abb. 58).*

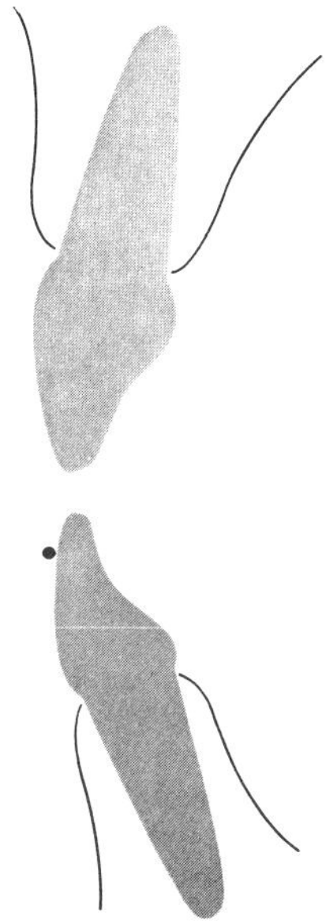

Abb. 58 *Zur Retrusion der unteren Schneidezähne ist der Kunststoff hinter ihnen zu entfernen.*

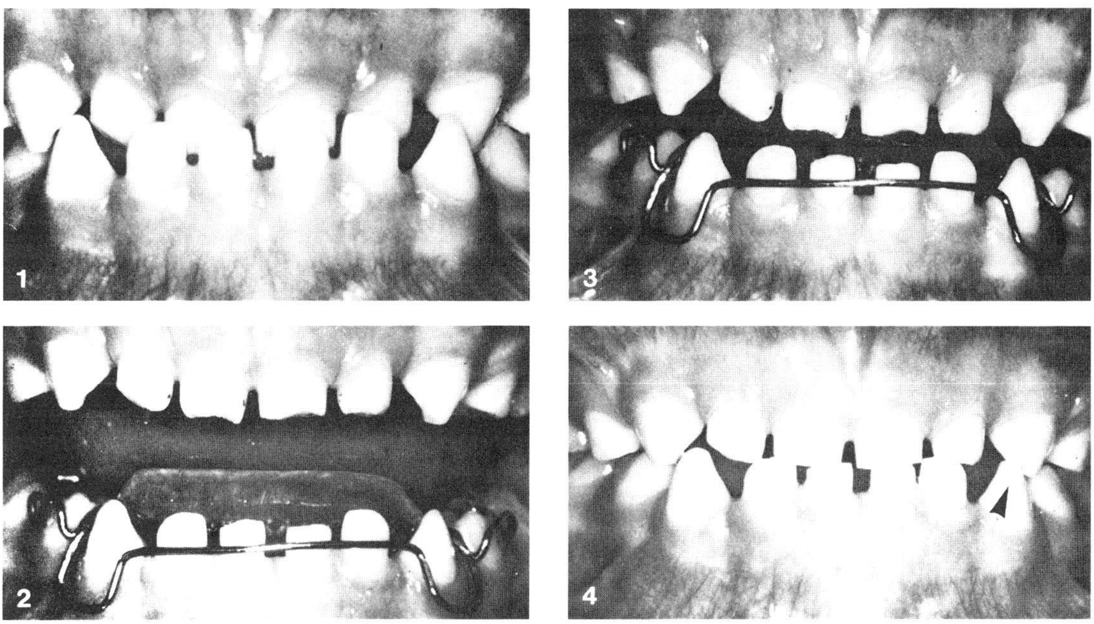

Abb. 59 *Überstellung verkehrt überbeißender Frontzähne mit Hilfe einer abnehmbaren schiefen Ebene. Dauer der Behandlung: drei Wochen. Die bei Behandlungsende (4) verbliebene Zwangsführung (Pfeil) ist durch Beschleifen zu beseitigen.*

b) Die abnehmbare schiefe Ebene

Sie hat die festsitzende weitgehend verdrängt. Denn da sie die unteren Schneidezähne gleichzeitig retrudiert, schafft sie die Überstellung in kürzerer Zeit: Die überzustellenden Zähne kommen sich gewissermaßen auf halbem Wege entgegen. Darüber hinaus kann sie ungleichmäßige Stellungen der unteren Schneidezähne korrigieren, die die festsitzende schiefe Ebene fixieren würde. Auch läßt sie weiteres Wachstum der Schneidezähne zu, wenn es noch nicht abgeschlossen sein sollte.

Wie aus Abbildung 57 hervorgeht, handelt es sich um eine aktive Platte, an der vorn eine schiefe Ebene angebracht ist; deren Größe und Neigung entsprechen der der zementierten schiefen Ebene. Zur Retrusion mit dem Labialbogen muß hinter den unteren Schneidezähnen Platz sein: Man trägt hier zum Hohllegen Wachs in einer Stärke von etwa 1,5 mm auf oder macht den Plattenkörper so dick, daß er später entsprechend weit ausgefräst werden kann (Abb. 58).

Diese Retrusionsbewegung der unteren Schneidezähne ist nur möglich, wenn genügend Platz zur Verfügung steht. Sind primär keine Lücken vorhanden, schafft man sich vorübergehend welche durch Beschleifen oder auch vorzeitiges Extrahieren der unteren c. Der durch die Extraktion verlorene Platz wird später durch Ausnutzung des Breitenunterschiedes zwischen m_2 und P_2 zurückgewonnen, wozu die M_1 an Ort und Stelle zu halten sind: Es muß nach erfolgter Überstellung der Schneidezähne also weiterhin eine Platte getragen werden, bis der Zahnwechsel beendet ist.

Die Platte der abnehmbaren schiefen Ebene hat, genauso wie die Schiene bei der zementierten schiefen Ebene, die Aufgabe, den beim Zubeißen erzeugten Druck auf die Unterkieferzähne zu übertragen. Dazu kann man alle Seitenzähne okklusal von einer dünnen Kunststoffschicht bedeckt lassen. Zweckmäßiger ist es aber, auf jeder Seite Abstützdorne anzubringen, in der Regel auf den m_1 bzw. P_1 und den M_1. So kann man sowohl die Aufbißhöhe der schiefen Ebene niedrighalten als auch den einwandfreien Sitz der Platte besser kontrollieren. Als Halteelemente werden die üblichen Klammern verwandt.

Die Benutzung der abnehmbaren schiefen Ebene setzt zuverlässige Mitarbeit voraus: Sie muß dauernd getragen werden, auch beim Essen. Sonst würde die Belastung beim Kauen die überzustellenden Zähne immer wieder in die ursprüngliche Lage pressen, was Lockerung durch „Jiggling" verursachen könnte. Man muß diesen Punkt mit Eltern und Patienten vorher besprechen, dann treten kaum Schwierigkeiten auf – selbst nicht bei erst drei- bis vierjährigen Kindern mit Progenie, wo die abnehmbare schiefe Ebene ein geradezu ideales, weil schnell und zuverlässig wirkendes Behandlungsmittel ist (Abb. 59).

Zum Schluß noch ein Wort zur artikulären Wirkung der schiefen Ebene. Oben wurde gesagt, daß der beim Zubeißen auftretende Druck von den Unterkieferzähnen aufgenommen und über Corpus und Ramus auf die Kiefergelenke weitergeleitet werde. So sind artikuläre, die parodontale Wirkung unterstützende Umbauvorgänge möglich, wie sich aus sagittalen Verschiebungen der Seitenzähne während der Behandlung ablesen läßt. Sie gleichen sich aber relativ schnell spontan wieder aus. Nach der Behandlung stellen die übergestellten oberen Inzisivi eine natürliche Wachstumsbremse für den Unterkiefer dar – und zwar um so mehr, je stärker der tiefe Biß vorher war bzw. nach dem Überstellen noch ist. Ein mit tiefem Biß vergesellschafteter „Kreuzbiß in der Front" ist prognostisch also günstiger als einer mit normalem oder gar knappem Überbiß. Bei der Besprechung von Behandlungsbeispielen komme ich darauf zurück (S. 189).

5. Kapitel

Die Zahnextraktion als kieferorthopädische Behandlungsmaßnahme

1. Einführung

Die Extraktion bleibender Zähne ist eine gebißverstümmelnde Maßnahme – von der Extraktion überzähliger Zähne abgesehen. Sie verliert diesen Charakter im dysgnathen Gebiß, wenn die Lücke alsbald von den benachbarten Zähnen geschlossen wird und dabei deutliche Stellungsverbesserungen in ästhetischer und/oder funktioneller Hinsicht auftreten. Ob das mit Hilfe von Apparaten oder spontan geschieht, ist an sich gleichgültig – wenn letzteres natürlich auch anzustreben ist. Man spricht bei gezieltem Einsatz derartiger Extraktionen von Extraktionstherapie.

Extraktionstherapie setzt im Prinzip Entscheidungsfreiheit über Extraktionsobjekt und Extraktionszeitpunkt voraus. Denn nur, wenn der richtige Zahn zur richtigen Zeit entfernt wird, ist ein Optimum an Wirkung zu erwarten. Das gilt strenggenommen zwar nur für die Extraktion als alleinige kieferorthopädische Maßnahme (s. „Serienextraktion", S. 129), abgeschwächt aber auch für die Unterstützung der gewünschten Zahnbewegungen mit herausnehmbaren Behandlungsgeräten. Diese Entscheidungsfreiheit besteht in vielen Fällen nicht. Einmal beeinflußt der allgemeine Zustand der Zähne (kariöse Defekte, Frakturen, Anomalien der Zahnform) die Wahl des Extraktionsobjektes, und zum anderen erscheinen die Patienten häufig zu spät zur Behandlung. Doch kommt es auch vor, daß der Zahnarzt die günstige Extraktionszeit aus Unkenntnis der sog. biologischen Wanderungsgesetzmäßigkeiten (S. 113) verpaßt.

Bevor diese Punkte besprochen werden, soll noch von der vorzeitigen Extraktion der Milchzähne die Rede sein. Sie hat schon deshalb einen hohen Stellenwert, weil sie häufiger als die Extraktion bleibender Zähne erfolgt. Gemeint ist hier natürlich nicht die vorzeitige Extraktion aus allgemein-zahnärztlicher Indikation, die so häufig Schäden bei der weiteren Gebißentwicklung setzt (sie werden unter dem Begriff Zusammenbruch der Stützzone zusammengefaßt); gemeint ist vielmehr die gezielte vorzeitige Extraktion zur Unterstützung kieferorthopädischer Maßnahmen.

2. Die gezielte vorzeitige Extraktion von Milchzähnen

a) Was heißt „vorzeitig"?

Zunächst zum Begriff „vorzeitig". Er orientiert sich am rechtzeitigen (physiologischen) Verlust der Milchzähne als Initial des Durchbruchs ihrer Ersatzzähne. Die Zwischenzeit, zahnloses Intervall genannt, ist für die einzelnen Zähne etwas verschieden und beträgt im Durchschnitt etwa drei Wochen (*P. Adler* 1967). Die Durchbruchszeiten der Ersatz- und Zuwachszähne kann man Tabellen entnehmen, die die mittleren Zeiten und ihre Streuung (Früh-, Spätzahner) aufzeigen und für

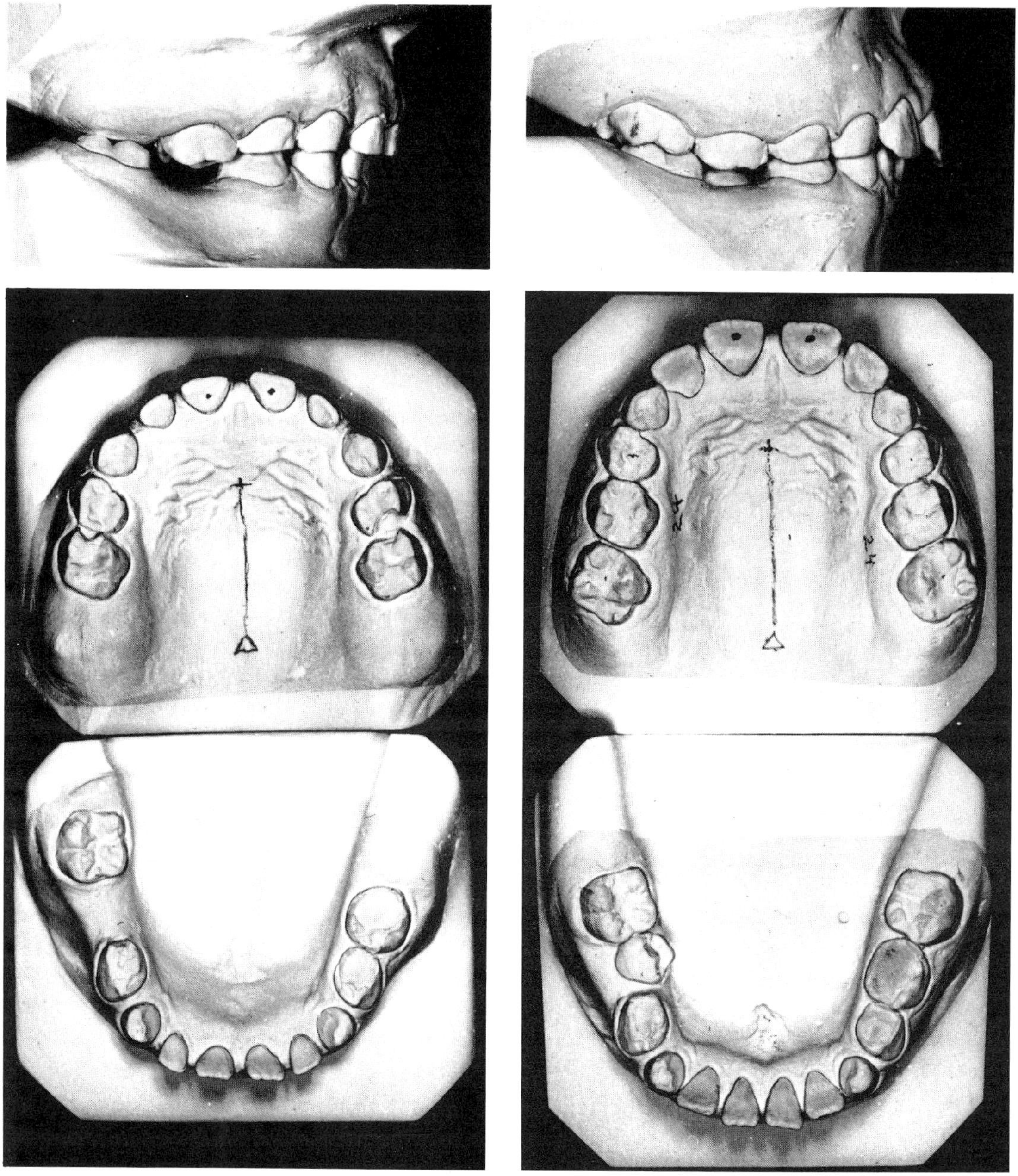

Abb. 60 *Trotz Extraktion des unteren rechten m_2 vor Durchbruch des M_1 kein Platzverlust für den Ersatzzahn P_2: Die Verlängerung des oberen m_2 hat M_1 an Ort und Stelle gehalten. Außerdem: Verfrühter Durchbruch des unteren P_2, obwohl der Perikoronalraum bei der Extraktion des m_2 nicht eröffnet wurde und deshalb eher eine Verzögerung des Durchbruches zu erwarten war (s. S. 105).*

Knaben und Mädchen getrennt werden, weil letztere im Durchschnitt früher ihre Zähne wechseln (s. Bd. 1). Trotzdem sollte man die mittleren Durchbruchszeiten und den typischen Zahnwechselrhythmus im Kopf haben. Beides geht übersichtlich aus Tabelle I hervor, die in Anlehnung an *P. Adler* u. Mitarb. (1964) zusammengestellt worden ist. Sie genügt praktischen Bedürfnissen, weil die Zeit des gesamten Zahnwechsels individuell ebenso schwankt wie die Durchbruchszeit einzelner Zähne beim gleichen Individuum. Dabei sind genetische Faktoren für ersteres und apikale Parodontopathien bzw. vorzeitige Extraktionen der Milchzähne für letzteres die Hauptursachen. Für kieferorthopädische Bedürfnisse ist diese individuelle Bestimmung des d e n t a l e n A l t e r s von entscheidender Bedeutung. Sie erfolgt an Hand von Röntgenbildern (Status; OPTG), aus denen der Resorptionsgrad der Milchzähne und der Entwicklungsstand ihrer Ersatzzähne hervorgeht. Danach – und nicht nach dem chronologischen Alter – wird entschieden, ob man mit der Behandlung schon beginnt oder noch abwartet. Bei verspätetem Beginn mag auch die Beurteilung des K n o c h e n a l t e r s von praktischer Bedeutung sein (s. S. 33).

Als vorzeitig sind demnach alle Milchzahnextraktionen zu bezeichnen, die ohne kieferorthopädische Hilfe (Platzhalter) zur Lückeneinengung und/oder Verlängerung der Antagonisten führen, wobei unberücksichtigt bleiben soll, daß solche Folgen keineswegs immer auch eintreten (Abb. 60). Vor einer Milchzahnextraktion – es kommen vor allem die m_1 und m_2 in Betracht – ist neben dem Ersatzzahn immer auch die Stellung der Nachbarzähne zu beachten. Pauschale Angaben – wie: „Vorzeitig ist eine Extraktion, die früher als ein Jahr vor der durchschnittlichen Ausfallzeit erfolgt" – sind irrelevant. Selbst eine Extraktion wenige Wochen vor dem physiologischen Ausfall kann bei ungünstiger Konstellation noch vorzeitig sein.

Periode	Phase 1	Alter etwa	Phase 2	Alter etwa	Phase 3	Alter etwa
I	6 6 61 16	6	1 1 2 2	7,5	2 2	8,5
II	4 4 43 34	9,5	53 35 75 57	11	7 7	12,5
III	8 8 8 8	19,5				

Tab. I. Die drei Perioden des Durchbruches der bleibenden Zähne, jeweils unterteilt in drei Phasen. Altersangabe in Jahren. Nach den Angaben von *P. Adler* u. Mitarb. (1963)

b) Allgemeine Extraktionsgründe

Man kann die Gründe einer Milchzahnextraktion in a l l g e m e i n e und s p e z i f i s c h e trennen. Allgemeine Gründe sind z. B. die Verbesserung der hygienischen Verhältnisse bei tiefer Zerstörung, Schmerzen bei apikaler Parodontitis oder Störungen des Ersatzzahndurchbruchs. Hier soll nur zu letzterem eine Anmerkung gemacht werden. Es sieht manchmal so aus, als lenkten Milchzähne ihre durchbrechenden Ersatzzähne in die falsche Richtung. Am häufigsten kommt das im Gebiet der unteren mittleren Schneidezähne vor (Abb. 61). Doch ist entweder primär falsche Keimstellung die Ursache oder Platzmangel, oft auch beides. Die Milchzähne verdrängen also nicht ihre Ersatzzähne, sondern sie persistieren, weil sie von den Ersatzzähnen nicht richtig resorbiert werden. Sekundär können solche Milchzähne vielleicht die Rolle eines "Ablenkers" übernehmen: Die I_1 würden dann also noch weiter ausweichen, als es allein auf Grund ihrer falschen Keimstellung der Fall gewesen wäre.

Die zweithäufigste Stelle ist das Gebiet der oberen m_1 bzw. P_1 (s. Abb. 8). Ist m_1 pulpentot, wird oft angenommen, daß seine Resorption gestört sei. Auch das ist nicht der Fall. Pulpentote Milchzähne mit chronischer apikaler

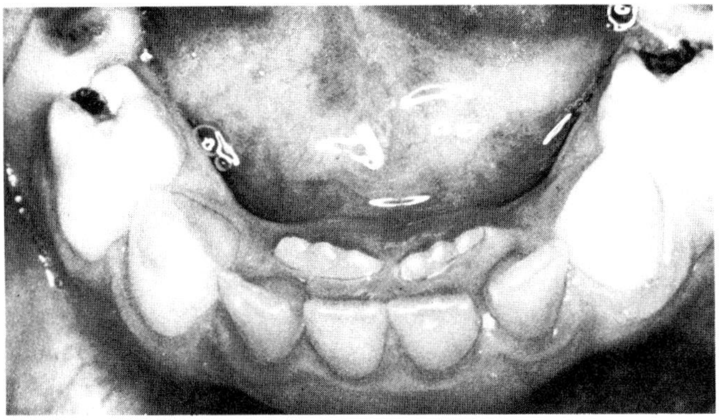

Abb. 61 *Lingualer Durchbruch der unteren I_1 als Folge von Platzmangel und/oder falscher Durchbruchsrichtung. i_1 und i_2 müssen vorzeitig entfernt werden, die weitere Gebißentwicklung ist zu überwachen. Serienextraktion oder Frühdehnung ist ins Auge zu fassen.*

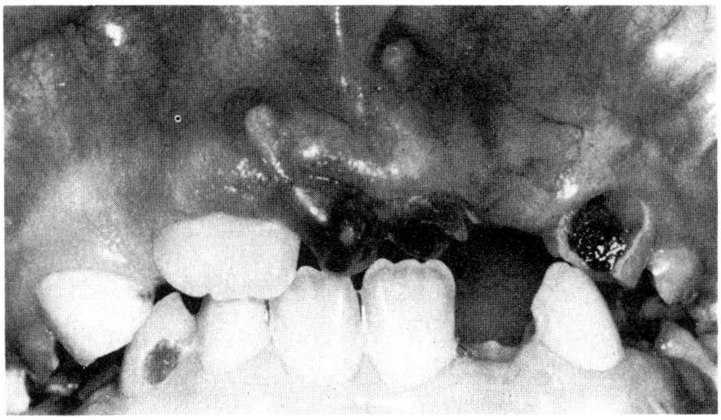

Abb. 62 *Seitliche Eliminierung durchseuchter Milchzahnwurzeln durch Granulationsgewebe statt durch Resorption.*

Parodontitis werden genauso, ja schneller resorbiert als vitale (*E. Harndt* 1948). Nur gangränöse, gewissermaßen durch und durch verseuchte Milchzahnreste werden gelegentlich nicht resorbiert, sondern durch Granulationsgewebe eliminiert (Abb. 62).

c) Spezifische Extraktionsgründe

Unter den spezifischen Extraktionsgründen steht vorzeitiger Platzgewinn für durchbrechende Nachbarzähne an erster Stelle. Da auf die kieferorthopädische Bedeutung der Breitenunterschiede von Milch- und Ersatzzähnen erst im 3. Band näher eingegangen wird, hier nur so viel: Man nutzt vor allem den Breitenunterschied zwischen m_2 und P_2 aus. Er beträgt im Oberkiefer durchschnittlich 1,9 und im Unterkiefer 2,4 mm (*R.-R. Miethke* 1972). Die m_2 werden extrahiert, wenn die C im Oberkiefer bzw. die C und P_1 im Unterkiefer während ihres Durchbruchs in Platznot geraten. Bei geringem Platzmangel genügt approximales Beschleifen der m_2, am besten mit einem konischen Schleifkörper in einer Turbine. Dabei ist eine Verletzung der P_1 natürlich auf jeden Fall zu vermeiden, ggf. unter Zuhilfenahme einer Matrize. Nach Extraktion der m_2 muß sichergestellt werden, daß die M_1 an Ort und Stelle bleiben. Am sichersten erfüllen *Adams*-Klammern an einer Platte diese Augabe.

Die folgenden drei Punkte gehören ätiologisch zusammen, weil sowohl abnorme Keimlage als auch Durchbruchsverzögerungen der P_2 Folge erbbedingter, letztlich auf Aplasie zielender Entwicklungsschwächen zu sein

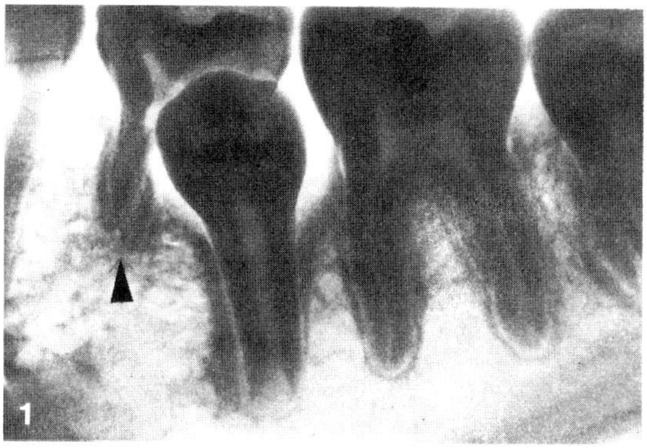

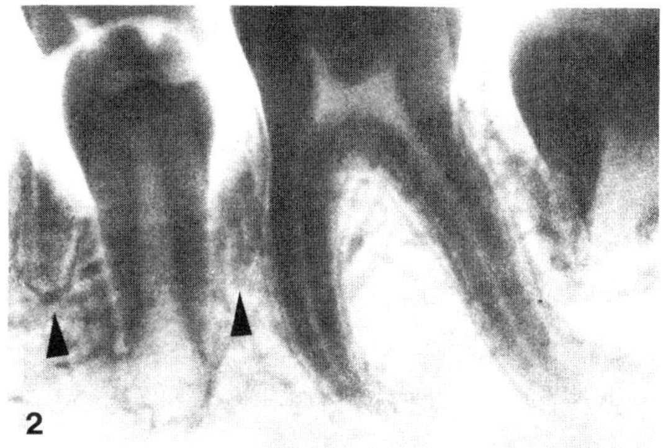

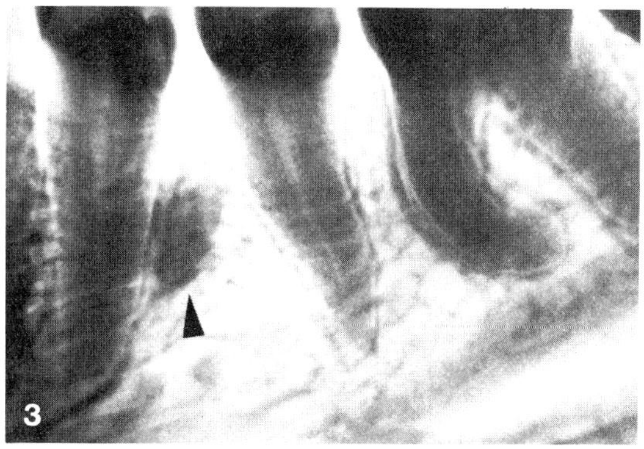

Abb. 63 *Zurückbleiben von m_2-Wurzelresten (Pfeile) durch falsche Keimlage (1) der Ersatzzähne oder Breitenmißverhältnisse zwischen m_2 und P_2 (2, 3).*

pflegen. Was zunächst die abnorme Keimlage anbelangt, so können geringe Verlagerungen (zumeist Kippungen) unberücksichtigt bleiben, weil sie sich während des Durchbruchs spontan auszugleichen pflegen. Bei stärkeren Graden sollte der entsprechende m_2 dagegen vorzeitig extrahiert und die Lücke bis zum Durchbruch des P_2 offengehalten werden (s. S. 241). Dann funktioniert die spontane Einstellung der Ersatzzähne selbst bei erheblicher Verlagerung. Außerdem beugt man so dem Zurückbleiben von nicht resorbierten m_2-Wurzelteilen vor – eine Gefahr, die auch bei abnormen Breitenunterschieden zwischen m_2 und P_2 besteht (Abb. 63).

Durchbruchsverzögerungen betreffen zumeist einzelne Prämolaren. Man beobachtet sie z. B. bei Platzmangel infolge eines Zusammenbruchs der Stützzone. Auch bei stark verfrühter Entfernung der Milchmolaren treten sie auf. Hier sind jedoch die „idiopathischen" Durchbruchsverzögerungen der P_2 gemeint, die bei Hypodonten gehäuft auftreten. Selbst nach Abschluß der Wurzelbildung erfolgt der Durchbruch meistens spontan innerhalb weniger Monate, sobald man ihre Vorgänger extrahiert hat. Zahndurchbruch erfolgt also nicht nur durch das Wachstum der breitbasigen Papille, die in die Tiefe wachsende *Hertwig*sche Epithelscheide, die Knochenapposition am Fundus und Limbus der Alveole und gegebenenfalls weitere Mechanismen (s. Bd. 3), sondern offensichtlich auch durch funktionsabhängige Prozesse, von denen auf Seite 114 die Rede sein wird.

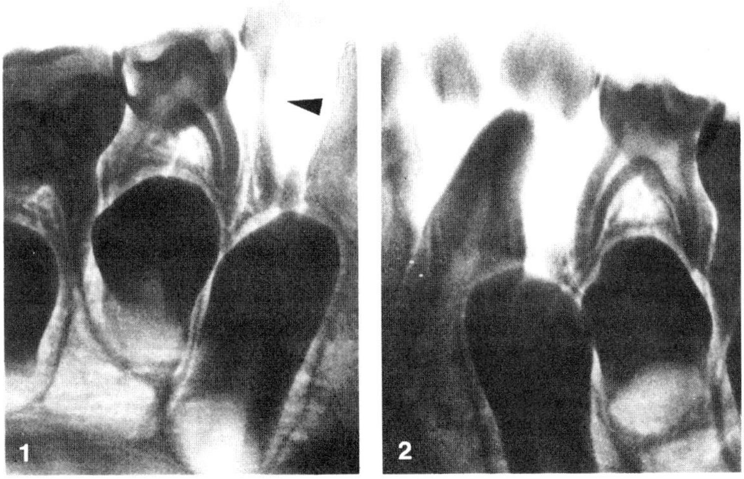

Abb. 64 *Unterminierende Resorption (1) und vorzeitiger Verlust unterer c (2) durch benachbarte I_2.*

Weiter zwingt Nichtanlage eines P_2 in der Regel zur Extraktion des m_2. Doch Vorsicht bei dieser Diagnose! Die Mineralisation der P_2 und damit ihre röntgenologische Erkennbarkeit kann stark verzögert sein. Erst vom 8. Lebensjahr an ist die Diagnose „Unterzahl" so gut wie sicher. Ein noch späterer Mineralisationsbeginn kommt zwar vor, ist aber selten (s. Bd. 1, Abb. 88). Diese Extraktion des m_2 dient dem spontanen Lückenschluß; er erfolgt vor allem durch Protrusion der M_1, wofür die Durchbruchsenergie des sich hinter ihm entwickelnden und durchbrechenden M_2 hauptverantwortlich ist. Der Extraktionstermin muß dem Rechnung tragen; er richtet sich wiederum nicht nach dem chronologischen, sondern nach dem dentalen Alter. Während im Oberkiefer der Durchbruchsbeginn des M_2 abgewartet werden sollte, muß im Unterkiefer früher extrahiert werden.

Die sich aus der Unterzahl des P_2 ergebende Extraktion des m_2 ist für die weitere Gebißentwicklung unterschiedlich zu beurteilen. Besteht deutlicher Platzmangel im Frontzahngebiet, sind nachteilige Folgen kaum zu erwarten: Die sowieso nötige Extraktion von Prämolaren ist gewissermaßen vorweggenommen. Besteht dagegen eine lückige Frontzahnstellung, ist die Situation ungünstig. Denn dann muß die Lücke völlig von distal her geschlossen werden.

Dabei sind, von Restlücken abgesehen, Kippungen und auch Drehungen der M_1 nie ganz zu vermeiden, vor allem im Unterkiefer. Es ist dann zu überlegen, ob man den (oder die) m_2 nicht besser beläßt – vorausgesetzt, daß die Zahnkrone intakt und der Resorptionsgrad der Wurzeln gering ist. Solche Zähne können durchaus bis ins dritte, ja vierte Lebensjahrzehnt voll funktionsfähig bleiben, wofür allerdings auch keinerlei Sicherheit besteht. Außerdem entwickelt sich gelegentlich eine Milchmolarendepression, so daß die Extraktion im allgemeinen vorzuziehen ist. Die Entscheidung richtet sich nach der gesamten Gebißsituation, z.B. danach, wie viele P_2 nicht angelegt sind oder wie die Bißlage ist.

Die vorzeitige Extraktion bei unterminierender Resorption betrifft vor allem die unteren c und die oberen m_2. Die c werden bei

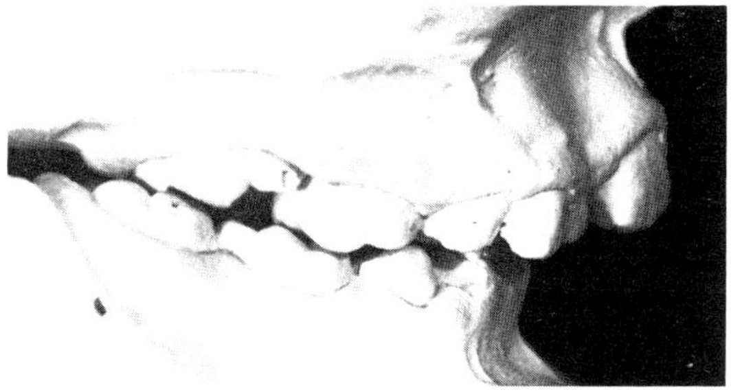

Abb. 65 *Unterminierende Resorption eines oberen m_2 durch M_1.*

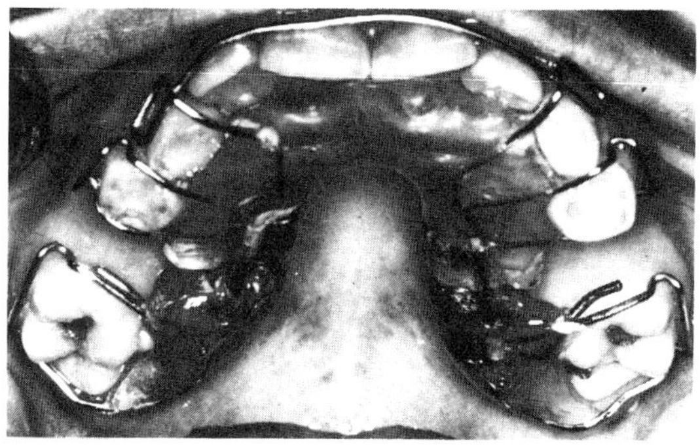

Abb. 66 *Retrusion und Aufrichtung nach mesial gekippter oberer M_1 (durch unterminierende Resorption der m_2 entstanden) mit Hilfe von Distalschrauben und mesialen Anlagedornen. Anschließend Fixierung der M_1 durch Adams-Klammern.*

Durchbruch übergroßer I_2 gelegentlich muldenförmig anresorbiert oder gänzlich resorbiert, so daß sie vorzeitig verlorengehen (Abb. 64). Es wird gewissermaßen auf natürliche Weise eingeleitet, was bei der Serienextraktion (s. S. 129) künstlich geschieht: die momentane Platzbeschaffung für eine in Engstand geratende Schneidezahngruppe. Deshalb ist auch ohne unterminierende Resorption bei stärkerem Platzmangel eine vorzeitige Extraktion der c während oder kurz nach Druchbruch der I_2 angezeigt. Bei nur geringem Platzmangel sollte man es natürlich erst mit dem Beschleifen der c versuchen.

Die unterminierende Resorption der oberen m_2 kommt durch Übertreibung der physiologischen Dreh- und Kippbewegung bei Einstellung der M_1 zustande: Statt hinter die m_2 geraten sie darunter (Abb. 65). Die m_2 müssen dann meistens vorzeitig entfernt werden. Denn nur selten kommt es noch zur spontanen Stellungskorrektur – selbst wenn man die distalen Flächen der m_2 beschleift oder Messingdraht von 0,3 mm Stärke zwischen m_2 und M_1 ligiert, um die Verhakung zu lösen. Diese m_2-Extraktion hat den Sinn, zunächst den Durchbruch der M_1 so weit zu ermöglichen, daß die M_1 mit einem kieferorthopädischen Gerät gefaßt werden können. Anschließend werden sie retrudiert und dabei aufgerichtet, was zur Rückgewinnung des verlorengegangenen Platzes und zur korrekten Einstellung der P_2 erforderlich ist. Die Retrusion geschieht am besten mit einer Distalschraube, wobei ein kräftiger Dorn vor M_1 als Einpunktkraftangriff gleichzeitig die Aufrichtung besorgt. Danach wird eine *Adams*-Klammer angebracht (Abb. 66).

Schließlich die Milchmolarendepression (Inklusion bzw. Reinklusion) als Extraktionsgrund: Sie kommt zwar auch am m_1 vor, ist am m_2 aber so viel häufiger, daß ich mich auf diesen Zahn beschränke. Bei mäßigen Ausprägungen zumeist bedeutungslos, kippen bei stärkeren Graden die Nachbarzähne P_1 und M_1 über den m_2 und versenken ihn regelrecht – gelegentlich bis unter die Schleimhaut (s. Abb. 135). Er muß dann entfernt werden, gegebenenfalls mitsamt dem umgebenden Granulationsgewebe. Danach sind die Nachbarzähne aufzurichten; die Lücke ist bis zum Durchbruch des Ersatzzahnes offenzuhalten. Fehlt der Ersatzzahn, und das kommt bei Depression überdurchschnittlich häufig vor, muß die entstandene Lücke geschlossen werden.

3. Die Extraktion bleibender Zähne

Wie einleitend betont, handelt es sich um Extraktionstherapie im strengen Sinne nur dann, wenn Extraktionsobjekt und Extraktionszeitpunkt frei bestimmbar sind. Das ist natürlich längst nicht immer der Fall. Vom Zeitpunkt zunächst einmal abgesehen, sind es neben Mißbildungen (Verkümmerung, Invagination, Dilazeration, Zwillingsbildung, margoide Differenzierung) vor allem kariöse oder traumatische Defekte, die die Wahl des Extraktionsobjektes beeinflussen – bezüglich des späteren Behandlungsergebnisses zumeist negativ. Doch sind im Prinzip bei Extraktion solch „falscher" Zähne die gleichen Regeln zu beachten wie für die Extraktion der „richtigen" Zähne.

a) Historische Vorbemerkungen

Vermutlich gehörte die Zahnextraktion zu kieferorthopädischen Zwecken schon früh zum Repertoire zahnärztlicher Behandlungsmaßnahmen. Es lag einfach nahe, einen außerhalb der Zahnreihe durchgebrochenen Zahn zu entfernen, um so den ästhetischen Eindruck zu verbessern; auch das Befeilen engstehender Frontzähne zur Platzgewinnung wurde früh geübt. Dabei dürften bereits die ersten Beobachtungen spontaner Stellungsveränderungen der Nachbarzähne gemacht und gewisse Gesetzmäßigkeiten erkannt worden sein, die bei Extraktionen vor Abschluß der Gebißentwicklung deutlicher in Erscheinung traten als später. Nach *L. Rinderer* (1959) war *J. Hunter* der erste, der schon 1771 regelrechte Extraktionsregeln formulierte und in seinem Buch „The natural history of the human teeth" die später als s y s t e m a t i s c h e E x t r a k t i o n bezeichnete Methode der Entfernung aller vier M_1 empfahl. Doch dürfte sie erst nach Erscheinen zahnärztlicher Publikationsorgane ins allgemeinere Bewußtsein geraten sein. So nannte *S. MacLean* in einem Vortrag in London, der 1855 in der ersten deutschen zahnärztlichen Zeitschrift, „Der Zahnarzt", referiert wurde, und zwar unter dem Titel „Über die systematisch angewendete frühzeitige Entfernung der vier permanenten ersten Backenzähne, wenn, wie dies so häufig der Fall, beginnende Karies vorhanden ist", folgende Vorteile der Methode:

„1. Vorbeugung und Verbesserung der einfachen Formen von Unregelmäßigkeiten, wie sie so häufig vorkommen, in der leichtesten und wünschenswertesten Weise, ohne die Mitwirkung mechanischer Hilfsmittel; bei der Anwendung dieser Behandlungsart wird das Ansehn des Mundes nicht im geringsten beeinträchtigt.

2. Erzielung eines gesunderen Zustandes in den übrigen Zähnen; wahrscheinliche Vorbeugung der Karies, gewiß eine Vergrößerung der Leichtigkeit, sie zu behandeln.

3. Vorbeugung der peinlichen, in manchen Fällen sogar sehr ernsthaften Symptome, welche häufig den Durchbruch der Weisheitszähne in engen Kiefern begleiten, und für das spätere Leben eine materielle Verminderung in der Möglichkeit, daß Zahnlücken entstehen."

Wenn man bedenkt, daß erst 1905 das Procain durch *A. Einhorn* und *R. Willstätter* eingeführt worden ist und erst danach Extraktionen ohne großen Aufwand (Narkose) schmerzfrei durchgeführt werden konnten, ist es erstaunlich, daß schon in der zweiten Hälfte des 19. Jahrhunderts eine lebhafte Diskussion über das Für und Wider dieser „systematischen Extraktion der M_1" in Gang gekommen war. *K. Riesenfeld* hat 1908 ausführlich darüber berichtet. Es gab schon damals engagierte Befürworter wie Gegner, wobei oft nicht so sehr der kieferorthopädische als vielmehr der kariesprophylaktische Aspekt im Vordergrund stand. Ich gehe im einzelnen nicht darauf ein. Vor allem unter dem Einfluß von *E. H. Angle* (1895), der zunächst Anhänger der Methode war, bekamen die Gegner Oberwasser. Trotzdem wurde sie natürlich weiter angewendet. Allerdings ist man sich erst seit dem letzten Weltkrieg völlig darüber einig, daß nur der schlechte, längere Erhaltbarkeit ausschließende Zustand der M_1 die Indikation abgibt; unter rein kieferorthopädischen Gesichtspunkten kommt praktisch nur die Extraktion von Prämolaren in Betracht. Dann fallen nämlich die Nachteile einer M_1-Extraktion wie Restlücken, Kippungen und Drehungen der M_2 sowie Kontakteinbußen mit den Antagonisten fort oder halten sich doch in Grenzen. Obwohl diese Prämolarenextraktion schon vor der Jahrhundertwende vereinzelt empfohlen worden ist, z. B. von *O. Walkhoff* (1891) und *A. Sternfeld* (1893), hat sie sich erst nach dem Ersten Weltkrieg auf Grund systematischer klinischer und röntgenologischer Untersuchungen allmählich durchgesetzt. Eine ganze Reihe von Autoren hat sich daran beteiligt, von denen vor allem L. J. *Baume* zu nennen ist. Er hat 1939 zunächst die Auswirkungen von M_1-Extraktionen auf das deforme Gebiß und 1940 die Auswirkungen von P_1- oder P_2-Extraktionen an Hand von 250 bzw. 20 Modellserien beschrieben. Die beobachteten Bewegungen der Nachbarzähne förderten biologische Gesetzmäßigkeiten zutage, die es erlaubten, Empfehlungen bezüglich des Extraktionsobjektes und der Zeitwahl auszusprechen. Bevor davon die Rede ist, soll noch von der Indikation der Extraktionstherapie die Rede sein.

b) Zur Indikation der Extraktionstherapie

Die Entfernung bleibender Zähne kann aus verschiedenen Gründen nötig sein. So muß gelegentlich ein Mißverhältnis in der Zahnzahl zwischen Ober- und Unterkiefer ausgeglichen werden – wenn etwa die unteren P_2 fehlen, die oberen aber vorhanden sind. Oder es besteht ein gröberes Mißverhältnis in der Breitensumme der oberen zur Breitensumme der unteren vier Schneidezähne. Das durchschnittliche 4:3-Verhältnis kann so stark gestört sein, daß nur die Extraktion Abhilfe schafft. Auch Korrekturen der Längsachsenstellung bei ausgeprägter bialveolärer Protrusion lassen sich nur nach Extraktion erreichen. Und schließlich können gelegentlich die Folgen eines Distalbisses im Frontzahnbereich durch Extraktion zweier oberer Prämolaren ausgeglichen werden. Das ist vor allem dann indiziert, wenn gleichzeitig offener Biß besteht und die Retrusion der Front nicht nur die inzisale Stufe, sondern durch indirekte Verlängerung auch den offenen Biß beseitigt (s. Abb. 105, 106). Bei tiefem Biß wäre die gleiche Therapie falsch.

Das alles sind aber relativ unwichtige, weil nur selten nötige Aufgaben. Der Schwerpunkt liegt bei der Beseitigung hochgradigen Platzmangels, der sich in Zahnengstand (Verschachtelung), Dystopie oder in partieller oder totaler Retention von Zähnen äußert (Abb. 67). Dabei soll nicht erörtert werden, auf welche Weise der Platzmangel zustande gekommen ist oder zustande zu kommen droht. Entscheidend ist ein Mißverhältnis zwischen Platzangebot und Platzbedarf, anders ausgedrückt: zwischen der Größe der vorhandenen Zähne und der Größe ihrer apikalen Basis. Man spricht von echtem Eng-

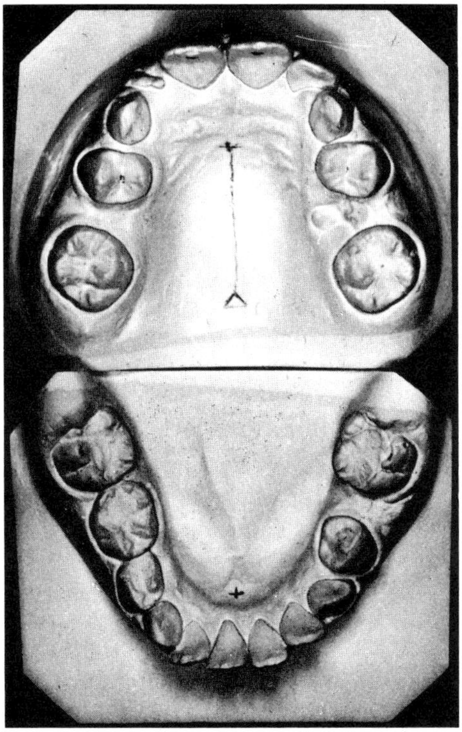

Abb. 67 *Engstand, Halbretention und abnorme Durchbruchsrichtungen infolge von Platzmangel.*

stand im Gegensatz zum symptomatischen Engstand, der Folge einer örtlich begrenzten Störung, etwa des Zusammenbruchs einer Stützzone, ist. Umgekehrt kann man deshalb sagen, daß bei großer apikaler Basis Extraktionen kontraindiziert sind, selbst wenn erheblicher Engstand besteht. Das kommt z. B. bei Deckbiß vor, wenn die durch Retrusion und Inversion verursachte Verkürzung des Zahnbogens den Frontzähnen koronal zu wenig Platz läßt. Allerdings weist nicht jeder Deckbiß eine große apikale Basis auf, weshalb es auch kein generelles Extraktionsverbot bei Deckbiß gibt (s. S. 183).

Es erhebt sich die Frage, warum dieses Mißverhältnis der wichtigste Extraktionsgrund ist. Die Antwort lautet: Weil die Größe der apikalen Basis weder mit aktiven Platten noch mit Aktivatoren genügend nachentwickelt werden kann, um bei stärkerem Engstand die korrekte Stellung aller Zähne auf Dauer zu gewährleisten. Zwar differieren die Ansichten zu diesem Punkt erheblich. Wie schon auf Seite 47 erwähnt, ist es vor allem *G. Korkhaus* (1952; 1963) gewesen, der über eine Stimulierung der als Breitenwachstumszone fungierenden Sutura palatina mediana eine Erweiterung der apikalen Basis in vielen Fällen durchaus für möglich und Extraktionen für überflüssig hielt – jedenfalls bei Verwendung aktiver Platten vor Abschluß des Zahnwechsels. Aber aus den auf Seite 47 ebenfalls genannten Untersuchungen von *L. M. Lebret* (1966), die diesen Effekt der Platte bestätigt haben, ergibt sich anderseits, daß diese Erweiterungen individuell unterschiedlich deutlich ausfallen und am Gaumendach im Durchschnitt weniger als 2 mm betragen. Da man nicht abwarten kann, ob eine ausreichende Erweiterung erfolgt oder nicht, weil man dann den günstigsten Extraktionszeitpunkt verpassen würde, ist es zweckmäßiger, auf Dehnungen von mehr als 2 bis 3 mm, die auf Grund klinischer Erfahrung im allgemeinen rezidivfrei bleiben, zu verzichten und statt dessen zu extrahieren. Bei Erweiterungen des oberen Zahnbogens, die nicht oder nicht nur der Platzbeschaffung, sondern der Aufnahme eines distal liegenden Unterkiefers dienen, ist das allerdings anders: Diese Dehnungen bleiben auch bei stärkerem Ausmaß in etwa stabil, weil der vorgeholte untere Zahnbogen später als Stabilisator für den oberen wirkt.

c) Die biologischen Wanderungsgesetzmäßigkeiten nach Extraktion

Jeder Extraktion folgen spontane Stellungsveränderungen der benachbarten Zähne und zum Teil der Antagonisten; man spricht von biologischen Wanderungsgesetzmäßigkeiten. Diese Stellungsveränderungen sind nach Art und Umfang verschieden. Woran das liegt, wird im folgenden besprochen. Dabei soll die M_1-Extraktion als Beispiel gewählt werden, obwohl sie nur bei fehlender Erhaltbarkeit dieses Zahnes auf lange Sicht, also notgedrungen, in Frage kommt. Wegen der Größe der Extraktionslücke treten die Bewegungen der Nachbarzähne aber sinnfälliger in Erscheinung als bei der Extraktion von Prämolaren: eine Wahl also aus didaktischen Gründen.

1. Nach Einstellung der M_2 bzw. nach Abschluß ihres Wurzelwachstums erfolgen die Bewegungen der Nachbarzähne P_2 und M_2 in der Hauptsache kippend. Ursache ist einmal der Kaudruck: Die Höcker der Antagonisten wirken wie Keile. Von der Höhe der Höcker und des Kaudrucks sowie der Art der Interkuspidation hängt es ab, wie groß das Maß an Bewegung bzw. an Kippung ist und ob sich nur die der Lücke benachbarten oder auch entferntere Zähne daran beteiligen. Letzteres ist eher die Ausnahme. Jedenfalls gibt es bei einseitiger M_1-Extraktion kaum noch deutliche Überwanderungen der Mittellinie. Neben Kippungen mit ihrem ungünstigen Einfluß auf die Okklusion sind stets auch Drehungen zu beobachten; sie betreffen die M_2 mehr als die P_2.

Wichtiger noch als Kaudruck scheint die Zugwirkung von seiten der supraalveolären Faserbündel in der Gingiva propria zu sein, speziell der transseptalen, die in Form von Achterligaturen die Zähne umziehen; sie scheinen auch für die Mesialdrift des ganzen Gebisses von Bedeutung zu sein (*D. C. Picton* u. Mitarb. 1973). Wird ein Zahn aus der geschlossenen Zahnreihe entfernt, so werden bei der Wundheilung diese Faserbündel von Fibroblasten neu gebildet und mit den alten, abgerissenen der Nachbarzähne verknüpft. Dabei treten Zugwirkungen auf, die P_2 und M_2 langsam aufeinander zu bewegen (*J. H. Scott* u. Mitarb. 1974).

2. Während der Gebißentwicklung und vor dem Durchbruch der Nachbarzähne erfolgen die Bewegungen mehr körperlich als kippend: P_2 und M_2 besetzen während ihres Durchbruchs mehr oder weniger aufrecht den plötzlich zur Verfügung stehenden Raum. Diese Bewegung der beiden Zahnkeime aufeinander zu beginnt schon unter dem Tegument. Sie ist schneller und ausgiebiger als nach erfolgtem Durchbruch und wirkt sich auch im weiteren Umkreis aus: Es kommt bei einseitiger Extraktion und trotz der weiten Entfernung zur Überwanderung der Schneidezahnmitte und bei doppelseitiger Extraktion im Oberkiefer zur Verkürzung des Zahnbogens, was unter Umständen Pseudoprogenie zur Folge hat. Diese körperlichen Bewegungen unter dem Tegument sind ätiologisch nicht ganz klar; ich gehe im nächsten Abschnitt darauf ein.

3. Die Extraktionslücke wird in der Regel stärker von distal als von mesial her besetzt. Genauere Angaben wie „zu zwei Dritteln von distal und zu einem Drittel von mesial", die sich aus statistischen Erhebungen ergeben, sind für den Einzelfall oft irrelevant, weil stets modifizierende Faktoren – von seiten der Antagonisten z. B. Interkuspidation und Höckerhöhe – mit im Spiel sind.

Ursache der stärkeren Lückenbesetzung von distal ist vor allem der nach mesial gerichtete Durchbruchsdruck der M_2 bzw. M_3.

Dieser Mesialschub ist trotz der physiologischen Mesialneigung der unteren und der Distalneigung der oberen M_2- und M_3-Keime im Oberkiefer stärker als im Unterkiefer. Die oberen Molaren müssen somit während ihres Durchbruchs ausgiebigere Dreh- und Kippbewegungen durchführen als die unteren, ehe sie Anschluß an die P_2 und Kontakt mit den Antagonisten bekommen. Ob neben der eigenen Wachstums- und Durchbruchsenergie weitere Kräfte im Spiel sind, ist offen. Gedacht wird vor allem an die als Mesialdrift bezeichnete Kraftkomponente, von der soeben die Rede war. Sie wirkt sich auch ohne Anlage der M_3 aus und bleibt nach dem Durchbruch der M_3 weiter bestehen. Das beweist der ständige Ausgleich approximaler Abschliffe, der bei dauerndem intensiven Gebrauch der Gebisse, etwa bei den Ureinwohnern Australiens, auftritt. Ohne Mesialdrift würden diese als Attrition bezeichneten Abnutzungen zur Separation der Zähne und zum dauernden Zwischenbeißen faseriger Nahrungsbestandteile führen.

Was die Distalbewegung der Zähne vor der Extraktionslücke anbelangt, so beschränke ich mich auf die P_2, obwohl mit abnehmender Intensität P_1 und die Frontzähne (Mittellinienüberwanderungen!) beteiligt sind. Diese Distalbewegung erfolgt zunächst in der Bifurkation des m_2, also mit diesem zusammen. Geht m_2 vorzeitig verloren, tritt oft eine Beschleunigung auf, und zwar noch unter dem Tegument. Es fragt sich deshalb, wodurch sie zustande kommt. Der Durchbruchsdruck der Zahnkeime selbst kommt nur teilweise in Betracht, er ist vor allem für die Eruption, also die Vertikalbewegung zuständig. Eine primär nach distal gerichtete Achsenstellung und Platzmangel im C- und P_1-Gebiet fördern zwar diese Distalbewegung, vermutlich sind aber die durch die Extraktion veränderten Belastungsverhältnisse im Umkreis der M_1-Lücke von größerer Bedeutung: Die sich neu bildenden, der geänderten Funktion Rechnung tragenden Spongiosabälkchen und deren Biegungen unter Kaubelastung wären es dann, die die Zahnkeime unter Beibehaltung ihrer Achsenstellung nach distal bewegten.

Diese Distalbewegung der P_2 kann gelegentlich größer sein als die Mesialbewegung der M_2: Die Lücke wird also mehr von mesial als von distal besetzt; man spricht von Prämolaren-Distalwanderung (Abb. 68). Sie kommt im Unterkiefer häufiger vor als im Oberkiefer, vielleicht, weil der von Compacta begrenzte Spongiosaraum nach distal hin breiter wird. Voraussetzung ist weiterhin, daß neben den M_1 auch die m_2 frühzeitig verlorengehen – sonst würden die P_2 zu lange in deren Bifurkation gehalten.

Eine solche verstärkte Distalbewegung ist häufig willkommen. Einmal löst sich frontaler Engstand schneller und vollständiger auf, und zum anderen wird die unerwünschte Mesialkippung der M_2 eingeschränkt. Es kommt sogar vor, daß die M_2 die P_2 wieder nach mesial drängen, vor allem, wenn die M_3 angelegt sind (Abb. 69). Man könnte also versucht sein, bei nötiger M_1-Extraktion immer auch gleich den benachbarten m_2 mit zu entfernen, vor allem im Unterkiefer. Auf der anderen Seite würde die Kaufunktion zusätzlich, wenn auch nur vorübergehend, herabgesetzt und die Verlängerung der Antagonisten gefördert werden. So wird man im allgemeinen nur bei

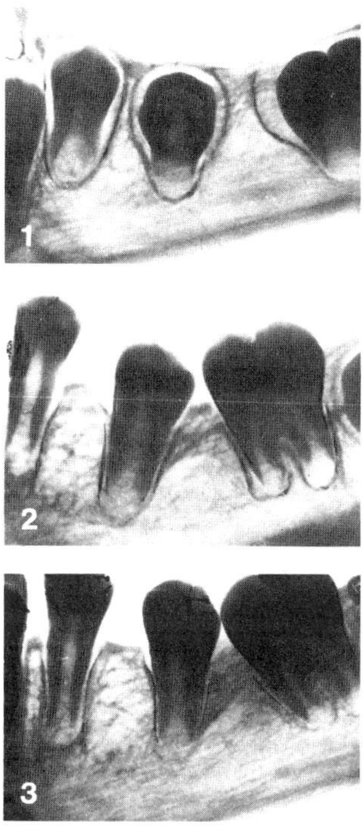

Abb. 68 *Distalwanderung eines unteren P_2 nach vorzeitigem Verlust des benachbarten M_1 (und des zugehörenden m_2). Die Bewegung erfolgt körperlich und beginnt schon vor dem Durchbruch.*

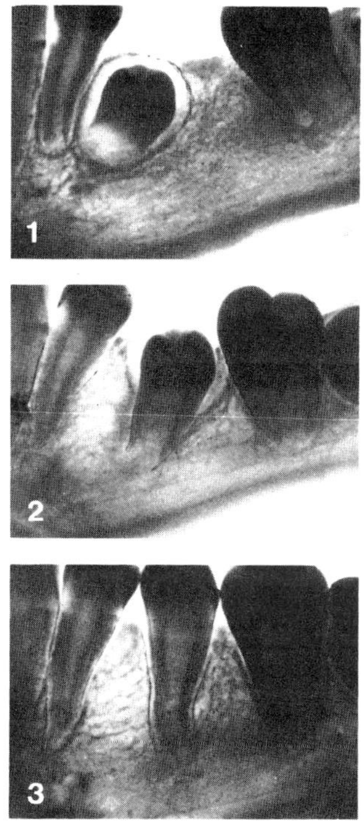

Abb. 69 *Distalwanderung eines unteren P_2 nach vorzeitigem Verlust des m_2 und des benachbarten M_1. Spontane Aufrichtung des primär nach distal gerichteten Keimes P_2 sowie des nach mesial gekippten M_2.*

kariöser Zerstörung des m_2 beide Zähne zusammen entfernen.

4. Der Lückenschluß erfolgt im Oberkiefer schneller, vollständiger und weniger kippend als im Unterkiefer. Zwei Faktoren sind für diesen Unterschied verantwortlich: die *Spee*sche Kurve und die schon genannte physiologische Dreh- und Kippbewegung beim Durchbruch der oberen M_2. Denn die Anordnung der Zähne auf der *Spee*schen Kurve bedingt, daß ihre Längsachsen im Oberkiefer konvergieren und im Unterkiefer divergieren – bei steiler Kurve mehr als bei flacher (Abb. 70). Die Extraktion eines M_1 muß deshalb oben und unten verschiedenartige Folgen haben, vor allem nach Abschluß des Wurzelwachstums der M_2. Denn Kippungen führen im Oberkiefer zu einer Aufrichtung der primär nach distal geneigten Molaren, im Unterkiefer dagegen zur Steigerung der schon physiologischerweise vorhandenen Kippung. Es läßt sich deshalb leicht einsehen, daß Extraktionen im Unterkiefer zurückhaltender beurteilt werden müssen als im Oberkiefer, jedenfalls bei Benutzung herausnehmbarer Geräte.
Auch die größere Schnelligkeit und Vollständigkeit des Lückenschlusses scheinen mit diesem physiologischen Verhalten der oberen Molaren in Zusammenhang zu stehen. *L. J. Baume* (1939) zog außerdem die Unterschiede in der Verteilung von Compacta und Spongiosa und die Zahl und Form der Molarenwurzeln in Ober- und Unterkiefer in Betracht: offene Fragen also, die zur Zeit noch nicht exakt beantwortet werden können.

5. Entwicklung und Durchbruch der benachbarten Zähne werden durch

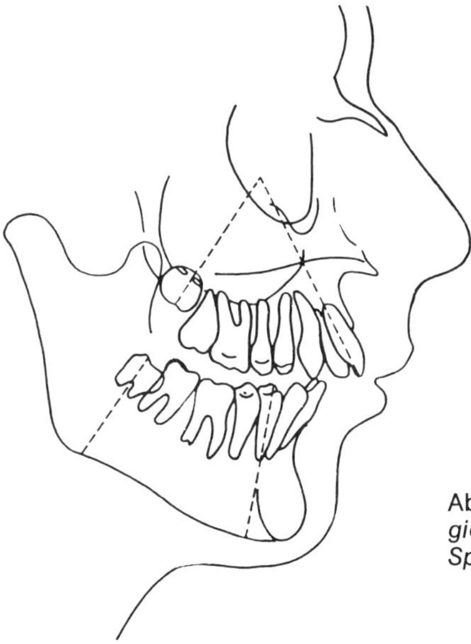

Abb. 70 *Konvergierende Achsenstellung der oberen und divergierende Achsenstellung der unteren Seitenzähne als Folge der Speeschen Kurve.*

die Extraktion beschleunigt. Diese Beschleunigungen machen sich nicht nur an P_2 und M_2 bemerkbar, sondern auch, ja besonders, an M_3. Der Zahn bricht auf der Extraktionsseite regelmäßig früher als auf der Nichtextraktionsseite durch: Der Unterschied kann mehrere Jahre betragen. Keimentwicklung und Durchbruchzeit sind also nicht nur von endogenen, vor allem erblichen Faktoren abhängig, sondern auch von exogenen. Dabei scheint es für den Keim besonders wichtig zu sein, frühzeitig viel Platz zur Verfügung zu haben. Denn man beobachtet das gleiche Phänomen im Unterkiefer bei einer auf Hyperplasie beruhenden Progenie und das Umgekehrte, Durchbruchsverzögerungen, z. B. der M_2, bei Retrusionsbewegungen der oberen M_1 bei Benutzung eines sog. Headgear.

6. Antagonisten verlängern sich. Diese Verlängerungen sind, jedenfalls im jugendlichen Gebiß, vorzugsweise direkter Art, kommen also durch Verlängerung der Alveolarfortsätze zustande. Voraussetzung ist, daß kein Nebenantagonist da ist, der die Bewegung stört. Es muß also singulärer Antagonismus vorliegen (Abb. 71), oder der Nebenantagonist muß ebenfalls fehlen. Verlängerungen, die während der Gebißentwicklung und vor Abschluß des Wurzelwachstums schneller und intensiver ablaufen als danach, sind im Zuge der Extraktionstherapie in der Regel unerwünscht und vor allem dann zu befürchten, wenn auf gleicher Seite oben und unten verschiedenartige Zähne extrahiert werden. Grund der Verlängerung ist die Verminderung natürlicher Widerstände durch okklusale Entlastung, von der schon – und da natürlich erwünscht – beim Einschleifen des Aktivators zum Zwecke der Bißnivellierung die Rede war.

d) Die Extraktionsregeln

Die beschriebenen spontanen Stellungsveränderungen der Nachbarzähne und Antagonisten bilden die Grundlage der folgenden Extraktionsregeln. Sie sollen ungünstige Bewegungen vermeiden oder mindern helfen,

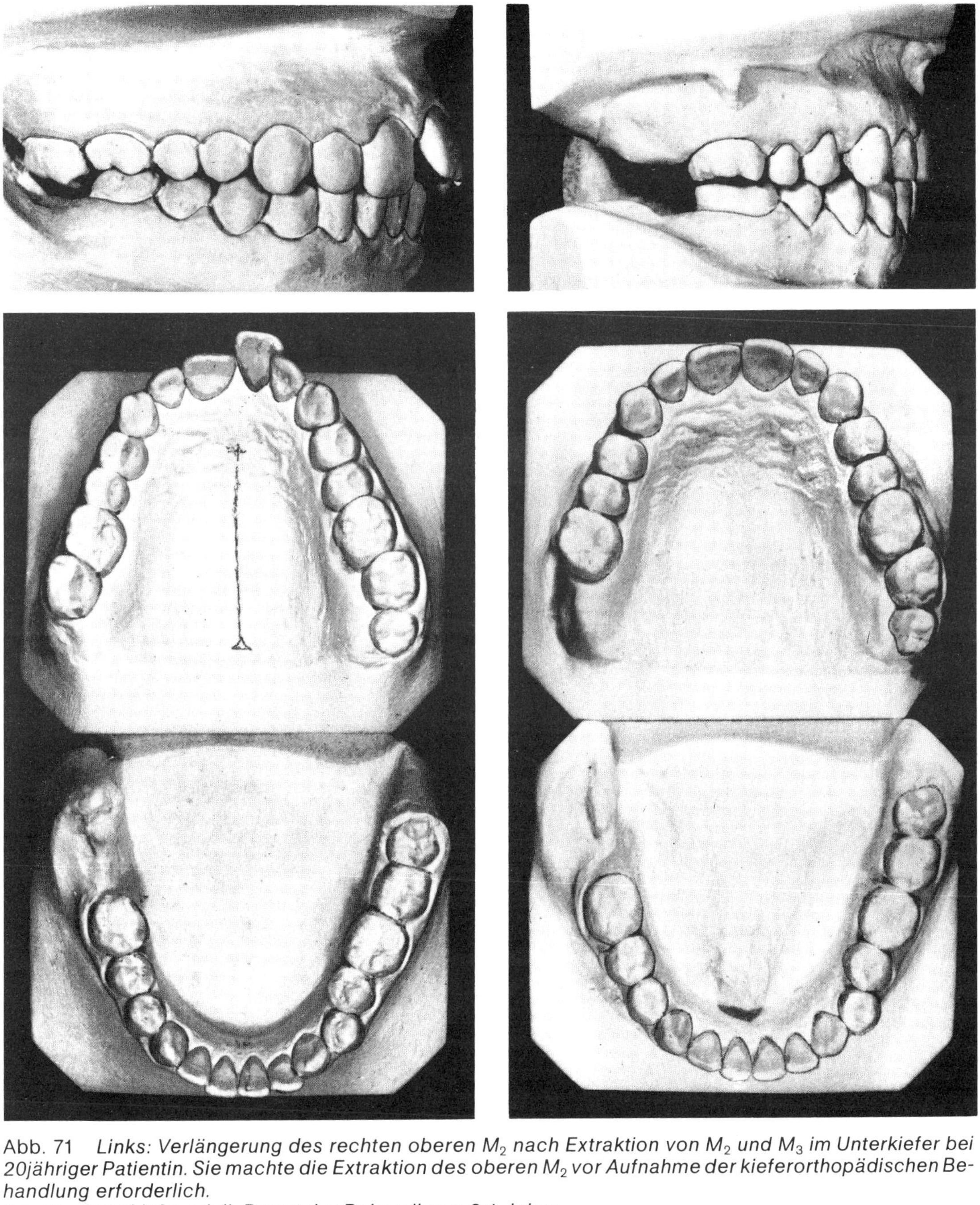

Abb. 71 *Links: Verlängerung des rechten oberen M_2 nach Extraktion von M_2 und M_3 im Unterkiefer bei 20jähriger Patientin. Sie machte die Extraktion des oberen M_2 vor Aufnahme der kieferorthopädischen Behandlung erforderlich.*
Rechts: Abschlußmodell. Dauer der Behandlung: 2,1 Jahre.

die wegen der mechanischen Begrenztheit der herausnehmbaren Geräte gegenüber den festsitzenden nicht immer auszugleichen sind. Bei diesen Regeln handelt es sich nicht um feste Vorschriften, die wie ein Rezept blindlings angewandt werden könnten, sondern um Empfehlungen für die Wahl des richtigen Extraktionsobjektes bei gegebener Ausgangssituation. Sie lassen sich vom Prinzip leiten, die Wanderungsbewegungen der Nachbarzähne soweit wie möglich spontan ablaufen zu lassen. Diesen Regeln sei das Folgende vorausgeschickt:

1. Extraktionstherapie ist, falls immer möglich, rechtzeitig zu planen. Wenn frontaler Engstand der wichtigste Extraktionsgrund ist, muß sie also schon bei dessen Erscheinen, d. h. nach Einstellung der I_2, ins Auge gefaßt werden: Entweder ist die weitere Gebißentwicklung von da an ständig zu überwachen, um den günstigsten Extraktionstermin nicht zu verpassen, oder die Behandlung muß bereits eingeleitet werden, z.B. mit der 1. Phase der sog. Serienextraktion.
2. Zur Überwachung der weiteren Gebißentwicklung gehört mindestens ein Modell, das die Ausgangsposition festhält, und möglichst auch der Röntgenbefund in Form eines OPTG. Denn Hypodontie der Ersatzzähne z.B. ist häufiger, als allgemein angenommen wird (10%), und das weitere Vorgehen würde durch sie erheblich beeinflußt. Auch ist zu prüfen, ob die M_3 angelegt sind oder nicht.
3. Wegen der ungünstigen Folgen einer M_1-Extraktion ist dieser Zahn mit allen Mitteln (Fluoridierung, Versiegelung) vor Karies zu schützen und gegebenenfalls frühzeitig und mit Sorgfalt zu behandeln. Vor allem die stereotype Extraktion dieses Zahnes war es, die die Extraktionstherapie so lange in Mißkredit gebracht hat. Muß aber extrahiert werden, dann zur rechten Zeit: Der günstigste Zeitpunkt liegt für die unteren M_1 deutlich vor dem Durchbruch der M_2, also etwa um das 10. bis 11. Lebensjahr, für die oberen M_1 dagegen später, am besten während des Durchbruchs der M_2, der im 12. bis 13. Jahr zu erfolgen pflegt.
4. Selbst pulpentote M_1 (gegebenenfalls auch andere pulpentote Zähne) können bei ungünstiger kieferorthopädischer Ausgangslage nach einwandfreier Wurzelfüllung und fehlender periapikaler Aufhellung von der Extraktion verschont bleiben, allerdings auch nur dann. Wenn keinerlei kieferorthopädische Indikation für eine Extraktion besteht, vergrößert sich der Behandlungsumfang entsprechend. Es kann u. U. besser sein, die entstandene Lücke offenzuhalten und später durch eine Brücke zu schließen, als den Lückenschluß mit unzureichenden Mitteln kieferorthopädisch zu versuchen: Restlücken mit stark gekippten Nachbarzähnen sind jedenfalls das größere Übel.
5. Für Kieferorthopäden bleibt das rechtzeitige, im Laufe der Behandlung mehrfach zu wiederholende Aufspüren von Karies eine genauso wichtige Aufgabe wie für andere Zahnärzte auch. Es darf einfach nicht vorkommen, daß im Laufe einer kieferorthopädischen Behandlung ein kariöser Defekt unentdeckt und unbehandelt bleibt oder daß gar eine Wurzelbehandlung nötig wird.
6. Die Extraktion eines bleibenden Zahnes zur Zeit der Gebißentwicklung ist stets auch ein kieferorthopädischer Eingriff. Er sollte deshalb nie ohne kieferorthopädische Planung erfolgen. Schon die Verschiebung des Extraktionszeitpunktes kann Schäden verhüten oder mindern helfen.

Als Objekte einer Extraktionstherapie im engeren Sinne (Freiheit der Wahl) kommen ganz überwiegend P_1 oder P_2 in Betracht. Davon wird im folgenden ausgegangen. Ebenso soll der als primär bezeichnete, d.h. in der Regel beide Frontzahngruppen betreffende Engstand den Extraktionsgrund abgeben.

1. Regel: Extrahiere möglichst in der Nähe des größten Platzbedarfs.

Der Grund ist ohne weiteres klar: Mit einem Minimum an Bewegung wird ein Maximum an Wirkung erzielt. Ein oberer C z. B. schert bei Außen- und Tiefstand schnell und unbehindert in die Extraktionslücke des P_1 ein – spontan vor allem dann, wenn er noch im Durchbruch ist und die Lücke während dieser Zeit offenbleibt bzw. offengehalten wird. Bei Extraktion des P_2 (oder gar des M_1) müßte dagegen u.U. eine aktive Retrusionsbewegung durchgeführt werden, weil mit zuneh-

mender Entfernung von der Extraktionslücke die spontane Auflockerungsneigung abnimmt.
Bei der Wahl des Extraktionsobjektes ist jedoch auch, ja mehr noch das Ausmaß des Platzbedarfs zu berücksichtigen. Deshalb lautet die nächste Regel:

2. Regel: Benötigt eine engstehende Frontzahngruppe viel Platz, so daß der zu retrudierende C die Extraktionslücke mehr oder weniger vollständig verbraucht, ist P_1, anderenfalls P_2 zu entfernen.

Das hat zwei Gründe. Erstens muß der nicht benötigte Platz von distal her geschlossen werden. Da das vor Durchbruch des M_2 weitgehend durch den Wachstumsdruck dieses Zahnes geschieht, wird eine große Restlücke natürlich schneller und vollständiger geschlossen, wenn sie unmittelbar vor M_1 liegt. Und zweitens wäre die unschöne Restlücke für die Dauer ihres Bestehens im vorderen Gebißbereich deutlicher sichtbar als im hinteren. Aus den Abbildungen 72a und b geht beispielhaft hervor, in welchem Ausmaß diese Spontanbewegungen in relativ kurzer Zeit ablaufen und wie wenig apparativ zu tun übrigbleibt, um die Restlücken zu schließen. Vor allem n a c h dem Durchbruch der M_2 sollte man möglichst die P_2 und nicht die P_1 extrahieren (Abb. 73).
Übrigens ist bei Extraktion eines P_2 durchaus nicht immer eine aktive Retrusion des P_1 erforderlich, die mit einer V-Feder im übrigen einfach durchzuführen ist (s. Abb. 24). Wenn trotzdem P_1 häufig dem P_2 vorgezogen wird, dann aus einem anderen Grund: Der Extraktionszeitpunkt läge dann später. Da man nun aber vorhandenen oder drohenden Engstand der Frontzähne möglichst früh und möglichst schnell zu beseitigen wünscht, wählt man den P_1 – scheut sich also, den Durchbruch des P_2 abzuwarten oder gar m_2 zusammen mit dem Keim des P_2 zu entfernen. Doch kann sich das später rächen. Die Stellung der die Lücke begrenzenden Zähne ist nach Extraktion der P_2 am Ende der Behandlung zumeist günstiger als nach Extraktion der P_1, sowohl was die Parallelität der Achsenstellung anbelangt als auch das Auftreten partiell offener Bisse. Auch kommen wegen des schnelleren Lückenschlusses kerbenartige Schwundvorgänge am Alveolarfortsatz seltener vor, die die vollständige Protrusion der P_2 mitunter behindern (Abb. 74). Auf jeden Fall sollte man sich Lage und Entwicklungs- bzw. Mineralisationsstand des P_2 im Röntgenbild noch einmal ansehen, bevor man P_1 extrahiert. Sind Abnormitäten zu erkennen, kann u. U. später eine Freilegung und aktive Einordnung nötig werden (s. Abb. 123) – von den anfangs geschilderten Nachteilen ganz zu schweigen.

3. Regel: Für den Fall, daß die Extraktionslücke einem verlagerten und retinierten Zahn zugute kommen soll, ist zu prüfen, ob dieser Zahn auch wirklich eingeordnet werden kann.

Diese Regel betrifft praktisch nur die oberen C. Einmal bleiben sie, von den unteren M_3 abgesehen, am häufigsten retiniert, und zum anderen gehören sie aus funktionellen und ästhetischen Gründen zu den wichtigsten Zähnen des Gebisses. Sie liegen zumeist palatinal und mehr oder weniger horizontal. Da auf Seite 233 über die Einordnung verlagerter Zähne noch gesprochen wird, hier nur so viel: Es würde eine heikle Situation entstehen, wenn ein Prämolar zur Platzbeschaffung extrahiert würde und dann die Einordnung des C mißlänge. In Zweifelsfällen ist es also besser, den Patienten an einen Fachzahnarzt zu überweisen oder den C operativ zu entfernen und die Lücke durch Protrusion der Seitenzähne zu schließen. Wenn das bei älteren Patienten und intensiver Interkuspidation nicht geht, ist prothetischer Lückenschluß einer langwierigen kieferorthopädischen Behandlung vorzuziehen.

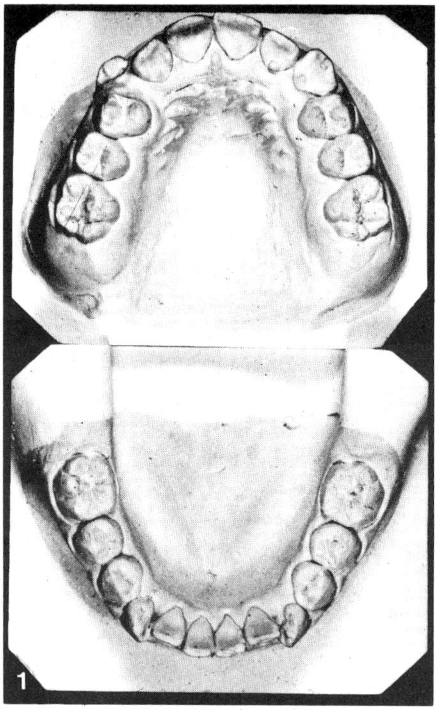

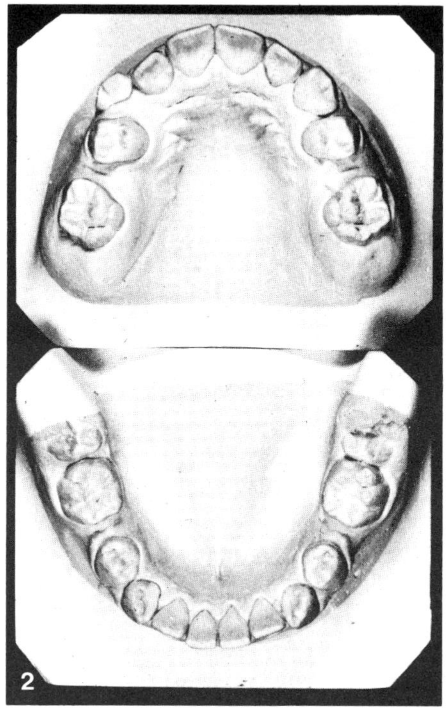

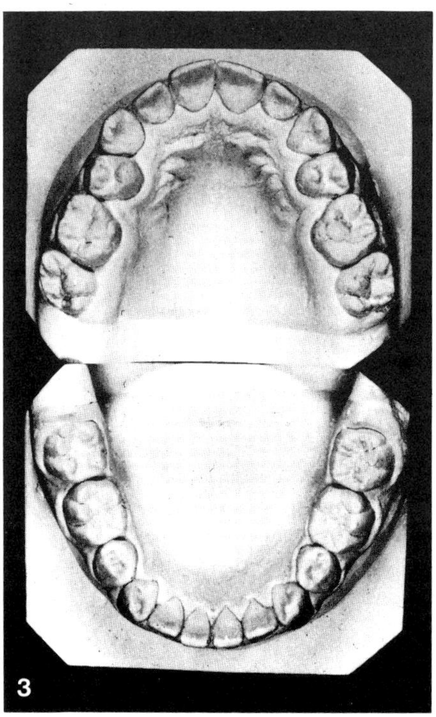

Abb. 72a

1 Außen- und Tiefstand aller C infolge Platzmangels. Neutralbiß. Zahnwechsel abgeschlossen, aber M_2 noch nicht durchgebrochen.

2 Zustand 0,5 Jahre nach Extraktion aller P_2; bis dahin keine aktive Behandlung.

3 Zustand nach 1,8jähriger Behandlung.

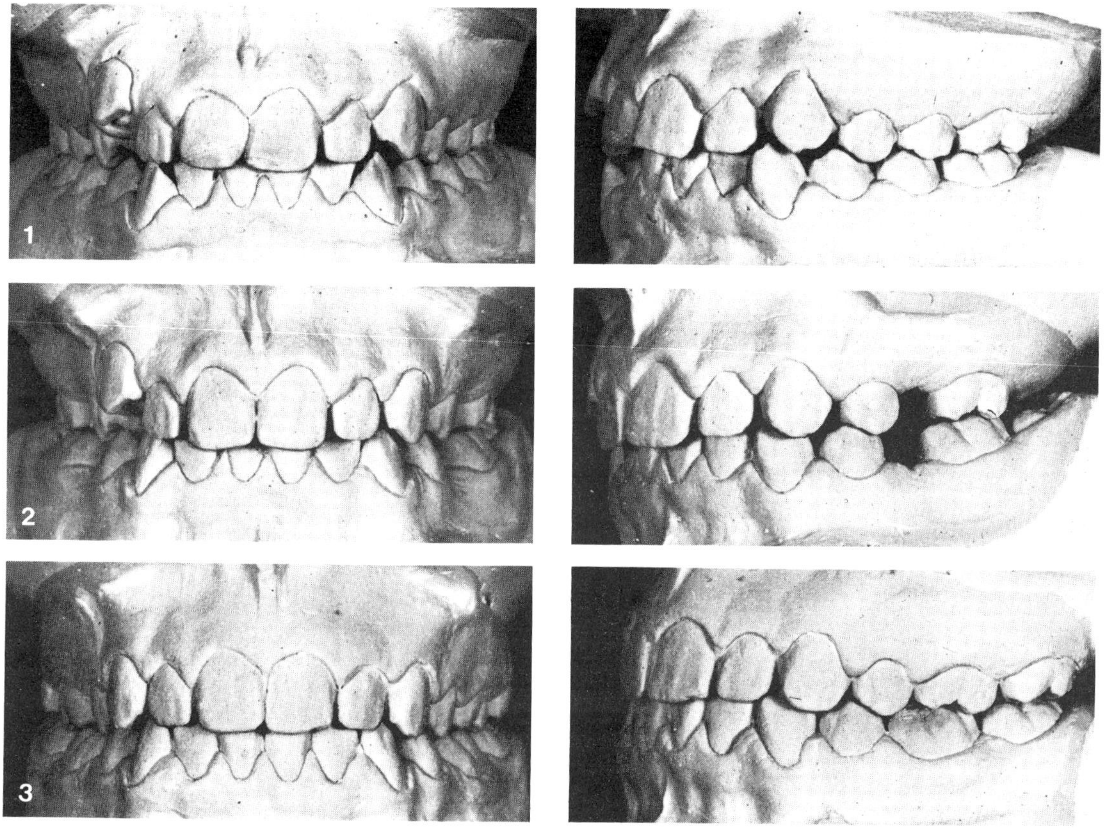

Abb. 72b *Die drei Modellpaare der Abb. 72a von vorn und von der Seite.*

4. Regel: Extrahiere auf gleicher Seite möglichst gleiche Zähne.

Wie bei der systematischen Extraktion der M_1 ist man auch bei der Extraktion von Prämolaren gefühlsmäßig geneigt, alle vier P_1 oder alle vier P_2 zu entfernen. Das ist auch richtig, wenn in den vier Gebißquadranten etwa gleich großer Platzmangel besteht. Nur ist das häufig nicht der Fall. Nicht nur oben und unten, sondern auch rechts und links variiert das Ausmaß häufig. Würde man allein die bisherigen Regeln anwenden, die sich an den Bedürfnissen des einzelnen Gebißquadranten orientiert haben, würden sich die Antagonisten bei ihrer Bewegung zur Lücke hin (und Neutralbiß vorausgesetzt) gegenseitig behindern, wenn oben und unten verschiedenartige Zähne entfernt würden. Das wird durch die obige Regel verhindert. Dagegen spielt es keine Rolle, ob links die beiden P_1 und rechts die beiden P_2 extrahiert werden. Auch sind natürlich einseitige Extraktionen (Abb. 75) oder unterschiedliche Kombinationen möglich, ja bei entsprechender Ausgangslage sogar erforderlich. Im Fall der Abbildung 76a wurde z. B. im Unterkiefer links M_1 wegen akuter Exazerbation einer chronischen apikalen Parodontitis unmittelbar vor Behandlungsaufnahme und P_2 unten rechts

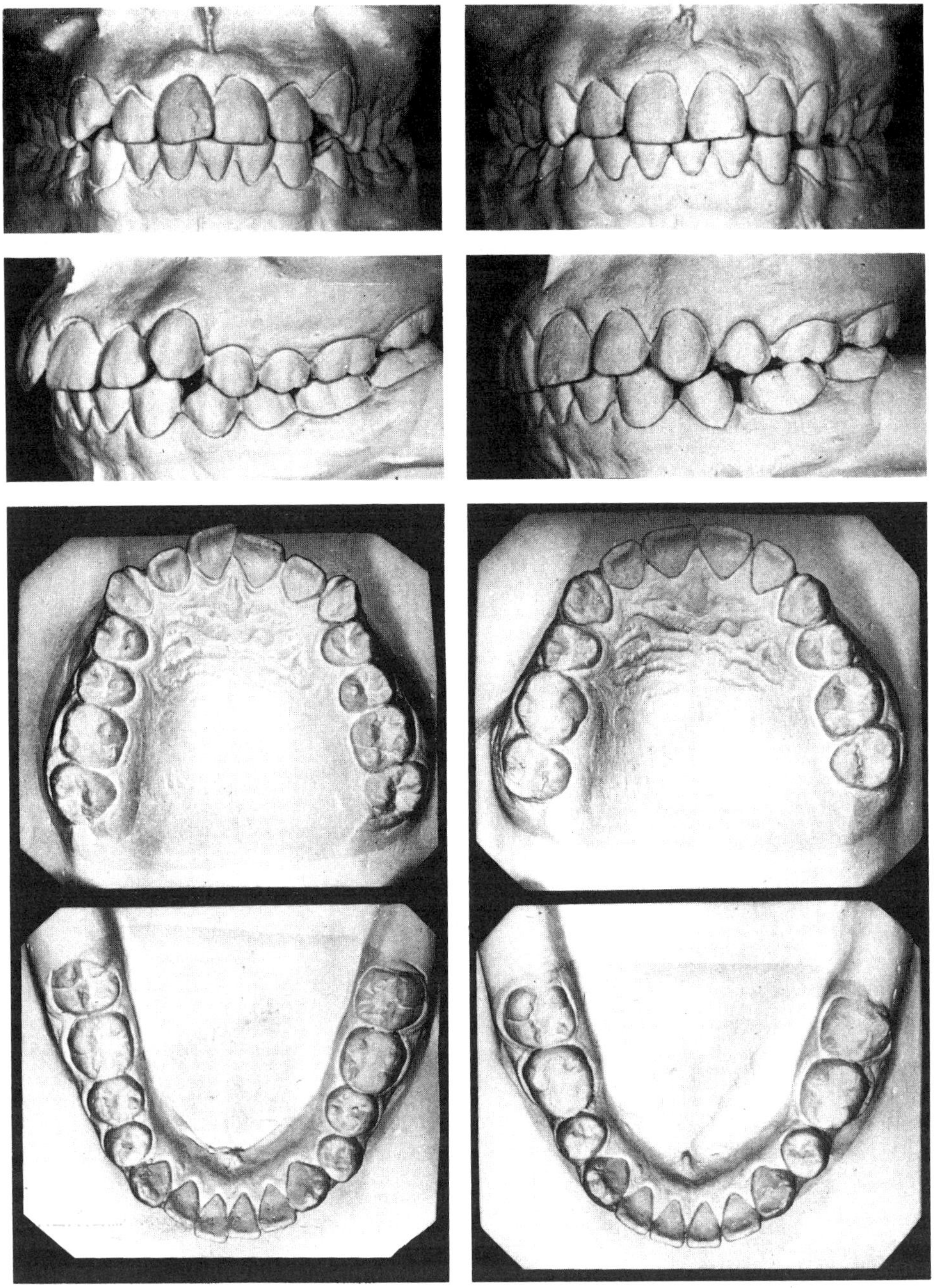

Abb. 73 *Links: Frontaler Engstand als Folge von Platzmangel. Neutralbiß. Trotz bereits abgeschlossenen Durchbruchs der* M_2 *erfolgt der Lückenschluß im Oberkiefer weitgehend spontan. Im Unterkiefer ist von vornherein eine aktive Behandlung nötig (Zugschraube in Verbindung mit Adams-Klammer und verkleidetem Labialbogen, später Bedac-Feder). Rechts: Abschlußmodell. Kleine Restlücke im Unterkiefer links. Dauer der Behandlung: 2,3 Jahre.*

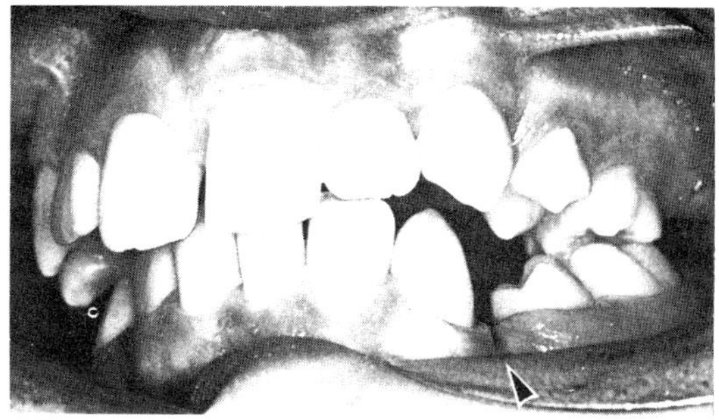

Abb. 74 *Die Extraktion der P_1 bei nur mäßigem Platzbedarf für I_2 und/oder C führt im Unterkiefer häufig zum Bestehenbleiben einer Restlücke, zur Mesialkippung der P_2 mit dem Nebeneffekt einer indirekten Verkürzung (seitlich offener Biß) und zur kerbenartigen Atrophie des zahnlosen Alveolarfortsatzes (Pfeil). Diese Kerbe erschwert nicht nur den spontanen oder künstlichen Lückenschluß, sondern macht ihn manchmal unmöglich.*

wenig später wegen hochgradigen Platzmangels operativ entfernt (Abb. 76b). Im Oberkiefer wurden dagegen die P_1 extrahiert. In solchen Ausnahmefällen ist natürlich von Anfang an aktiv mit den geeigneten Mitteln vorzugehen.

Bestehen auf gleicher Seite unterschiedliche Platzbedürfnisse, so daß man zweifelt, ob P_1 oder P_2 zu extrahieren sind, geben die Verhältnisse im Unterkiefer den Ausschlag. Denn hier fallen auf Grund der *Spee*schen Kurve die Bewegungen der Nachbarzähne ungünstiger aus. Im konkreten Fall geht man zweckmäßigerweise so vor:

a) Man markiert sich am Modell in jedem der vier Gebißquadranten zunächst den Zahn als Extraktionsobjekt, der den Bedürfnissen seines Quadranten am meisten gerecht wird.
b) Dann setzt man die Modelle in die Schlußbißlage und prüft, ob es sich links und rechts um gleiche Zähne handelt. Ist das der Fall, bleibt es bei den ausgesuchten Zähnen.
c) Ist das jedoch nicht der Fall, extrahiert man im Oberkiefer den Zahn, der für den Unterkiefer der günstigere ist. Der Nachteil für den Oberkiefer ist gering bzw. apparativ leicht zu beheben.

Die bisherigen Regeln trugen den Verhältnissen Rechnung, wie sie bei neutraler Bißlage (Klasse I) auftreten. Bei distaler oder mesialer Bißlage ist eine Ergänzungsregel nötig:

5. Regel: Bei Distalbiß sollte nicht nur im Unterkiefer, bei Mesialbiß nicht nur im Oberkiefer extrahiert werden.

Diese Regel hieß ursprünglich anders, nämlich: Bei Distalbiß darf nur im Oberkiefer, bei Mesialbiß nur im Unterkiefer extrahiert werden. Sie hatte in dieser Form jedoch eine andere Zielrichtung: Die negative bzw. positive inzisale Stufe im Gefolge einer sagittalen Bißlagestörung und nicht Engstand sollte beseitigt werden. Um Engstand geht es aber hier, und deshalb soll der Sinn der Regel in ihrer jetzigen, auf *A. M. Schwarz* (1956) zurückgehenden Form an Hand einer durch Engstand im Unterkiefer komplizierten Form von *Angle*-Klasse II,1 erläutert werden; für einen Mesialbiß mit Engstand nur im Oberkiefer gilt vice versa das gleiche.

Bei der *Angle*-Klasse II,1 besteht eine sagittale Inkongruenz zwischen oberer und unterer Zahnreihe. Sie äußert sich als Distalbiß und als (negative) inzisale Stufe. Beim Ausgleich des Distalbisses mit Hilfe eines Aktivators

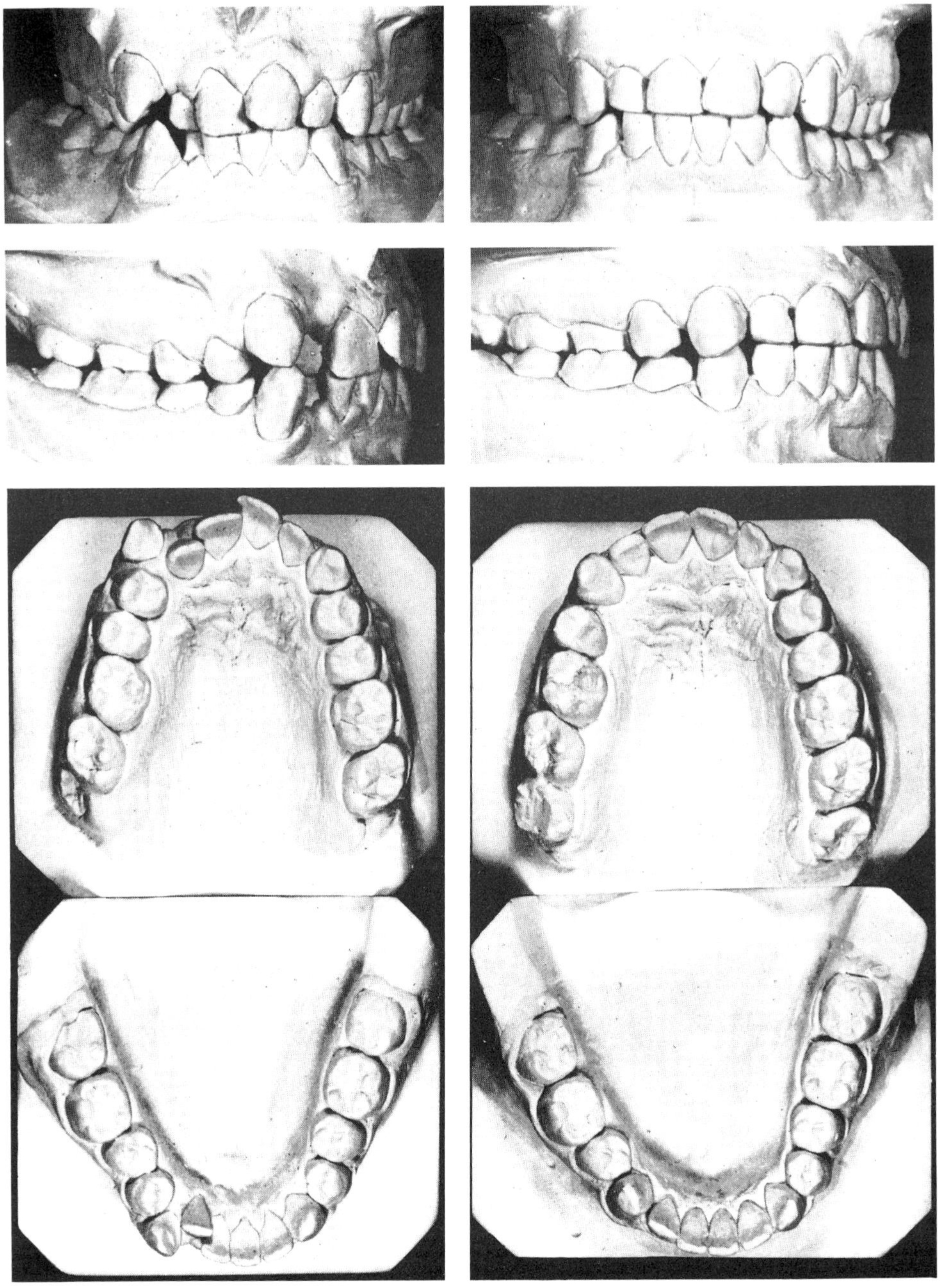

Abb. 75 *Einseitige Extraktion der beiden rechten P_1 bei Außen- und Tiefstand der C. Nur begrenztes Behandlungsziel bei 19,0jährigem Patienten. Rechter Seitenzahnbereich eingeschliffen, Kreuzbiß belassen. Dauer der Behandlung: 1,0 Jahre.*

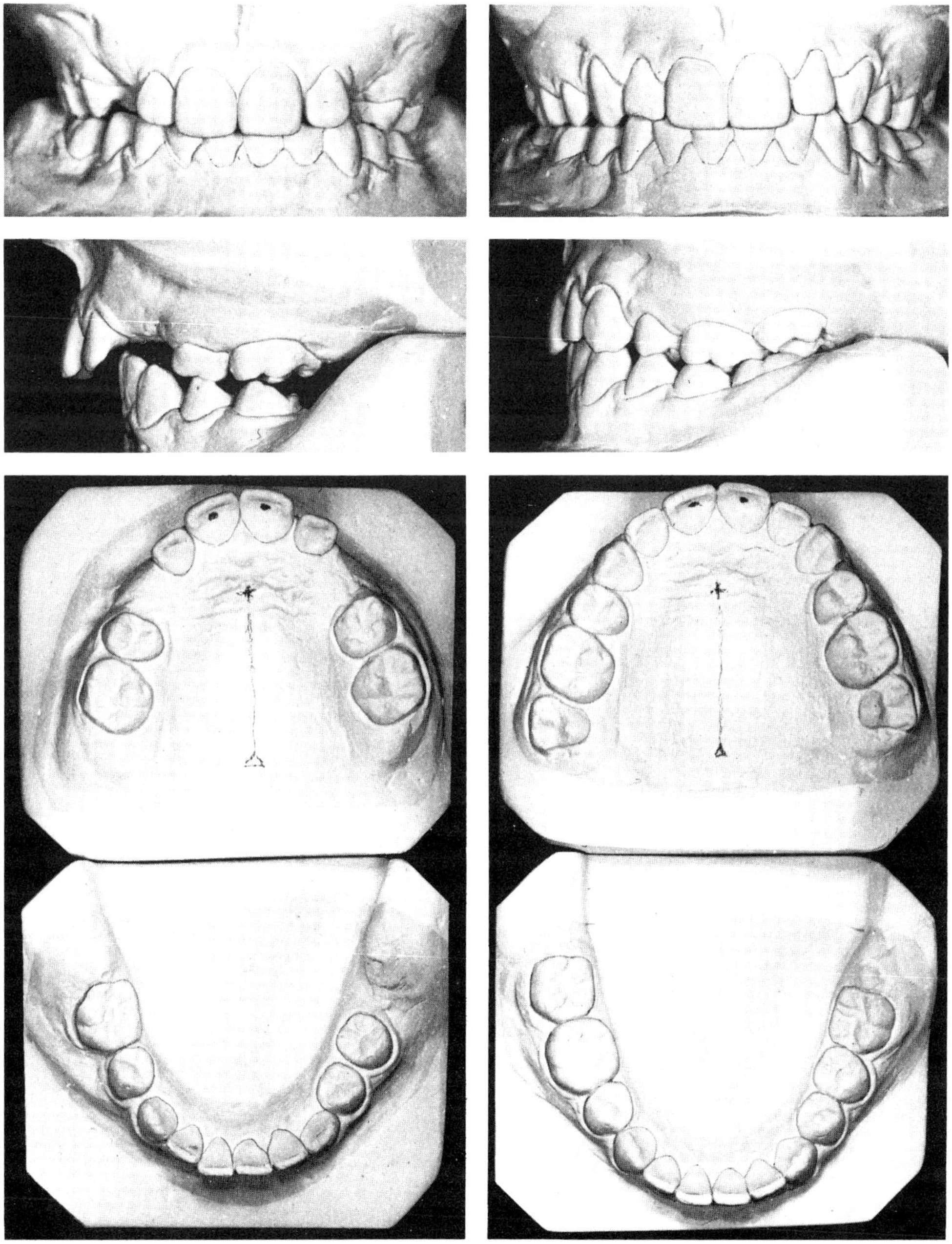

Abb. 76a *Links: Angle-Klasse II,1 mit Platzmangel für die oberen C und P_1 bei vollständigem Platzverlust für P_2 im Unterkiefer rechts. M_1 im Unterkiefer links unmittelbar vor Behandlungsaufnahme im Alter von 9,8 Jahren entfernt. Extraktion der oberen P_1 und operative Entfernung des unteren P_2 (bereits durchgeführt – s. Abb. 76b). Behandlung mit aktiven Platten und Aktivator. Rechts: Abschlußmodell. Dauer der Behandlung: 2,2 Jahre.*

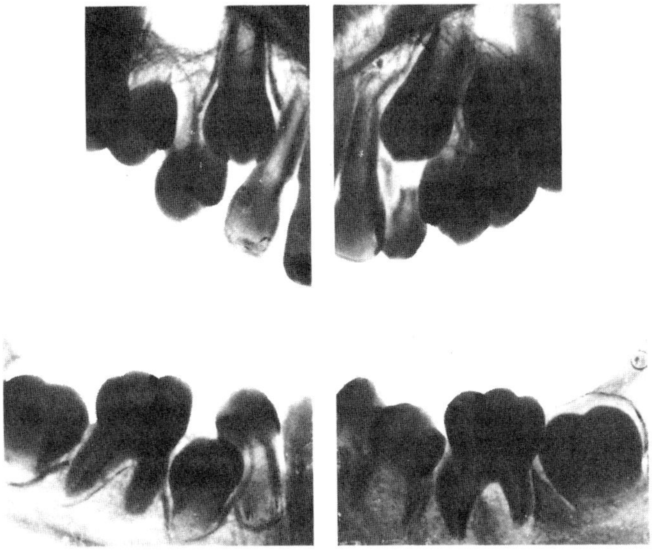

Abb. 76b *Röntgenaufnahme zu 76a. Apikale und interradikuläre Ostitis an M_1 unten links. Vergleiche auch Abbildung 88.*

wird auch die Stufe beseitigt – jedenfalls dann, wenn die beiden Einzelzahnbögen in ihrer Länge kongruent sind, wofür die aktive Vorbehandlung zu sorgen hat. Daß diese Kongruenz auch in transversaler Richtung bestehen muß, kann an dieser Stelle unberücksichtigt bleiben. Extrahierte man im Unterkiefer, um den nur hier vorhandenen Engstand zu beheben, würde der untere Zahnbogen kürzer: In der späteren Neutralbißstellung verbliebe eine inzisale Stufe. Diese aber muß auf jeden Fall beseitigt werden. Das ließe sich zwar auch durch eine Mesialbißeinstellung erreichen, doch kommt das nur unter günstigen Bedingungen einmal in Betracht (Abb. 77). Im allgemeinen muß eine sog. Ausgleichsextraktion im Oberkiefer durchgeführt werden.

Diese Ausgleichsextraktion im engstandlosen Oberkiefer ist problematisch, wenn der Distalbiß mit tiefem Biß vergesellschaftet ist: Die Retrusion der Front mit dem Labialbogen führt wegen des Einpunktkraftangriffes zu einer (indirekten) Verlängerung und somit zur Verschlimmerung des tiefen Bisses. Dieser läßt sich aber nur dann ausgleichen, wenn rechtzeitig extrahiert wird: Nach Extraktion und Ausformung der Einzelzahnbögen muß noch so viel Zeit verbleiben, daß der Aktivator spätestens vor der dritten physiologischen Bißhebung, d. h. vor Einstellung der M_2, eingesetzt werden kann. Es kommt hinzu, daß bei zu später Extraktion die Nachbarzähne intensiver in die Lücke kippen als bei rechtzeitiger Extraktion und die Verlängerungstendenz gekippter Seitenzähne herabgesetzt ist. Da Kippungen nie ganz zu vermeiden und bei Bißverschiebungen in der Regel auch Bißnivellierungen nötig sind, ergibt sich, daß Extraktionen bei falscher Bißlage ungünstiger zu beurteilen sind als bei neutraler. So wird z. B. klar, weshalb im Fall der Abbildung 78 auf die Extraktion von vier Prämolaren verzichtet wurde und der Platz für die retinierten unteren P_2 durch Retrusion der M_1 gewonnen worden ist. Im übrigen wird die Frage der Ausgleichsextraktion ab Seite 142 noch einmal zusammenhängend erörtert.

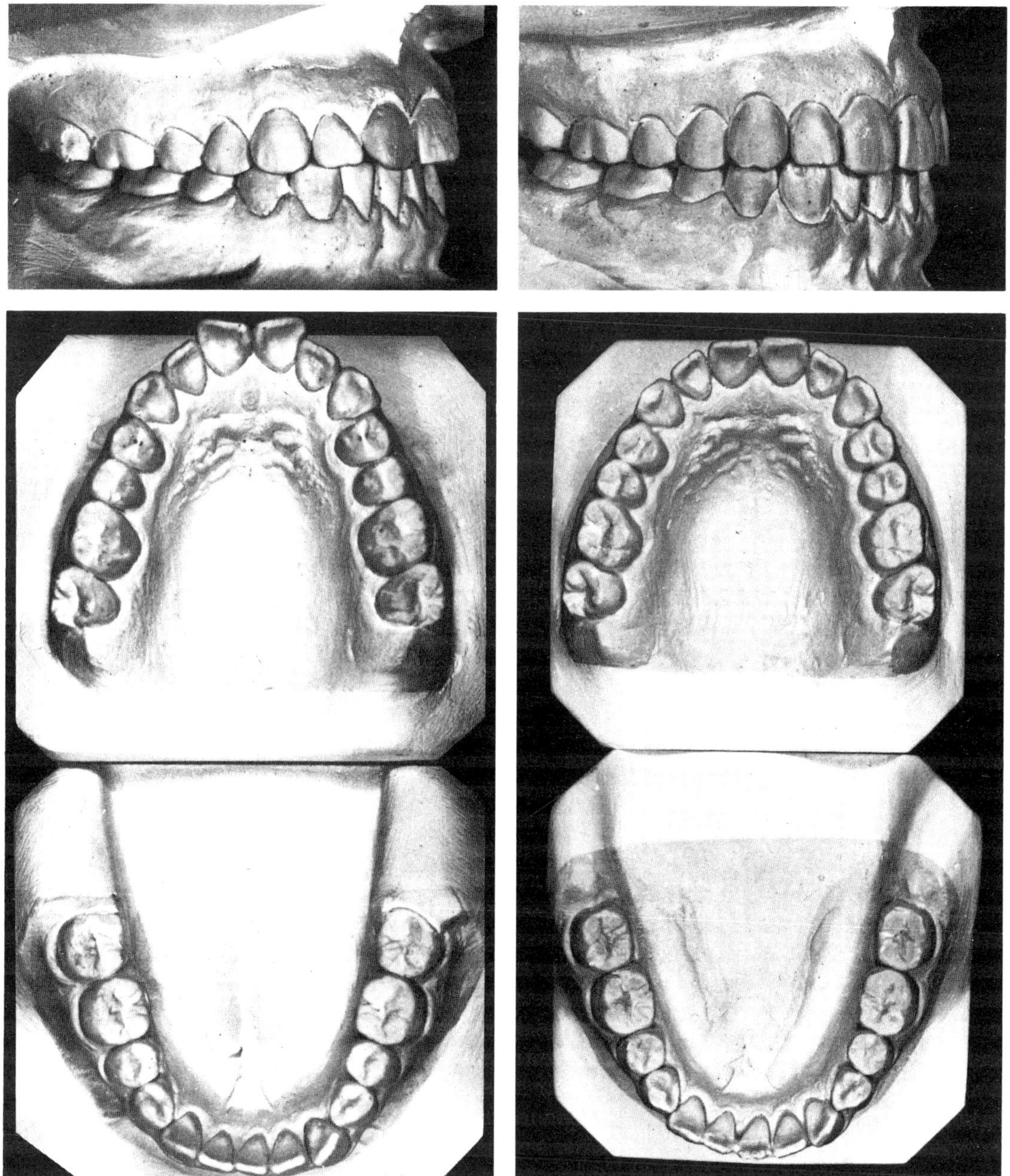

Abb. 77 *Frontaler Engstand im Oberkiefer als Anpassungserscheinung an die Nichtanlage eines unteren I_1 bei 21jähriger Patientin. Neutralbiß. Statt Ausgleichsextraktion (obere P_2!) Dehnung und Streckung des Oberkiefers und Einstellung in Mesialbiß. Nur bei sehr niedrigen Höckern möglich, wegen Rezidivgefährdung aber unzweckmäßig. Links vor, rechts nach der Behandlung.*

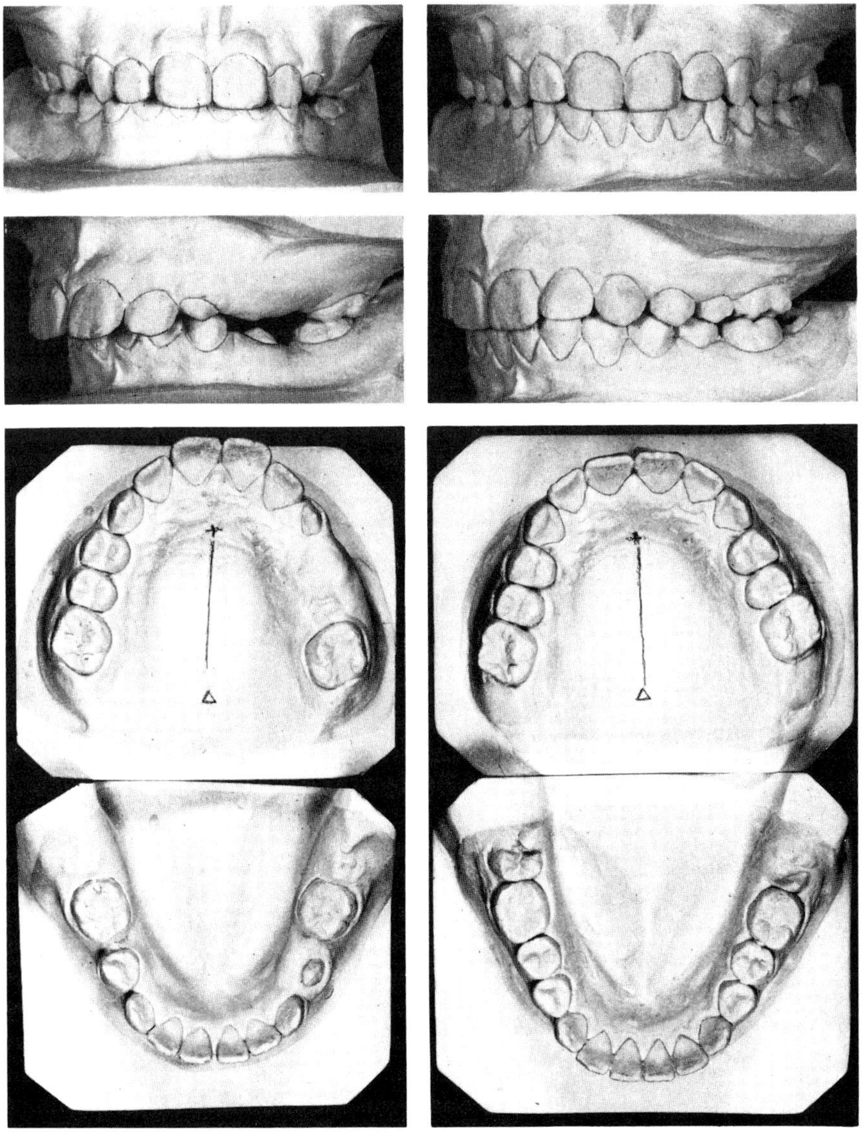

Abb. 78 *Links: Angle-Klasse II,1 mit hochgradigem Platzverlust für die unteren P_2 und sehr tiefem Biß, 10,7jährige Patientin.*
Die Entfernung der unteren P_2 hätte eine Gegenextraktion der oberen P_2 erforderlich gemacht; beides ungünstig bezüglich der Bißnivellierung. Daher Streckung des unteren Zahnbogens mit Distalschrauben und Einordnung der P_2.
Rechts: Abschlußmodell. Dauer der Behandlung: 2,2 Jahre. Retention noch nicht beendet, da M_2 noch im Durchbruch.

4. Die Serien- oder Reihenextraktion

a) Definition, Indikation, Durchführung

Es handelt sich um eine Behandlungsmethode zur frühzeitigen Beseitigung von hochgradigem frontalen Engstand. Es werden sowohl Milch- als auch bleibende Zähne entfernt, und zwar in einer ganz bestimmten zeitlichen Folge. Deshalb wird die Serienextraktion in einem eigenen Abschnitt besprochen, obwohl es sich im Prinzip nur um eine konsequente Anwendung des bereits Besprochenen handelt.

Der Methode liegt die Vorstellung zugrunde, Engstand gewissermaßen in statu nascendi abzufangen und unter Ausnutzung der biologischen Wanderungsgesetzmäßigkeiten den Durchbruch der Ersatzzähne so zu steuern, daß weitere Behandlungsmaßnahmen ganz und gar überflüssig werden. *R. Hotz* (1952) sprach deshalb statt von Serienextraktion von Steuerung des Zahndurchbruches mittels Extraktion.

Nach den Angaben von *J. Heath* (1953) war *J. F. Colyer* (1919) der erste, der sich die Frage vorlegte, ob man einen am Ende der ersten Wechselgebißperiode in Erscheinung tretenden Engstand nicht einfach durch systematisches Extrahieren beseitige könne. Doch hat erst *B. Kjellgren* (1946) den Weg gewiesen. Er sprach von Serienextraktion, wohl weil serienweise, nämlich dreimal nacheinander je vier Zähne zu extrahieren sind – eine Zumutung also für alle Kinder, die nur bei erheblichem Nutzen verantwortet werden kann. Darüber unten mehr.

Die einzelnen Phasen der Serienextraktion gehen aus Abbildung 79 hervor. Es werden zunächst alle vier Milcheckzähne entfernt, sobald sich während des Durchbruchs der I_2 deutlicher Engstand entwickelt (I. Phase). Diese Milchzahnextraktion gegen Ende der ersten Wechselgebißperiode wirkt sich für die noch durchbrechenden I_2 wie eine plötzliche und kräftige Zahnbogenerweiterung aus: Sie schieben sich in den gewonnenen Raum und normalisieren ihre Stellung spontan. Selbst nach vollendeter Einstellung der I_2 ist diese spontane Stellungskorrektur oft noch erstaunlich groß, wofür Lippen- und Zungendruck verantwortlich gemacht werden. In vielen Fällen muß aber apparativ nachgeholfen werden.

Danach wird die weitere Gebißentwicklung überwacht, bis sich der Durchbruch der P_1 ankündigt. Um den Durchbruch zu beschleunigen, sollen nach Plan zwar die m_1 extrahiert werden (II. Phase), doch kann zur Entlastung der Kinder darauf verzichtet werden. Man wartet also, bis sich nach Ausfall der m_1 die P_1 zum Durchbruch angeschickt haben, oder entfernt die P_1 zusammen mit den schon gelockerten m_1. Wegen der noch unfertigen Faserbündel des Halteapparates sind diese P_1-Extraktionen zumeist leicht und komplikationslos durchzuführen.

Mit der Entfernung der vier P_1 (III. Phase) wird der nötige Platz für die Einstellung der C und P_2 gewonnen. Nicht für die engstehende Front benötigter Platz wird während des Durchbruchs der M_2 besetzt (IV. Phase). Das gelingt nicht immer spontan; vor allem im Unterkiefer verbleiben oft Restlücken zwischen C und P_2. Dadurch wird das untere Frontzahnsegment nach distal nicht abgestützt, weicht nach dorthin aus und verliert so den Kontakt mit der oberen Front: die klassische Voraussetzung für die Entstehung eines tiefen Bisses. Um das zu vermeiden, hat *J. Heath* (1953) für den Unterkiefer die Extraktion der P_2 an Stelle der P_1 empfohlen. Doch hat das auch Nachteile, wobei die Verschiebung des Extraktionszeitpunktes am wenigsten ins Gewicht fällt. Wichtiger ist, daß gemäß Extraktionsregel Nr. 4 auf gleicher Seite möglichst gleiche Zähne entfernt werden sollen, um gegenseitige Behinderungen der Antagonisten zu vermeiden. Sind sie auszuschließen, sollte nach *Heath* verfahren werden – es sei denn, es liege gleichzeitig eine

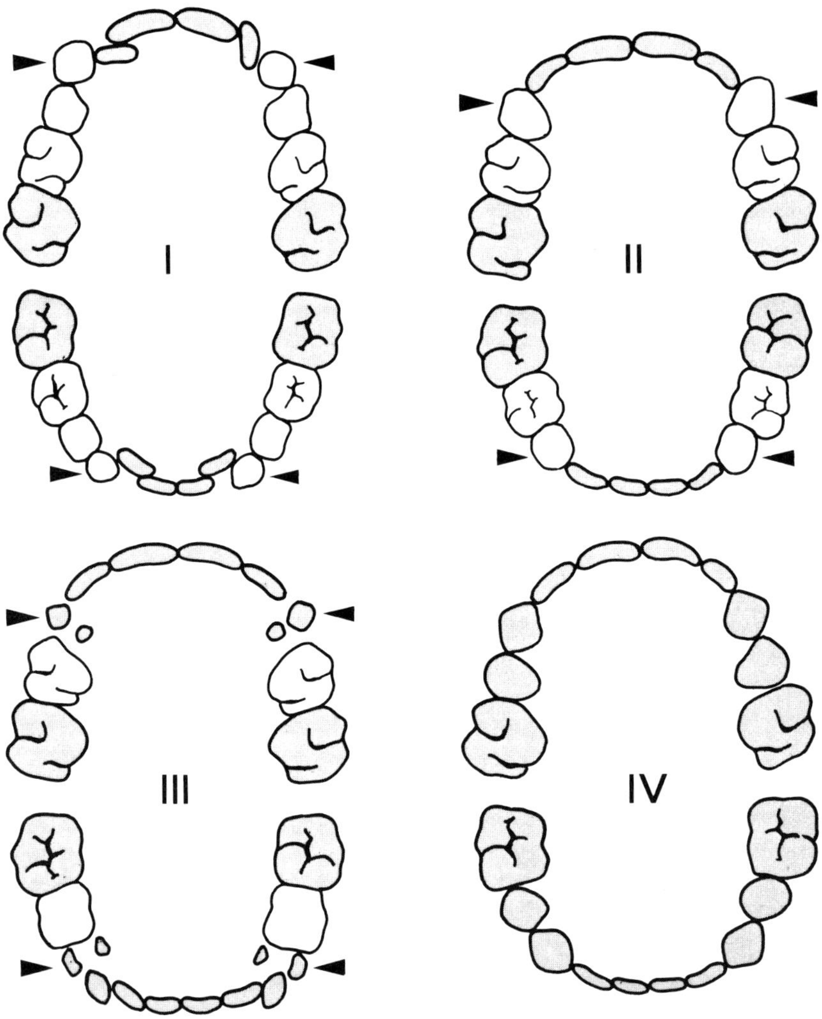

Abb. 79 *Serienextraktion nach B. Kjellgren zum Selbstausgleich frontalen Engstandes (Umzeichnung des Originals von 1946).*

I Extraktion aller vier c kurz nach Durchbruch der I_2 mit konsekutiver Spontaneinstellung der I_2.

II Extraktion aller vier m_1, sobald sich der Durchbruch der P_1 ankündigt; sie führt zur Beschleunigung des Durchbruchs der P_1.

III Extraktion aller vier P_1 während der oder kurz nach der Einstellung der P_1. Dadurch Platzbeschaffung für C und P_2.

IV Spontanausgleich ist erfolgt.

Progenie mit knappem Überbiß oder gar offenem Biß vor. Bei ihr sind Retrusionsbewegungen und Verlängerungen der unteren, später auch der oberen Schneidezähne gleichermaßen willkommen. Aus Abbildung 80 geht das deutlich hervor, obwohl Modell Nr. 2 nur ein Zwischenergebnis sechs Wochen nach Extraktion der P_1 darstellt.
Schematisches Vorgehen verbietet sich überhaupt. So ist z. B. der Extraktionszeitpunkt der P_1 auch vom Entwicklungsstand der Nachbarzähne abhängig: Schicken sich die P_2 deutlich vor den C zum Durchbruch an, sollte man die P_1 vorerst als Platzhalter belassen, bis die C durchbrechen und dann den benötigten Platz auch noch vorfinden. Man muß also vor Extraktion der P_1 stets noch einmal Röntgenaufnahmen anfertigen. Dabei sind nicht nur die Stellung und der Entwicklungsstand der Eckzähne und Prämolaren zu überprüfen, sondern es ist auch auf ihre Breite zu achten. Ohne hier schon auf die Schwierigkeiten einzugehen, die Breitenmessungen im Röntgenbild machen, sei darauf verwiesen, daß unverhältnismäßig breite Schneidezähne (Hauptgrund für Platzmangel und damit für die Serienextraktion) mit normal großen, ja kleinen Eckzähnen und Prämolaren kombiniert sein können. Und da es im Laufe der Gebißentwicklung gelegentlich auch noch deutliche Nachentwicklungen der apikalen Basis gibt, heißt das, daß die mit der Extraktion vor vier c eingeleitete Serienextraktion nicht auch mit der Extraktion von vier P_1 beendet werden muß. Da die vorzeitige Extraktion der c keine Nachteile zu bringen pflegt, wie z. B. Verzögerungen oder gar Gefährdungen des Durchbruches ihrer Ersatzzähne oder den Verlust eines Entwicklungspotentials für die Kiefer, der klinisch in Erscheinung träte, kann man die Extraktion bei frontalem Engstand zur Erleichterung der Behandlung auch dann durchführen, wenn eine Serienextraktion gar nicht geplant bzw. nötig ist.

Nicht einheitlich wird die Frage beurteilt, ob man die Serienextraktion ohne weiteres auch bei den Klassen II und III anwenden könne – im Gegensatz zur Klasse I, wo Einmütigkeit über ihren Nutzen besteht. Die ganze Frage mag zunächst überraschen: Schließlich sind es zwei verschiedene Dinge, Engstand durch Extraktion und falsche Bißlagen durch Bißverschiebungen zu beheben. Doch wie schon auf Seite 126 betont, bestehen insofern Zusammenhänge, als Bißverschiebungen zumeist mit Bißnivellierungen kombiniert werden müssen und letztere nach der Extraktion von Seitenzähnen (Kippungen!) oft zögernder und unvollständiger als ohne Extraktion erfolgen. Hinzu kommt, daß bei falschen Bißlagen (als Folge unterschiedlicher Entwicklungsbedingungen) das Ausmaß von Engstand im Ober- und Unterkiefer oft schwankt und der Engstand andere Ursachen hat als ein Mißverhältnis zwischen Zahn- und Kiefergröße. Man denke z. B. an den unteren frontalen Engstand der *Angle*-Klasse II,1 als Folge einer Retrusion durch den Lutschfinger oder den frontalen Engstand bei *Angle*-Klasse II,2 als Folge einer Inversion der oberen Schneidezähne. Man muß bei falschen Bißlagen also sorgfältig prüfen, ob der Engstand überhaupt auf einem Mißverhältnis zwischen Zahn- und Kiefergröße beruht. Ist das aber der Fall, ist die Serienextraktion auch indiziert.

b) Beurteilung der Serienextraktion

Die ursprüngliche Erwartung, ausgeprägten frontalen Engstand bei neutraler Bißlage allein mit Hilfe der Serienextraktion beseitigen zu können, ist nicht in Erfüllung gegangen. Wenn man von einem noch recht positiven Ergebnis von *W. Rudolph* u. Mitarb. (1956) absieht (von 71 zur Nachuntersuchung Erschienenen wiesen 24 ohne sonstige Behandlungsmaßnahmen ein gutes Ergebnis auf), herrscht heute die Meinung vor, daß Behandlungsgeräte immer nötig sind. So haben

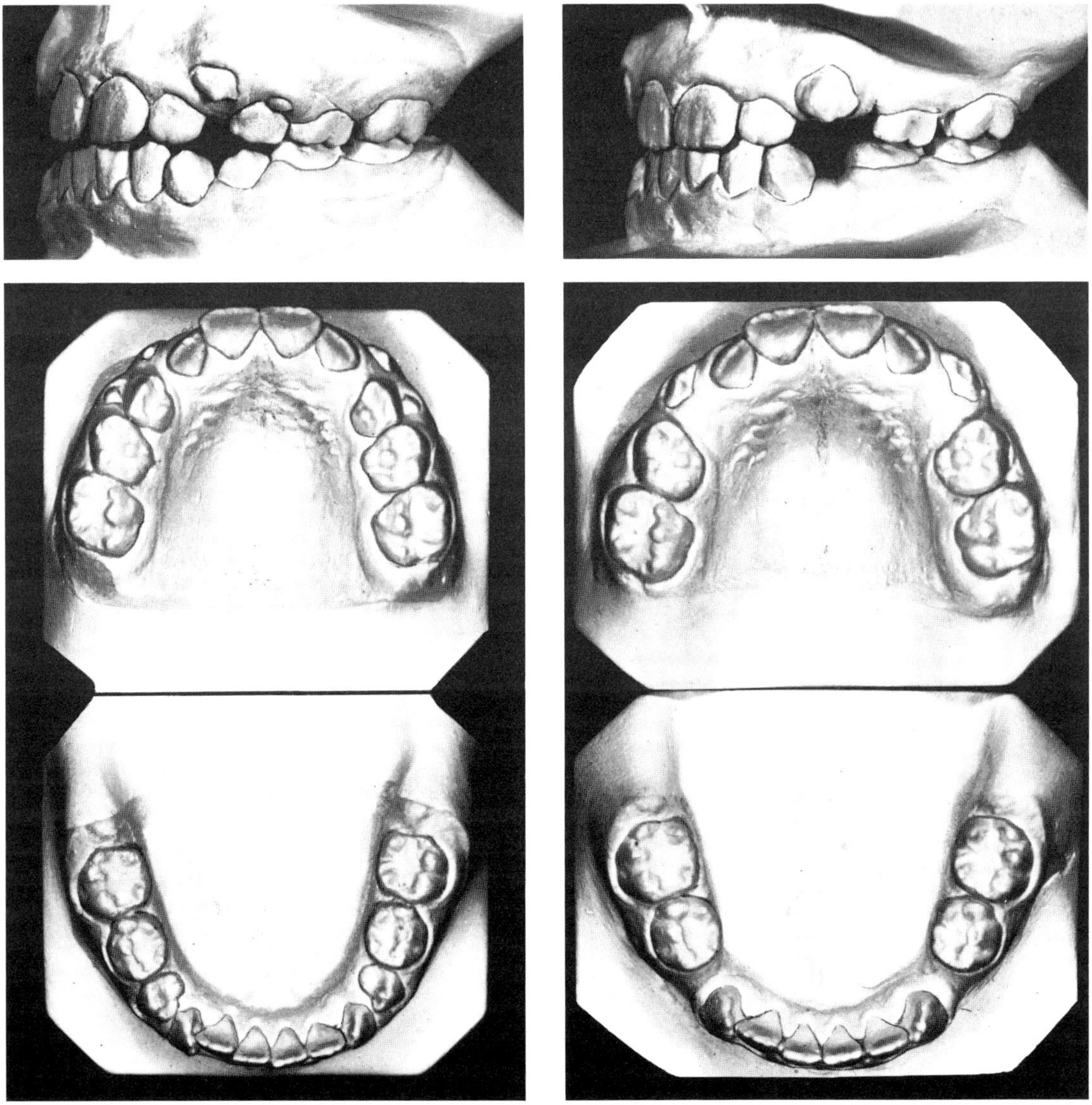

Abb. 80 *Nachgeholte Serienextraktion bei progenieartiger Frontzahnstellung. Alle vier c bereits verlorengegangen.*
Links: Hochgradiger Platzmangel für C und P_1 vor allem im Oberkiefer. Extraktion aller m_1 und P_1 in zwei Sitzungen.
Rechts: Zustand sechs Wochen später. Spontane Normalisierung im Oberkiefer schon fast beendet, im Unterkiefer noch deutliche Restlücken. Hier ist jetzt eine aktive Retrusionsbewegung zum Schluß der Restlücken, aber auch zur Verstärkung des Überbisses erforderlich. Sie wurde wegen Fortzuges nicht durchgeführt.

G. Maj u. Mitarb. (1968), die 100 Fälle nachkontrolliert haben, von vornherein aktiv behandelt, vor allem mit „partieller Multibandtechnik". Selbst dann gab es Mängel, vor allem eine Zunahme des ursprünglichen Überbißgrades von durchschnittlich 2 mm bei 89,2% der Behandelten – eine Quote übrigens, die bei Benutzung von Aktivatoren niedriger liegen dürfte (s. u.). Somit scheint der Wert der Serienextraktionen vor allem darin zu liegen, daß

1. die Behandlung frühzeitig (im 9. Lebensjahr) eingeleitet wird;
2. der Umfang der Behandlung erheblich reduziert und – wie bei der Extraktionstherapie überhaupt –
3. die Rezidivquote gesenkt wird.

Doch gibt es auch Nachteile. Neben der langen Behandlungszeit ist es vor allem die Extraktion von dreimal vier Zähnen, die eine Belastung für die Kinder bedeutet. *W. Rudolph* (1968) hat deshalb empfohlen, nur noch eine „Serienextraktion der ersten Prämolaren" durchzuführen. Damit ließe sich die Zahl der Extraktionssitzungen auf zwei und die Behandlungszeit auf maximal drei Jahre reduzieren. Auch seien die Kinder älter und damit belastbarer geworden. *Rudolph* extrahiert dazu die o b e r e n P_1 kurz nach ihrem Erscheinen zusammen mit den in der Regel noch vorhandenen c und in einer zweiten, später liegenden Sitzung die u n t e r e n P_1, auch hier mit den c zusammen, falls diese noch vorhanden sind. Das Ergebnis der mit aktiven Platten und/oder Aktivatoren durchgeführten Behandlung war in allen 23 Fällen gut. Vor allem trat, im Gegensatz zu den Beobachtungen von *G. Maj* u. Mitarb., nie eine Bißsenkung auf – wobei allerdings die Frage offenbleibt, ob als Folge des späteren Extraktionszeitpunktes oder als Folge der zur Behandlung benutzten Geräte. Einen Nachteil hat das von *Rudolph* empfohlene Vorgehen natürlich: Die I_2 geraten auf jeden Fall zunächst in Engstand und müssen deshalb u. U. später aktiv eingeordnet werden. Die spontanen Bewegungen der C und P_2 auf der anderen Seite bleiben die gleichen, weil hier ja keinerlei Unterschied zum üblichen Vorgehen besteht. So sollte man Für und Wider gegeneinander abwägen und sich im konkreten Fall für das eine oder andere entscheiden. Bei hochgradigem Platzmangel für die durchbrechenden I_2 ist die gesonderte Entfernung der c vorzuziehen.

5. Die Extraktion atypischer Zähne, speziell oberer Frontzähne

Bei der großen Rolle, die ästhetische Gesichtspunkte für die Behandlung und die Frontzähne für die Ästhetik spielen, ist es von vornherein klar, daß Frontzähne nur notgedrungen als Extraktionsobjekte in Frage kommen, jedenfalls im Oberkiefer. Frakturierte, mißgebildete oder retinierte Zähne sind es vor allem, die zur Extraktion zwingen. Da die einzelnen Zähne unterschiedlich häufig davon betroffen werden und auch ihr ästhetisches Gewicht verschieden ist, sollen die mit der Extraktion verbundenen Probleme einzeln besprochen werden. Die unteren Frontzähne kommen praktisch nur als Objekte der sog. Ausgleichsextraktion in Frage, worüber später gesprochen wird.

a) Die Extraktion oberer I_1

Sie werden wegen ihrer exponierten Stellung am häufigsten von allen Zähnen durch Unfälle beschädigt (Fraktur, Luxation). Aber auch Mißbildungen kommen relativ häufig vor, an erster Stelle Zwillingsbildungen, an zweiter die fälschlich Dilazeration genannten Knickungen. Schließlich können obere I_1 durch Mesiodentes so sehr verlagert, ja verformt und am Durchbruch gehindert werden, daß sie entfernt werden müssen (Abb. 81).
Der Verlust eines oberen I_1 ist rein kieferorthopädisch nicht auszugleichen. Denn

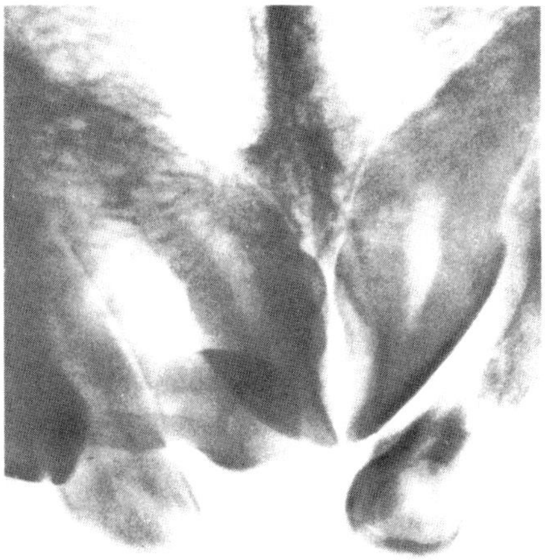

Abb. 81 *Retention, Verlagerung und Verformung oberer I_1 durch zwei Mesiodentes. Einordnung der I_1 nicht möglich bzw. sinnvoll.*

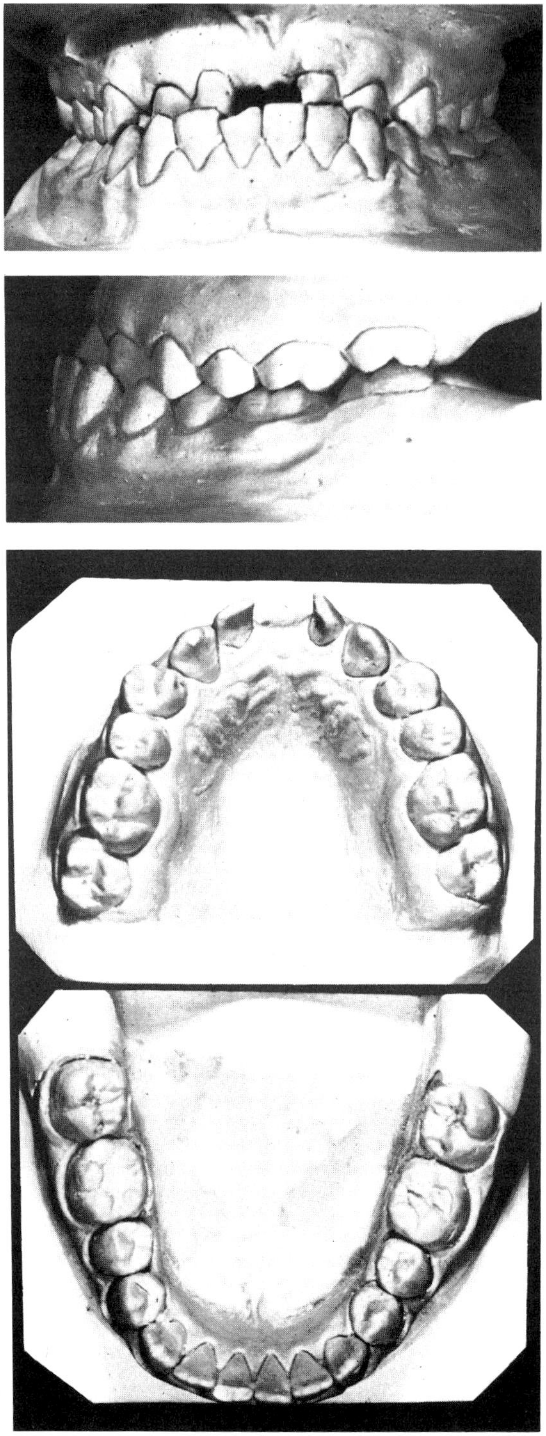

Abb. 82 *Pseudoprogenie durch Verkümmerung des Oberkiefers im Gefolge eines fünf Jahre vorher eingetretenen Verlustes der beiden oberen I_1. 13,2jähriger Patient, keine Behandlung.*

immer kann nur ein I_2 an seine Stelle gesetzt werden, der kleiner und manchmal auch deutlich anders geformt ist als der I_1. Und da es sich um umfangreiche, für abnehmbare Behandlungsgeräte komplizierte körperliche Zahnbewegungen handelt, hat man vor der Extraktion immer erst sorgfältig zu prüfen, ob ein frakturierter I_1 nicht doch erhalten oder ein verlagerter eingeordnet werden kann. Selbst bei mißgebildeten I_1 gibt es gelegentlich Erhaltungsmöglichkeiten, sei es, daß eine Confusio coronalis nach Durchtrennung des Zahnes den Erhalt einer Zahnhälfte gestattet (s. Bd. 1, Abb. 96), oder sei es, daß eine Knickung so mäßig ausgefallen ist, daß die Einordnung möglich ist (s. Abb. 168).

Nach Verlust eines oder beider I_1 gibt es zwei Alternativen: Offenhalten der Lücke oder Lückenschluß durch Protrusion der anschließenden Zähne bis hin zum M_3. Vor allem bei gleichzeitiger Aplasie eines P_2 ist es auch möglich, nur I_2, C und P_1 zu protrudieren und die so in den Seitenzahnbereich verlegte Lücke später prothetisch zu schließen. Bevor die Entscheidungsgründe für das eine oder andere genannt werden, zunächst die Frage, warum die Lücke nicht immer einfach offengehalten und später prothetisch geschlossen wird. Die Antwort lautet: Weil der Verlust eines im Vergleich zum I_2 so großen Zahnes eine schnelle Inaktivitätsatrophie des zugehörigen Alveolarfortsatzes, ja eine maxilläre Hypoplasie mit ihrem Pseudoprogenieeffekt zur Folge haben kann – bei Verlust beider I_1 natürlich mehr als bei Verlust eines I_1 und bei frühem Verlust mehr als bei spätem (Abb. 82). Zwar könnte durch Ausgleichsextraktion im Unterkiefer der Pseudoprogenieeffekt vermieden werden, nicht jedoch die alveoläre Atrophie. Und diese läßt sich bei stärkeren Graden später prothetisch nur schwer kaschieren, jedenfalls mit Brückenersatz. Werden dagegen die I_2 an die Stelle der I_1 gesetzt, bleiben solche Folgen aus: Alveolarfortsatz und apikale Basis erhalten wieder die nötigen funktionellen Impulse zu ihrer weiteren Entwicklung. Daher die Regel: Wenn immer möglich, den Verlust oberer I_1 kieferorthopädisch ausgleichen und nicht prothetisch – wobei natürlich außer Betracht bleibt, daß die Krone des an die Stelle gesetzten I_2 später mit prothetischen Mitteln in Größe und Form dem I_1 der anderen Seite angepaßt werden muß.

Nun zu den Entscheidungsgründen für Offenhalten oder Schließen der Lücke: Vier Dinge sind zu beachten und im konkreten Fall gegeneinander abzuwägen:

1. Günstig, d. h. für Lückenschluß sprechend, ist ein breiter I_2; ungünstig ist ein schmaler, ja zur Stiftform reduzierter I_2: Er läßt sich mit einer Mantelkrone später nur schwer korrekt auf das nötige Maß eines I_1 verbreitern. Sind beide I_1 verlorengegangen, ist die Situation insofern günstiger, als man beide Mantelkronen relativ schmal halten kann (s. Abb. 90).

2. Günstig ist sodann frontaler Engstand, der sowieso durch Extraktion von Prämolaren behoben werden müßte; ungünstig ist eine primär lückige Frontzahnstellung – es sei denn, sie wäre allein durch lückige Protrusion der oberen Front zustande gekommen: Hier würde wenigstens ein Teil der Extraktionslücke durch die erforderliche Retrusion der verbliebenen Zähne geschlossen (s. Bd. 1, Abb. 97). Ungünstig ist weiterhin, wenn ein sog. Zwillingszahn Ursache der Extraktion ist: Bei einer Breite von 12 und mehr Millimetern hätten die nachzuführenden Zähne einen entsprechend langen Weg zurückzulegen – und das körperlich, was mit herausnehmbaren Geräten nur schwer zu realisieren ist.

3. Günstig ist weiterhin, wenn der Verlust des I_1 vor oder zur Zeit der zweiten Wechselgebißperiode erfolgt; ungünstig nach Einstellung der M_2, weil dann die natürliche, nach mesial gerichtete Schubwirkung der

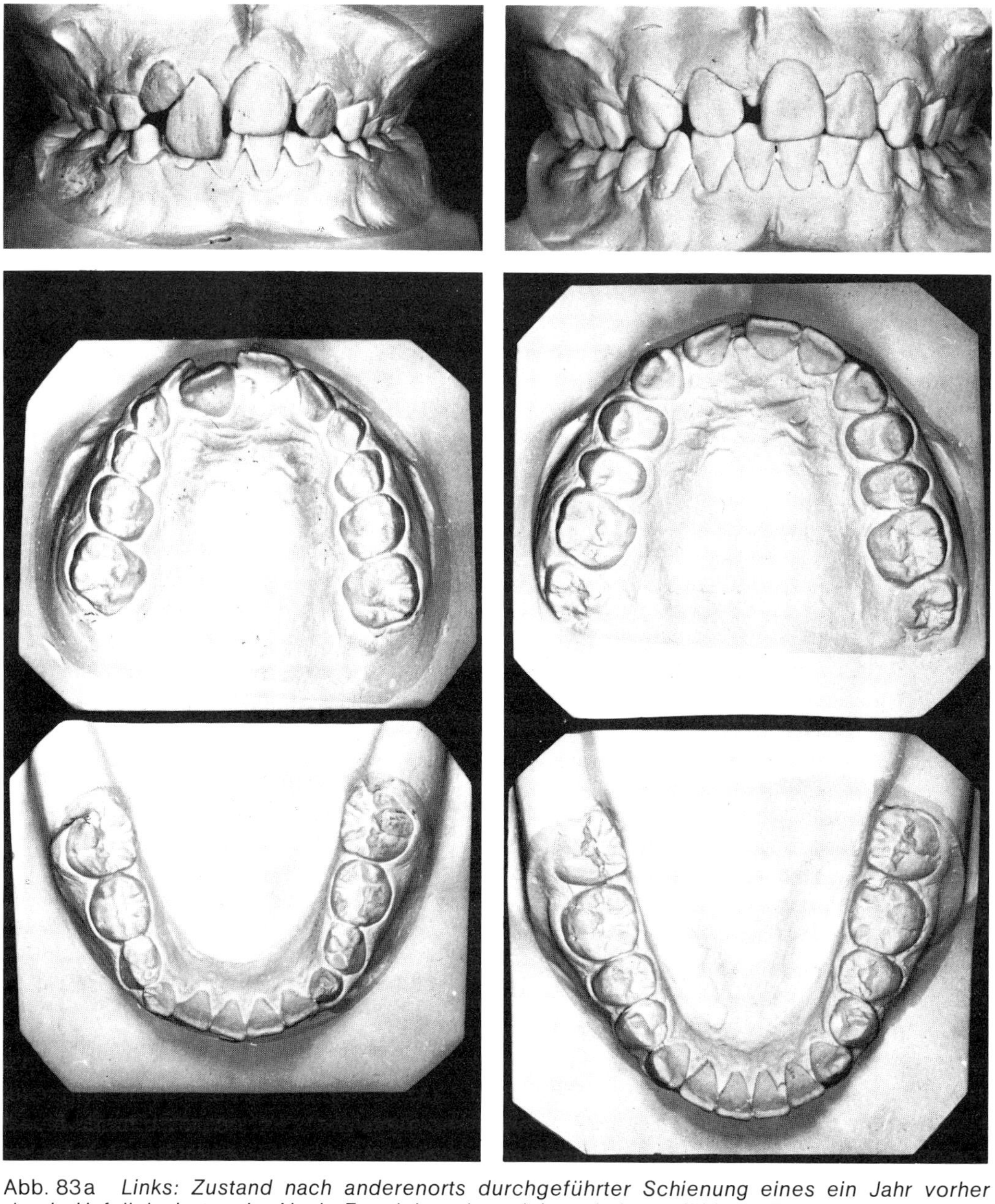

Abb. 83a *Links: Zustand nach anderenorts durchgeführter Schienung eines ein Jahr vorher durch Unfall luxierten I_1. Nach Extraktion des nicht erhaltungsfähigen Zahnes Lücke durch Protrusion der Seitenzähne nur so weit geschlossen, daß genügend Platz für die Verbreiterung des I_2 verbleibt. 8,0jährige Patientin.*
Rechts: Abschlußmodell. Keine Gegenextraktion, obwohl mit Rücksicht auf die Rezidivgefährdung die Extraktion eines unteren I_1 vermutlich besser gewesen wäre. Dauer der Behandlung: 2,7 Jahre.

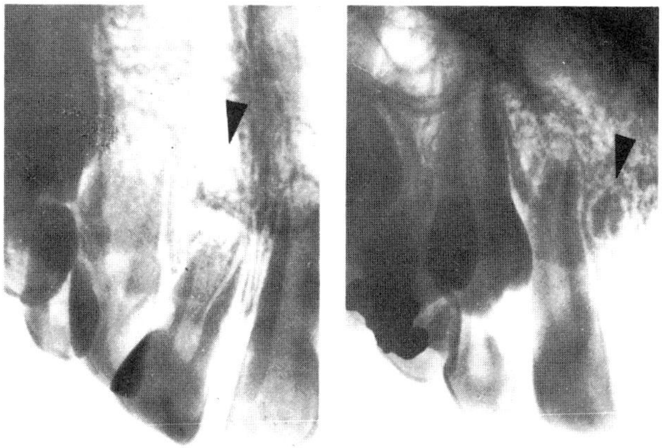

Abb. 83b *Röntgenaufnahme vor und nach Extraktion des I_1. Was wie eine Radix relicta aussieht, hat sich möglicherweise nach dem Unfall aus abgerissenen Resten der Epithelscheide entwickelt (Pfeile). Beachte Obliteration der Pulpa an I_1 rechts.*

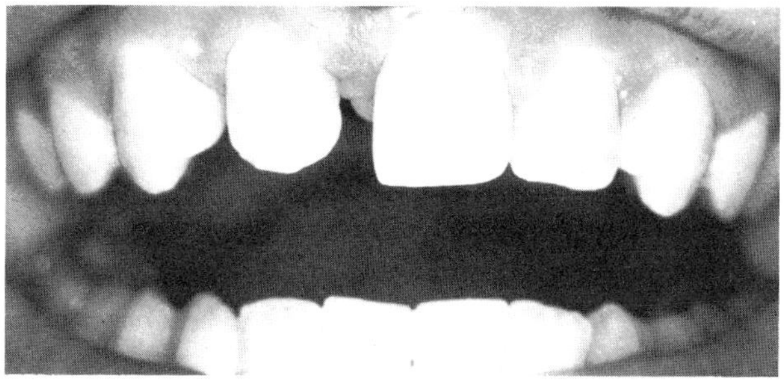

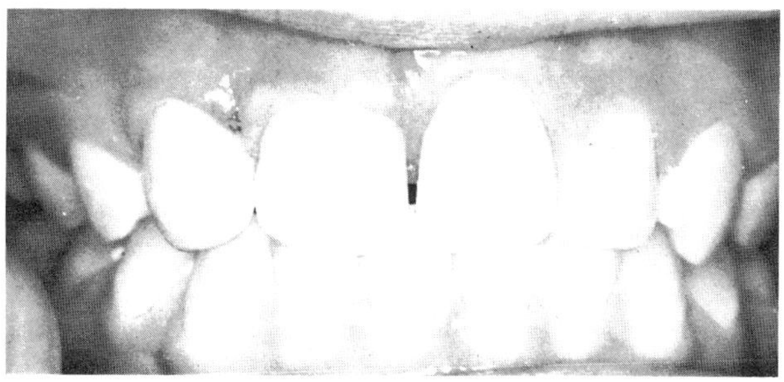

Abb. 83c *Provisorische Kunststoffkrone am Ende der Behandlung.*

Seitenzähne weitgehend wegfällt. Denn schließlich sollen dem aktiv nach vorn gebrachten I_2 die übrigen Zähne möglichst spontan folgen, was durch vorzeitige Extraktion der Milchzähne gefördert wird (Abb. 83a, b und c).

4. Günstig ist schließlich, wenn die beabsichtigten Bewegungen der Seitenzähne ohne Behinderung durch die Antagonisten ablaufen können: Intensive Interkuspidation ist somit ungünstig, flache Höcker oder singulärer Antagonismus sind günstig.

Im konkreten Fall wird man unter Beachtung dieser vier Punkte seine Entscheidung fällen – übrigens auch dann, wenn es um die Frage geht, ob ein ausgeschlagener I_1 replantiert werden soll oder nicht. Bei

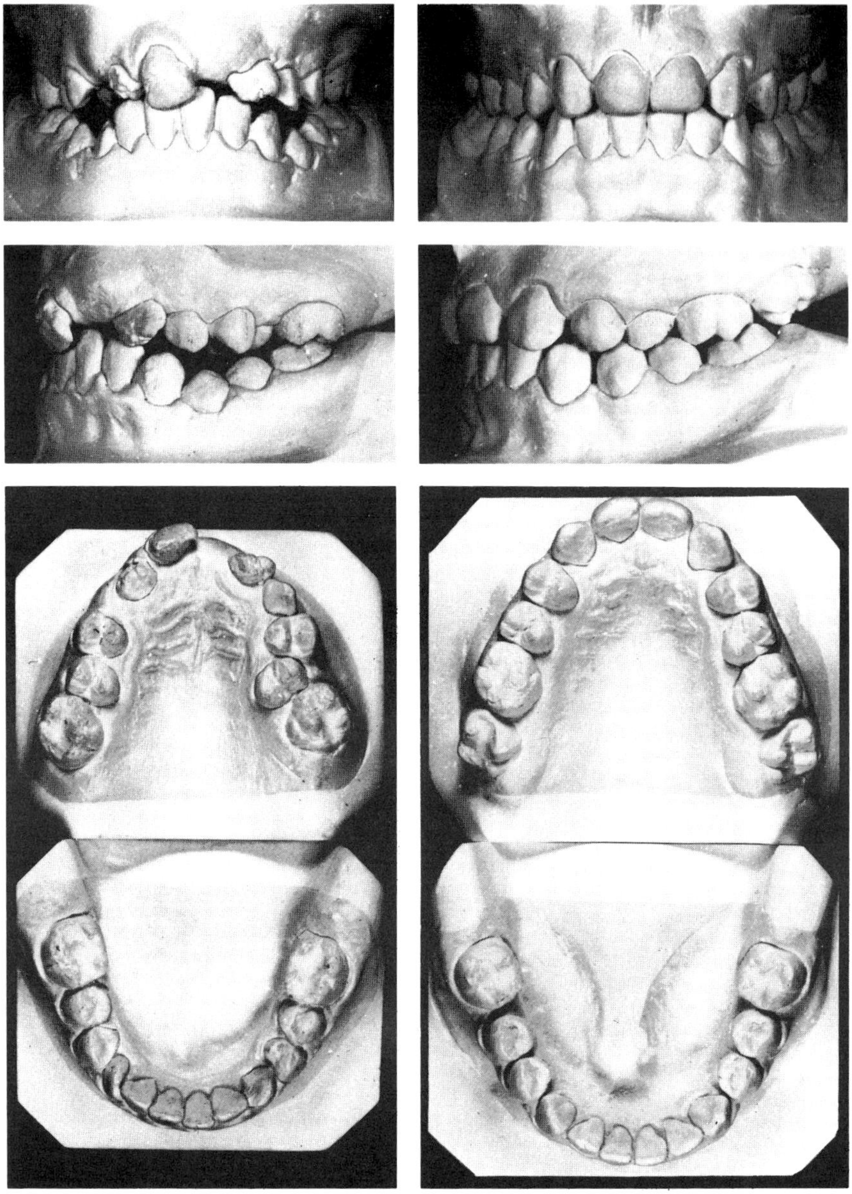

Abb. 84a *Links: Hochgradiger Platzmangel für die durch Unfall im zweiten Lebensjahr verformten und z. T. retinierten Schneidezähne im Oberkiefer. Mineralisationsstörungen. Offener Biß im Seitenzahngebiet. Beide M_1 im Unterkiefer pulpentot. 10,2jähriger Patient.*
Extraktion der oberen I_2 und der unteren M_1. Behandlung mit aktiven Platten.
Rechts: Abschlußmodell. Provisorische Kunststoffkronen auf den oberen I_1. Kleine Restlücken im Unterkiefer. Dauer der Behandlung: 3,9 Jahre.

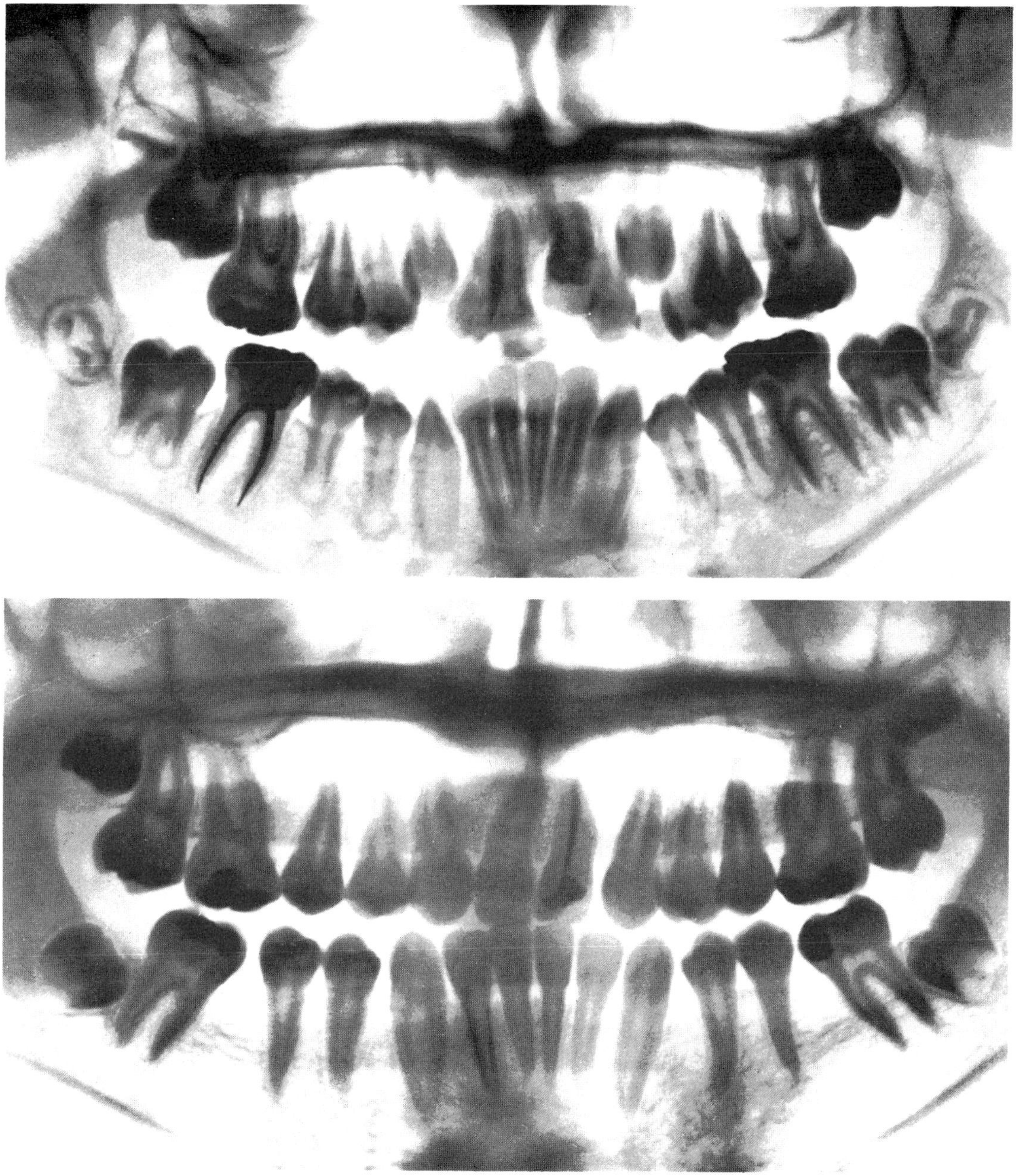

Abb. 84b

1 *OPTG im Alter von 10,1 Jahren. Verformung und Verlagerung der oberen I_1 und I_2, Mineralisationsmängel nach Unfall. Untere M_1 pulpentot.*

2 *OPTG im Alter von 14,1 Jahren. Nach Extraktion der oberen I_2 und der unteren M_1 Restlücken im Unterkiefer. I_1 im Oberkiefer links wurzelbehandelt.*

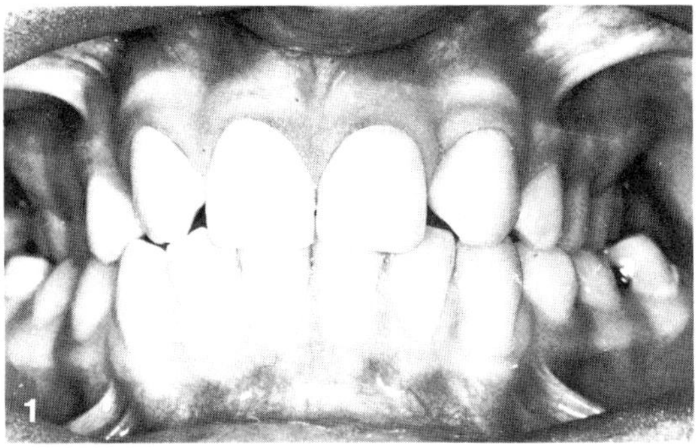

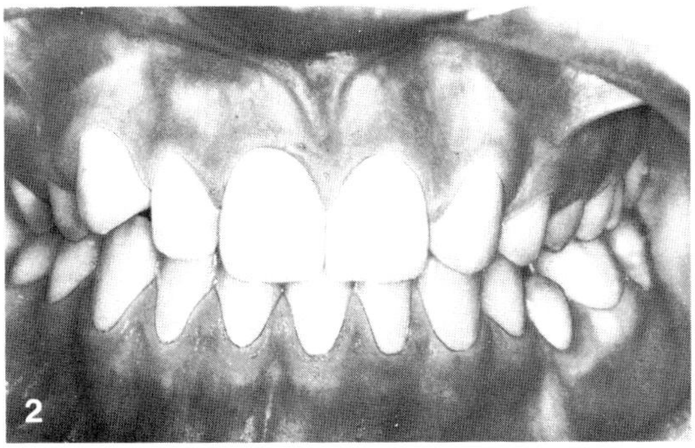

Abb. 85 *Bei Aplasie des einen ist die Extraktion des anderen oberen I_2 (1) aus ästhetischen Gründen in der Regel zweckmäßiger als das Belassen (2). Die Entscheidung hängt auch vom Stande der Gebißentwicklung, von der Art der sonstigen Fehlstellungen und der Größe des vorhandenen I_2 ab.*
Beachte: Bei (1) wurde keine Gegenextraktion durchgeführt und statt dessen der doppelseitige Kreuzbiß belassen.

seiner zumeist begrenzten Lebenserwartung besteht bei günstiger kieferorthopädischer Ausgangslage (breite I_2, frontaler Engstand; Zahnwechsel noch nicht abgeschlossen) eine ausgesprochene Kontraindikation für eine Replantation. Umgekehrt sollte man bei einer Häufung ungünstiger Faktoren (schmale I_2, Frontzahnlücken, Zahnwechsel abgeschlossen, Progenie) auf jeden Fall replantieren, um wenigstens noch für einige Jahre der Atrophie des zugehörigen Alveolarfortsatzes vorzubeugen und den Zeitpunkt des Brückenersatzes hinauszuschieben.

b) Die Extraktion oberer I_2

Verglichen mit den I_1, fallen Unfallfolgen als Verlustgrund kaum ins Gewicht. Allenfalls werden sie zusammen mit einem oder beiden I_1 ausgeschlagen oder beschädigt (Abb. 84a und b). An erster Stelle stehen deshalb Anomalien und Mißbildungen – und hier die Verkümmerungen bis zur Stiftform. Sie sind bei einseitigem Auftreten oft mit Aplasie auf der anderen Seite vergesellschaftet; denn Verkümmerung und Aplasie sind nur unterschiedliche Ausdrucksformen ein und derselben genetischen Anlage (näheres s. Bd. 3). An zweiter Stelle sind Invaginationsmißbildungen zu nennen und an dritter trianguläre Kronenformen, die man als margoide Differenzierung bezeichnet: alles übrigens Anomalien, die man an den I_1 nie bzw. kaum beobachtet.

Die Folgen einer I_2-Extraktion sind weniger schwer als die einer I_1-Extraktion – nicht nur in bezug auf die Ästhetik, sondern auch in bezug auf die Atrophieneigung des Alveolarfortsatzes. Ob das nur an der geringeren Breite und der entsprechend geminderten funktio-

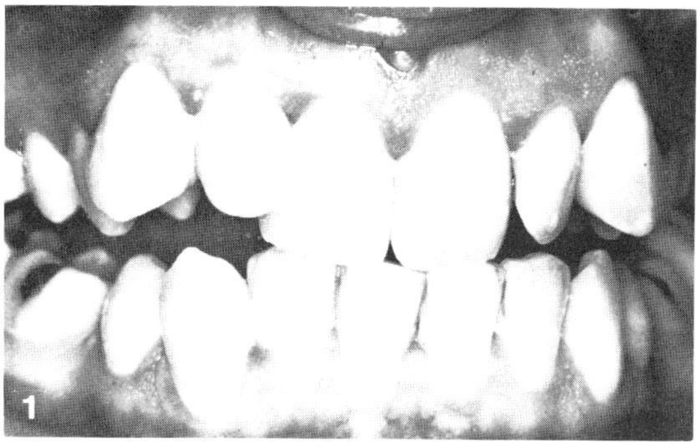

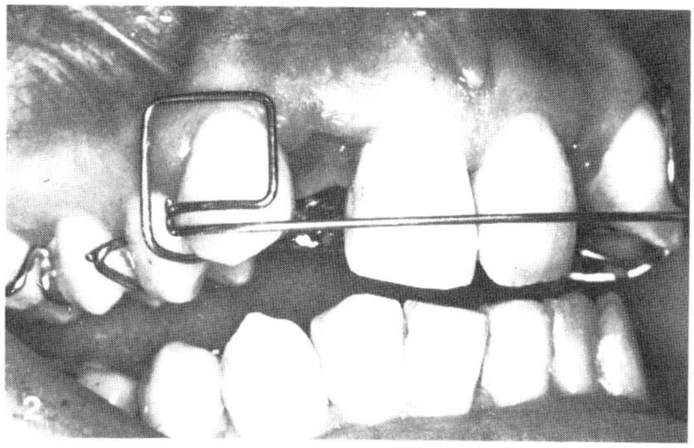

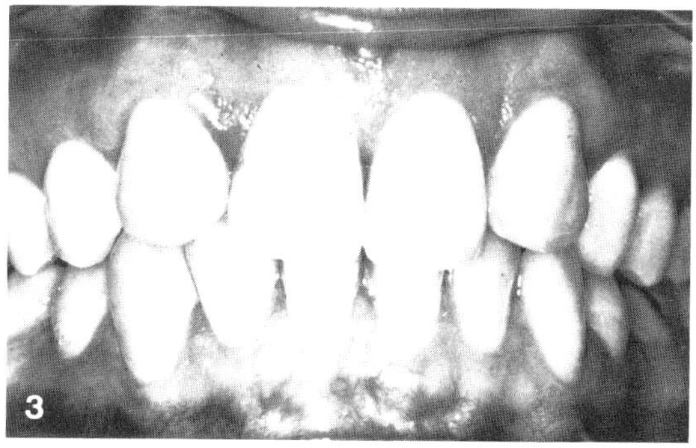

Abb. 86 *Extraktion oberer I_2 bei Deckbiß. Ausnahmefall. Nur wegen des Außenstandes der C und ihres gleichzeitigen Platzmangels möglich. Labialbogen mit Protrusionsschlaufen. 19jährige Patientin. Dauer der Behandlung: 1,4 Jahre.*

nellen Einwirkung liegt, ist fraglich. Schließlich wird die Lücke eines I_2 von zwei kräftigen Zähnen (I_1 und C) mit intensiver und deshalb Atrophie mildernder funktioneller Reizeinwirkung über die Lücke hinweg begrenzt, die Lücke eines I_1 dagegen auf der einen Seite von einer solche Reize abschirmenden Sutur und auf der anderen Seite von einem relativ funktionsarmen, weil kleineren I_2. Wie auch immer: Man kann mit der Extraktion oberer I_2 relativ großzügig sein und sollte deshalb bei Nichtanlage des einen I_2 den stiftförmigen I_2 der anderen Seite aus Gründen der Symmetrie extrahieren. Ein normal großer I_2 kann dagegen erhalten bleiben, weil er sich, von vorn betrachtet, wenig von dem C der anderen Seite unterscheidet, der die Stelle des nicht angelegten I_2 einnimmt – jedenfalls, wenn man dessen Spitze abschleift (Abb. 85). Auch palatinal durchgebrochene I_2, deren Platz bereits weitgehend von den benachbarten C besetzt ist, kann man extrahieren – vor allem, wenn sie zusätzlich im Zwangsbiß stehen. Ja selbst bei einer für Deckbiß typischen Überlappung der I_1 durch die I_2 kann man sie bei gleichzeitigem Außenstand der C extrahieren (Abb. 86): Es kommt stets auf die jeweilige Ausgangslage an, die alle Extraktionsregeln relativiert. Immer muß auch erwogen werden, ob eine Ausgleichsextraktion im Unterkiefer nötig ist. Das gilt natürlich ebenso bei Verlust eines I_1. Ich komme darauf zurück, nachdem ein Wort zur Invagination und triangulären Kronenform oberer I_2 gesagt worden ist.

Bei tiefer Invaginationshöhle und stift- oder tonnenförmiger Krone (Bd. 1, S. 137) wird man I_2 immer extrahieren müssen. Bei etwa normaler Form und mäßig tiefer Höhle braucht man dagegen nur den Eingang in die

Höhle (Orificium) mit Amalgam zu verschließen, und zwar so früh wie möglich. Denn es kommen Verbindungskanäle zwischen Invaginationshöhle und Pulpa vor, die über eine Pulpitis sehr schnell zur akuten apikalen Parodontitis führen (*Ch. Schulze* u. Mitarb. 1972). Und was die trianguläre Kronenform anbelangt, die den Ausgleich inzisaler Stufen nicht zuläßt (Bd. 1, S. 138), so wird man es immer erst mit dem Beschleifen der störenden palatinalen Leiste versuchen, möglichst in mehreren Etappen, um der Pulpa Zeit zur Ersatzdentinbildung zu lassen. Ausgeprägte Formen, die die Extraktion oder die Anfertigung einer künstlichen Krone erzwingen, sind selten.

c) Die Extraktion oberer C

Unfallbedingte Verluste oder Mißbildungen kommen kaum vor. Deshalb reduziert sich das mit der Entfernung oberer C zusammenhängende Problem praktisch auf die Retention. Sie kommt häufig vor und ist meistens mit einer Verlagerung kombiniert. Ursache ist entweder Platzmangel oder falsche Keimlage, die sich wegen des langen Durchbruchsweges aus der Fossa canina stärker auswirkt als bei Zähnen mit kürzerem Durchbruchsweg.

Auf die Einordnung retinierter oberer Eckzähne wird erst auf Seite 234 eingegangen. Deshalb soll hier nur die Frage aufgeworfen werden, weshalb man retinierte und verlagerte C nicht immer einfach operativ entfernt und die P_1 an ihre Stelle setzt. Die Antwort ist leicht. Ihre Stellung im Zahnbogen und die Form ihrer Kronen sind so charakteristisch, daß der ästhetische Gesamteindruck eines Gebisses vom Fehlen eines C beeinträchtigt würde. Noch wichtiger ist jedoch, daß die zweifach asymmetrische Kronenform der C dafür sorgt, daß die approximale Abstützung zwischen den hoch gelegenen Kontaktpunkten der I_2 zu den tiefer liegenden Kontaktpunkten der P_1 gelingt – was im Unterkiefer noch wichtiger ist (Bd. 1, S. 18) – und daß der Übergang von der transversal gestellten Schneidezahngruppe zur sagittal gestellten Seitenzahngruppe harmonisch erfolgt. Wenn man außerdem bedenkt, wie kariesresistent dieser Zahn ist, wie lang und kräftig seine Wurzel und damit seine „Lebenserwartung", wenn man schließlich auch die Funktion der Eckzähne als Führungselement bei den Artikulationsbewegungen gelten läßt – ein Punkt, der notwendigerweise ignoriert wird, wenn man die Lücke eines I_1 oder I_2 durch Protrusion eines C schließt –, so wird man verstehen, weshalb verlagerte C nach Möglichkeit freigelegt, angeschlungen und eingeordnet werden sollten. Trotzdem sind natürlich kieferorthopädischer Aufwand und Nutzen gegeneinander abzuwägen.

6. Über Ausgleichsextraktionen

Bisher ist ein Punkt zu kurz gekommen, den man Ausgleichsextraktion nennt. Er soll deshalb noch einmal zusammenhängend besprochen werden. Es handelt sich nicht so sehr um Extraktionen, die aus Symmetriegründen zum Ausgleich von Zahnverlusten auf der einen Kieferseite auf der kontralateralen Seite durchgeführt werden, als vielmehr um Extraktionen zum Zweck des Ausgleichs von Zahnverlusten im Gegenkiefer. Sie werden deshalb einfach auch Gegenextraktionen genannt und haben drei Aufgaben:

1. die Zahl der Zähne im Ober- und Unterkiefer einander wieder anzugleichen, damit keine antagonistenlosen Zähne zurückbleiben, die sich verlängern und die Artikulationsbewegungen stören könnten;
2. Zahnbewegungen zum Schluß der Primärlücke (s. u.), soweit sie durch ihre Antagonisten behindert werden, zu ermöglichen bzw. zu erleichtern;

3. die durch den Schluß der Primärlücke verursachten oder noch zu erwartenden Veränderungen der Zahnbogenform auch im Gegenkiefer zu erreichen und so für korrekte oder doch akzeptable und dauerhafte antagonistische Beziehungen zu sorgen.

Diese Gegenextraktionen haben große praktische Bedeutung, weil „einkiefrige" Zahnmangelzustände der verschiedensten Art, etwa durch Aplasie, kariöse Zerstörung oder Zahnfraktur bedingt, häufig sind. Da ihre Objekte zumeist intakte oder auf lange Sicht erhaltbare Zähne sind, sind Gegenextraktionen häufig problematisch. Denn sie helfen zwar beim Schluß der Primärlücke, schaffen selbst aber ein neues Problem: das Problem des Schlusses eben dieser zweiten Lücke, im folgenden Sekundärlücke genannt. Auch diese muß natürlich durch körperliche Bewegung der Nachbarzähne geschlossen werden. Da das vor allem bei rechtzeitiger Extraktion gelingt und als Folge der *Spee*schen Kurve im oberen Seitenzahngebiet leichter zu bewerkstelligen ist als im unteren, ergibt sich, daß Gegenextraktionen rechtzeitig, d.h. möglichst zur Zeit der Wechselgebißperiode durchzuführen sind und daß untere Seitenzähne als Gegenextraktionsobjekte weniger geeignet sind als obere.

Bevor die Konsequenzen erläutert werden, noch drei Vorbemerkungen:

1. Ausgleichsextraktionen sind wegen des Schlusses der Sekundärlücken oft nicht nur schwierig durchzuführen, sondern wegen der vielen Kombinationsmöglichkeiten zwischen den nach Art und Umfang so verschiedenartigen Dysgnathien einerseits und den nach Zahntyp, Zahnzahl und Lokalisation so unterschiedlichen Primärlücken andererseits auch schwierig kurz und bündig darzustellen. Jeder Fall hat seine individuelle Besonderheit. Es bedürfte vieler Beispiele, um allen Fällen gerecht zu werden. Hier können jedoch nur einige allgemeine Hinweise zur Lösung der jeweiligen Aufgabe angeboten werden.
2. Die Extraktionstherapie dient bevorzugt dem Ausgleich von Engständen. Bei falscher Bißlage, etwa einem Distalbiß, kann man sie auch dazu benutzen, die im Gefolge des Distalbisses aufgetretene inzisale Stufe auszugleichen, vorausgesetzt, daß kein tiefer Biß besteht (s. S. 126). Der Distalbiß wird also belassen. Eine ähnliche Situation ist auf Abbildung 87 dargestellt. Hier bestand statt einer inzisalen Stufe ein hochgradiger frontaler Engstand allein im Oberkiefer. Unter Verzicht auf das übliche Vorgehen wurde lediglich der Engstand beseitigt, was nach Extraktion der oberen P_1 in relativ kurzer Zeit und fast spontan geschah. In solchen Fällen kommt eine Gegenextraktion natürlich nicht in Betracht. Es wird deshalb im folgenden Neutralbiß zugrunde gelegt. Auch wird die Anlage der M_3 vorausgesetzt.
3. Anders als bei den Extraktionslücken, die dem Ausgleich frontaler Engstände dienen und deshalb mehr oder weniger vollständig durch Retrusionsbewegungen der vor der Lücke stehenden Zähne besetzt werden, können Sekundärlücken nur durch Protrusion, d.h. durch sagittale Bewegungen aller hinter der Lücke stehenden Zähne geschlossen werden, wobei der Zahnbogenabschnitt entsprechend verkürzt wird. Nur bei Primärlücken im Frontzahnabschnitt ist das anders. Hier können durch Gegenextraktion von Frontzähnen die Zahnbögen auch verschmälert werden. Wegen dieses Unterschiedes sollen die mit der Gegenextraktion auftretenden Probleme nach Seiten- und Frontzahnbereich getrennt werden.

a) Die Ausgleichsextraktion im Seitenzahngebiet

Wie bei Besprechung der biologischen Wanderungsgesetzmäßigkeiten (S. 113) soll auch hier von einem M_1 ausgegangen werden, und zwar zunächst von einem oberen M_1. Er möge wegen tiefer Zerstörung extrahiert worden sein und somit eine Primärlücke hinterlassen haben.

Könnte der Extraktionszeitpunkt frei bestimmt werden, würde man den Beginn des Durchbruchs des M_2 abwarten. Dann wären im anterioren Bereich des Zahnbogens keine ins Gewicht fallenden Veränderungen wie Mittellinienüberwanderungen oder Verkür-

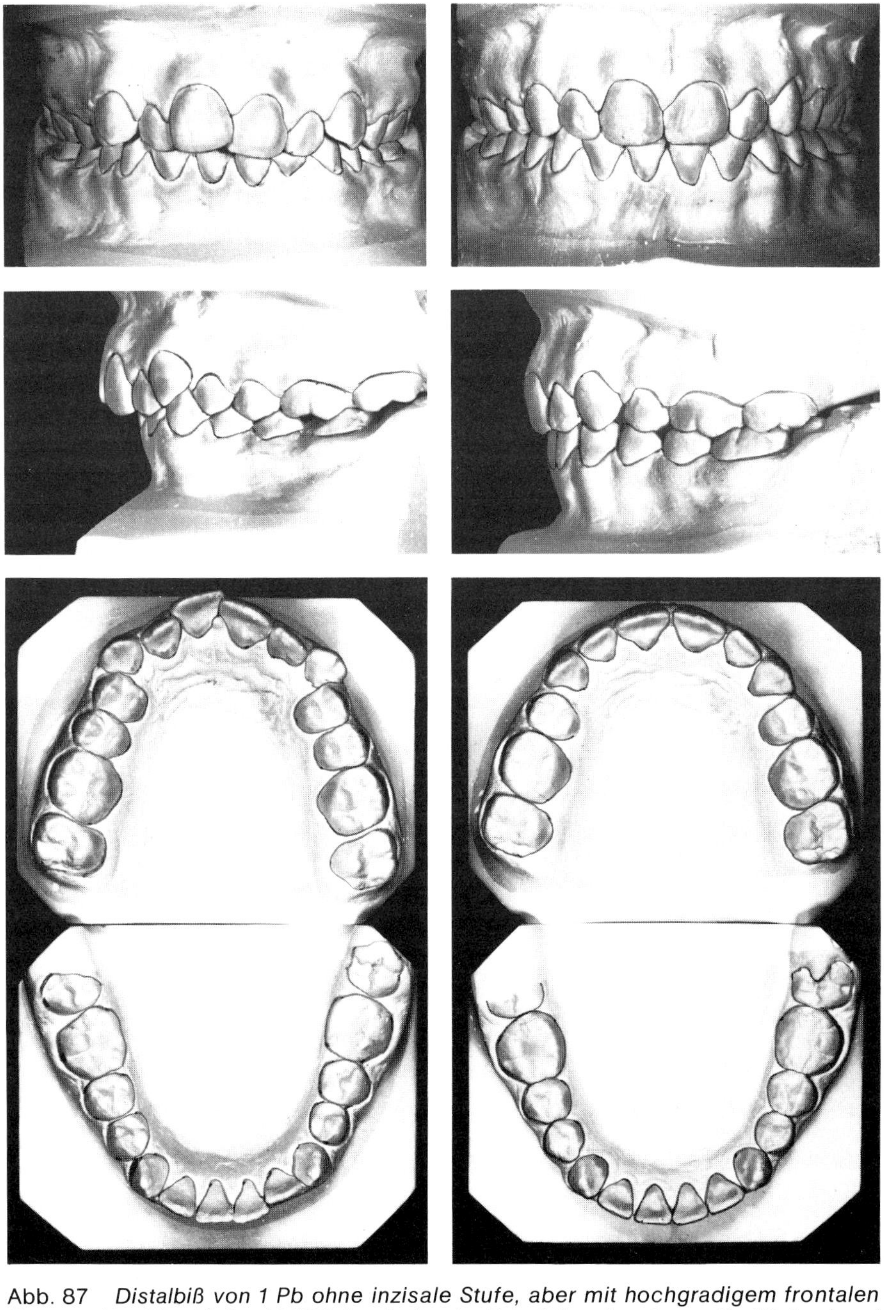

Abb. 87 *Distalbiß von 1 Pb ohne inzisale Stufe, aber mit hochgradigem frontalen Engstand im Oberkiefer. 13,2jährige Patientin. Extraktion der oberen P_1. Weitgehend spontane Auflockerung der Front. Aktive Behandlung: 0,2 Jahre. Distalbiß wurde belassen. Dauer der Gesamtbehandlung: 1,2 Jahre.*

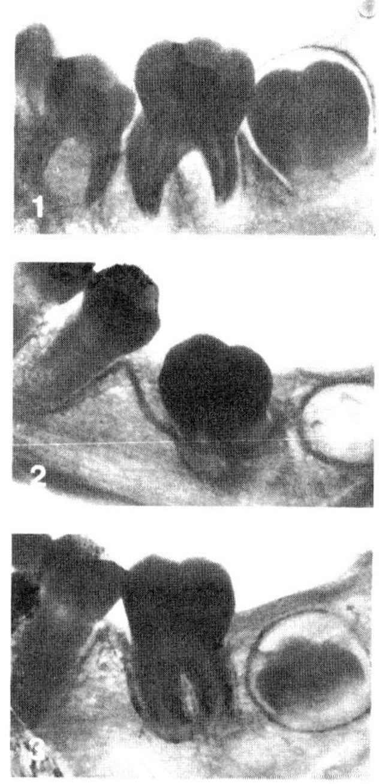

Abb. 88 *Erfolgt die Extraktion eines unteren M_1 deutlich vor dem Durchbruch des M_2, besetzt M_2 die Lücke schneller und weniger kippend als bei späterer Extraktion des M_1.*
Extraktion wegen interradikulärer und apikaler Ostitis (zu Abbildung 76 gehörend).

zungen im Sinne einer Pseudoprogenie mehr zu befürchten, die Extraktionslücke würde sich mehr oder weniger vollständig spontan schließen, und der M_3 dieses Gebißquadranten würde früher als sonst durchbrechen. Von den drei oben genannten Aufgaben der Gegenextraktion bliebe nur eine übrig: die Anpassung der Zahnzahl im Unterkiefer. Dazu wählt man zweckmäßigerweise den später am Ende der Zahnreihe erscheinenden M_3, weil dann gar keine Lücke zu schließen ist.
Selbst wenn M_2 zum Zeitpunkt der M_1-Extraktion bereits vollständig durchgebrochen ist, gelingt es, vor allem bei steiler *Spee*-Kurve und flachen Höckern, M_2 ohne Gegenextraktion des unteren M_1 ordnungsgemäß einzustellen, wenn auch oft nur unter Verwendung eines Behandlungsgerätes: auch hier also der untere M_3 als Gegenextrakionsobjekt, sobald er durchgebrochen ist. Nur bei intensiver Interkuspidation sollte gemäß der Regel, auf gleicher Seite gleiche Zähne zu entfernen, der untere M_1 extrahiert werden – wegen der Schwierigkeiten beim Schließen dieser zu spät entstandenen Sekundärlücke immer ein schwerer Entschluß! Hier sind festsitzende Geräte wesentlich effektiver als abnehmbare. Kann man sie nicht anwenden, sollte man gegebenenfalls die Primärlücke offenhalten und sie später prothetisch schließen.
Da obere Seitenzähne als Gegenextraktionsobjekte geeigneter sind als untere, liegen die Verhältnisse bei der Notwendigkeit, einen tief zerstörten u n t e r e n M_1 zu entfernen, einfacher: Der Antagonist kann immer gleich mitentfernt werden. Schwierigkeiten treten hier eher beim Schluß der Primärlücke auf. Da man sie durch frühzeitiges, deutlich vor dem Durchbruch der M_2 erfolgendes Extrahieren mildern kann, heißt die Devise also: rechtzeitig extrahieren (Abb. 88).
Bevor über die Ausgleichsextraktion im Schneidezahnabschnitt gesprochen wird, noch einmal kurz zu den Prämolaren, den

Hauptextraktionsobjekten bei der kieferorthopädisch indizierten Extraktion – kurz, weil schon im Zusammenhang mit der Extraktionsregel Nr. 5 (bei Distalbiß nicht nur im Unterkiefer, bei Mesialbiß nicht nur im Oberkiefer extrahieren) auf die Bedeutung der Gegenextraktion hingewiesen worden ist. Hier deshalb nur noch die Antwort auf die Frage: „Was ist zu tun, wenn bei Neutralbiß die beiden unteren P_2 nicht angelegt sind, und was, wenn die oberen P_2 fehlen?"

Generell kann geantwortet werden: Das gleiche wie beim Verlust der M_1 – wenn auch die Probleme wegen der geringeren Größe der P_2 entsprechend geringer sind. Es ist also nur bei Aplasie der unteren P_2 – und auf lange Sicht nicht erhaltbaren m_2 – von vornherein richtig, die oberen P_2 zu entfernen – und zwar noch vor Durchbruch der M_2. Fehlen dagegen die oberen P_2, kann die Gegenextraktion der unteren P_2 unterbleiben, wenn tiefer Biß vorliegt. Denn dieser wird durch den sog. Pseudoprogenieeffekt günstig beeinflußt – ein Effekt übrigens, der sich vor allem bei frühzeitiger Extraktion der oberen, ersatzzahnlosen m_2 bemerkbar macht. Dagegen sollten bei knappem Überbiß oder offenem Biß die unteren P_2 entfernt werden, um der Gefahr einer Pseudoprogenie zu entgehen. Allenfalls kann man statt der unteren P_2 einen unteren Schneidezahn als Gegenextraktionsobjekt wählen, worauf ich im nächsten Abschnitt eingehe.

b) Die Ausgleichsextraktion im Schneidezahngebiet

Es kommen hier praktisch nur untere Schneidezähne in Betracht; einmal treten die Primärverluste (durch Unfall oder Mißbildung) überwiegend im Oberkiefer auf, und zum anderen läßt die ästhetische Bedeutung der oberen Frontzähne ihre Extraktion nicht zu. So trifft es sich gut, daß lediglich bei Aplasie eines unteren I_1 (deren Häufigkeit unter 0,5 % liegt) die Frage nach der Gegenextraktion im Oberkiefer laut wird. Und da entschließt man sich fast immer zur doppelseitigen Extraktion der P_1 oder P_2. Nur wenn die Aplasie des unteren I_1 mit einer deutlichen Verkümmerung der beiden oberen I_2 (Stiftform) bzw. der Aplasie eines oberen I_2 einhergeht, kommen auch obere I_2 als Gegenextraktionsobjekte in Betracht. In einem solchen Fall werden somit beide Zahnbögen im vorderen Abschnitt sowohl verkürzt als auch verschmälert.

Man könnte einwenden, daß bei Aplasie eines unteren Zahnes immer nur die Gegenextraktion eines oberen Zahnes in Frage komme. Denn die Anpassung der Zahnzahlen war ja ein erklärtes Ziel der Gegenextraktion (s. S. 142/43). Doch riskierte man eine Überwanderung der Schneidezahnmitte, die im Oberkiefer natürlich mehr stört als im Unterkiefer. Immerhin ist zuzugeben, daß die doppelseitige P_1-Extraktion zu einer stärkeren Verkürzung des oberen Zahnbogens führt. Mehr als einen knappen Überbiß der Frontzähne hat das in der Regel jedoch nicht zur Folge – und der ist eher erwünscht als zu befürchten.

Nunmehr zu dem letzten und wichtigsten Punkt: der Gegenextraktion unterer Schneidezähne beim Verlust oberer Frontzähne. *H. Brückl* u. Mitarb. haben 1964 auf die überragende Rolle hingewiesen, die die Eckzähne bezüglich des Lückenschlusses spielen, speziell bei Verlust eines oberen I_1, Abbildung 89a macht das deutlich. Neutralbiß vorausgesetzt, erschweren, ja verhindern die unteren C den Lückenschluß von distal her. Extrahiert man dagegen einen unteren Schneidezahn, tritt eine proportionale Verschmälerung beider Zahnbögen auf, und der Lückenschluß sowohl der Primär- als auch der Sekundärlücke erfolgt leicht und schnell. Er soll nach Ansicht der beiden Autoren oft sogar spontan erfolgen, wenn im Oberkiefer auch eine zu weitgehende Mittellinienüberwanderung des

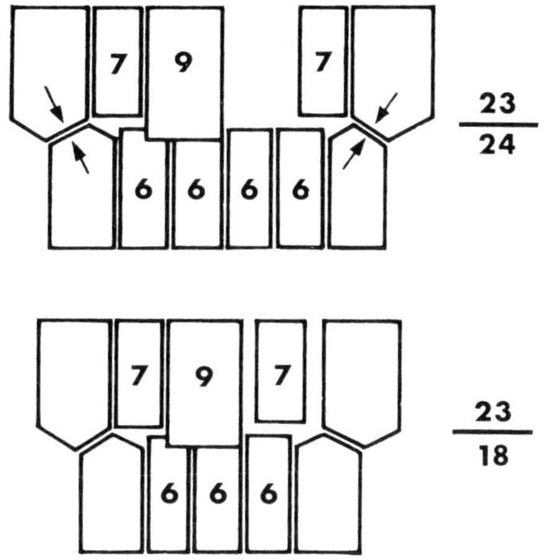

Abb. 89a *Bei Verlust eines oberen I_1 fördert die Ausgleichsextraktion eines unteren I_1 den Lückenschluß. Beide Zahnbögen verschmälern sich, das 4 : 3-Verhältnis der SI im Ober- und Unterkiefer wird wiederhergestellt.*

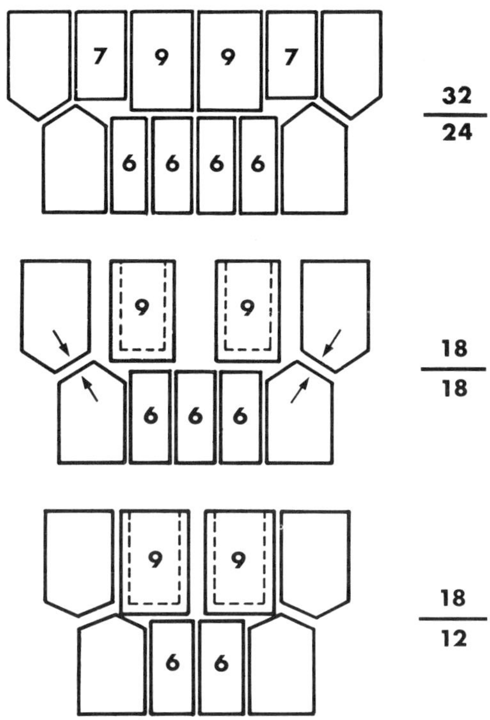

Abb. 89b *Bei Verlust beider oberer I_1 sollte man mit Rücksicht auf das genannte 4:3-Verhältnis sogar die Entfernung zweier Antagonisten erwägen. Ein sorgfältiges Modellstudium vorher ist jedoch unerläßlich. Aus H. Brückl und P. Birke: Zur kieferorthopädischen Behandlung des traumatischen Frontzahnverlustes, 1964.*

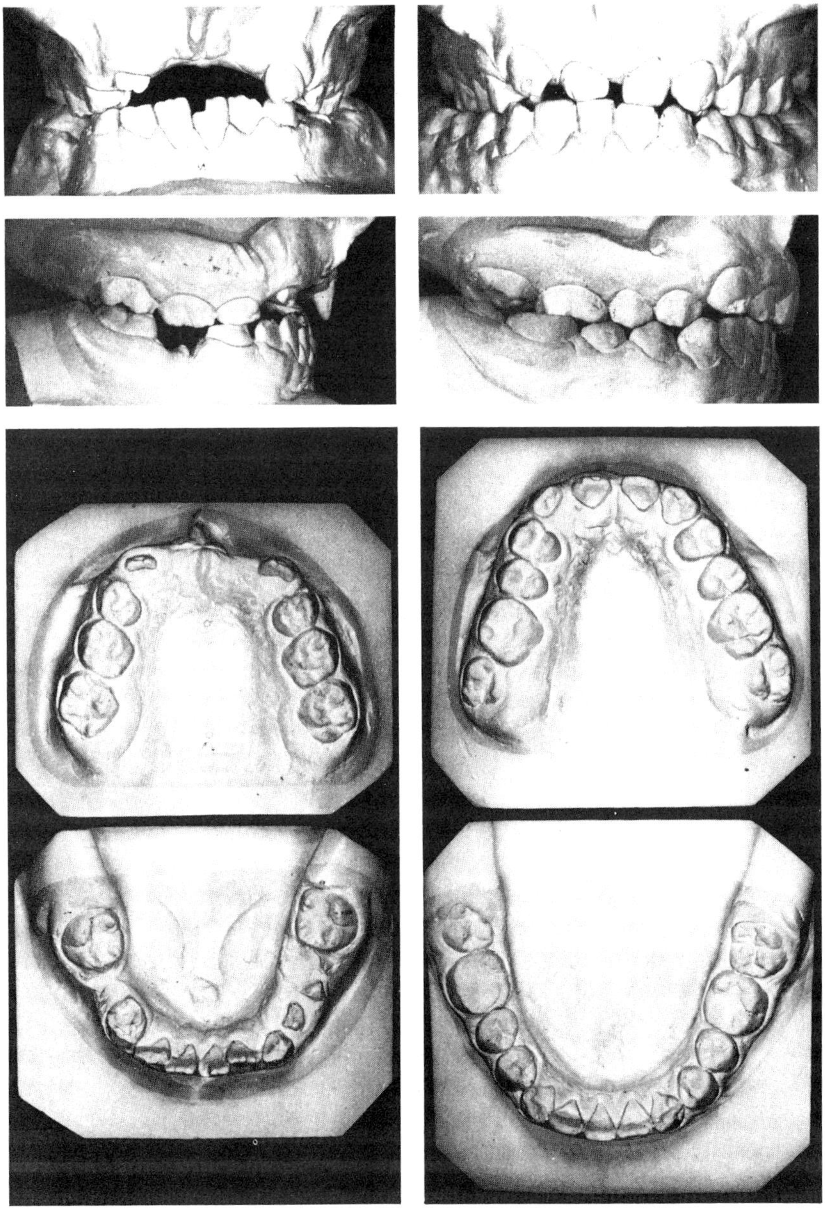

Abb. 90a *Links: Verlust beider oberer I_1 durch Unfall. Schmale I_2. Hochgradiger Platzmangel für drei von vier C. Distalbiß. 8,3jährige Patientin. Extraktion des linken unteren I_1. Behandlung mit aktiven Platten und Aktivator. Rechts: Abschlußmodell. Lücken im Oberkiefer nur so weit verkleinert, daß noch Jacketkronen angefertigt werden können. Lücke im Unterkiefer geschlossen. Neutralbiß, aber doppelter Höckerbiß recht als Folge der versäumten Extraktion des zweiten unteren I_1.*

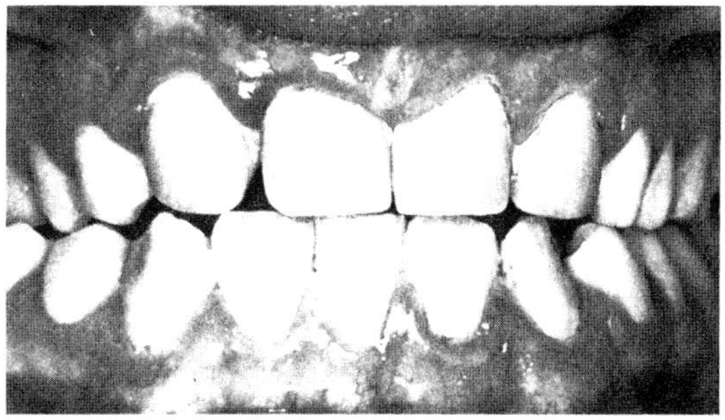

Abb. 90b *Provisorische Jacketkronen aus Kunststoff auf den beiden I_2.*

verbliebenen I_1 apparativ verhindert werden muß. Auf Grund ihrer guten Erfahrungen wird empfohlen, bei Verlust beider oberer I_1 zwei untere Schneidezähne zu entfernen (Abb. 89b). Möglicherweise hätte sich auch im Fall der Abbildungen 90a und b, wo nur ein unterer I_1 extrahiert worden ist, der rechts entstandene, funktionell wenig bedeutungsvolle Kreuzbiß verhindern lassen. Allerdings machte es schon Schwierigkeiten, die Eltern von der Notwendigkeit der Extraktion dieses einen Zahnes zu überzeugen.

6. Kapitel

Die Behandlung der Dysgnathien

I. Vorbemerkung

Im folgenden soll es um die Anwendung der besprochenen Geräte und Methoden bei der Behandlung von Dysgnathien, speziell der spezifischen Dysgnathien, gehen. Dabei werden, mit einer Modifikation bei der Progenie, folgende Punkte besprochen:

a) Symptomatik.
b) Maßnahmen zur Prophylaxe und Frühbehandlung sowie Wahl des günstigsten Behandlungszeitpunktes.
c) Behandlung eines typischen, d. h. durch atypische Begleitsymptome nicht erschwerten Falles und Darstellung der drei Behandlungsphasen: Umformung der Einzelzahnbögen; Bißverschiebung und Bißnivellierung; Retention.
d) Behandlung einiger durch atypische Begleitsymptome komplizierter Fälle.
e) Spätbehandlungen.

Vorher noch ein Wort zum Ausdruck spezifische Dysgnathie. Man versteht darunter eine Kombination mehrerer, von Fall zu Fall gleichartiger, wenn auch nicht gleich ausgeprägter Zahnstellungs- und Bißfehler. Diese Merkmalskombination wird als spezifisch bezeichnet, weil die kennzeichnenden Einzelmerkmale ätiologisch zusammengehören (s. Bd. 3). In der Allgemeinmedizin werden solche Kombinationen oder „Symptomenkomplexe" zumeist als Syndrom bezeichnet. Nach *W. Lenz* (1976) sollte man den Ausdruck jedoch auf Merkmalskombinationen beschränken, deren ätiologischer Zusammenhang klar, deren pathogenetischer Zusammenhang dagegen noch nicht oder nicht vollständig geklärt ist. Genau das trifft auch auf die spezifischen Dysgnathien zu.

Im 1. Band wurde begründet (S. 105/106), weshalb man bei Vernachlässigung der unterschiedlichen, im FRS deutlich zutage tretenden Einlagerungen eines Gebisses im Schädel strenggenommen nur drei spezifische Dysgnathien unterscheiden kann: den Rückbiß mit oberer Spitzfront (*Angle*-Klasse II,1), den Deckbiß und die Progenie. Denn sonstige Merkmale, wie offener oder tiefer Biß, Kreuzbiß oder Kompression*, sind in Wirklichkeit lediglich Einzelsymptome. Sie pfropfen sich ebenso wie Drehungen, Kippungen oder paraxiale Fehlstellungen von Zähnen einer typischen Merkmalskombination auf und werden dann auch als zufälliges Beiwerk empfunden. Erst wenn ein Symptom dieser Art, speziell bei Neutralbiß, im Vordergrund des ätiologischen oder therapeutischen In-

* Der Ausdruck Kompression oder Kompressionsanomalie wird oft als Hauptursache von frontalem Engstand angesehen und manchmal mit Engstand geradezu gleichgesetzt. Der aus der Modellanalyse mit ihren Soll- und Istwerten abgeleitete Begriff ist jedoch unzweckmäßig. Denn er verleitet zur Dehnung, obwohl in Wirklichkeit nur ein schmaler Zahnbogen vorliegt, der auf keinen Fall auf „Sollwerte" gebracht werden sollte. Der eingebürgerte Ausdruck Kompressionsanomalie ist entbehrlich, sollte jedenfalls Sonderfällen vorbehalten bleiben.

teresses steht, bekommt es eigenständigen Charakter. Um jedoch auf diese Symptome nicht mehrfach eingehen zu müssen, sollen sie gesondert und zusammenhängend besprochen werden – vom tiefen Biß abgesehen, der ein fast schon regelmäßiges Symptom spezifischer Dysgnathien ist. Auch sollen noch drei Maßnahmen zur Sprache kommen, die zwar auch im Rahmen der üblichen kieferorthopädischen Behandlungen anfallen, zweckmäßigerweise aber ebenfalls gesondert besprochen werden. Es sind das die Tremabeseitigung, die Einordnung verlagerter Zähne und die Gaumennahterweiterung. Nicht mehr eingegangen wird dagegen auf die Behandlung frontaler Engstände durch Extraktion, soweit diese mit Neutralbiß einhergehen. Dazu sind bereits im vorigen Kapitel genügend Beispiele gebracht worden.

Was die Bebilderung anbelangt, so beschränke ich mich mit Rücksicht auf den Umfang dieses Bandes auf die Darstellung der Modelle vor und nach der Behandlung. Auch habe ich mich bemüht, weniger „schöne" als lehrreiche Fälle zu demonstrieren. Das Behandlungsergebnis läßt deshalb öfter Wünsche offen – jedenfalls im Vergleich zu den Ergebnissen bei Verwendung von Multibandtechniken.

Wo der Röntgenbefund für die Art der Behandlung oder das Behandlungsergebnis von entscheidender Bedeutung war, wird er gebracht – nur da. Entsprechendes gilt für die Photographien: Kieferorthopädische Behandlungen mit herausnehmbaren Geräten haben, vom Lippenprofil abgesehen, zumeist nur einen geringen Einfluß auf die Gesichtsproportionen, vor allem den Profilverlauf – selbst nicht bei *Angle*-Klasse-II,1-Fällen, wo man als Folge der mandibulären Protrusion am ehesten die Umwandlung eines fliehenden in einen geraden Profilverlauf erwartet (*U.-G. Tammoscheit* 1974). In die Augen springende, auch vom Laien ohne weiteres erkennbare Veränderungen sind jedenfalls seltener, als man sich wünschen mag – von den Veränderungen abgesehen, die physiologischerweise im Behandlungszeitraum auftreten, was nie klar voneinander zu trennen ist, es sei denn, man behandelte nur den einen Partner eines konkordant dysgnathen eineiigen Zwillingspaares. Das wird „co-twin-control" genannt.

II. Rückbiß mit oberer Spitzfront (*Angle*-Klasse II, Abteilung 1)

1. Symptomatik

Rückbiß, inzisale Stufe mit oberer Spitzfront, tiefer Biß und maxilläre, vorzugsweise anteriore Kompression sind die charakteristischen intraoralen Symptome dieser Dysgnathie. Dabei kann Rückbiß als Leitsymptom gelten, weil der Ausprägungsgrad der übrigen Symptome von ihm weitgehend abhängt. Auf die extraoralen Symptome wird hier ebensowenig eingegangen wie auf die Frage, ob dento-alveoläre und skeletale Formen ätiologisch voneinander verschieden sind und in unterschiedlicher Weise behandelt werden sollten. Wenn man bedenkt, daß auch Eugnathe unterschiedlichste Schädelproportionen aufweisen, ist nicht recht einzusehen, weshalb man bei der Behandlung Dysgnather auf sie Rücksicht nehmen soll, solange sie sich im Rahmen der normalen Variabilität bewegen. Außerdem sind herausnehmbare Geräte nicht in der Lage, deutliche Wirkungen jenseits des engeren Gebißbereiches zu erzielen.

2. Prophylaxe, Frühbehandlung und Wahl des günstigsten Behandlungsalters

Nach einer Untersuchung von *E. Reichenbach* u. Mitarb. (1955) an 1085 Kindern im Alter von

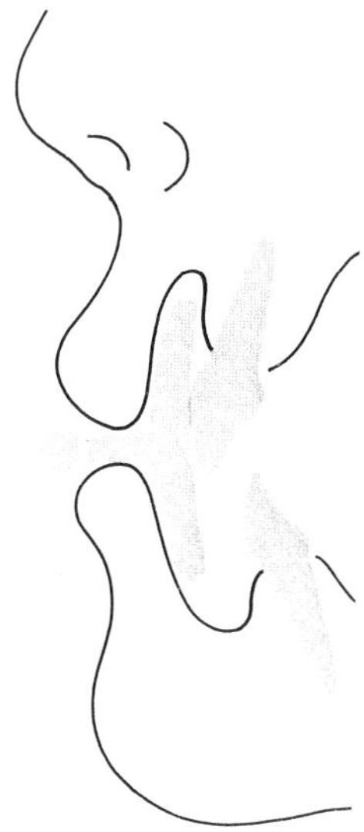

Abb. 91 *Mundvorhofplatte. Sie liegt den expertierten oberen I_1 an, sobald die Lippen geschlossen werden, und verhindert weitere Mundatmung. Auch zur Frühbehandlung offener Bisse geeignet, u. U. mit Zungenschild versehen.*

drei bis fünf Jahren kommt Distalbiß in diesem Alter mit einer Häufigkeit von 31% vor. Darunter dürften sich entsprechend der durchschnittlichen Häufigkeit etwa 4% Deckbißträger mit Distalbiß (II,2-Fälle) befunden haben. Der Rest von 27% gehörte somit in die Klasse II,1. Deren durchschnittliche Häufigkeit im Erwachsenenalter wird für eine mitteleuropäische Bevölkerung auf 15–20% geschätzt. Daraus ergibt sich, daß zur Zeit des Zahnwechsels ein spontaner Ausgleich erfolgen muß, und zwar bei knapp einem Drittel der ursprünglich Behafteten (s. Bd. 3). Vermutlich ist das vor allem Folge der Abnahme des Lutschens beim Übergang von der laktealen zur permanenten Dentition. Denn Lutschen dürfte der wichtigste Faktor im Konzert der exogenen ätiologischen Faktoren sein, obwohl er nach *A. Ruttle* u. Mitarb. (1953) mehr den Grad des Überbisses (overbite) und der inzisalen Stufe (overjet) als die Bißlage beeinflußt. Trotzdem dürfte feststehen, daß Abgewöhnen des Lutschens eine wichtige prophylaktische Aufgabe ist. Da Lutschen neben der sagittalen vor allem eine vertikale Wirkungskomponente hat, gehe ich erst bei Besprechung des offenen Bisses darauf ein. Nur die zum Zweck des Abgewöhnens geeignete Mundvorhofplatte soll schon hier besprochen werden, weil sie gleichzeitig ein Gerät zur Frühbehandlung der *Angle*-Klasse II,1 ist.

Die Mundvorhofplatte, von *A. Körbitz* (1914) Lippenformer genannt, wird heute kaum noch individuell hergestellt, sondern fertig gekauft. Da sie aber in mehreren Größen geliefert wird und das plastische Material Biegen und Beschleifen zuläßt, kann sie – und muß sie – individuellen Bedürfnissen soweit wie möglich angepaßt werden, evtl. mit Kunststoff.

Die mit einem Ring versehene Platte wird von den geschlossenen und auf diese Weise allmählich gekräftigten Lippen im Mundvorhof gehalten, freie Nasenatmung vorausgesetzt (Abb. 91). Sie liegt den protrudierten oberen Schneidezähnen unter leichtem Druck an und übt auf sie eine retrudierende Wirkung aus.

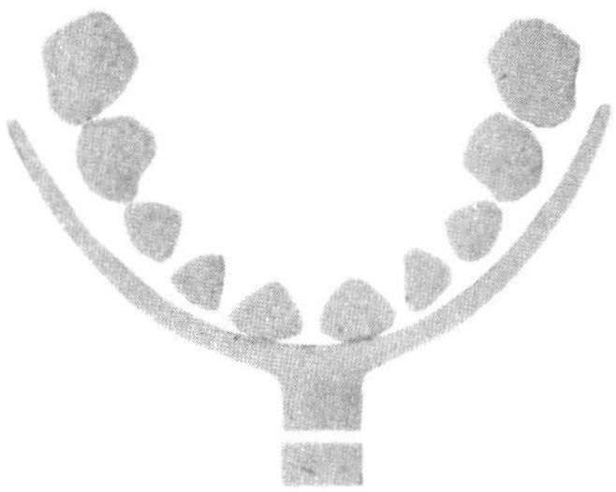

Abb. 92 *Mundvorhofplatte von oben. Durch Abhalten der Wangenmuskulatur prävaliert der Zungendruck mit dem möglichen Effekt der Zahnbogenerweiterung. Dadurch spontaner Ausgleich eines Distalbisses möglich.*

Von den Eckzähnen und Milchmolaren hält sie dagegen die Wangen ab, so daß hier der Druck von seiten der Zunge überwiegt und u. U. ein dehnender Effekt auftritt (Abb. 92). Neben dieser Ausformung des oberen Zahnbogens ist sogar eine Bißverschiebung möglich, vor allem dann, wenn der Distalbiß ½ Pb nicht überschreitet, so daß die Mehrzahl der Höckerabhänge zum Neutralbiß tendiert. Die Ansichten über die Effektivität der Mundvorhofplatte sind im übrigen geteilt. Das Gerät dürfte häufiger empfohlen als angewendet werden, vielleicht, weil man sich nicht intensiv genug mit ihm beschäftigt oder sich im Wechselgebiß lieber gleich zur Therapie mit den üblichen Behandlungsgeräten entschließt. Alle Frühbehandlungsmaßnahmen leiden im übrigen darunter, daß sie zumeist nur den Umfang späterer Behandlungen herabsetzen, diese jedoch nicht unnötig machen. Da sie somit die Behandlungszeit verlängern, haben sie auch ihre negative Seite. Von einfachen Maßnahmen abgesehen, wie etwa dem Beschleifen zwangsführender Milchzähne oder der Anfertigung eines Lückenhalters, sollte man also das Für und Wider einer Frühbehandlung abwägen und sich von Fall zu Fall entscheiden. Entschließt man sich zur Frühbehandlung – und das ist vor allem bei den zur Progredienz neigenden Dysgnathien nötig –, ist sie zielstrebig und energisch durchzuführen.

Was die Wahl des günstigsten Behandlungsalters anbelangt, so sollte sie bei Benutzung aktiver Platten und Aktivatoren möglichst so getroffen werden, daß sie spätestens mit der Einstellung der oberen M_2 beendet wird und danach die Retention beginnt. Dazu braucht die Behandlung, von exzessiven oder durch atypische Begleitsymptome erschwerten Fällen abgesehen, erst nach Beginn der zweiten Wechselgebißperiode eingeleitet zu werden. Dann stehen bis zum Ende des Zahnwechsels etwa drei Jahre zur Verfügung. Sie reichen aus, selbst Distalbisse von 1 Pb zu beseitigen, korrekte Mitarbeit natürlich vorausgesetzt. Eine frühere Behandlungsaufnahme schadet zwar nicht, verlängert aber die Behandlungszeit unnötig, was psychologisch abträglich ist.

3. Die Behandlung eines typischen Falles von Angle-Klasse II,1

Ein solcher Fall ist auf Abbildung 93 dargestellt. Der untere Zahnbogen ist nach Länge

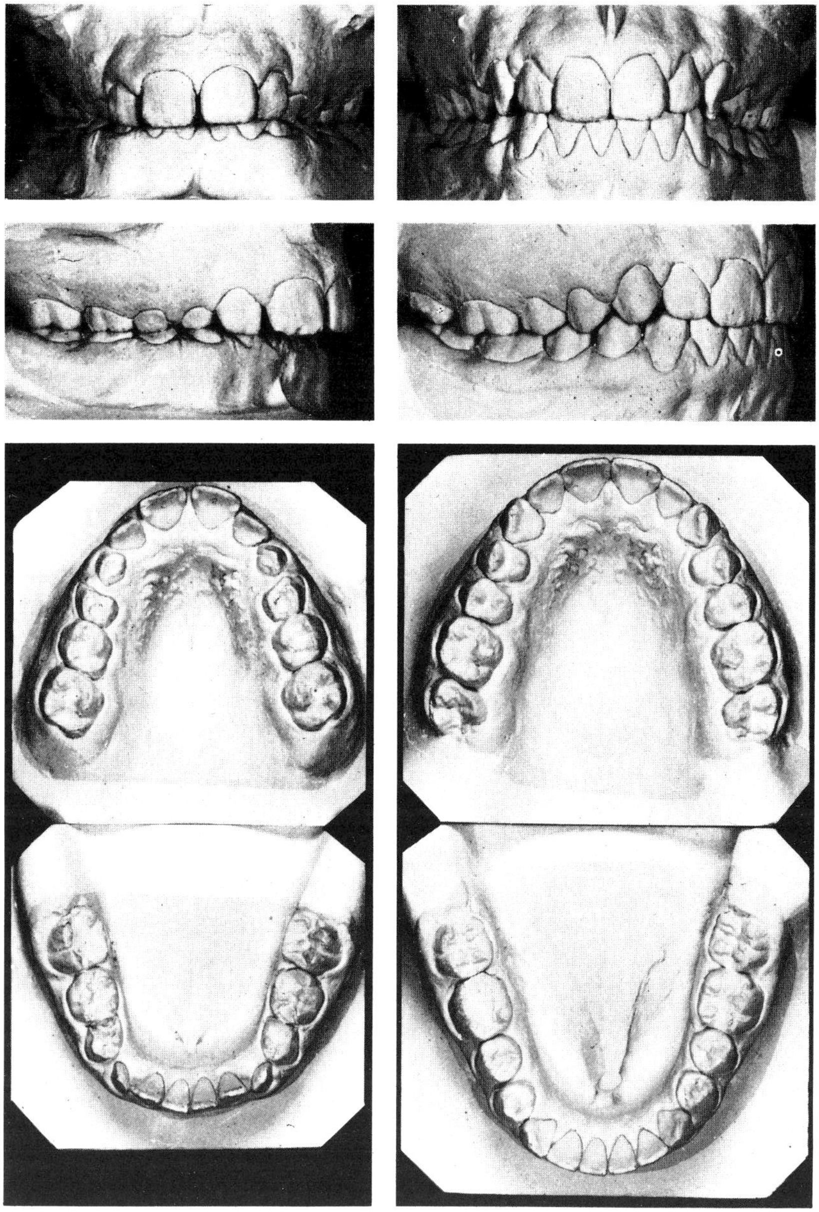

Abb. 93 *Links: typische Klasse II,1 mit Distalbiß, inzisaler Stufe und tiefem Biß. 8,0jährige Patientin.*
Extraktion der unteren m_1 zur vorübergehenden Platzbeschaffung für die bereits durchbrechenden C. Bei Durchbruch der P_1 mesiales Beschleifen der m_2. Vorbehandlung mit aktiven Platten. Bißausgleich und Bißnivellierung mit Aktivator.
Rechts: Abschlußmodell. Dauer der Behandlung einschließlich Retention: 4,5 Jahre.

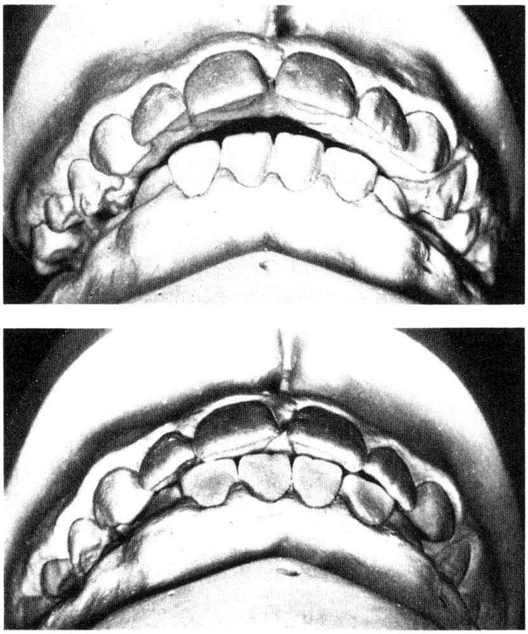

Abb. 94 *Nach aktiver Vorbehandlung einer Klasse II,1 (und ebenso einer Klasse II,2): Der untere Zahnbogen paßt nach Länge und Breite genau in den oberen hinein. Sobald das erreicht ist, beginnt die Aktivatorbehandlung.*

und Breite fast normal, nur eine Verlängerung (Supraposition) der Schneidezähne ist offensichtlich. Im Oberkiefer fällt dagegen eine leicht lückige Spitzfront ins Auge, die durch Protrusion und Exversion der I_1 verursacht wird. Dadurch ist die inzisale Stufe im Bereich dieser beiden Zähne größer als der Distalbiß. Das erkennt man am besten, wenn man das untere Modell in eine Neutralbißposition zum Oberkiefer stellt.

In dieser Position erkennt man auch, in welchem Ausmaß der obere Zahnbogen zu schmal ist, um den unteren aufnehmen zu können. Er muß also erweitert werden, bis die oberen Seitenzähne in der späteren Neutralbißposition ihre Antagonisten korrekt überfassen: Der Istwert des Unterkiefers gibt somit den Sollwert für den Oberkiefer ab (s. S. 69), und jede Dehnung des Unterkiefers, etwa um die bei der Modellanalyse errechneten Sollwerte zu erreichen, wäre fehlerhaft.

1. Behandlungsphase: Ausformung der Einzelzahnbögen. Die nach dem Entwurf angefertigte Oberkieferplatte wurde zunächst auf ihren Sitz hin überprüft, der Plattenrand sodann hinter den I_1 weit ausgeschliffen und der Labialbogen aktiviert. Für den Unterkiefer, dessen Zahnbogen nach Länge und Breite praktisch korrekt war, wurde trotzdem eine Platte mit verkleidetem Labialbogen, *Adams*-Klammern und Abstützdornen hergestellt – und zwar aus folgendem Grund: Bei Erweiterung eines oberen Zahnbogens erweitert sich oft auch der untere mehr oder weniger deutlich als Folge der Interkuspidation – er „geht mit".

Das aber ist zu vermeiden. Denn ein Oberkiefer, der schon zur Aufnahme eines um 1 Pb distal liegenden Unterkiefers erheblich erweitert werden muß (bei geringeren Distalbißgraden entsprechend geringer), müßte um dieses Maß des „Mitgehens" zusätzlich erweitert werden. Wegen der begrenzten Erweite-

rungsfähigkeit der apikalen Basis würde das aber einer Überdehnung gleichkommen. Die Unterkieferplatte – soweit sie ausschließlich Retentionsplatte ist – braucht nur nachts, die obere muß auch am Tage getragen werden. Es genügen zwei bis drei Stunden; längeres Tragen schadet jedoch nichts. Kontrollen zur Überprüfung des Plattensitzes und zur Aktivierung vorhandener Federelemente werden alle drei bis vier Wochen durchgeführt.
Die erste Behandlungsphase war abgeschlossen, als der untere Zahnbogen bei probeweise eingenommener Neutralbißposition genau in den oberen hineinpaßte – in Rückbißposition bestand dagegen ein doppelseitiger Kreuzbiß in Form des einfachen Höckerbisses (Abb. 94). Bei den Kontrollsitzungen mußte die Patientin ihren Unterkiefer also immer vorschieben, um zu überprüfen, ob der Oberkiefer bereits breit genug geworden war.

2. Behandlungsphase: Bißverschiebung und Bißnivellierung. Sie wurde mit erneuter Abdrucknahme eingeleitet. Der Abdruck wurde zweimal ausgegossen, weil das erste Modell für die Anfertigung der Bißschablone und des Aktivators und das zweite zum Einschleifen benötigt wurde. Der Aktivator wurde steil eingeschliffen, weil eine erhebliche Bißhebung nötig war. Bißverschiebung und Bißnivellierung waren nach 0,9 Jahren beendet; während dieser Zeit wurden neun Kontrollsitzungen durchgeführt.

3. Behandlungsphase: Retention. Es ist zweckmäßig, nach Erreichen des Behandlungszieles den Aktivator nicht sofort durch Retentionsplatten zu ersetzen. Obwohl nach korrekter, d. h. im Sinne eines Doppelbisses nicht nur vorgetäuschter Einstellung in den Neutralbiß Rückfälle in eine Distalbißposition wenig wahrscheinlich sind (s. S. 260), sollte man vorbeugen. Auch in diesem Falle wurde der Aktivator deshalb noch ein halbes Jahr jede Nacht und ein weiteres Halbjahr jede zweite Nacht getragen. Danach wurden Retentionsplatten angefertigt. Sie wurden erst nach zwei Jahren ganz abgesetzt, weil erst dann die oberen M_2 eingestellt waren. Besonderer Wert wurde auf die Stabilisierung der Frontzahngruppen mit einem verkleideten Labialbogen gelegt. Denn hier war am ehesten mit einer Veränderung im Sinne von Engstand zu rechnen; ich gehe im Kapitel über das Rezidiv näher darauf ein.

4. Die Behandlung von Angle-Klasse II,1-Fällen mit atypischen Begleitsymptomen

Atypische Begleitsymptome fehlen nur selten. Sie sind in der Regel leicht im Laufe der ersten Behandlungsphase zu beheben, von manchen Kreuzbissen, offenen Bissen oder Zahnmangelzuständen abgesehen. Bei den folgenden Beispielen werden nicht noch einmal alle drei Behandlungsphasen dargestellt. Denn die zweite und dritte Phase bleiben sich immer gleich, und nur die erste ist von Fall zu Fall verschieden. Einzelheiten, wie Alter des Patienten und Dauer der Behandlung gehen aus den Bildunterschriften hervor.

a) Durch Makrodontie bzw. Engstand verursachte Komplikationen

1. Auf Abbildung 95 ist ein Fall dargestellt, der durch frontalen Engstand vor allem im Oberkiefer kompliziert worden ist; für die Entscheidung, ob er durch Extraktion oder Dehnung behoben werden sollte, war jedoch das Ausmaß des Engstandes im Unterkiefer entscheidender als das im Oberkiefer. Denn der Oberkiefer mußte wegen des Distalbisses von 3/4 Pb sowieso erheblich gedehnt werden. Außerdem konnten beide P_1 wegen vorhandener Lücken (links erst nach Extraktion des m_2) etwas retrudiert werden, so daß der zur Einordnung der I_2 und C benötigte Platz ohne Überdehnung gewonnen werden konnte. Im Unterkiefer war gemäß der Regel, bei Distalbiß

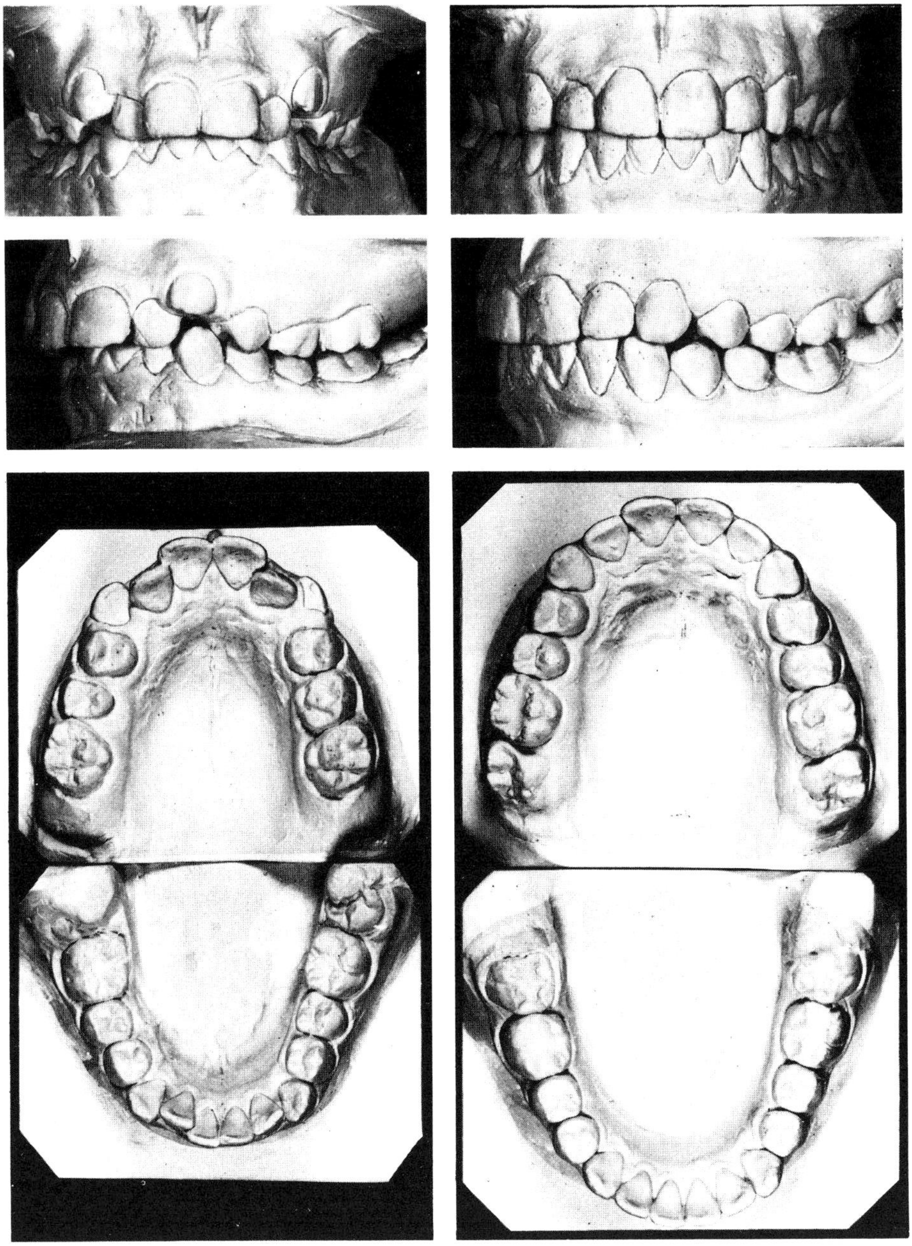

Abb. 95 *Links: durch Engstand infolge von Makrodontie komplizierte Klasse II,1. 11,9jährige Patientin.*
Keine Extraktionstherapie, weil Engstand im Unterkiefer gering: hier Platzbeschaffung durch Retrusion der M_1. *Platzbeschaffung im Oberkiefer durch Retrusion der* P_1 *(nach Entfernung des linken* m_2) *und Dehnung.*
Rechts: Abschlußmodell. Dauer der Behandlung: 2,8 Jahre.

möglichst nicht zu dehnen, der Platz für den rechten I_2 nur durch Retrusion der Seitenzähne zu gewinnen. Die dazu benutzte Retrusionsplatte mit verkleidetem Labialbogen mußte – außer beim Essen – ständig getragen werden. So war der benötigte Platz in wenigen Wochen erreicht, obwohl die M_2 gerade durchbrachen. Da Distalbewegungen von mehr als 2–3 mm kaum möglich bzw. sinnvoll sind (alternativ wird extrahiert), sind Verhakungen der M_3 hinter den M_2 und damit Durchbruchsschwierigkeiten im allgemeinen nicht zu befürchten. Trotzdem sollten stets Röntgenaufnahmen zur Klärung der topographischen Situation angefertigt werden.
Im vorliegenden Fall war nach der Retrusionsbewegung noch eine geringe Protrusion der unteren Schneidezähne nötig, weil die inzisale Stufe nicht ganz dem Ausmaß des Distalbisses entsprach. Um mit dem rechten I_2, der weiterhin lingual stand, leichter an C vorbeizukommen, wurde in diese zweite Unterkieferplatte eine mediane Schraube eingebaut. Sie wurde zunächst auf- und nach Protrusion der vier Schneidezähne wieder zugedreht. Danach begann die Aktivatorvorbehandlung, die nach einem Jahr beendet war.

2. Außer durch Makrodontie kann Engstand durch Protrusion der Seitenzähne (sekundärer Engstand) zustande kommen. Auf Abbildung 96 ist ein Fall dieser Art dargestellt. Nur der Unterkiefer ist von Engstand betroffen. Da bei dem völligen Platzverlust für den linken C ohne Extraktion nicht auszukommen war, wurde überlegt, ob vier Prämolaren (rechts des geringen Platzbedürfnisses wegen beide P_2 und links des größeren Platzbedürfnisses wegen beide P_1) zu extrahieren seien. Es wurde jedoch mit Rücksicht auf den fast abgeschlossenen Zahnwechsel und die Gefahr einer ungenügenden Beeinflussung des sich nach Extraktion von vier Prämolaren verstärkenden tiefen Bisses – Folge der direkten Verlängerung bei Retrusion der Frontzähne – nur P_1 im Unterkiefer links extrahiert. Durch die Erhaltung des sich zunächst zur Extraktion anbietenden C und seine Einordnung in die Extraktionslücke wurde die korrekte Abstützung von I_2 und P_2 gewährleistet (s. S. 142). Mit einer zweiten Platte wurden danach die unteren Schneidezähne noch etwas protrudiert, um inzisale Stufe und Distalbiß größenmäßig abzustimmen. Eine neutrale Verzahnung war auf der Extraktionsseite natürlich nicht zu erreichen. Hier mußte durch Beschleifen zum Schluß eine „gesicherte Verzahnung" hergestellt werden.

b) Durch Mikrodontie bzw. Lückenstellung verursachte Komplikationen

1. Mikrodontie wird durch lückige Protrusion der Frontzähne manchmal nur vorgetäuscht, wie Abbildung 97 zeigt. Diese Protrusion war atypischerweise im Unterkiefer stärker ausgeprägt als im Oberkiefer, so daß trotz eines Distalbisses von 3/4 Pb nur eine inzisale Stufe von 2 mm bestand. Die Hauptaufgabe in der ersten Behandlungsphase bestand deshalb darin, die unteren Schneidezähne zu retrudieren, um die inzisale Stufe mit dem Ausmaß des Distalbisses in Übereinstimmung zu bringen. Diese Retrusion erfolgte mit einer aktiven Platte, die einen Unterzungenbügel gemäß Abbildung 20 enthielt. Der obere Zahnbogen wurde erweitert, bis er den Unterkiefer voll aufnehmen konnte. Da die P_1 in seitlichem Scherenbiß standen und deshalb die Dehnung nicht mitmachen durften, wurde die Platte in ihrem Bereich weit ausgeschliffen.

2. Bei stärkerer Lückenbildung infolge „echter" Mikrodontie, wie sie auf Abbildung 98 dargestellt ist, scheut man sich zunächst, den Oberkiefer zwecks Aufnahme des distal liegenden Unterkiefers zu dehnen, weil man mit

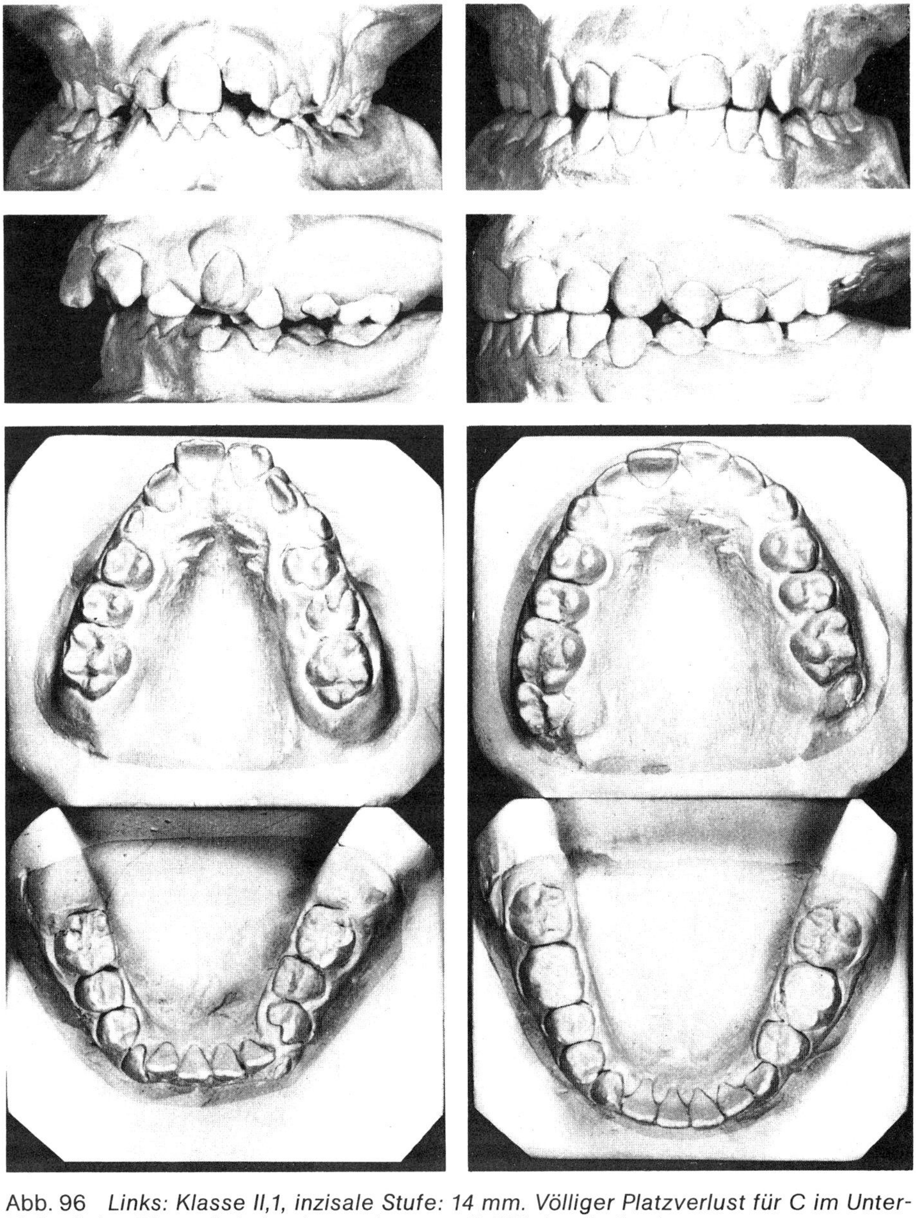

Abb. 96 *Links: Klasse II,1, inzisale Stufe: 14 mm. Völliger Platzverlust für C im Unterkiefer links. Oberer I_1 frakturiert, pulpentot. 10,3jährige Patientin.*
Extraktion P_1 unten links. Vorbehandlung mit aktiven Platten, im Unterkiefer rechts mit Distalschraube vor M_1. Bißausgleich und Bißnivellierung mit zwei Aktivatoren.
Rechts: Abschlußmodell. Auf der linken Seite wegen der Extraktion ungesicherte Verzahnung, durch Einschleifen stabilisiert. Die provisorische Kunststoffkrone auf I_1 oben rechts ist beschädigt. Dauer der Behandlung: 3,0 Jahre.

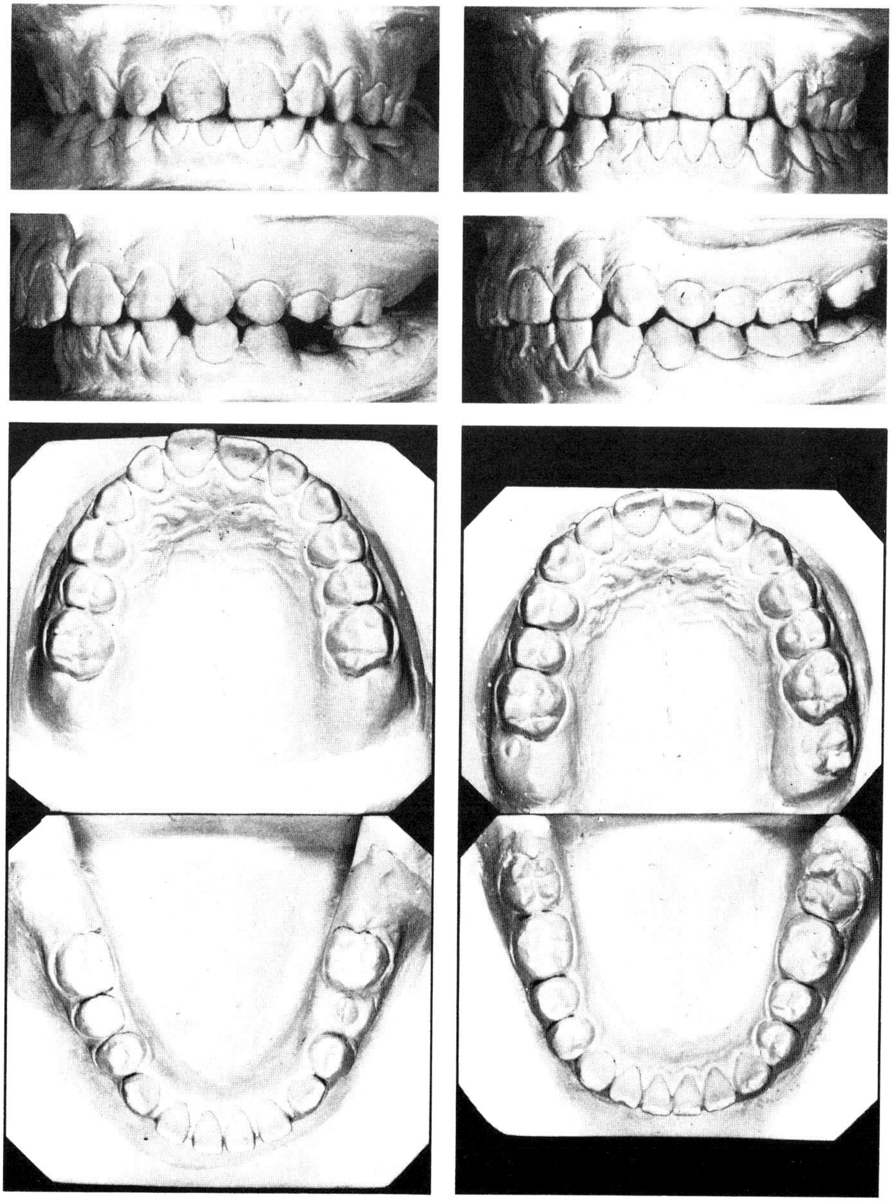

Abb. 97 *Links: Klasse II,1, atypisch durch lückige Protrusion der unteren Front: trotz Distalbisses von ¾ Pb nur inzisale Stufe von 2 mm. 10,6jährige Patientin. Aktive Platte mit Unterzungenbügel zur Retrusion der unteren Front (s. Abb. 20). Rechts: Abschlußmodell. Dauer der aktiven Behandlung: 1,4 Jahre. Retentionsphase noch nicht beendet, weil die oberen M_2 noch im Durchbruch sind.*

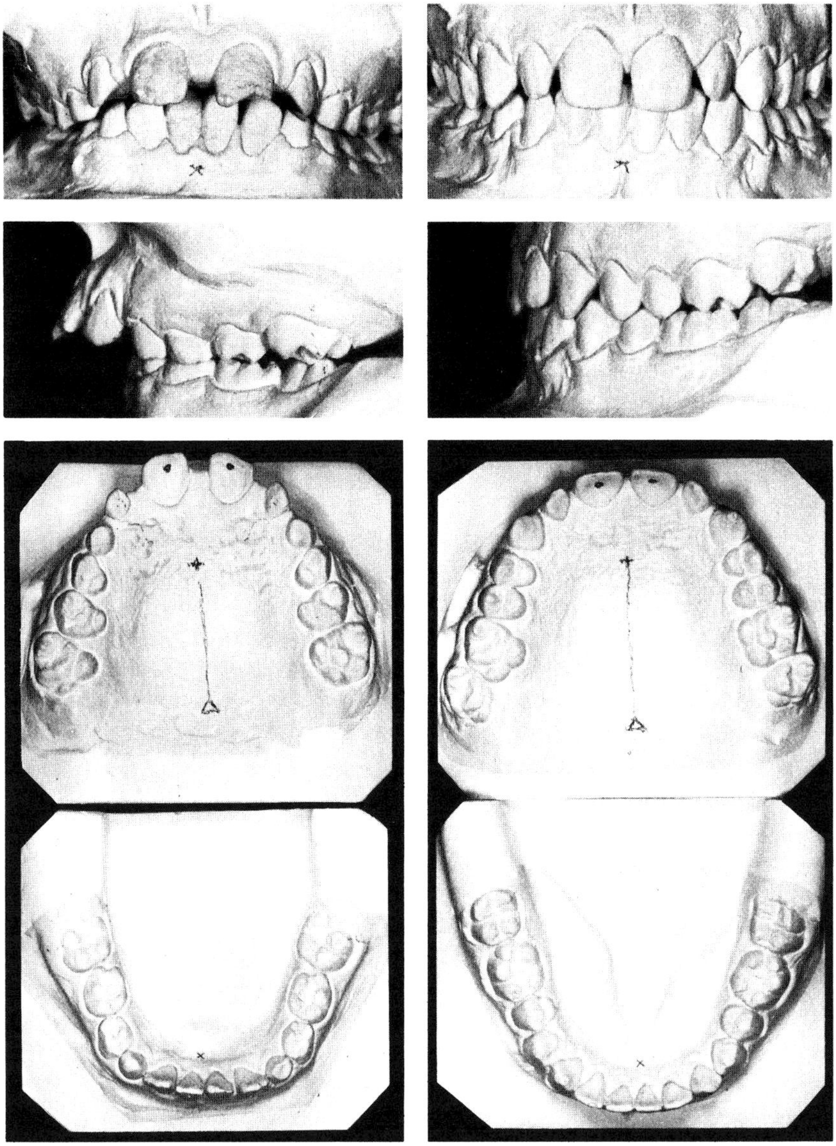

Abb. 98 *Links: Klasse II,1, durch Lückenbildung infolge von Mikrodontie kompliziert. Mißverhältnis zwischen SI im Ober- und Unterkiefer. Seitlicher Scherenbiß im Gebiet der M_1. Obere I_2 noch nicht durchgebrochen. 8,1jähriger Patient.*
Vorbehandlung mit aktiven Platten, im Oberkiefer mit gekreuzten Fingerfederchen (s. Abb. 99), im Unterkiefer mit Distalschrauben.
Rechts: Abschlußmodell. Restlücken im Oberkiefer als Folge des Mißverhältnisses zwischen SI im Ober- und Unterkiefer: im Unterkiefer deshalb keine Lücken. Dauer der Behandlung einschließlich Retention: 6,8 Jahre: Folge des verzögerten Zahnwechsels.

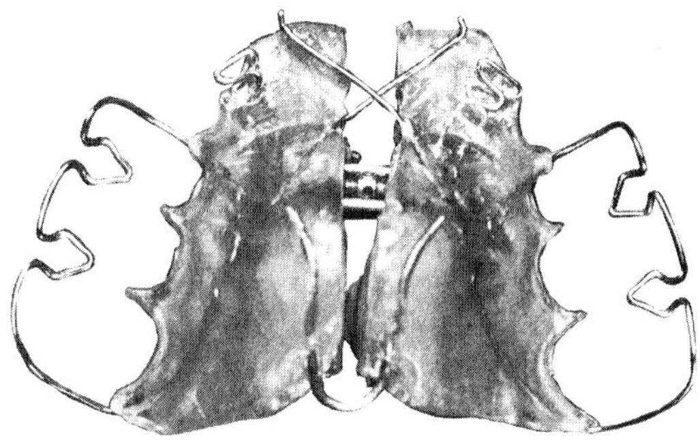

Abb. 99 *Gesperrte Dehnplatte mit gekreuzten Fingerfedern und Protrusionsfedern für I_2. Während der Zahnbogen erweitert wird, wird die Lücke zwischen I_1 durch die Wirkung der Schraube automatisch geschlossen. Labialbogen entfernt. Ansicht von der Gaumenseite.*

Recht eine Vergrößerung der schon vorhandenen Lücken befürchtet. Doch ist es auch in einem solchen Fall erforderlich, in der ersten Behandlungsphase Breite und Länge der beiden Einzelzahnbögen aufeinander abzustimmen. Dazu wurde im Unterkiefer eine schraubenlose Platte mit Pfeilklammern, Abstützdornen und Protrusionsfedern benutzt, im Oberkiefer eine aktive Platte mit medianer Schraube und gekreuzten Fingerfederchen gemäß Abbildung 99. Die Restlücken im oberen Frontzahngebiet wurden später mit Dornen am Aktivator (s. Abb. 42) soweit wie möglich geschlossen und gleichmäßig verteilt. Sie ganz zu schließen verbot sich, weil im Unterkiefer keine Lücken mehr vorhanden waren und eine Protrusionsbewegung allein der oberen Seitenzähne bei der innigen Interkuspidation nicht möglich bzw. sinnvoll gewesen wäre. Solch gleichmäßig verteilte Lücken werden nach einer Untersuchung von *H. Schmidt* (1972) ästhetisch als wenig nachteilig empfunden.

Falsches Vorgehen bei ähnlicher Ausgangslage demonstriert der folgende, außerhalb behandelte Fall (Abb. 100). Es handelte sich um einen Fall von *Angle*-Klasse II,1, dessen Behandlung bei richtigem Vorgehen leicht zu bewerkstelligen gewesen wäre. Statt den oberen Zahnbogen in der ersten Behandlungsphase transversal und sagittal so auszuformen, daß der inzwischen mit einer Retentionsplatte fixierte untere Zahnbogen bei Eingliederung des Aktivators „glatt" in den Oberkiefer hineinpaßte, wurde die lückige obere Schneidezahngruppe gewissermaßen isoliert betrachtet und retrudiert, um nur ja die ästhetisch störenden Lücken zu beseitigen. Es wurde also nicht bedacht, daß man sich auf diese Weise die Möglichkeit verbaute, den Unterkiefer in der zweiten Behandlungsphase in den Neutralbiß zu stellen. Auch handelte man sich eine deckbißartige Frontzahnstellung mit tiefem Biß ein, die trotz mehrjähriger Behandlung mit einem Aktivator nicht zu beseitigen war. Es wurde also, und das war der zweite Fehler, nicht berücksichtigt, daß Retrusion einer protrudierten Front mit einem Labialbogen (Einpunktkraftangriff) immer auch zu einer indirekten Verlängerung und damit zur Verschlimmerung eines schon bestehenden tiefen Bisses führt.

c) Durch Kreuzbiß verursachte Komplikationen

Kreuzbisse der verschiedenen Art (Bd. 1, S. 91) sind häufig. Sie kommen unabhängig von sonstigen Fehlstellungen bei etwa 25 % aller Dysgnathen vor. Zumeist sind nur ein oder zwei Zahnpaare beteiligt, und die Behandlung macht selbst bei den mit Vestibulo-Okklusion einhergehenden Extremva-

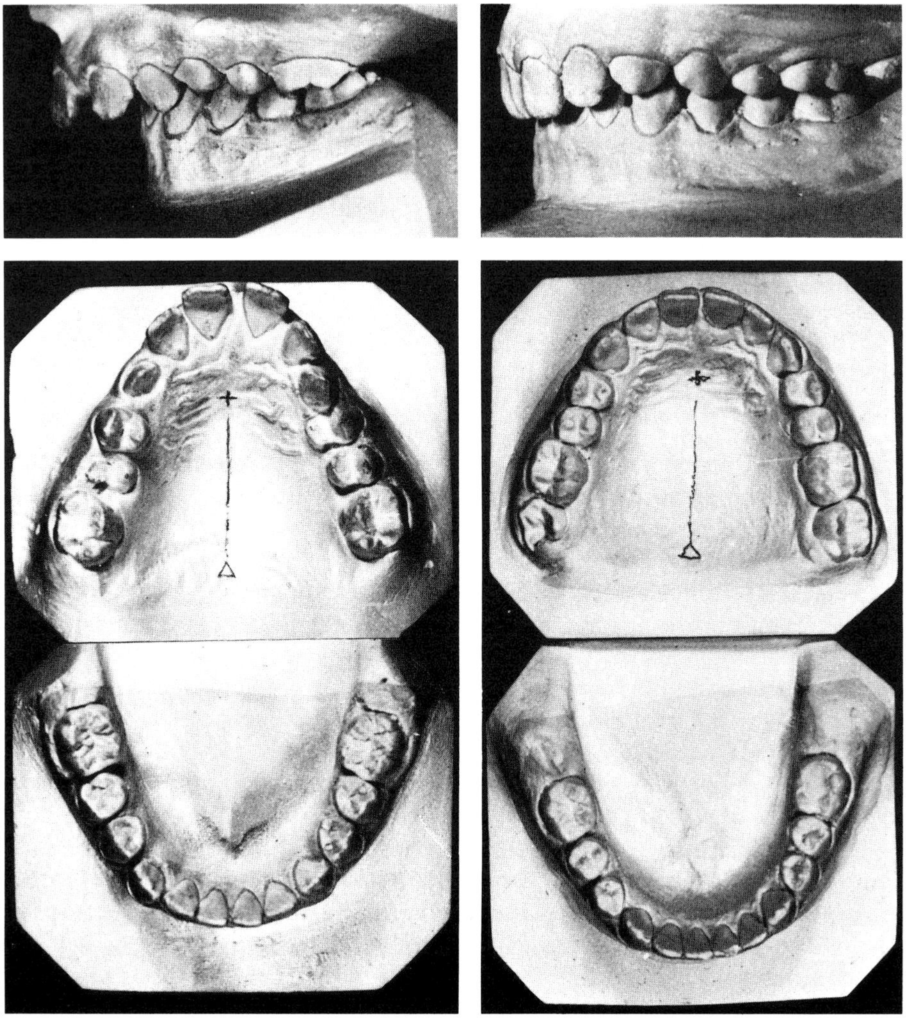

Abb. 100 *Links: Klasse II,1 mit lückiger oberer Spitzfront und sehr tiefem Biß. Fehlerhafte Behandlung: Statt den Oberkiefer längen- und breitenmäßig auf die Größe des Unterkiefers, der in sich völlig normal war, zu bringen, wurde die obere Front retrudiert, um die Lücken zu schließen und den Zahnbogen auszurunden.*
Rechts: Folge der Fehlbehandlung: deckbißartige Frontzahnstellung mit noch verstärktem tiefen Biß. Keine Einstellung in den Neutralbiß möglich, weil die verkürzte Länge des oberen Zahnbogens das nicht zuließ (richtiges Vorgehen s. Abb. 98).

rianten keine Schwierigkeiten, so lange noch keine deutliche Verlängerung der Zähne eingetreten ist. Denn Intrusionsbewegungen sind mit herausnehmbaren Geräten nicht möglich, der Ausgleich könnte nur über eine Verlängerung aller übrigen Zähne erfolgen.

Da auf die Kreuzbißbehandlung noch gesondert eingegangen wird (s. S. 219), sollen hier nur zwei Fälle beschrieben werden, bei denen die Distalbißbehandlung im Vordergrund stand; dabei verschwand auch der Kreuzbiß automatisch, jedenfalls in der Hauptsache. Es handelte sich in beiden Fällen um seitliche Scherenbisse–um Übertreibungen der einfachen Höckerbisse also, die in der Einleitungsphase der *Angle*-Klasse-II,1-Behandlung mit Absicht hergestellt werden. Im ersten Fall war dieser Scherenbiß nur einseitig vorhanden; er war von einer starken Asymmetrie des ganzen Gesichtes begleitet (s. Bd. 1, S. 40).

1. Die Modelle sind auf Abbildung 101 dargestellt. Die im Kauflächenbereich kontaktlosen linken Seitenzähne hatten sich bereits verlängert. Der Unterkiefer war nach rechts verschoben, so daß auf dieser Seite der Distalbiß stärker ausgeprägt war (1 Pb) als links (½ Pb).

Da eine weitere Verlängerung die Behandlung zunehmend erschwert hätte, wurde sie sofort eingeleitet. Hauptziel war zunächst, die linken Seitenzähne, speziell die M_1, in Kauflächenkontakt zu bringen. Dazu wurde ein Aktivator benutzt. Denn beim probeweisen Vorschieben des Unterkiefers in die Neutralbißposition zeigte sich, daß dabei fast reguläre transversale Kontaktbeziehungen auftraten. Der Aktivator wurde rechts zunächst nicht eingeschliffen (Bißsperre), und die Einwärtsbewegung des linken oberen M_1 wurde durch eine Palatinalfeder gemäß Abbildung 32 gefördert. Außerdem mußte das Gerät in der Anfangsphase außer beim Essen dauernd getragen werden. Als der Kontakt der M_1 hergestellt war, was schon nach 14 Tagen der Fall war, wurde auch rechts eingeschliffen.

Da der Patient auch weiterhin intensiv mitarbeitete, waren Kreuzbiß, Distalbiß und mandibuläre Verschiebung nach 0,5 Jahren ausgeglichen. Danach wurde die weitere Gebißentwicklung überwacht, zunächst unter dem noch nachts getragenen Aktivator, später ohne ihn. Bei Durchbruch der linken M_2 bildete sich in ihrem Bereich und als Folge der starken Gesichtsasymmetrie wiederum ein seitlicher Scherenbiß aus. Zu dessen Behandlung wurde ein zweiter Aktivator mit Palatinalfeder benutzt, der 1,1 Jahre getragen wurde.

2. Bei ausgeprägten Distalbissen kann es vorkommen, daß der Prämolarenkontakt ganz verlorengeht und beim Zubeißen nur noch die Molaren aufeinandertreffen. Die nächsten Abbildungen zeigen das bei einem zu Behandlungsbeginn 12,4 Jahre alten Mädchen. Deutlicher als aus den Photographien der Modelle (Abb. 102a) geht das aus den intraoralen Photos hervor (Abb. 102b). Die inzisale Stufe betrug 15 mm.

In der ersten Behandlungsphase wurde der untere Zahnbogen zunächst mit zwei Distalschrauben gestreckt, um die Länge der beiden Zahnbögen zu harmonisieren und den Platzmangel für die C und P_2 zu beheben. Beide M_1, die pulpentot und schon mehrfach gefüllt waren, wurden sorgfältig konservierend behandelt. Denn ihre Extraktion hätte die kieferorthopädische Behandlung praktisch unmöglich gemacht. Im Anschluß daran wurde, ganz im Gegensatz zu sonstigen II,1-Fällen, im Unterkiefer gedehnt, während der obere Zahnbogen mit einer Retentionsplatte gehalten wurde; nur die Schneidezähne wurden retrudiert und soweit wie möglich zusammengeführt.

Im Laufe der mandibulären Protrusionsbewegung unter den Aktivatoren (es waren zwei er-

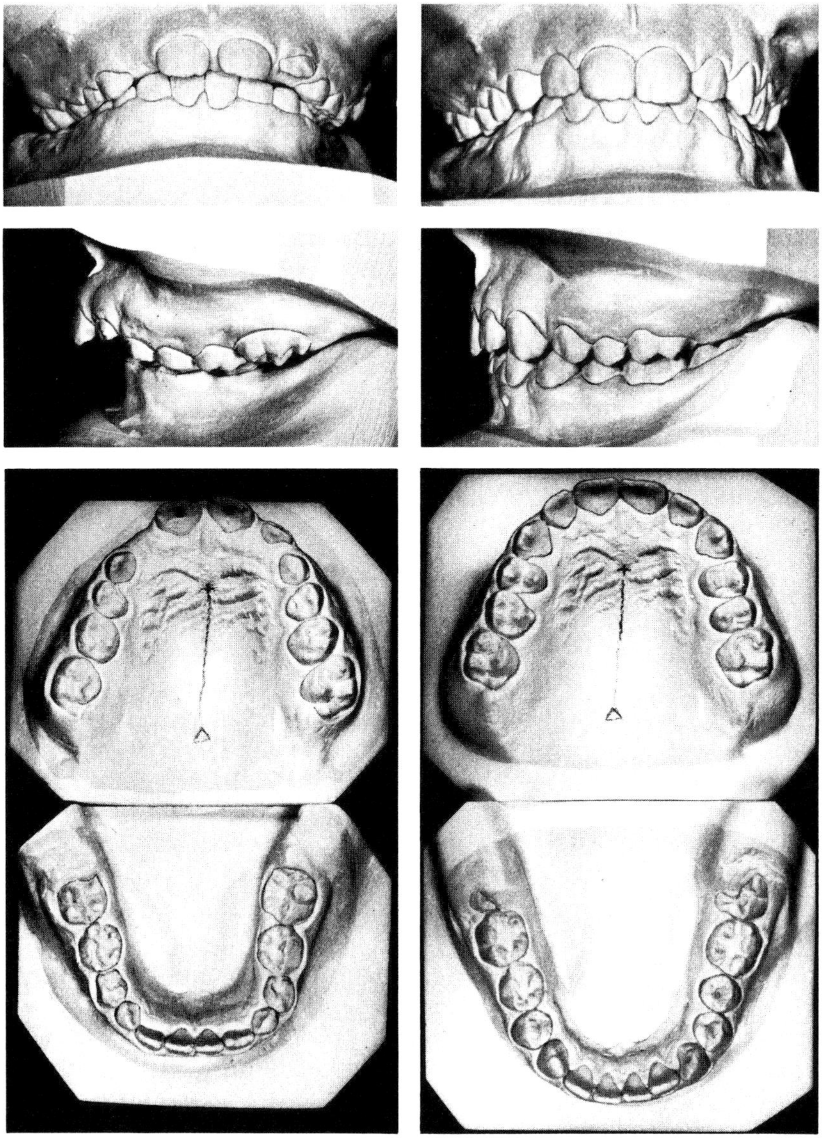

Abb. 101 *Links: Klasse II,1, kompliziert durch seitlichen Scherenbiß auf der linken Seite. Distalbiß rechts 1 Pb, links ½ Pb im Gefolge einer mandibulären Verschiebung nach rechts. 7,6jähriger Patient mit Gesichtsskoliose (s. Bd. 1, Abb. 18).*
Keine aktive Vorbehandlung. Aktivator vorübergehend rechts nicht eingeschliffen, links bei M_1 mit Palatinalfeder versehen (s. Abb. 32). Behandlungsdauer: 1,1 Jahre. Danach regelmäßige Kontrollen.
Rechts: Zustand kurz vor Durchbruch der M_2, die sich links erneut im seitlichen Scherenbiß einstellten. Erneute Behandlung mit Aktivator war erforderlich.

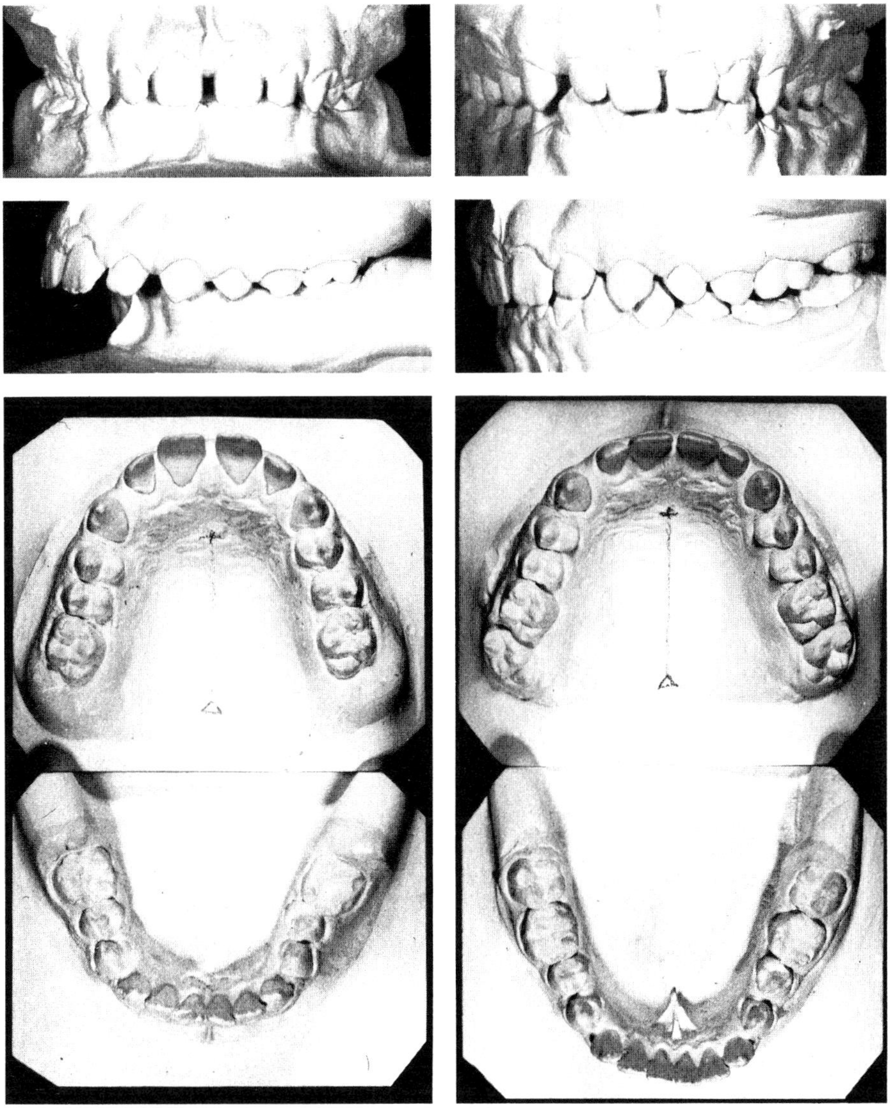

Abb. 102a *Links: Klasse II,1, kompliziert durch Mikrodontie, doppelseitigen Scherenbiß und Einbiß in die Gaumenschleimhaut. Pulpentote untere M_1. 12,7jährige Patientin.*
Vorbehandlung mit aktiven Platten, im Unterkiefer zur Streckung des Zahnbogens mit Distalschrauben (Dauer: 0,5 Jahre). Bißausgleich und Bißnivellierung mit Bionator und Aktivator.
Rechts: Abschlußmodell. Bißhebung nicht optimal. Restlücken allein im Oberkiefer: Ausgleich bei Neutralbiß und intensiver Interkuspidation nicht möglich, wenn im Unterkiefer als Folge eines Mißverhältnisses zwischen SJ im Ober- und Unterkiefer entsprechende Lücken fehlen. Dauer der Behandlung: 3,2 Jahre.

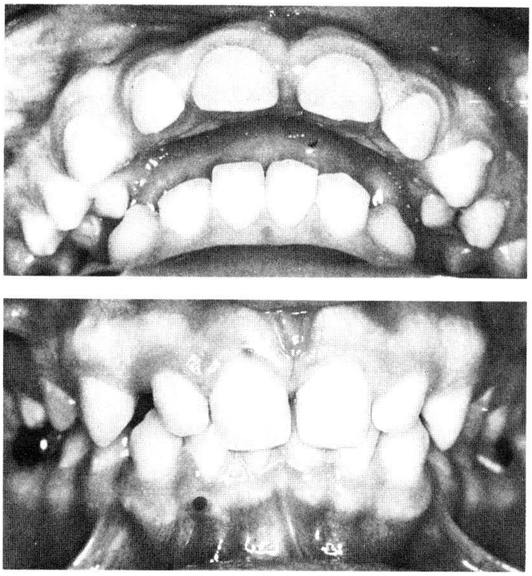

Abb. 102 b *Intraorale Aufnahmen vor und nach der Behandlung.*

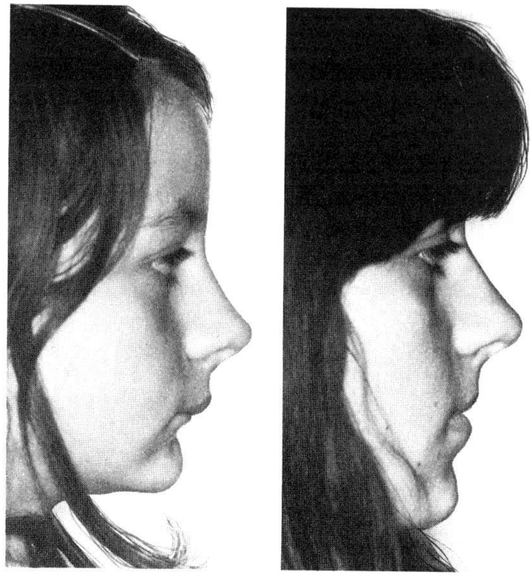

Abb. 102 c *Deutliche Veränderung der Untergesichtshöhe und des Profilverlaufes.*

forderlich) trat eine deutliche Breitenzunahme beider Zahnbögen auf. Sie stand offenbar in Zusammenhang mit einer kräftigen generellen Nachentwicklung der Mandibula und des Mittelgesichts, die auch äußerlich in Erscheinung trat (Abb. 102c).

d) Durch Aplasie bzw. Extraktion verursachte Komplikationen

Neben der üblichen Schwierigkeit, nach dem Verlust von Seitenzähnen eine Kippung der Nachbarzähne zu vermeiden, tritt bei den mit tiefem Biß einhergehenden Distalbißfällen auch noch eine mangelhafte Verlängerungstendenz dieser gekippten Zähne in Erscheinung (s. S. 126). Im Fall der Abbildung 103a wurde die Extraktion erforderlich, weil deutlicher Platzmangel für die oberen C herrschte und im Unterkiefer ein P_2 nicht angelegt und der andere verlagert war (Abb. 103b).

Nach Extraktion der drei P_2 wurden beide Zahnbögen mit aktiven Platten ausgeformt, was im Unterkiefer nicht ohne Kippung der M_1 gelang. Bei der anschließenden Aktivatorbehandlung wurde die Beseitigung der inzisalen Stufe und des Distalbisses schnell erreicht, der tiefe Biß besserte sich jedoch nur zögernd. Auch gelang es nicht, den partiell offenen Biß im Gebiet der M_1 zu schließen, der durch die Kippung und die damit einhergehende indirekte Verkürzung verursacht worden ist – insofern also ein mangelhaftes Behandlungsergebnis, das sich bei Verwendung von Bandgeräten hätte vermeiden lassen.

5. Die Spätbehandlung von Angle-Klasse-II,1-Fällen

Auf den Seiten 28 und 32/33 wurde über die Bedeutung des Alters gesprochen und der Ausdruck Spätbehandlung definiert. Es sind Behandlungen, die erst am Ende des Zahnwechsels bzw. nach Einstellung der oberen M_2 beginnen. Da die Zeit des Zahnwechsels schwankt und das Ende gelegentlich erst im 16. Lebensjahr erreicht wird, soll hier pauschal das vollendete 16. Lebensjahr als Grenze gelten.
Weiter wurde über die Reaktionsweise der Gewebe gesprochen und begründet, weshalb alveoläre Bewegungen immer, artikuläre dagegen wohl nur zeitlich begrenzt möglich sind. Wenn Bißverschiebungen durch den Aktivator nun auch durchaus nicht nur im artikulären Bereich stattfinden (s. Abb. 43), so muß bei Spätbehandlung von *Angle*-Klasse-II,1-Fällen doch mit langen Behandlungszeiten oder ungenügenden Behandlungsergebnissen gerechnet werden. Deshalb sollte man sich zunächst fragen, ob man nicht auf die Beseitigung des Distalbisses verzichten und nur die inzisale Stufe nach Extraktion zweier oberer Prämolaren beseitigen sollte. Da das jedoch nur selten in Frage kommt (s. u.), bleibt festzuhalten, daß Spätbehandlungen bei Benutzung herausnehmbarer Geräte zurückhaltend beurteilt werden müssen, selbst wenn man von vornherein Abstriche am Behandlungsergebnis hinzunehmen bereit ist. Auf keinen Fall sollte man sich dem Wunsch älterer Patienten beugen, „nur die oberen Schneidezähne zu richten". Denn das verschlechtert, falls mit Dehnung verbunden, nicht nur die Seitenzahnkontakte und damit die Kaufähigkeit (s. Abb. 94), sondern führt auch zum Rückfall durch erneute Anpassung an den Distalbiß – es sei denn, es würde im Oberkiefer ein Dauerretentionsgerät getragen.

a) Auf Abbildung 104 sind die Modelle einer bei Behandlungsbeginn 19,8jährigen Studentin dargestellt. Da die Geräte auch am Tage zwei bis drei Stunden getragen werden konnten, wurde in üblicher Weise vorgegangen. Es wurden also die beiden Einzelzahnbögen ausgeformt, nachdem wegen des sekundären Engstandes im Unterkiefer links P_2 extrahiert worden war. Da M_2 rechts oben im seitlichen Scherenbiß stand, wurde die obere Dehnplatte an entsprechender Stelle weit ausgeschliffen und die untere für den Antagonisten mit einer Bukkalfeder gemäß Abbildung 27 versehen. Die Behandlung war nach 1,5 Jahren beendet. Danach wurde für ein Jahr der Aktivator weiter nachts als Retentionsgerät getragen.

b) Wie oben erläutert, sollte man bei älteren Patienten den Distalbiß u. U. belassen und unter Retrusion und Ausrundung der oberen Front nur die inzisale Stufe beseitigen. Dazu ist die Extraktion der oberen P_1 oder P_2 erforderlich. Da auf der anderen Seite die Retrusion mit einem Labialbogen zur indirekten Verlängerung führt, vor allem bei Extraktion der P_1, ist dieses Vorgehen bei Tiefbiß kontraindiziert. Im Falle der Abbildung 105 wurde das nicht beachtet. Es handelte sich um einen jungen Mann, dem ein Jahr zuvor die oberen P_1 entfernt worden waren. Als sich die unerwarteten Folgen zeigten, wurde er zur Weiterbehandlung überwiesen. Ein Ausgangsmodell ist deshalb nicht vorhanden.
Da es vor allem darauf ankam, möglichst schnell mit einem Aktivator den Biß zu heben und die inzisale Stufe zu beseitigen, wurde bei der aktiven Vorbehandlung auf die langwierige Protrusion der Seitenzähne, die zum Schluß der Restlücken erforderlich war, zunächst verzichtet. Nach 1,5jähriger Behandlung war ein Ergebnis erzielt, das allenfalls in Anbetracht der verfehlten Behandlungsplanung und des Alters des Patienten als noch befriedigend bezeichnet werden kann. Die

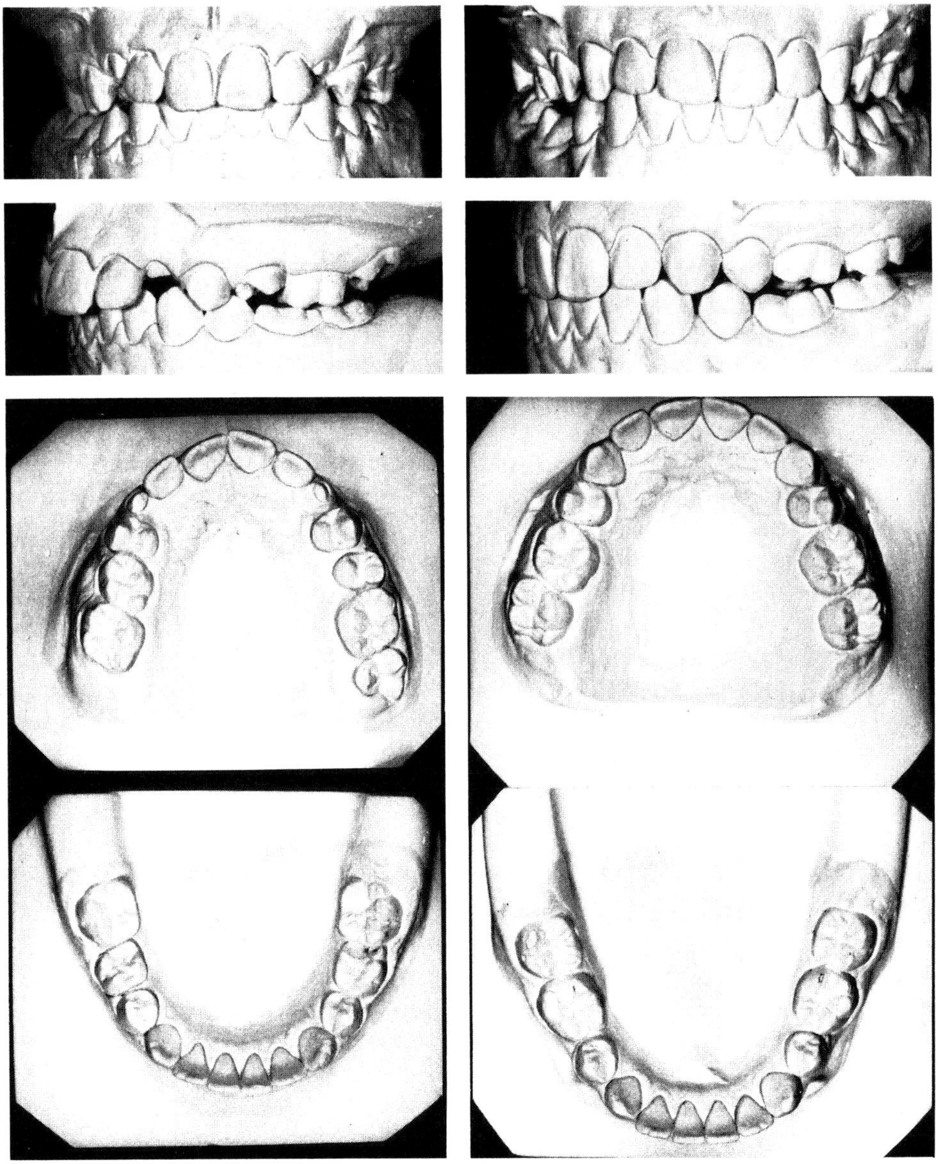

Abb. 103a *Links: Klasse II,1, kompliziert durch Nichtanlage bzw. Verlagerung der unteren P_2. Platzmangel für die oberen C.*
Extraktion der oberen P_2 und des verlagerten unteren P_2. Kippung der unteren M_1 während des Lückenschlusses.
Rechts: Abschlußmodell. Als Folge der Kippung der M_1 ist ein partiell offener Biß im Seitenzahngebiet verblieben. Dauer der Behandlung: 4,0 Jahre.

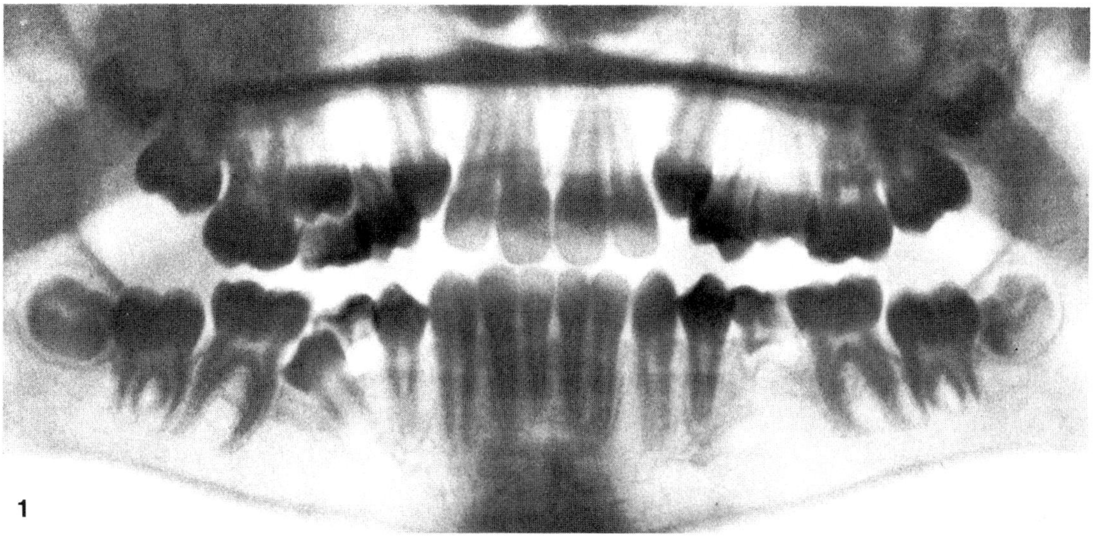

1

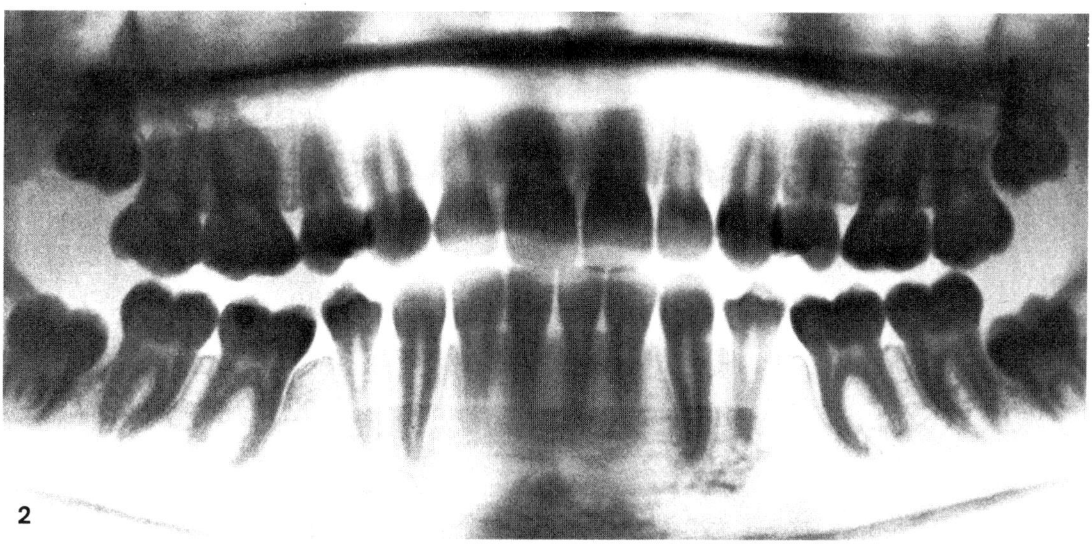

2

Abb. 103b *Röntgenaufnahmen vor (1) und gegen Ende der Behandlung (2). Die falsche Keimlage des P_2 unten rechts ist Ausdruck der gleichen genetischen Anlage, die links zur Aplasie des P_2 geführt hat.*

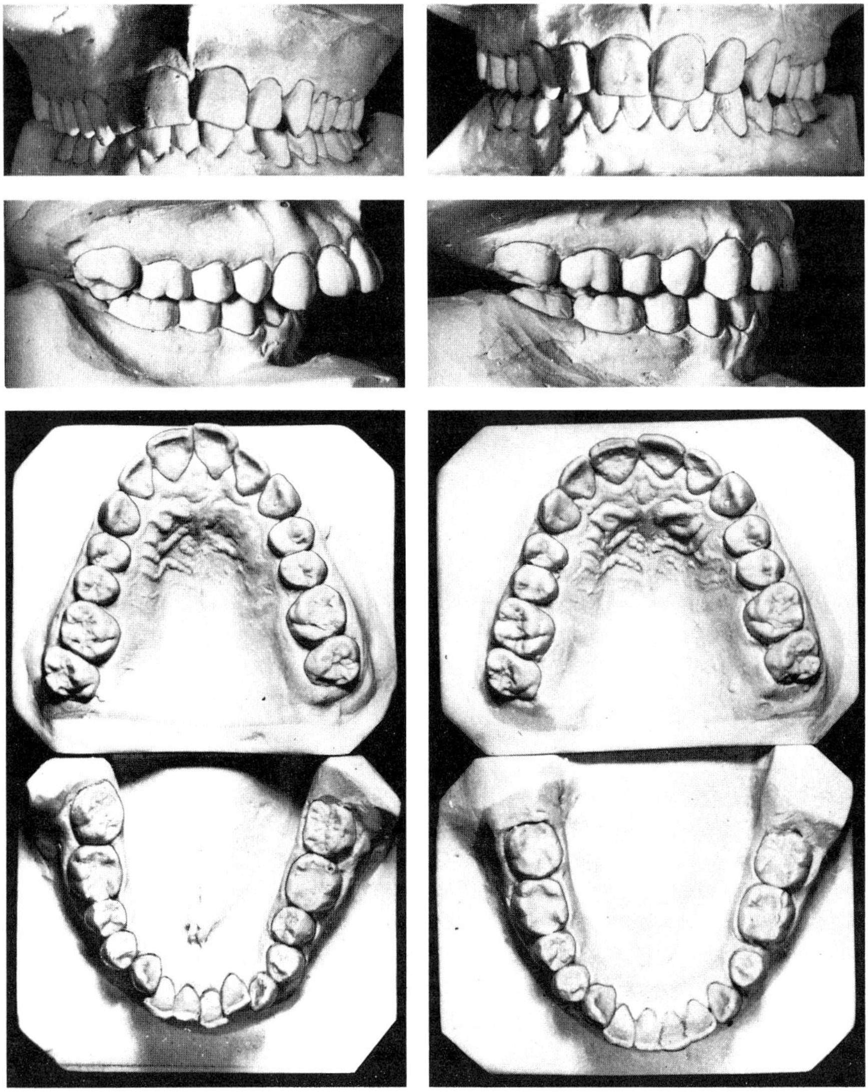

Abb. 104 *Links: Klasse II,1, kompliziert durch hochgradigen Engstand im Unterkiefer, außerdem Spätbehandlung, 19,8jährige Patientin.*
Extraktion P_2 im Unterkiefer links. Vorbehandlung mit aktiven Platten. Ungenügende Einordnung des rechten unteren C und Restlücke bei P_2.
Rechts: Abschlußmodell. Rechts Neutralbiß, links als Folge der Extraktion allein im Unterkiefer nur gesicherte Verzahnung. Gegenextraktion des oberen P_2 wurde versäumt. Dauer der Behandlung: 1,5 Jahre.

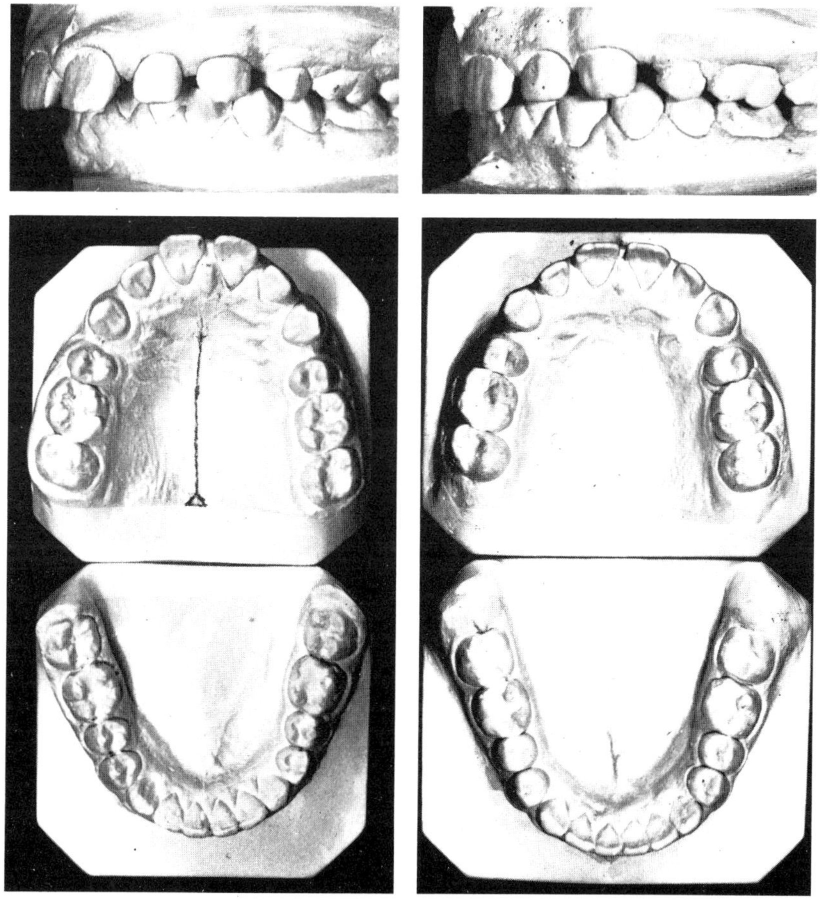

Abb. 105 *Links: Klasse II,1 mit lückiger Protrusion der oberen Front. Zustand nach außerhalb durchgeführter Vorbehandlung: Extraktion der oberen P_1 und Retrusion der Front. 17,3jähriger Patient.*
Fehlerhafte Behandlung. Extraktion führte zur Verstärkung des tiefen Bisses, die Retrusion der oberen Frontzähne ließ Distalbißbehandlung nicht zu. Wegen des Alters wurde der Oberkiefer zur Aufnahme des Unterkiefers aktiv vorbehandelt und noch vor dem Lückenschluß die Aktivatorbehandlung zur Beseitigung der inzisalen Stufe und des tiefen Bisses in Angriff genommen.
Rechts: Zustand nach Ausgleich der inzisalen Stufe. Die Protrusion der oberen Seitenzähne zum Lückenschluß der P_1 unterblieb wegen Fortzuges. Wenig befriedigendes Behandlungsergebnis nach 2,0jähriger Nachbehandlung.

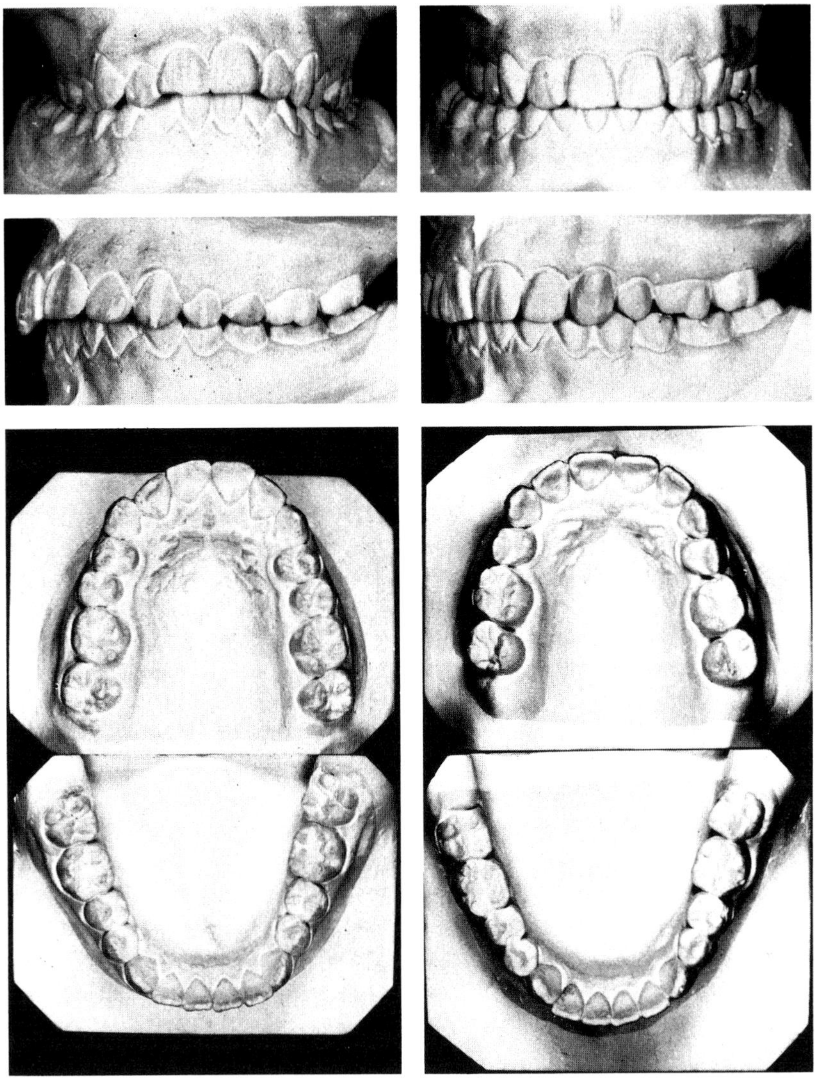

Abb. 106 *Links: Klasse II,1 mit knappem Überbiß der Frontzähne. 16,3jährige Patientin.*
Wegen des fortgeschrittenen Alters und des mäßigen Überbißgrades Extraktion der oberen P_2 und Retrusion der oberen Front bei Belassung des Distalbisses.
Rechts: Abschlußmodell. Gutes Ergebnis bei geringem Behandlungsaufwand. Dauer der Behandlung einschließlich Retention: 2,4 Jahre.

geplante nachträgliche Protrusion der Seitenzähne – sie könnte z. B. mit der auf Abbildung 23b dargestellten Plattenkonstruktion durchgeführt werden – kam nicht mehr zustande, weil der Patient verzog.

c) Zum Schluß noch ein Spätbehandlungsfall, bei dem die Extraktion zweier oberer Prämolaren als zweckmäßig anzusehen ist. Denn bei ihm ging die inzisale Stufe mit knappem Überbiß einher, und die Retrusion der Front mit einem Labialbogen führte automatisch zur Normalisierung von Stufe und Überbißgrad. Außerdem wurden hier nicht die P_1, sondern die P_2 extrahiert. Das verlangsamte zwar die Retrusion der Front, weil erst die P_1 nach distal geführt werden mußten, förderte aber die paraxiale Protrusion der Molaren und den Schluß der Restlücken (Abb. 106).

III. Deckbiß

1. Symptomatik

Kennzeichnende intraorale Symptome sind Inversion der oberen Schneidezähne, zumeist nur der mittleren, große oder groß erscheinende apikale Basis, steiler Anstieg des Gaumengewölbes, fehlende oder nur geringe inzisale Stufe und, von seltenen Ausnahmen abgesehen, tiefer Biß. Nicht zu den obligaten Symptomen gehört dagegen Distalbiß, weil er in 20–30% der Fälle fehlt. Es gibt somit zwei Gruppen typischer Deckbisse: eine Gruppe mit und eine ohne Distalbiß. Auf die extraoralen Symptome wird wie bei den Klasse-II,1-Fällen auch hier nicht eingegangen (s. Bd. 3).

2. Prophylaxe, Frühbehandlung und Wahl des günstigsten Behandlungsalters

Prophylaktische Maßnahmen sind nicht möglich, weil keine exogenen Faktoren für die Entstehung dieser weitgehend durch Erbfaktoren verursachten Dysgnathie nachgewiesen, wenn auch vermutet worden sind. Ich gehe im 3. Band näher darauf ein. Auch Frühbehandlung scheidet aus, und zwar aus zwei Gründen. Einmal kann die Diagnose „Deckbiß" im Milchgebiß Schwierigkeiten machen: Das geht schon aus den unterschiedlichen Häufigkeitsangaben hervor, die zwischen 2,5% (*G. Korkhaus* 1927) und 14,9% liegen (*F. Bilfinger* 1969). Denn anders als im bleibenden Gebiß sind alle Schneidezähne gleichmäßig an der Inversion beteiligt. Und da Milchfrontzähne physiologischerweise steil stehen und die apikale Basis groß erscheint, weil sich die Keime der Ersatzzähne in ihr entwickeln, ist die Frage „Deckbiß oder nicht?" oft nicht exakt zu beantworten und Frühbehandlung deshalb sinnlos (Abb. 107). Wichtiger ist aber der zweite Grund: Eine Protrusion der invertiert stehenden Milchschneidezähne würde entweder die Steilstellung der I_1-Keime noch verschlimmern oder, wie aus Abbildung 108 hervorgeht, bei schon fortgeschrittener Resorption die Steilstellung der Ersatzzähne nicht beeinflussen. Mit anderen Worten: Ein im Milchgebiß behandelter Deckbiß müßte im bleibenden Gebiß erneut behandelt werden; auch das kann nicht sinnvoll sein.

Von entscheidender Bedeutung für ein gutes Behandlungsergebnis bei Benutzung herausnehmbarer Geräte ist die Wahl des richtigen Behandlungszeitpunktes. Das ist im allgemeinen die Zeit zwischen dem Ende der ersten und dem Beginn der zweiten Wechselgebißperiode. Denn jetzt, nach dem Durchbruch der oberen I_2, ist Deckbiß mit Sicherheit zu diagnostizieren, bereitet die Protrusion der von den I_2 überlappten I_1 keine Schwierigkeiten (s. u.), steht genügend Zeit zur Verfügung, um selbst sehr tiefe Bisse und hochgradige Distalbisse zu beseitigen, und sind schließlich noch keine Schäden am marginalen Parodontium vorhanden, die bei späterem Behandlungsbeginn durch Einbisse in die Gingiva

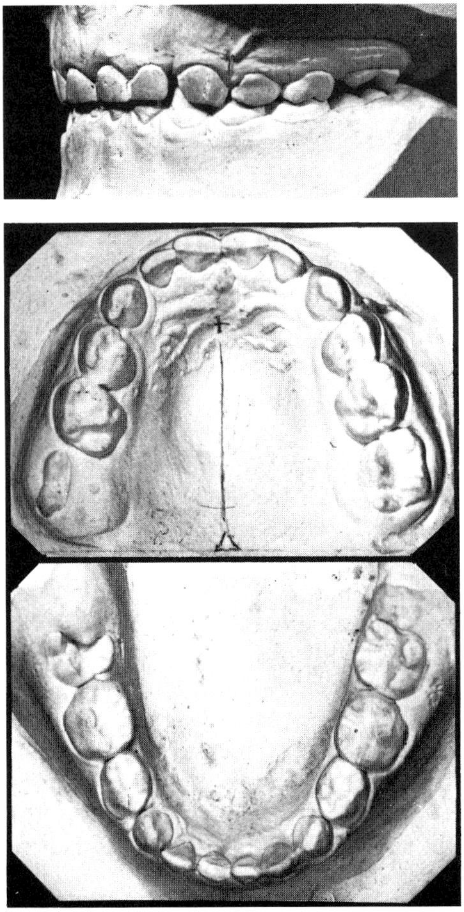

Abb. 107 *Milchgebiß mit deckbißartiger Frontzahnstellung bei großer apikaler Basis. Die Frage, ob Deckbiß besteht oder nur vorgetäuscht wird, ist nicht zu entscheiden.*

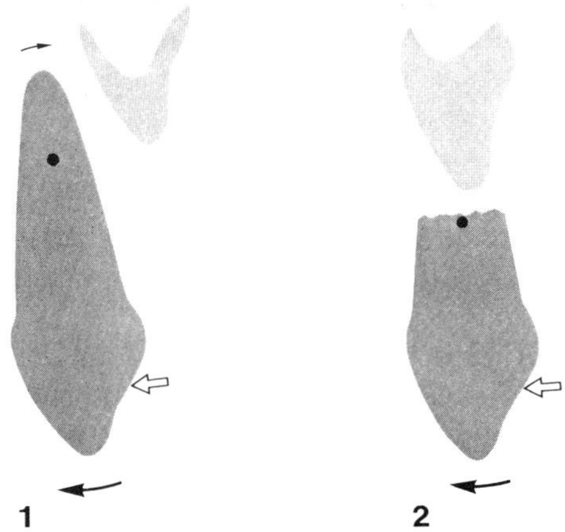

Abb. 108 *Bei Behandlung eines Deckbisses im Milchgebiß würde*

1. *bei noch nicht resorbierter Wurzel die Aufrichtung der i_1 den Inversionsgrad der Ersatzzähne I_1 noch steigern.*
2. *bei schon resorbierter Wurzel würde die Inversion der oberen I_1 nicht beeinflußt werden: eine Frühbehandlung ist deshalb kontraindiziert.*

Weiße Pfeile: Einpunktkraftangriff durch Protrusionsfedern. Schwarze Pfeile: Ausschlag von Krone und Wurzel.

bereits zustande gekommen sein könnten. Das schließt nicht aus, daß auch bei späterem Beginn noch gute Behandlungsergebnisse zu erzielen sind. Von mäßigen Ausprägungsgraden abgesehen, sind das vor allem Fälle ohne frontalen Engstand, weil hier die invertierten I_1 ohne vorhergehende Distalisierung der I_2 protrudiert werden können.

3. Die Behandlung eines typischen Falles von Deckbiß mit Distalbiß (Angle-Klasse II,2)

Wie schon erwähnt, haben etwa 70–80% der Deckbißbehafteten Distalbiß, dessen Ausprägungsgrad ebenso schwankt wie bei der *Angle*-Klasse II,1. Auf Abbildung 109 ist ein Fall dargestellt, bei dem der Distalbiß fast 1 Pb betrug, die unteren Frontzähne wegen fehlender Verlängerung die Gaumenschleimhaut aber noch nicht berührten. Sie standen auch sonst fast normal – wie sich Fälle mit Distalbiß überhaupt dadurch auszeichnen,

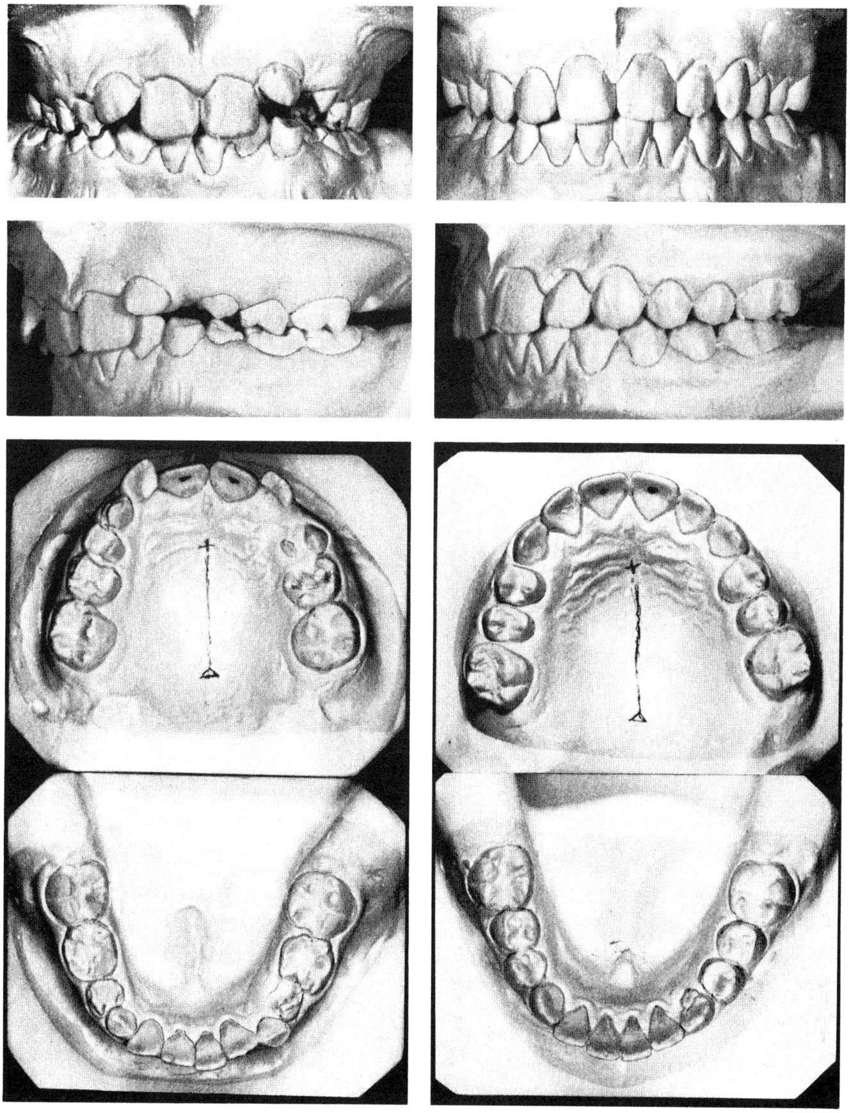

Abb. 109 *Links: Deckbiß mit Distalbiß und tiefem Biß. 9,0jährige Patientin. Nach Extraktion des noch vorhandenen rechten oberen c Ausformung der Einzelzahnbögen mit Platten. Bißausgleich und Bißnivellierung mit Aktivator. Rechts: Abschlußmodell. Retentionsphase noch nicht beendet, weil die M_2 noch fehlen. Dauer der Behandlung: 2,9 Jahre.*

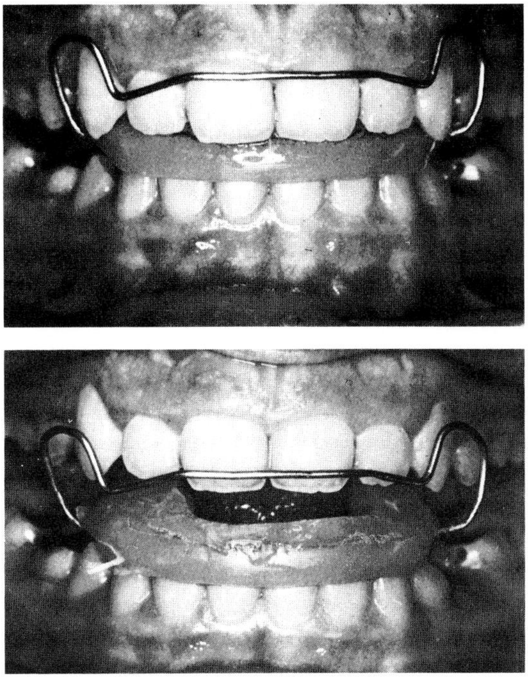

Abb. 110 *Deckbißaktivator. Hinter den oberen Schneidezähnen wird aller Kunststoff entfernt. Nur die Schneidekanten bleiben gefaßt. Der Labialbogen wird tief gelegt und kräftig aktiviert, um eine exzentrische Kippung zu erreichen.*

daß die unteren Schneidezähne weniger retrudiert und eng stehen als bei Neutralbiß, wo sie die Retrusion der oberen Front voll „mitmachen" müssen (s. u.).

1. Behandlungsphase. Zunächst eine Vorbemerkung. Auch beim Deckbiß kommt es darauf an, die Einzelzahnbögen so auszuformen, daß sie nach Länge und Breite zueinander passen, bevor die Aktivatorbehandlung beginnt. Dazu muß der Oberkiefer breitenmäßig auf den Istwert des Unterkiefers gebracht werden. Dabei läßt man sich leicht zu einem Fehler verleiten. Denn wenn diese der Distalbißbehandlung dienende Dehnung nicht ausreicht, um die I_1 an den sie kulissenartig überlappenden I_2 vorbeizubringen – und das ist häufig der Fall –, wird weiter gedehnt, bis auch dafür genügend Platz ist. Damit überdehnt man den Oberkiefer jedoch. Außerdem ist man gezwungen, den Unterkiefer ebenfalls zu dehnen, weil sich nur so die durch übertriebene Oberkieferdehnung verlorengegangene Kongruenz der beiden Zahnbögen wiederherstellen läßt: eine mit Rücksicht auf Rezidivgefährdung und Ästhetik gleich bedenkliche Maßnahme (s. Abb. 115). Dabei ist sie unnötig. Man braucht nämlich nur die oberen c vorzeitig zu extrahieren (gegebenenfalls auch nur mesial zu beschleifen), um den zur Protrusion der I_1 benötigten Platz zu bekommen. Die überlappenden I_2 weichen entweder spontan oder nach entsprechender Aktivierung des Labialbogens nach distal aus. Bei stärkerer Überlappung können Distalfedern nötig werden, die man am Labialbogen anlöten kann (s. Abb. 22). Ist so die Bewegungsrichtung frei geworden, werden die I_1 mit Leichtigkeit protrudiert und aufgerichtet.

Dabei wird auch der Platz zurückgewonnen, der den später durchbrechenden C vorübergehend durch die Retrusion der I_2 genommen worden ist – mit anderen Worten: Die Distalbewegung der I_2 ist nur eine vorübergehend nötige Maßnahme. Der Platz wird nach Protrusion der I_1 und der dadurch gewonnenen Verlängerung des Zahnbogens wieder zurückgewonnen.

Die erste Behandlungsphase beginnt somit in der Regel mit der Extraktion der oberen c im Alter zwischen 8,5 und 9,5 Jahren. Abdrucknahme, Versäubern der Modelle und Radieren erfolgen in üblicher Weise. Da die Bewegungselemente für die I_1 vorn liegen und der Labialbogen nicht verkleidet und auf diese Weise zum Halt der Platte herangezogen werden kann, muß wegen der großen Hebelwirkung für genügend Verankerung im Seitenzahnbereich gesorgt werden. *Adams*-Klammern auf den M_1 allein reichen also nicht aus. Man muß entweder die m_2 mit einbeziehen (s. Abb. 10) oder zusätzlich Ösenklammern zwischen m_1 und m_2 anbringen. Noch zweckmäßiger sind Pfeilklammern, vor allem bei niedrigen Milchzahnkronen. Die Protrusionsfedern für die oberen I_1 sollten mesial offen sein und sich etwas überlappen, damit sie auch nach erfolgter Dehnung mit Hilfe einer Schraube voll wirksam bleiben. Im Unterkiefer ist wie bei jedem Distalbiß eine Retentionsplatte nötig, um das „Mitgehen" bei der Dehnung des Oberkiefers zu vermeiden. Sie kann natürlich auch mit Bewegungselementen ausgestattet werden, wo das nötig ist.

Im Falle der Abbildung 109 war das nicht nötig. Bei den Kontrollsitzungen im Abstand von drei bis vier Wochen wurde jeweils geprüft, ob beim probeweisen Verschieben des Unterkiefers in die Neutralbißposition der obere Zahnbogen den unteren nach Länge und Breite voll aufnehmen konnte. Sobald das erreicht war, wurde die erste Behandlungsphase beendet.

2. B e h a n d l u n g s p h a s e. Das weitere Vorgehen unterschied sich im Prinzip nicht von den bei *Angle*-Klasse-II,1-Fällen: Bißausgleich und Bißnivellierung mit Hilfe eines Aktivators, der seitlich steil eingeschliffen werden mußte, weil auch dieser Deckbiß mit sehr tiefem Biß einherging. In einem Punkte unterschied sich – und unterscheidet sich grundsätzlich – der Deckbißaktivator jedoch vom Klasse-II,1-Aktivator: Der obere Schneidezahnbereich muß anders eingeschliffen werden. Denn trotz der schon erfolgten Protrusion der oberen I_1 war noch eine Steilstellung zurückgeblieben, die einen Interinzisalwinkel von mehr als 135°–140° verursachte. Deshalb wurde der Aktivator frontal so ausgefräst, daß nur die Kanten der oberen Schneidezähne in einem 1–2 mm breiten Streifen gefaßt blieben. Durch Hochlegen des Labialbogens und kräftiges Aktivieren trat eine exzentrische Kippung um die Schneidekante auf, eine Bewegung, die man als „Wurzeltorque" bezeichnet (Abb. 110). Leider zeigt sie nicht immer das gewünschte Ausmaß. Um so wichtiger ist dann eine kräftige Bißhebung, weil sie die ungünstigen horizontalen Belastungsimpulse zu großer Interinzisalwinkel abschwächt (Abb. 111).

3. R e t e n t i o n s p h a s e. Sie entspricht der bei der *Angle*-Klasse II,1 geschilderten 3. Phase, so daß sich ein nochmaliges Eingehen erübrigt. In Fällen, in denen Überbißgrad und Interinzisalwinkel noch zu wünschen übriglassen, verzichtet man auf eine eigentliche Retentionsphase und läßt den Aktivator nachts weitertragen, um so auch in diesen Punkten noch zu einem befriedigenden Behandlungsergebnis zu kommen. Geht man wie hier empfohlen vor, ist das jedoch kaum nötig: Man ist immer wieder überrascht, wie schnell und vollständig sich Deckbisse dann ausgleichen lassen.

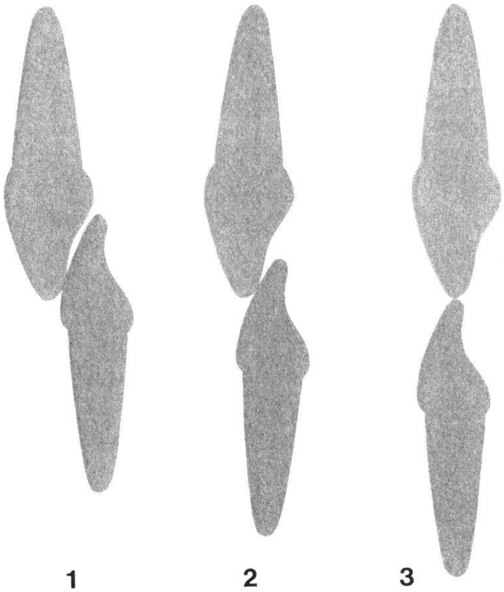
1 2 3

Abb. 111 *Trotz gleichbleibender Achsenstellung reduziert sich das Ausmaß der sagittalen Belastung bei abnehmendem Überbißgrad.*

4. Die Behandlung eines typischen Falles von Deckbiß mit Neutralbiß (sog. Angle-Klasse I mit Symptomen der Klasse II,2)

Bei Neutralbiß sind Retrusion und Inversion der oberen Schneidezähne, wie sie für Deckbiß typisch sind, nur dann möglich, wenn die unteren Schneidezähne entsprechend retrudiert bzw. invertiert sind: Je stärker also die Abweichungen im Oberkiefer, desto stärker auch im Unterkiefer. Das bezieht sich auch auf den frontalen Engstand und den Grad des Überbisses. Die Hauptaufgabe besteht somit darin, beide Schneidezahngruppen zu protrudieren und aufzurichten und damit automatisch den Engstand und zum Teil sogar den tiefen Biß zu beseitigen. Das gelingt am einfachsten, wenn auch im Unterkiefer die beiden c mesial beschliffen oder vorzeitig extrahiert werden. Denn dann können die I_2 ohne Behinderung mit Protrusionsfedern nach vorn geführt werden. Besonderer Wert muß wiederum auf die sichere Verankerung im Seitenzahnbereich gelegt werden, um das Aussteigen der Platten beim Aktivieren der Protrusionsfedern zu vermeiden – bei desolaten Milchzahnverhältnissen manchmal eine schwierige Aufgabe.

Die Bißhebung des auf Abbildung 112 dargestellten Falles wurde vor allem durch indirekte Verkürzung bei der Protrusion der Schneidezähne, speziell der unteren, bewirkt. Ein Aktivator wurde nur ein Jahr lang getragen. Auffallend ist die Besserung der gingivalen Verhältnisse im Unterkiefer: Die bei Behandlungsbeginn vorhandenen Rötungen und Hyperplasien sind im Laufe der Behandlung verschwunden – ob durch verbesserte Mundhygiene, Beseitigung der Nischen, ausgewogenere Belastung oder alles zusammen, ist nicht zu entscheiden. Der verkümmerte I_2 im Oberkiefer rechts wurde aus ästhetischen Gründen erhalten. Sobald er voll durchgebrochen ist – der Durchbruch verkümmerter

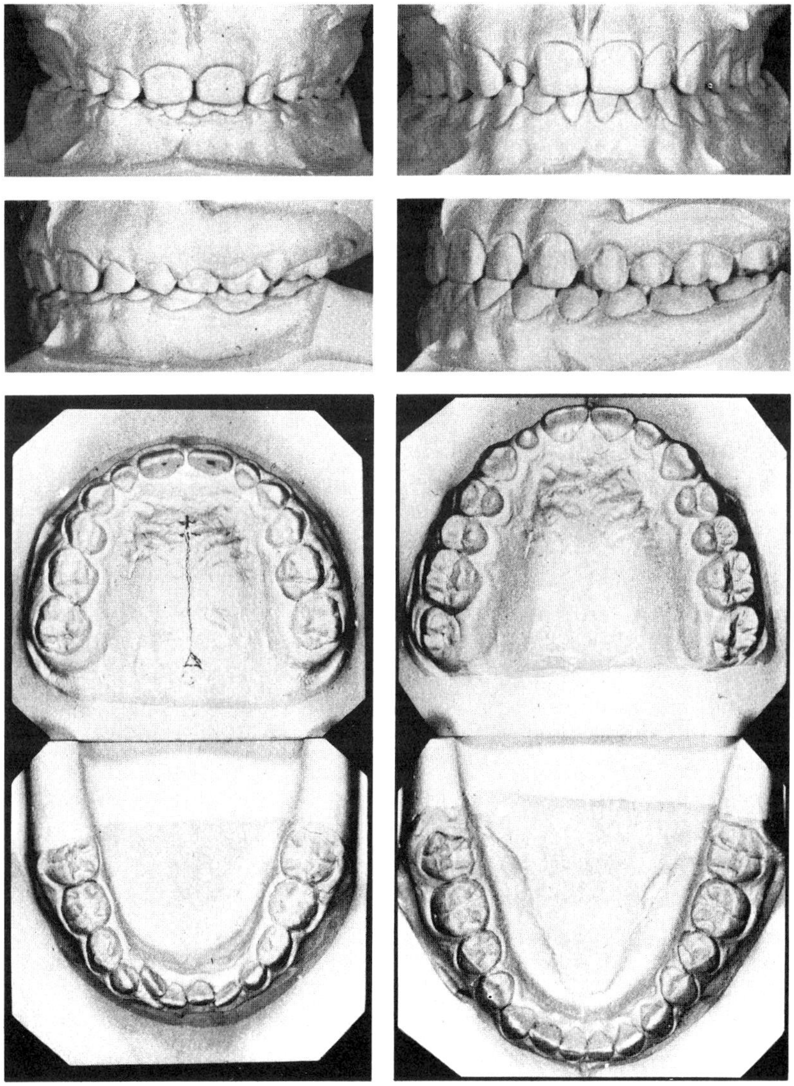

Abb. 112 *Links: Deckbiß mit Neutralbiß und tiefem Biß. Obere I_2 noch nicht durchgebrochen. 7,2jährige Patientin.*
Behandlungsaufnahme im Alter von 9,7 Jahren bei (verspätetem) Durchbruch der oberen I_2. Extraktion des unteren rechten c. Zur Protrusion der oberen I_1 war hier auch ohne Extraktion der beiden c genügend Platz vorhanden. Behandlung mit aktiven Platten und Aktivator. Bißhebung vorzugsweise durch den Effekt der indirekten Verkürzung bei Protrusion der Schneidezähne.
Rechts: Abschlußmodell. Stiftförmiger oberer I_2 soll später durch Jacketkrone verbreitert werden. Dauer der aktiven Behandlung: 3,8 Jahre.

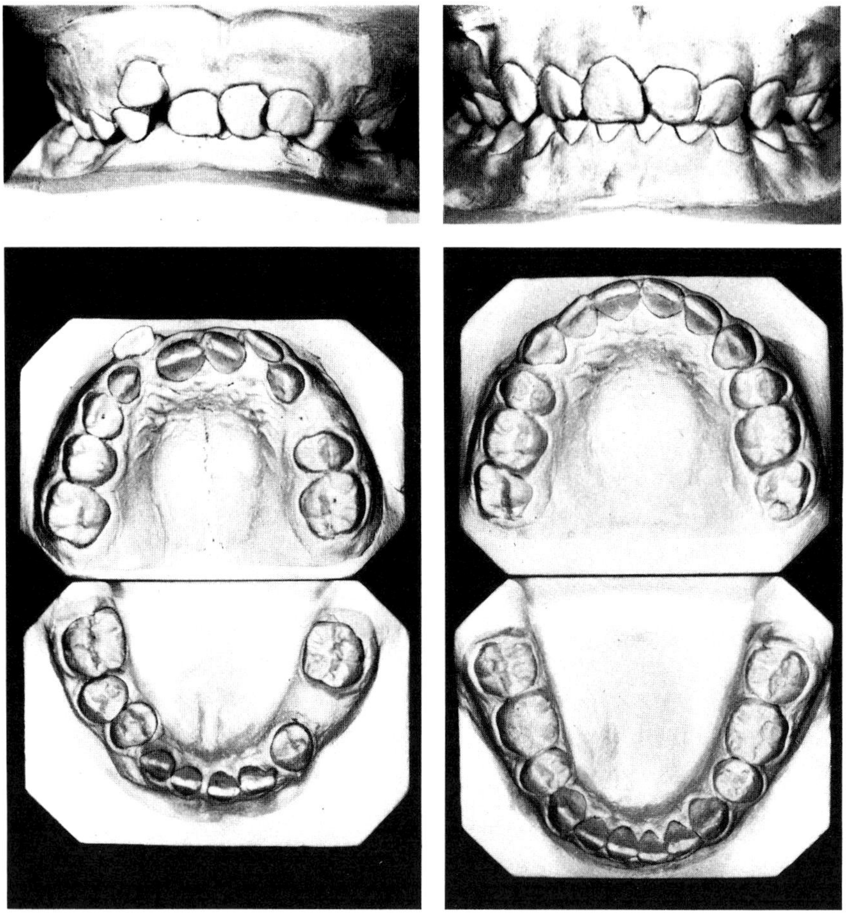

Abb. 113 *Links: Deckbiß mit Distalbiß und tiefem Biß, kompliziert durch primären und sekundären frontalen Engstand. Kronenfraktur eines oberen* I_1*. 10,7jähriger Patient.*
Extraktion der oberen c und aller P_1*. Behandlung mit aktiven Platten und Aktivator.*
Rechts: Abschlußmodell. Bißhebung ungenügend. Dauer der Behandlung: 2,3 Jahre.

Zähne kann sich stark verzögern –, soll er zunächst provisorisch, später definitiv mit einer Mantelkrone verbreitert werden.

5. Die Behandlung von Deckbißfällen mit atypischen Begleitsymptomen

a) Durch Makrodontie bzw. Engstand verursachte Komplikationen

Ein Fall dieser Art ist auf Abbildung 113 dargestellt. Neben Makrodontie waren Inversion der Schneidezähne im Oberkiefer und Protrusion der Seitenzähne im Unterkiefer Ursache des bereits vorhandenen – und sich erst beim Durchbruch der C voll äußernden – Engstandes. Es wurden deshalb die restlichen Milchzähne und alle vier P_1 entfernt. Anschließend wurden die Einzelzahnbögen mit aktiven Platten ausgeformt und der Distalbiß von 1 Pb mit einem Aktivator ausgeglichen. Die Bißhebung war trotz einer Behandlungszeit von 2,9 Jahren nicht optimal: nach „Extraktionstherapie" keine Seltenheit.

Obwohl der Platzverlust, vor allem im Unterkiefer, zum Teil durch Zusammenbruch der Stützzonen zustande gekommen war und auch aus diesem Grunde statt einer Platzbeschaffung durch Dehnung und Streckung nur die Extraktion in Frage kam, soll dieser Fall zum Anlaß genommen werden, auf das oft geforderte generelle Extraktionsverbot bleibender Zähne bei Deckbiß einzugehen (s. S. 112). Es wird damit begründet, daß Deckbiß stets mit großer apikaler Basis einhergehe und deshalb den Zähnen bzw. ihren Wurzeln selbst dann genügend Platz biete, wenn erheblicher Engstand bestünde. Anders ausgedrückt: Der Engstand sei immer nur koronaler und nicht „totaler" Art, und es liege somit kein Mißverhältnis zwischen Zahn- und Kiefergröße vor, das durch Extraktion behoben werden müßte.

Diese Ansicht ist überholt und damit auch das generelle Extraktionsverbot. Das durchschnittliche Verhältnis zwischen Zahn- und Kiefergröße bei der *Angle*-Klasse II,1 als einem Vertreter angeblich kleiner und bei Deckbiß als einem Vertreter angeblich großer apikaler Basen unterscheidet sich tatsächlich nicht voneinander. Die große apikale Basis kommt bei Deckbiß also vor, wird zumeist aber durch Inversion der oberen I_1 vorgetäuscht (*I. Hillmer* 1967). Somit gibt es bei Deckbiß ebenso wie bei anderen Dysgnathien Fälle, wo extrahiert werden muß, und Fälle, wo nicht extrahiert werden darf.

Auf der anderen Seite wirken sich Extraktionen bei normaler und erst recht bei großer apikaler Basis besonders ungünstig aus. Denn sie haben nur für die Anfangsphase der Behandlung einen Sinn, und zwar den, durch Retrusion der C und I_2 in die Extraktionslücken der P_1 den Weg zur Protrusion der I_1 freizugeben. Ist das erreicht, wird durch die Verlängerung des Zahnbogens in der Regel so viel an Platz zurückgewonnen, daß auch die extrahierten P_1 wieder genügend Platz finden würden. Hat man also extrahiert, muß man die Lücken ganz und gar von distal schließen, muß, um kongruente Zahnbogenlängen zu bekommen, auch im Unterkiefer extrahieren, hat Schwierigkeiten mit der Bißhebung usw. All das unterstreicht noch einmal, wie zweckmäßig die Behandlungsaufnahme vor Verlust der c ist. Denn deren Extraktion sorgt auf einfachste Weise für den Platz, den man nur vorübergehend zur Protrusion der I_1 nötig hat.

b) Durch Mikrodontie bzw. Lückenstellung verursachte Komplikationen

Das junge Mädchen, von dem die Modelle der Abbildung 114 stammen, war bei Behandlungsbeginn 15,1 Jahre alt. Die unteren Schneidezähne bissen bereits in die Gaumenschleimhaut und die oberen I_1 in die Gingiva vor ihren Antagonisten – für die Behandlungsaufnahme also zu spät, um noch mit einem voll befriedigenden Ergebnis rechnen

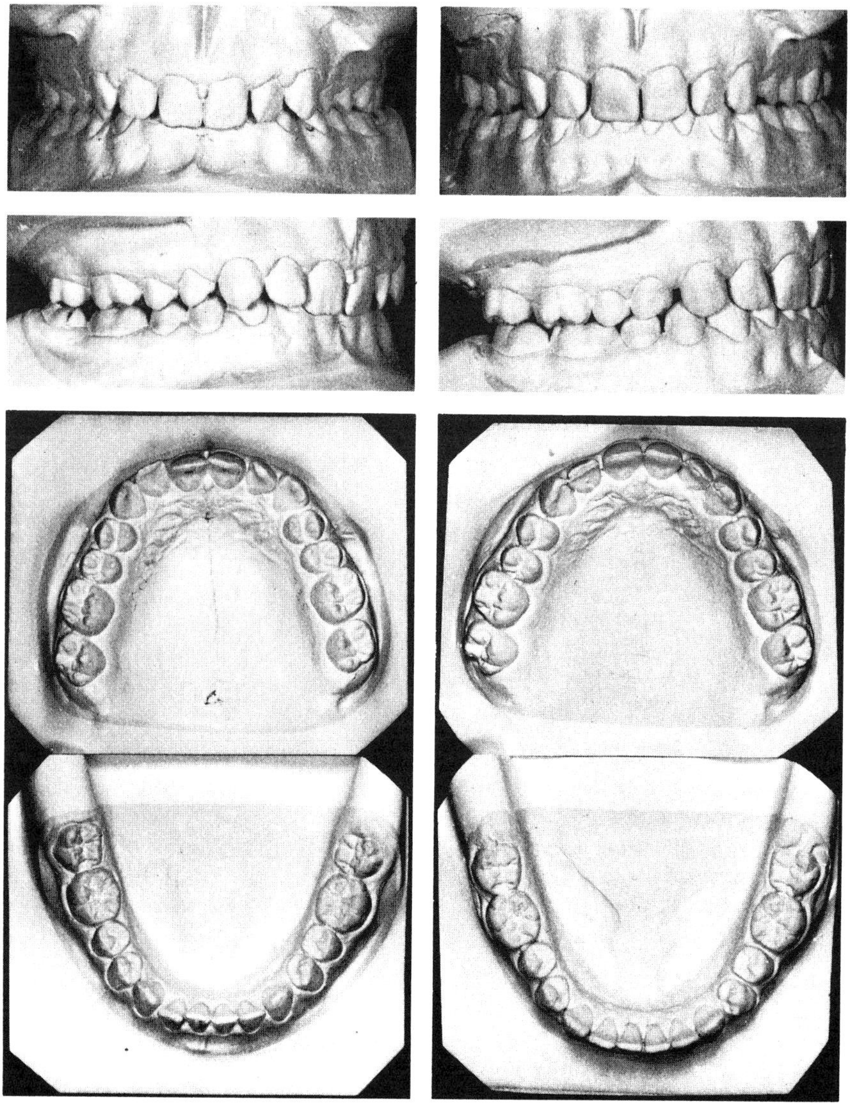

Abb. 114 *Links: Deckbiß mit Distalbiß und tiefem Biß (Einbiß), kompliziert durch Mikrodontie und zu späten Behandlungsbeginn: 15,1jährige Patientin. Ausformung der Einzelzahnbögen mit aktiven Platten. Bißausgleich und Bißnivellierung mit Aktivator. Zwischenzeitlich offener Biß im anterioren Seitenzahnbereich.*
Rechts: Abschlußmodell. Bißhebung ungenügend. Interinzisalwinkel zu groß. Dauer der aktiven Behandlung: 1,9 Jahre.

zu können. Dabei ist hier nicht an die Platzbeschaffung für die oberen I_1 gedacht, die bei überlappenden I_2 so sehr im Vordergrund steht, auch nicht an die Beseitigung des Distalbisses von rechts ½ und links 1 Pb, sondern an den tiefen Biß und an die Lückenbildung im Gebiet der oberen Front. Denn die Protrusion der oberen I_1, die zum Ausgleich des Distalbisses nötig war, mußte notwendigerweise zur Verlängerung des Zahnbogens und damit zur Verstärkung der schon vorhandenen Lücken führen. Diese Lücken aber sind nach Abschluß der zweiten Wechselgebißperiode nur noch schwer zu schließen – jedenfalls mit herausnehmbaren Geräten. Zur Reduzierung des ästhetischen Nachteils wurde deshalb die zum Bißausgleich nötige Stufe nicht so sehr durch Protrusion der oberen als durch Retrusion der unteren Frontzähne geschaffen: Die Lücken hinter den unteren I_2 und C boten sich dazu an. In Kauf genommen wurde allerdings eine ungenügende Verbesserung des Interinzisalwinkels und des Überbißgrades.

Nach 1,9 Jahren war der Distalbiß beseitigt, die Bißhebung dagegen noch ungenügend. Auch hatten sich die Prämolaren nicht im gleichen Maße wie die Molaren verlängert, so daß ein partiell offener Biß entstanden war. In diesem Zustand trat die Patientin einen längeren Urlaub an. Der Aktivator wurde nicht weitergetragen. Nach der Rückkehr hatte sich der Grad des Überbisses wieder verschlechtert, der partiell offene Biß dagegen ausgeglichen. Auch der Neutralbiß war erhalten geblieben. Um den Biß zu heben und den Interinzisalwinkel zu verkleinern, wurde die Behandlung noch einmal aufgenommen. Der zur Zeit getragene Aktivator entspricht dem auf Abbildung 110 dargestellten. Mit einer deutlichen Verbesserung ist jedoch nicht mehr zu rechnen.

6. Die Spätbehandlung von Deckbißfällen

Nach dem bisher Gesagten ist klar, daß in der Regel mit mäßigen Behandlungsergebnissen gerechnet werden muß: Bißverschiebungen und vor allem Bißnivellierungen lassen sich bei fortgeschrittenem Alter nicht mehr im erforderlichen Ausmaß erreichen, und Extraktionen von Prämolaren, die bei dachziegelartiger Überlappung der oberen I_1 durch die I_2 unumgänglich sind, schaffen weitere Probleme. Dazu einige Beispiele:

1. Abbildung 115 zeigt die Modelle einer etwa 20jährigen Patientin, die schon längere Zeit mit Platten behandelt wurde, als sie wegen der Reparatur einer aktiven Platte vorsprach. Ein Ausgangsmodell steht also nicht zur Verfügung. Sie berichtete, daß sie schon die dritte Platte trage; die beiden ersten seien „vollständig aufgebraucht" worden. Man erkennt mit einem Blick das Unsinnige einer solchen Behandlung: Immer noch fehlt der Platz zur Protrusion der I_1, obwohl die apikale Basis längst überfordert und alle Seitenzähne nach außen gekippt sind. Ohne auf Einzelheiten einzugehen – das Extraktionsverbot bei Deckbiß, das dieser Dehnerei zugrunde liegt, läßt sich bei Spätbehandlungen selbst dann nicht einhalten, wenn der frontale Engstand ausschließlich durch Inversion und Retrusion der oberen I_1 und nicht auch durch Makrodontie zustande gekommen ist. Es hätte also von vornherein extrahiert werden müssen, weil die nachteiligen Folgen der Extraktion geringer sind als die der Überdehnung. Der nächste Fall soll das zeigen.

2. Es handelt sich um eine 22jährige Studentin mit ausgeprägtem Deckbiß und einem Distalbiß von 1 Pb (Abb. 116). Hätte man nach den allgemeinen Prinzipien behandeln wollen, hätte man den Oberkiefer auf die Istbreite des Unterkiefers bringen und anschließend Distalbiß und tiefen Biß beseitigen müssen.

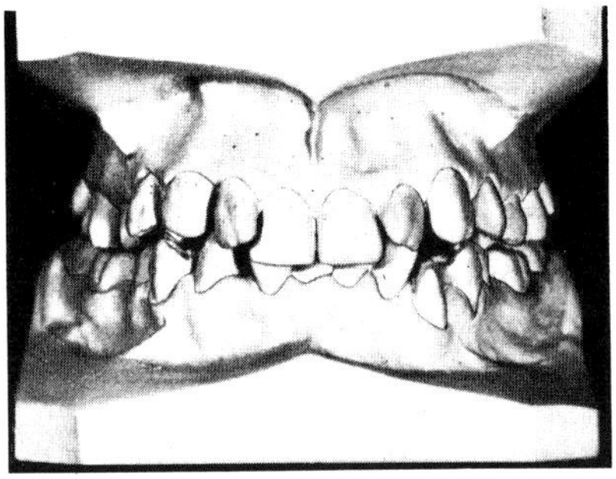

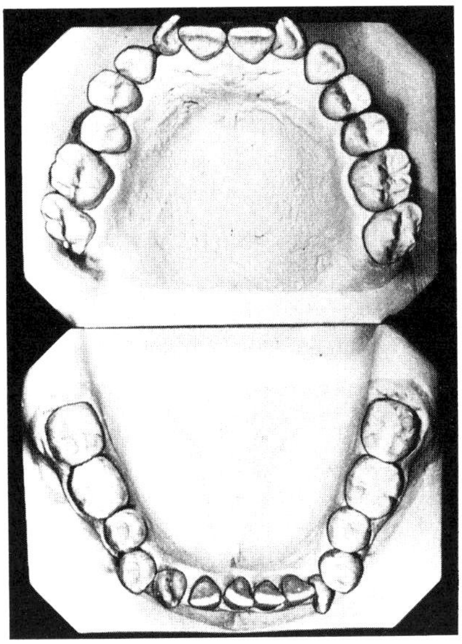

Abb. 115 *Deckbiß mit Distalbiß nach etwa zweijähriger Behandlung mit aktiven Platten, außerhalb durchgeführt. Es wurden, statt von vornherein zu extrahieren, „bereits zwei Platten verbraucht". Trotzdem können die oberen I_1 noch nicht protrudiert werden. Beachte die klein gebliebene apikale Basis bzw. die Bukkalkippung der oberen Seitenzähne. Etwa 20jährige Patientin.*

Diese Oberkieferdehnung hätte jedoch, wie der vorhergehende Fall zeigte, niemals den zur Protrusion der I_1 erforderlichen Platz gebracht. Somit stand die Notwendigkeit der Extraktion von vornherein fest, obwohl sie nur vorübergehend zur Platzbeschaffung nötig und im übrigen kontraindiziert war. Auch schloß sie eine Distalbißbehandlung praktisch aus, weil dann auch im Unterkiefer hätte extrahiert werden müssen. So wurde nach Retrusion der P_1 und C in die Extraktionslücken der P_2 nur die obere Frontzahngruppe ausgerundet und der Biß soweit wie möglich gehoben: in diesem Punkt trotz einer 2,2jährigen Behandlung ein nur mäßiges Ergebnis! Wie bei den meisten Spätbehandlungen sind bessere Ergebnisse mit festsitzenden Geräten zu erzielen, man sollte solche Patienten also möglichst zum Spezialisten überweisen.

3. Schließlich ein Fall, der trotz mancher Mängel am Behandlungsende zeigt, daß Spätbehandlungen mit abnehmbaren Geräten wenigstens verantwortet werden können (Abb. 117). Es handelte sich um eine 25jährige

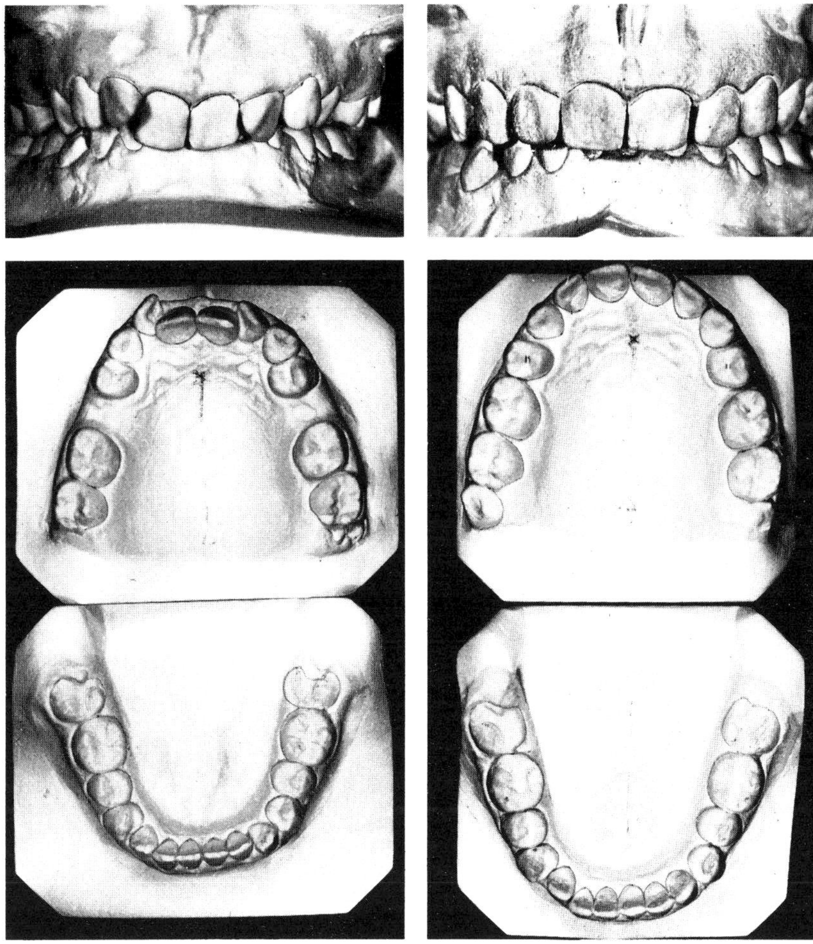

Abb. 116 *Deckbiß mit Distalbiß und tiefem Biß. 21,9jährige Patientin. Nach Extraktion der oberen P_2 wurden P_1, C und I_2 retrudiert, der Distalbiß wurde belassen. Ungenügende Bißhebung, zu großer Interinzisalwinkel als Folge zu späten Behandlungsbeginns. Dauer der Behandlung: 2,0 Jahre.*

Frau, die sich durch die Fehlstellung ihrer Zähne beruflich (Verkäuferin) stark beeinträchtigt fühlte. Denn trotz Aplasie eines I_2 standen beide oberen C wegen Platzmangels gekippt und im Außenstand. Für den unteren rechten C fehlte der Platz sogar ganz: Er war nur mit der Spitze durchgebrochen, also „halbretiniert" (Bd. 1, S. 139).

Trotz starker Bedenken – die Patientin konnte ihre Geräte praktisch nur nachts tragen – wurde die Behandlung aufgenommen und mit der Extraktion der beiden rechten P_1 (hoher Platzbedarf) und der linken P_2 (geringer Platzbedarf) aufgenommen. Der untere C wurde mit einem Häkchen versehen und mit Hilfe eines Gummizuges in die Extraktionslücke

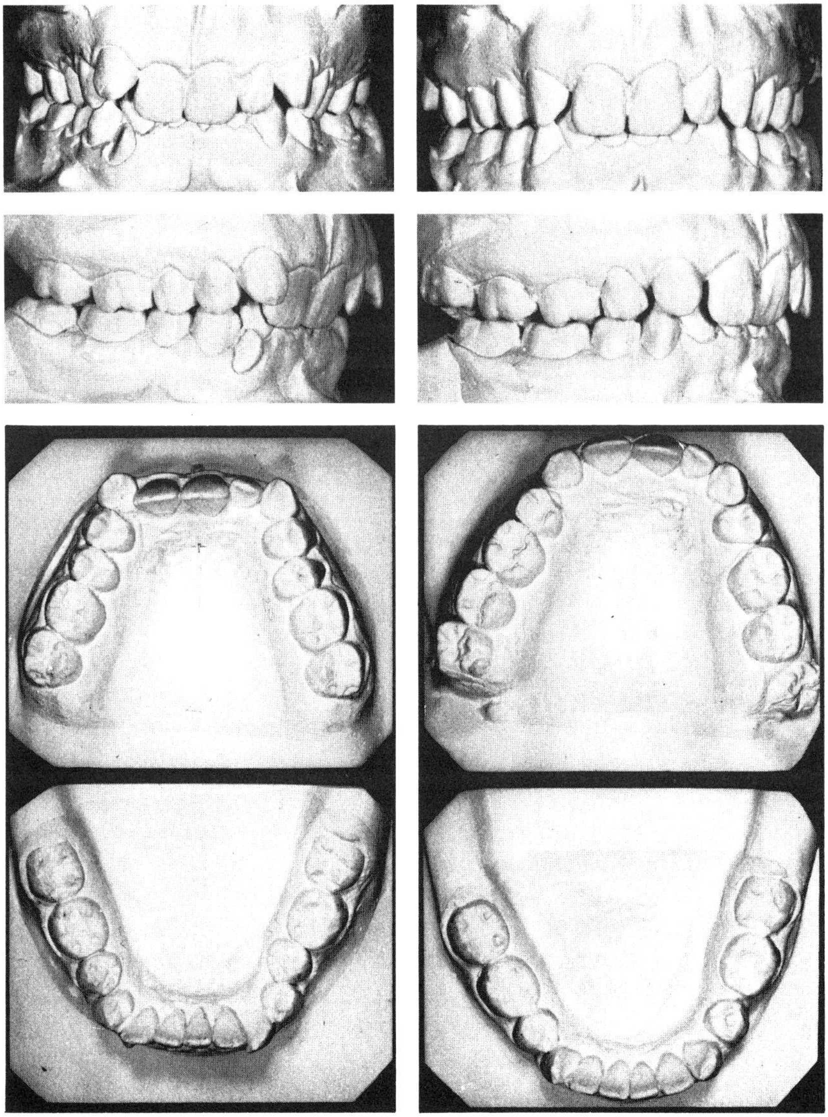

Abb. 117 *Links: Deckbiß mit Distalbiß und tiefem Biß, kompliziert durch Nichtanlage eines oberen I_2 und Halbretention eines unteren C bei völligem Platzverlust. 24,9jährige Patientin. Nur begrenztes Behandlungsziel angestrebt. Extraktion beider P_1 auf der rechten Seite (hoher Platzbedarf) und beider P_2 auf der linken Seite (mäßiger Platzbedarf). Ausformung mit aktiven Platten, keine Aktivatorbehandlung. Bißhebung allein durch indirekte Verkürzung bei Protrusion der Schneidezähne.*
Rechts: Abschlußmodell. Brauchbares Behandlungsergebnis nach 3,1jähriger Behandlung.

gezogen. Das dauerte unerwartet lange, vermutlich weil eine Ankylose bestand. Nachdem alle Eckzähne retrudiert waren, wurden die oberen und unteren Schneidezähne mit einem zweiten Plattenpaar protrudiert und die Restlücken soweit wie möglich geschlossen. Leider erlahmte das Interesse an der Weiterbehandlung mit zunehmender „Verschönerung". Immer wieder traten Pausen und zwischenzeitlich sogar Rückfälle auf, so daß die Behandlung nach 3,4 Jahren abgebrochen wurde. Trotzdem ist das Ergebnis befriedigend, jedenfalls in ästhetischer Hinsicht. Zu bemängeln ist weniger die Restlücke im Unterkiefer links oder die verbliebene, wegen Platzmangels nicht zu beseitigende Drehung des unteren rechten C, als der zu große Interinzisalwinkel bei gleichzeitigem Tiefbiß.

IV. Progenie (mandibuläre Prognathie bzw. Prodontie)

1. Symptomatik und Vorbemerkung

Unter Progenie verstehen Zahnärzte oft nur den unteren Vorbiß, d. h. den umgekehrten Überbiß mehrerer, zumeist aller Schneide- oder Frontzähne. Tatsächlich ist diese mandibuläre Prodontie zwar ein häufiges, nicht aber pathognomisches Symptom der Progenie: Man kann z. B. einen Mesialbiß ohne umgekehrten Überbiß haben und ist trotzdem Progeniker, wenn vielleicht auch kein behandlungsbedürftiger. Ich gehe erst im 3. Band näher darauf ein.

Der untere Vorbiß, der bei Behandlung der Progenie im Vordergrund steht, kann mit Neutralbiß oder mit Mesialbiß kombiniert sein. Mesialbiß stärkeren Grades ist zumeist von einer positiven inzisalen Stufe und oft auch von Kreuzbiß begleitet; letzterer wird dann progener Kreuzbiß genannt. Außerdem findet man mit zunehmender Mesialbißausprägung überdurchschnittlich häufig offene Bisse mit entsprechenden Auswirkungen auf Profilverlauf und Lippenhaltung. Und schließlich können auch bei Progenikern all jene Zahnstellungsfehler auftreten, die durch Makro- oder Mikrodontie, vorzeitigen Zahnverlust und Hyper- oder Hypodontie zustande kommen. Ja, es gibt Fälle, wo Hypo- oder Oligodontie zu den charakteristischen Symptomen der Progenie gehören, wie durch Sippenuntersuchungen belegt wird (s. Bd. 3). Doch sind das Sonderfälle, die hier außer Betracht bleiben.

Für die Beseitigung des umgekehrten Frontzahnüberbisses als des entscheidenden Symptoms für die Behandlung der Progenie sind neben dem Behandlungsalter drei Fragen von Gewicht:

1. Sind nur einzelne oder alle Schneidezähne am umgekehrten Überbiß beteiligt?
2. Besteht (bei Beteiligung aller Schneide- oder Frontzähne) umgekehrter Überbiß mit oder ohne positive inzisale Stufe?
3. Wie ist der Grad des Überbisses? Tendiert er mehr zum tiefen oder zum offenen Biß?

Während es von vornherein klar ist, daß die Behandlung bei zunehmender Stufengröße (als einem der Indikatoren zunehmender Expressivität der Progenie) schwieriger wird, ist es nicht von vornherein klar, ob die Behandlungsfähigkeit bei Abnahme des Überbißgrades bis hin zum offenen Biß schwieriger oder leichter wird. Denn man könnte annehmen, daß die zum Überstellen erforderlichen sagittalen Zahnbewegungen durch ein vertikales Hindernis, wie es der tiefe Biß darstellt, behindert werde. Doch ist es gerade umgekehrt: Ein tiefer Biß fördert die Behandlungsfähigkeit. Das hängt mit der Wirkungsweise des zum Überstellen geeignetsten Behandlungsgerätes und der Rückfallsicherung zusammen (s. u.). Deshalb erscheinen die Behandlungsbeispiele in folgender Reihenfolge:

1. Umgekehrter Überbiß einzelner Schneidezähne.
2. Umgekehrter Überbiß aller Schneidezähne ohne deutliche inzisale Stufe, aber mit ausgeprägtem Überbiß.
3. Umgekehrter Überbiß aller Schneidezähne ohne größere inzisale Stufe, aber mit nur knappem Überbiß oder gar offenem Biß.
4. Umgekehrter Überbiß mit deutlicher positiver Stufe und Mesialbiß.

Die Behandlung der dritten und vor allem der vierten Gruppe ist mit kieferorthopädischen, vorzugsweise im parodontalen Bereich wirksamen Mitteln nicht mehr in befriedigendem Maße möglich, vor allem dann nicht, wenn die positive Stufe mit offenem Biß einhergeht. Denn das Mißverhältnis in den Lagebeziehungen der Zahnreihen pflegt auch mit Ungleichheiten der Kiefergrößen einherzugehen – und all das „alveolär" auszugleichen ist nicht möglich. Der Kieferorthopäde befindet sich da in einer ähnlichen Situation wie der Prothetiker, der das basale Ungleichgewicht eines zahnlosen Progenikers mit totalen Prothesen überbrücken soll – auch da ist nur Milderung und nicht Ausgleich möglich. Hinzu kommt, daß selbst nach gelungener Stellungskorrektur der Zähne das ästhetische Ergebnis oft hinter den Erwartungen der Patienten zurückbleibt. Denn ihnen liegt weniger an einer Korrektur der Zahnstellung oder an einer Erhöhung der Kauleistung als vielmehr an einer Verbesserung des Aussehens, speziell des Profilverlaufs. Diese Verbesserung aber ist entscheidend zumeist nur operativ zu erreichen; ich komme auf Seite 201 darauf zurück. Das Hauptgewicht wird im folgenden deshalb auf die Behandlung der Gruppen 1 und 2 sowie auf die Frühbehandlung gelegt. Alles andere sollte zum Fachzahnarzt überwiesen werden, dem mit Hilfe von Multibandgeräten und Kopf-Kinn-Kappen verschiedener Art weitergehende Behandlungsmittel zur Verfügung stehen.

2. Prophylaxe, Frühbehandlung und Wahl des günstigsten Behandlungsalters

Folgte man der Vorstellung, daß Progenie in 80–90% der Fälle progener Zwangsbiß sei und lediglich durch „Habits", wie etwa Zungenpressen, oder durch zufällige sagittale Zahnstellungsfehler infolge falscher Keimlage beim Durchbruch der Milch- oder der bleibenden Schneidezähne zustande komme, so müßten Prophylaxe und Frühbehandlung einen hohen Stellenwert haben. Denn durch rechtzeitiges Abgewöhnen der Unart müßte man die meisten Progenien verhindern oder durch frühes Überstellen der Schneidezähne jede Zwangsführung und damit jede Verschlimmerungsneigung ausschließen können.

Tatsächlich ist das nicht der Fall. Weder sind Habits oder zufällige Durchbruchsstörungen die Ursache der meisten Progenien (sie sind eher die Ausnahme), noch beseitigt frühes Überstellen der Schneidezähne in 80–90% der Fälle alle weiteren Behandlungsprobleme. Denn die Masse der Progenien dürfte auf einer „ungünstigen Mischung" von Erbfaktoren im Sinne der additiven Polygenie beruhen, wobei stets exogene Faktoren verschlimmernd oder abschwächend wirken. Letzteres ist der Grund, weshalb fördernde Faktoren so früh wie möglich beseitigt und abschwächende hergestellt werden sollten. Denn für den im Vergleich zum Oberkiefer zu stark wachsenden Unterkiefer ist der umgekehrte Frontzahnüberbiß ein exogener Faktor, der das übertriebene, genetisch determinierte Unterkieferwachstum noch fördert, und der korrekte Überbiß ein Faktor, der es abschwächt. Ein tiefer Überbiß ist da natürlich wirksamer als ein knapper oder gar ein offener Biß.

Für die Fälle von Progenie, die sich bereits bei der Entwicklung des Milchgebisses als umgekehrter Überbiß äußern, gibt es ein Mittel der Frühbehandlung, das bereits im Alter von drei bis vier Jahren angewandt werden kann und angewandt werden sollte: die abnehmbare schiefe Ebene (s. Abb. 59). Sie ist der festsitzenden deutlich überlegen, wie auf Seite 102 begründet worden ist. Ein Überbiß von mindestens 1-2 mm ist allerdings ebenso Vorbedingung ihrer Anwendung wie Lücken im Gebiet der unteren Frontzähne. Denn die schiefe Ebene wirkt nicht nur durch Aufbeißen und dadurch bedingte Protrusion der oberen, sondern auch – und besonders – durch Retrusion der unteren Frontzähne mit Hilfe des Labialbogens. Auf Abbildung 118 ist ein so behandelter Fall dargestellt. Die schiefe Ebene muß dauernd, also auch beim Essen, getragen werden und wird nur zur Säuberung kurz entfernt. Die Kinder gewöhnen sich selbst bei starkem Überbiß schnell an sie, und nach ein bis vier Wochen ist im allgemeinen die Überstellung erreicht. Ist im Eckzahngebiet eine Zwangsführung zurückgeblieben, muß sie durch Beschleifen beseitigt werden, zumal sie auch Lateralverschiebungen des Unterkiefers bewirken kann.

Ist der Grad des Überbisses nach der Behandlung nur noch gering – beim Überstellen tritt durch indirekte Verkürzung stets eine deutliche Abschwächung auf –, sollte man anschließend eine Kopf-Kinn-Kappe tragen lassen. Auf jeden Fall ist die erste Wechselgebißperiode zu überwachen, um gegebenenfalls erneut eingreifen zu können.

Die abnehmbare schiefe Ebene setzt sichere Verankerung, also intakte oder restaurierte m_1 und m_2 voraus. Bei desolaten Milchzahnverhältnissen könnte allenfalls mit einer Kopf-Kinn-Kappe gearbeitet werden. Das gleiche gilt für Progenien, die mit offenem Biß einhergehen. Da der als natürliche Wachstumsbremse fungierende Überbiß fehlt, muß die Kappe lange genug, d. h. mindestens bis zum Schneidezahnwechsel getragen werden. Im übrigen ist die rechtzeitige und sorgfältige konservierende Betreuung progener Kinder auch nötig, um die ohnehin schwierige kieferorthopädische Behandlung nicht zusätzlich durch die Folgen vorzeitiger Zusammenbrüche von Stützzonen zu komplizieren (s. Abb. 123).

Da sich eine Progenie im Milchgebiß noch nicht zu äußern braucht – Mikrosymptome wie Kopfbiß oder Kreuzbiß sollten allerdings den Verdacht auf eine mögliche progene Anlage wecken –, ist die Zeit des Schneidezahnwechsels die Zeit der ersten eindeutigen Äußerung und gleichzeitig des günstigsten Behandlungsalters. Frühbehandlung ist also die Devise – mit ihr steht und fällt in vielen Fällen die Möglichkeit, eine Progenie überhaupt mit ausschließlich herausnehmbaren Geräten zu beseitigen.

3. Die Behandlung einer Progenie mit falschem Überbiß einzelner Schneidezähne

Beim falschen Überbiß einzelner oder mehrerer einzelner Schneidezähne handelt es sich zum Teil nicht um Progenie, sondern um Zwangsbiß; falsche Keimlagen oder Durchbruchsbehinderungen im Gefolge von Platzmangel kommen als Ursache in Frage. Auf der anderen Seite kann dieser falsche Überbiß sehr wohl auf progener Basis zustande gekommen sein, wie die Häufung solcher Befunde in Progenikersippen beweist. Knappe Überbisse der übrigen Frontzähne, Kombinationen mit seitlichen Kreuzbissen und sonstige Mikrosymptome einer Progenie können den Sachverhalt klären. Die Klärung ist nicht unwichtig, weil mindestens die Prognose davon abhängt. Denn das eine Mal ist nach dem Überstellen die Zwangsführung und damit die Behandlung mit Sicherheit beendet; das andere Mal muß weiterhin mit dysproportionalem Kieferwachstum und erneuten Behandlungsmaßnahmen gerechnet werden.

Bezüglich der Behandlung ist als erstes zu prüfen, ob die Bewegungsrichtung der überzustellenden Zähne frei ist oder ob sie von den Nachbarzähnen behindert wird. Ist sie

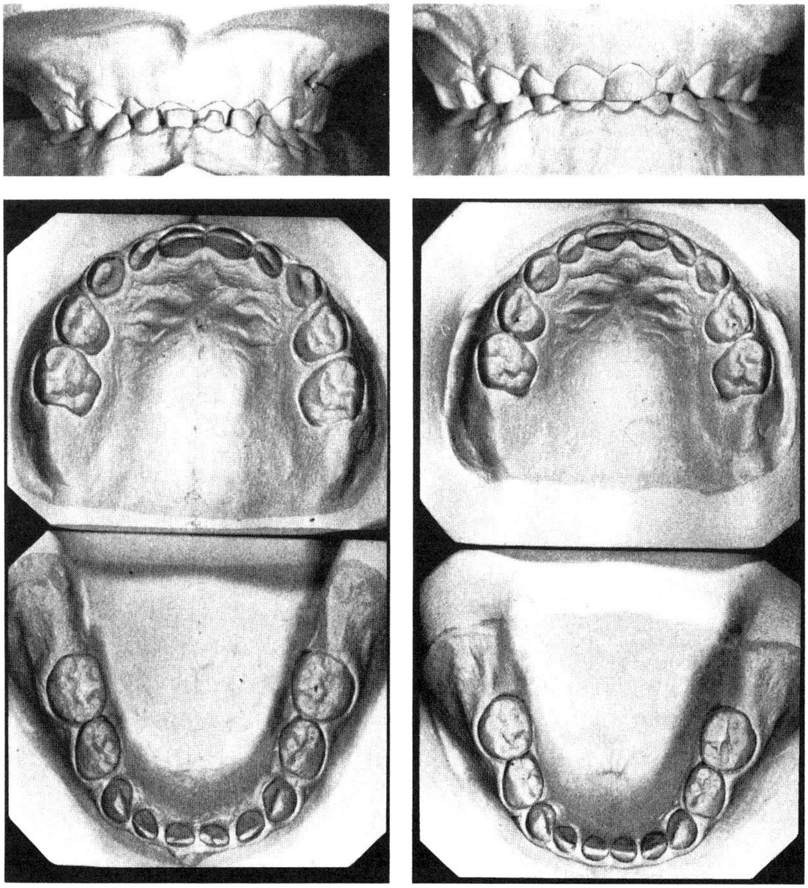

Abb. 118 *Links: Progenie mit umgekehrtem Überbiß aller Schneidezähne. Tiefer Biß. 4,3jähriger Patient.*
Behandlung mit abnehmbarer schiefer Ebene.
Rechts: Abschlußmodell. Dauer der Behandlung: 0,1 Jahr.

frei, kann ein Holzspatel als Behandlungsgerät genügen, vor allem, wenn der betreffende Zahn noch nicht ganz durchgebrochen ist. Dem Patienten wird gezeigt, wie er den Spatel, abgestützt an den unteren Schneidezähnen, hinter den überzustellenden Zahn hält und ihn mit leicht hebelnden Bewegungen überzustellen versucht. Am besten nach den Hauptmahlzeiten durchgeführt, sind einige Minuten lang diese Übungen nötig, bis sich die Antagonisten überkreuzen. Danach muß kräftig zugebissen werden, um den zunächst bestehenden Frühkontakt zu überwinden und den verlorengegangenen Kontakt im Seitenzahngebiet zurückzugewinnen. Da ein so übergestellter Zahn zunächst zurückfedert, sind diese Preßübungen in kurzen Abständen zu wiederholen. Länger als ein bis

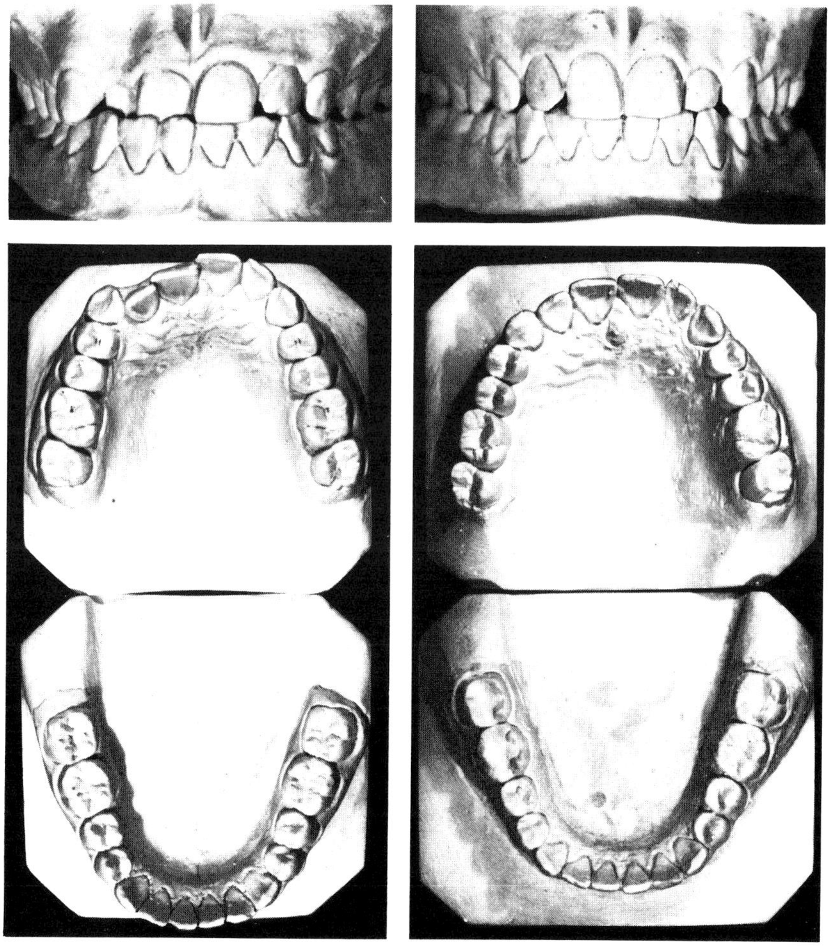

Abb. 119 *Progenie mit umgekehrtem Überbiß der rechten oberen I_1 und I_2. Platzmangel, Neutralbiß.*
Dehnung des Oberkiefers. Retrusion der rechten Seitenzähne mit Distalschraube. Danach Überstellung von I_1 und I_2 durch schiefe Ebene.
Rechts: Abschlußmodell. Dauer der Behandlung: 1,7 Jahre.

zwei Wochen sollte man sich mit Spatelübungen jedoch nicht aufhalten und lieber zur schiefen Ebene übergehen.
Wenn die Bewegungsrichtung der überzustellenden Zähne nicht frei ist, muß vorbehandelt werden. Im Fall der Abbildung 119 geschah das mit einer medianen und distalen Schraube in einer Oberkieferplatte. Nach Platzbeschaffung wurde die Überstellung der beiden Schneidezähne mit einer einzementierten schiefen Ebene besorgt. Sie hätte unter Bißsperrung auch mit einer aktiven Platte erfolgen können, wie der nächste Fall zeigt.

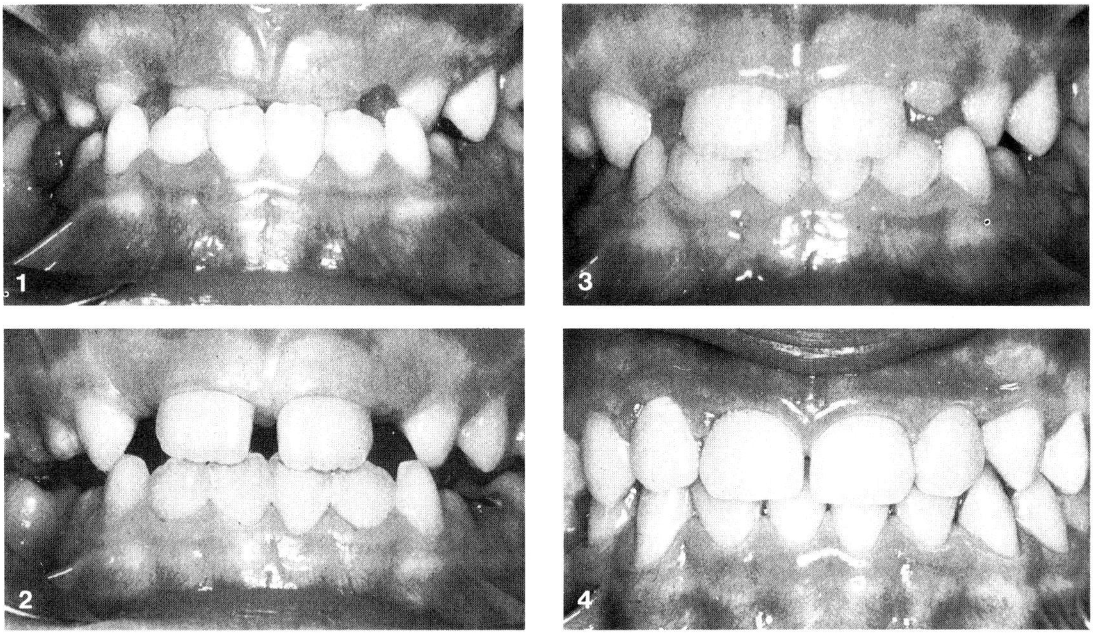

Abb. 120a

1 *Progenie mit umgekehrtem Überbiß der Frontzähne und tiefem Biß. Platzmangel für die oberen I_2. Kreuzbiß rechts. Vorzeitiger Durchbruch von P_1 oben links.*

2 *Zustand nach Überstellung der I_1, sechs Wochen später. Offener Biß im Seitenzahngebiet.*

3 *Selbstausgleich des seitlich offenen Bisses. Dehnung des Oberkiefers mit aktiver Platte.*

4 *Gegen Ende der Behandlung: P_2 im Unterkiefer rechts noch nicht durchgebrochen. Dauer der Behandlung: 6,0 Jahre.*

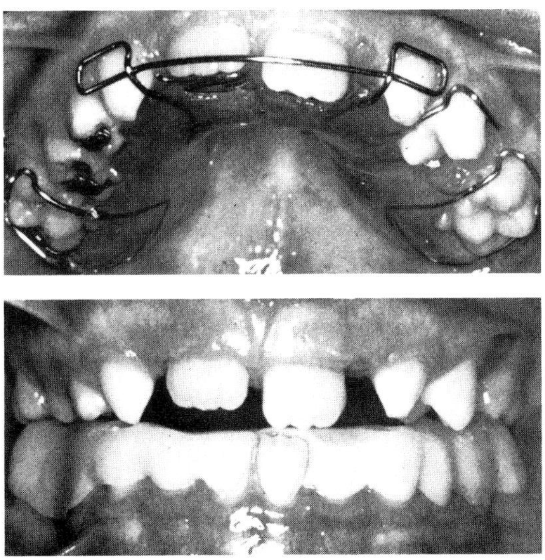

Abb. 120 b *Die zur Protrusion der oberen I_1 benutzte Platte in Verbindung mit einer zementierten Aufbißschiene im Unterkiefer, die „jiggling" bei unzuverlässigen Patienten verhindert. Unterer linker I_1 labial ohne Kunststoff, um den Augenblick der Überstellung erkennen zu können.*

4. Die Behandlung einer Progenie mit falschem Überbiß aller Schneidezähne und tiefem Biß

Diese Merkmalskombination ist zur Zeit der ersten Wechselgebißperiode häufig und bezüglich der Behandlung relativ erfolgssicher. Denn sie läßt am ehesten die drei Grundprinzipien jeder Progeniebehandlung zu:

1. möglichst schnelle Überstellung der Frontzähne zur Beseitigung der sagittalen, das progene Wachstum fördernden Zwangsführung;
2. intensive Nachentwicklung des Oberkiefers bei gleichzeitiger Wachstumshemmung des Unterkiefers;
3. Erzielung eines möglichst großen Überbißgrades, der die beste Sicherung vor einem Rückfall darstellt.

Abbildung 120a zeigt einen Fall dieser Art vor und nach der Behandlung. Der Junge war bei Behandlungsbeginn 7,8 Jahre alt. Neben dem falschen Überbiß aller Frontzähne bestand Platzmangel für die oberen I_2; P_1 im Oberkiefer links war im Gefolge einer chronisch apikalen Parodontitis am m_1 bereits voll durchgebrochen.

Da nicht auf Kopfbiß zurückgebissen werden konnte und rechtsseitig Kreuzbiß bestand, wurde die Überstellung der I_1 von einer aktiven Platte mit Protrusionsfedern besorgt. Dazu mußte der Biß gesperrt werden, was hier mit Hilfe einer zementierten Aufbißschiene im Unterkiefer geschah, die dauerndes Sperren bis zur Überstellung garantierte. Eine solche Schiene wird stets so niedrig gehalten, daß die überzustellenden Zähne gerade über ihre Antagonisten gleiten können. Auch sollte sie eine Art von Höcker-Fissuren-Relief aufweisen, damit das Kauen erleichtert wird (Abb. 120b).

Obwohl die Überstellung schon nach acht Wochen erreicht war, dauerte die Behandlung insgesamt sechs Jahre. Denn erst dann war der Zahnwechsel beendet und waren die M_2 eingestellt. Die Behandlung wurde ausschließlich mit aktiven Platten durchgeführt. Eine Kopf-Kinn-Kappe war nicht erforderlich, obwohl der Patient aus einer Progenikerfamilie stammte.

Statt mit einer zementierten Aufbißschiene kann die zur Überstellung der Frontzähne erforderliche Bißsperrung mit Hilfe einer Aufbißplatte besorgt werden (Abb. 121a und b). Sie ist vor allem dann indiziert, wenn die Überstellung der oberen durch Retrusion der unteren Front beschleunigt werden kann, was Platz voraussetzt. Außerdem müssen die Patienten zuverlässig sein. Denn sie müssen die Aufbißplatte dauernd, also auch beim Essen, tragen. Sonst drücken sich die Antagonisten immer wieder gegenseitig in die alte Stellung zurück, was „jiggling" genannt wird und zur Zahnlockerung führt.

Der Aufbißwall kann entfernt werden, sobald sich die Kanten der Schneidezähne korrekt überfassen. Der zunächst noch vorhandene offene Biß im Seitenzahngebiet schließt sich innerhalb von ein bis zwei Tagen durch Kaudruck (s. S. 100).

5. Die Behandlung einer Progenie mit falschem Überbiß aller Schneidezähne, knappem Überbiß oder offenem Biß

Eine schiefe Ebene als Behandlungsmittel scheidet von vornherein aus. Kann der Patient auf Kopfbiß zurückbeißen und bestehen keine sonstigen Fehler, die eine Vorbehandlung mit aktiven Platten zweckmäßig erscheinen lassen, ist der Progenieaktivator ohne Schraube das Gerät der Wahl; es ist auf den Seiten 87–89 beschrieben worden.

Die Behandlungsergebnisse bleiben oft hinter den Erwartungen zurück. Das liegt zum Teil daran, daß der Aktivator im Gegensatz zur aktiven Platte und schiefen Ebene nicht dauernd getragen werden kann und also kürzer einwirkt. Hinzu kommt, daß sich der offene

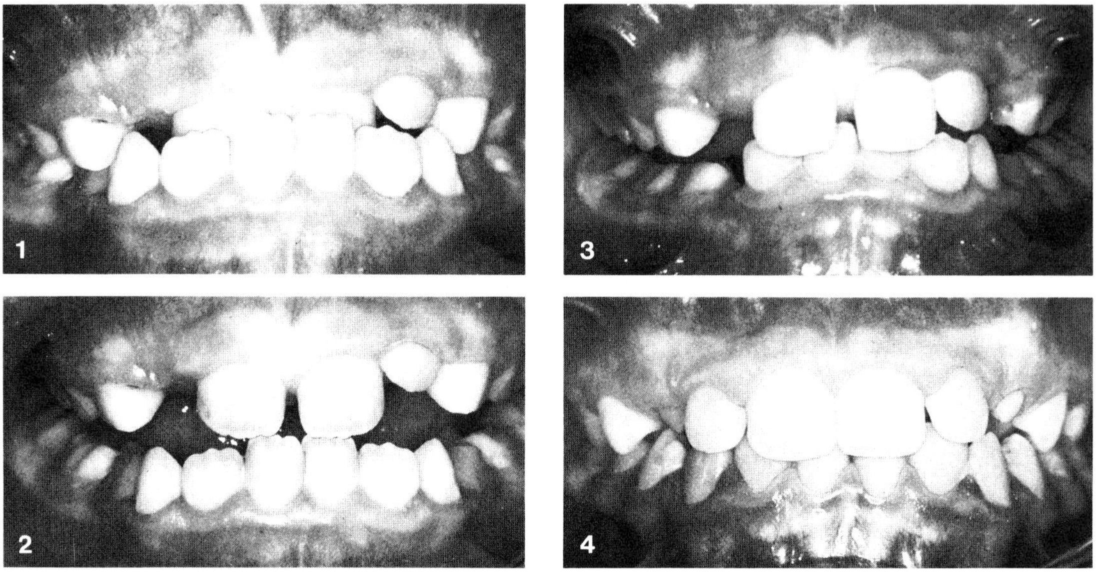

Abb. 121a
1 *Progenie mit umgekehrtem Überbiß der Schneidezähne und tiefem Biß. Neutralbiß. 7,7jährige Patientin.*
2 *Es kann auf Kopfbiß zurückgebissen werden.*
3 *Zustand nach Überstellung der Schneidezähne; noch offener Biß im Seitenzahngebiet.*
4 *Zustand kurz vor Abschluß der aktiven Behandlung. Obere Eckzähne noch nicht voll durchgebrochen. Dauer der Behandlung: 3,3 Jahre.*

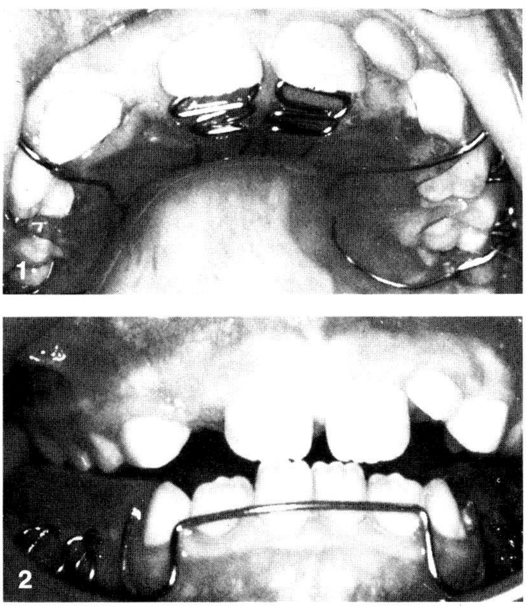

Abb. 121b *Die zur Protrusion der I_1 benutzte Platte (1) in Verbindung mit einer unteren Aufbißplatte, die gleichzeitig zur Retrusion der unteren Schneidezähne benutzt wurde (2).*

Biß nur zögernd schließt, obwohl ein Progenieaktivator ja immer auch ein Offener-Biß-Aktivator ist, solange er im Seitenzahngebiet nicht eingeschliffen wird. Diese mangelhafte Verlängerung rührt daher, daß Protrusion der Schneidezähne, im Progenieaktivator zumeist von Guttaperchakompressen besorgt, einen verkürzenden Effekt hat, der der gewünschten direkten, durch vertikales Freischleifen bewirkten Verlängerung der Schneidezähne entgegenwirkt. Und solange kein normaler Überbiß zustande gekommen ist, fehlt jene physiologische Wachstumsbremse für den Unterkiefer, die sonst bei jedem Zubiß ihre Wirkung entfaltet.

1. Das Gebiß eines mit einem schraubenlosen Progenieaktivator behandelten Mädchens ist auf Abbildung 122 dargestellt. Im Alter von 11,8 Jahren bestand eine kopfbißartige Frontzahnstellung. Da hochgradiger Platzmangel für beide Eckzähne im Oberkiefer und für P_2 im Unterkiefer links herrschte, wurden zunächst alle vier P_1 entfernt. Nach Einordnung der oberen C und Lückenschluß im Unterkiefer wurde der Progenieaktivator zur Korrektur der Frontzahnfehlstellung benutzt.

2. Bei Progenien dieser Art, die gleichzeitig Engstand als Folge eines Mißverhältnisses zwischen Zahn- und Kiefergröße aufweisen, kommt noch eine andere Form des Vorgehens in Betracht: Man extrahiert nach den Regeln der Serienextraktion erst alle c, später alle P_1. Da sich die Extraktionslücken im Oberkiefer schneller und ausgiebiger schließen als im Unterkiefer, kann man die Restlücken im Unterkiefer ausnutzen, um die unteren Frontzähne zu retrudieren. Dadurch bekommt man die nötige negative inzisale Stufe, die zur Verlängerung der Schneidezähne und damit zur Beseitigung des offenen Bisses nötig ist. An Hand der Abbildung 80 wurde das bereits dargestellt.

3. Auf Abbildung 123 ist ein weiterer, nur zwischenzeitlich mit einem Progenieaktivator behandelter Fall zu sehen. Er zeigt, wie sehr eine sowieso schon schwierige Behandlung durch die Folgen vorzeitiger Milchzahnverluste einerseits und Fehler bei der Durchführung der Behandlung andererseits noch schwieriger werden kann. Denn die zu frühe Entfernung der hypoplastischen oberen M_1 war ein Fehler: Die M_2 bewegten sich noch unter dem Tegument so schnell und so weit nach vorn, daß für die P_2 nicht mehr genügend Platz zur Einstellung übrigblieb. So mußten nicht nur die M_2 nach ihrem Durchbruch wieder retrudiert werden, sondern die P_2 auch freigelegt und mit Gummizug aktiv eingeordnet werden. Mit dem Progenieaktivator gelang es anschließend nur noch, eine kopfbißartige Frontzahnstellung zu erreichen. Der doppelseitige Kreuzbiß wurde belassen, weil er nach Beschleifen störender Höcker in funktioneller Hinsicht bedeutungslos war – trotzdem natürlich ein unbefriedigendes Ergebnis nach 4,8jähriger Behandlungszeit.

6. Die Behandlung einer Progenie mit falschem Überbiß aller Schneidezähne, positiver inzisaler Stufe und tiefem Biß

Wie eingangs betont, nähert sich bei dieser Merkmalskombination die Behandlungsfähigkeit einer Progenie mit rein kieferorthopädischen Mitteln ihrer Grenze. Deshalb sollte man prüfen, ob die chirurgische Behandlung nicht von vornherein sinnvoller ist, vor allem bei älteren Patienten. Auf jeden Fall sollte man sich eine Operation vorbehalten – und zwar schriftlich, um sich vor etwaigen späteren Vorwürfen zu schützen.
Bei der auf den Abbildungen 124a und b dargestellten Progenie eines 17jährigen Mädchens bestanden neben einer positiven inzisalen Stufe ein tiefer Biß, eine mandibuläre Verschiebung nach rechts und hälftenungleicher Mesialbiß. Außerdem bestand doppelseitiger

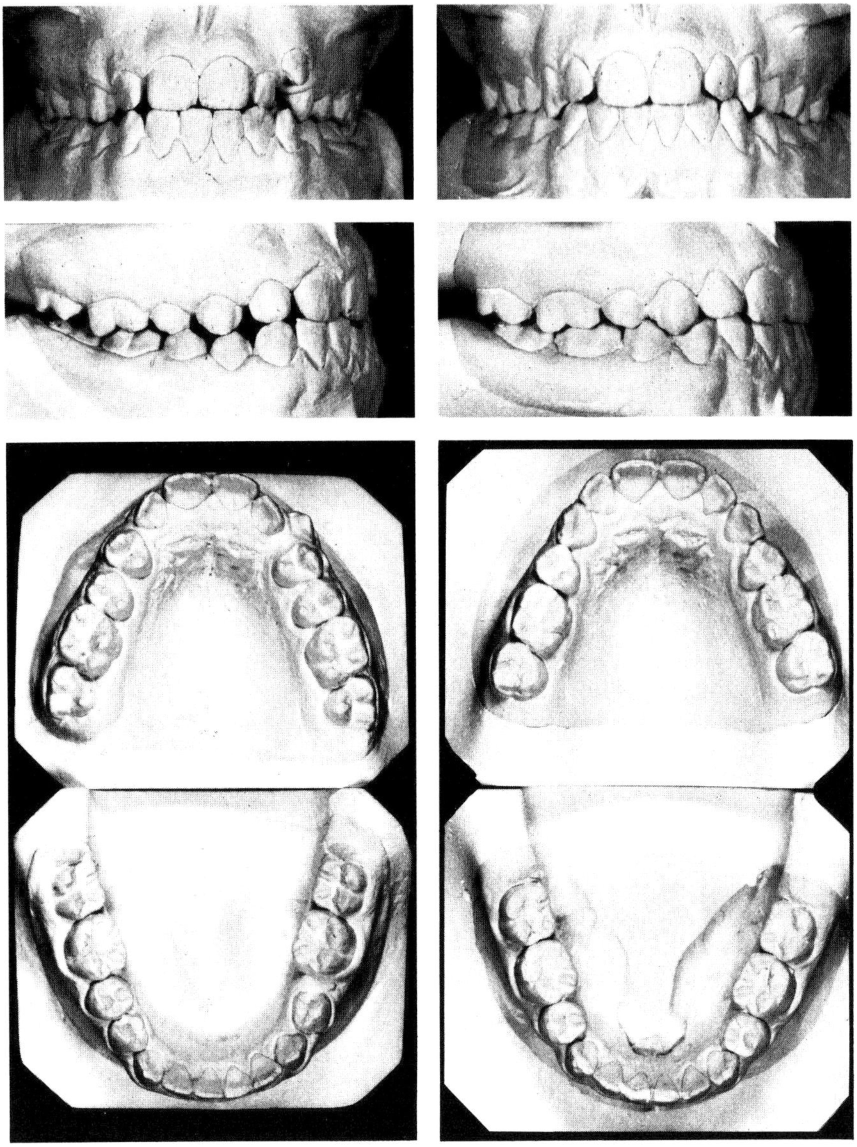

Abb. 122 *Links: Progenie mit kopfbißartiger Frontzahnstellung und Kreuzbiß im anterioren Bereich. Hochgradiger Platzverlust für obere C und P_2 unten links. Extraktion aller P_1. Ausformung der Einzelzahnbögen mit aktiven Platten. Progenie-aktivator.*
Rechts: Abschlußmodell. Dauer der Behandlung: 5,0 Jahre.

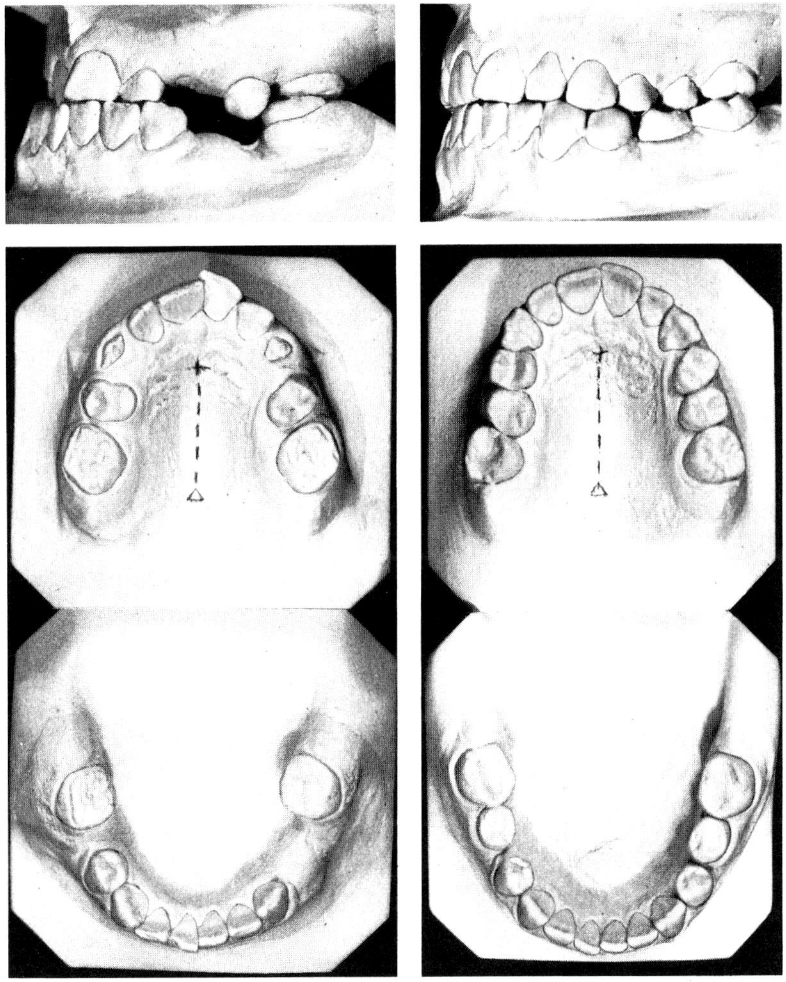

Abb. 123 *Links: Progenie mit umgekehrtem Überbiß und mäßigem Überbißgrad. Kreuzbiß. Vollständiger Platzverlust für die oberen P_2. Rachitische Hypoplasien an allen M_1. Untere M_1 pulpentot. 10,1jährige Patientin. Extraktion aller M_1, Durchbruch der P_2 abgewartet. Dabei Protrusion der oberen M_2 unter dem Tegument, so daß Retrusion der M_2 und aktive Einordnung der P_2 (sie waren verlagert) nach operativer Freilegung nötig wurden. Progenieaktivator.*
Rechts: Abschlußmodell. Kreuzbiß belassen. Restlücken im Unterkiefer. Drei von vier P_2 rotiert, oben rechts um 180°. Dauer der Behandlung: 4,8 Jahre.

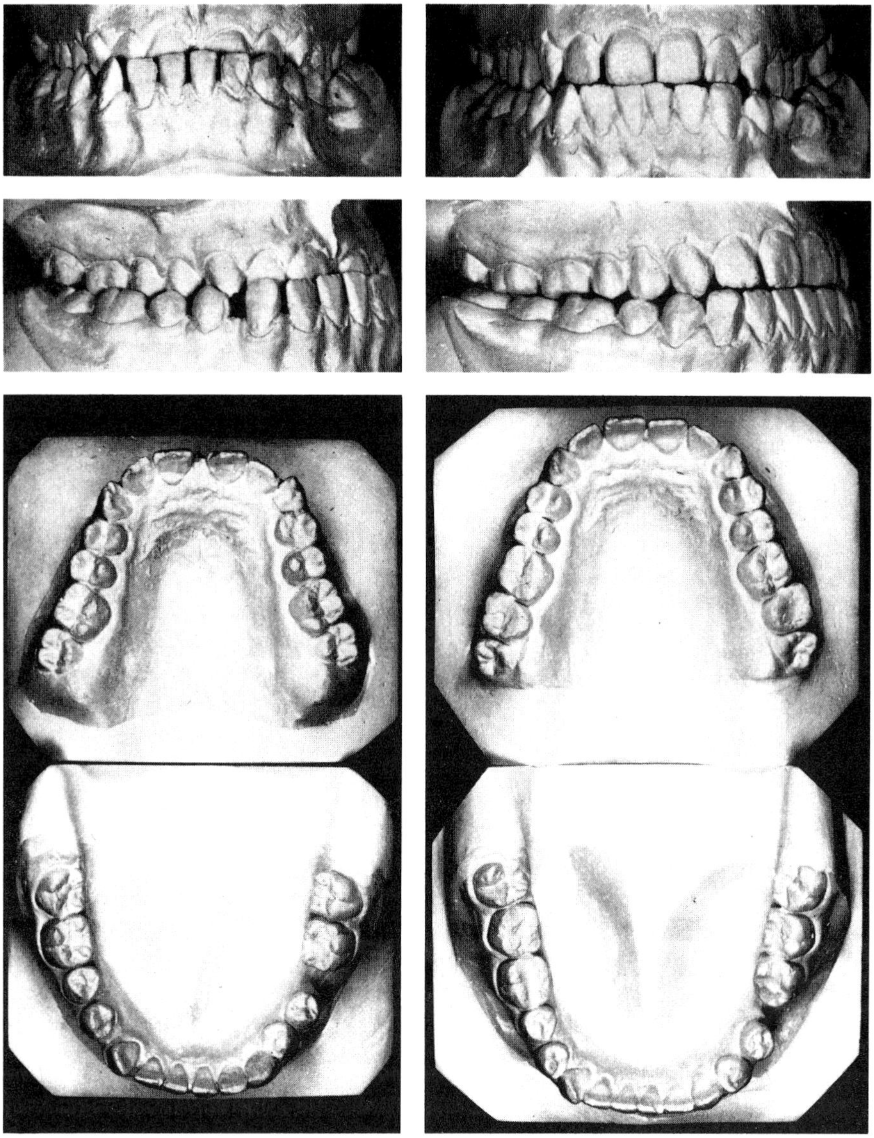

Abb. 124a *Links: Progenie mit positiver inzisaler Stufe. Außerdem Trema, Mesialbiß, doppelseitiger Kreuzbiß und tiefer Biß.*
Spätbehandlung. 17,1jährige Patientin.
Begrenztes Behandlungsziel. Protrusion der oberen und Retrusion der unteren Schneidezähne, bis Kopfbiß eingenommen werden konnte. Überstellung mit abnehmbarer schiefer Ebene (s. Abb. 124b). Danach Ausformung des oberen Zahnbogens und Beseitigung des Tremas.
Rechts: Abschlußmodell. Kopfbiß in der Front, Kreuzbiß gemildert, Gebiß eingeschliffen. Lücke für unteren linken P_2 offengehalten zum prothetischen Lückenschluß. Dauer der Behandlung: 2,9 Jahre.

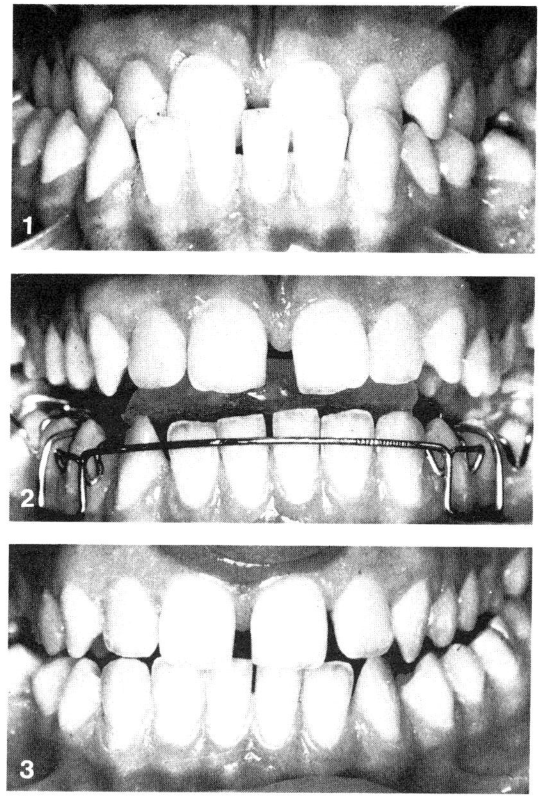

Abb. 124 b
1 *Zustand nach Protrusion der Front mit aktiver Platte.*
2 *Abnehmbare schiefe Ebene, Labialbogen aktiviert.*
3 *Nach Überstellung der Schneidezähne zunächst noch seitlich offener Biß.*

Kreuzbiß. Der P_2 im Unterkiefer links war vorzeitig extrahiert worden; die Lücke sollte später prothetisch geschlossen werden.
In einer kurzen einleitenden Behandlungsphase wurde der obere Zahnbogen mit Hilfe einer aktiven Platte gedehnt und gestreckt und der untere unter Ausnutzung vorhandener Lücken verkürzt, bis auf Kopfbiß zurückgebissen werden konnte. Dann wurden mit einer abnehmbaren schiefen Ebene die Schneidezähne übergestellt. Das dauerte vier Monate – statt etwa vier Wochen bei ordnungsgemäßer Mitarbeit. Ein dabei entstandener seitlich offener Biß schloß sich wie üblich in wenigen Tagen spontan. Dagegen dauerte die weitere Behandlung infolge mangelhafter Mitarbeit noch über drei Jahre. Wiederum gelang es nicht, den seitlichen Kreuzbiß ganz zu beseitigen oder gar den Charakter der Dysgnathie entscheidend zu verändern. Eine Progenieoperation wäre zweckmäßiger gewesen.

7. Die kieferorthopädische Vorbehandlung bei geplanter Progenieoperation

Wie oben ausgeführt, lassen sich nur während ihrer Entstehung die einer Progenie zugrunde liegenden Wachstumsdiskrepanzen zwischen Ober- und Unterkiefer mit kieferorthopädischen Mitteln so weitgehend beeinflussen, daß gute oder doch befriedigende

Behandlungsergebnisse erzielt werden. Das gilt vor allem bezüglich des Profilverlaufs. Ist erst ein bestimmter Grad von Disharmonie überschritten, läßt er sich ohne chirurgische Intervention nicht mehr ausgleichen.

Hauptziel einer Progenieoperation ist es, die gestörten sagittalen und, falls vorhanden, vertikalen Lagebeziehungen zwischen Ober- und Unterkiefer auszugleichen. Dabei ist auch den transversalen Okklusionsverhältnissen Rechnung zu tragen. Schon vorhandene oder bei der Reposition des osteotomierten Unterkiefers auftretende Kreuzbisse lassen sich zwar im Rahmen der operativen Maßnahme durch multiple Osteotomien korrigieren, doch wird es in der Regel Aufgabe des Zahnarztes sein, sie kieferorthopädisch, d. h. durch alveoläre Bewegungen der Zähne auszugleichen.

Es gibt verschiedene Operationsmethoden. Sie alle werden möglichst nicht vor dem 17. Lebensjahr durchgeführt. Bei den Operationen am aufsteigenden Ast hat sich das Verfahren von *G. Dal-Pont* (1961), sagittale retromolare Osteotomie genannt, gewissermaßen als Standardmethode durchgesetzt; sie hat sich aus der stufenförmigen Osteotomie nach *H. Obwegeser* (1955) entwickelt. Sie hat den Vorteil, ausgiebige Verschiebungen der Unterkieferfragmente zuzulassen und trotzdem breitflächige Knochenkontaktflächen zu behalten, so daß Komplikationen bei der Verheilung – vor allem in Form von Pseudarthrosen – kaum noch vorkommen. Bei den am horizontalen Ast durchgeführten Operationen wird dagegen eine Teilresektion in der Breite eines Prämolaren durchgeführt. Dabei werden in der Regel die beiden unteren P_2 geopfert und die zugehörigen Corpusanteile entfernt. Welches Operationsverfahren angewandt wird, entscheidet der Operateur an Hand von FRS, Photographien und Modellen. Die sog. Modelloperation spielt dabei die entscheidende Rolle.

Früher wurde nicht selten operiert, ohne sich um die späteren Okklusionsverhältnisse im einzelnen zu kümmern. Es wurde nur darauf geachtet, daß ein genügend großer Frontzahnüberbiß zustande kam, der als ausreichender Rezidivschutz galt. Gröbere Okklusionsstörungen wurden während der Operation durch Beschleifen beseitigt und schon vorhandene Zahnlücken im Anschluß an die Operation prothetisch geschlossen. Bei noch hinreichend Bezahnten veranlaßte man auch eine kieferorthopädische Nachbehandlung. Diese kam jedoch oft gar nicht zustande oder wurde abgebrochen, weil die schon erwachsenen Patienten nicht mehr gewillt oder aus Berufsgründen auch nicht in der Lage waren, diese zumeist lang dauernde Behandlung durchzustehen.

Heute dürfte feststehen, daß die Herstellung einer korrekten Interkuspidation aller Seitenzähne für die Sicherung des Behandlungsergebnisses von entscheidender Bedeutung ist (*E. H. Balan* 1975). Bei Patienten mit Zahnlücken wird deshalb schon vor der Operation die prothetische Versorgung durchgeführt. Ebenso muß eine kieferorthopädische Behandlung, wenn sie nötig ist, vor der Operation durchgeführt werden. Sie richtet sich nach den Bedürfnissen der Operation bzw. des Operateurs. Der Chirurg muß also vorab bestimmen, nach welcher Methode operiert werden soll, und danach richtet sich die Art des kieferorthopädischen Vorgehens. Deshalb wurde oben gesagt, daß es besser sei, bei ausgeprägten Progenien von vornherein eine Operation ins Auge zu fassen. Ohne hier auf Einzelheiten eingehen zu können – die Extraktion zweier unterer Prämolaren z. B., durchgeführt, um durch Retrusion der unteren Frontzähne zu korrekten Überbißverhältnissen zu kommen, kann sich in bezug auf eine später notwendig werdende Operation als unzweckmäßig oder gar falsch erweisen. Oder die Nachentwicklung eines relativ zu kleinen oberen Zahnbogens, allge-

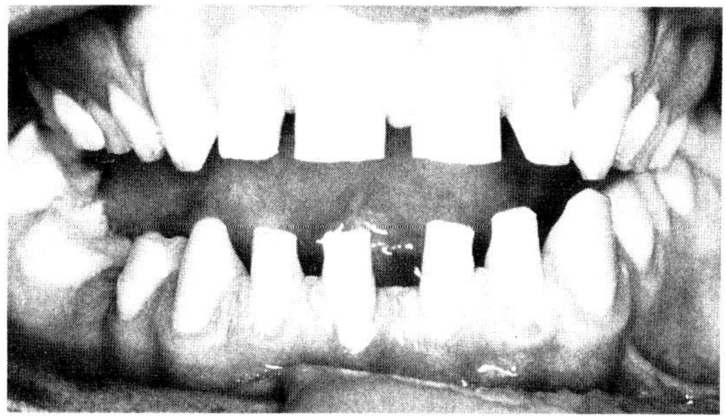

Abb. 125 *Frontal offener Biß infolge einer erblichen Schmelzhypoplasie (unvollständig dominanter, X-chromosomaler Typ), kombiniert mit seitlich offenem Biß rechts infolge Molarendepression (s. auch Abb. 134).*

meines Prinzip bei jeder kieferorthopädischen Progeniebehandlung, kann sich als verfehlt erweisen, wenn schließlich doch noch eine Operation nötig wird, um auch die Basisbeziehungen der Kiefer zu normalisieren. Rechtzeitige Planung einer Operation und enge Zusammenarbeit mit dem Operateur ist somit das, worauf im Rahmen dieses Buches wenigstens hingewiesen werden sollte.

V. Offener Biß im Front- und Seitenzahngebiet

1. Vorbemerkung

Wie anfangs betont, stellt der offene Biß nicht eigentlich eine Dysgnathie sui generis dar. Er stellt oft nur ein Symptom im Rahmen der beiden spezifischen Dysgnathien *Angle*-Klasse II,1 und Progenie dar, während er beim Deckbiß praktisch nicht vorkommt. Die therapeutischen Maßnahmen, die im Rahmen der Gesamtbehandlung ergriffen werden müssen, hätten deshalb auch im jeweiligen Abschnitt „atypische Begleitsymptome" besprochen werden können. Doch erschien eine zusammenfassende Darstellung zweckmäßiger, zumal vom seitlich offenen Biß noch gar nicht die Rede war. Bei ihm klaffen ausschließlich Seitenzähne, während im Frontzahngebiet Kontakt besteht (s. Bd. 1); Kombinationen beider Formen, wie sie Abbildung 125 zeigt, kommen höchst selten vor.

Während frontal offene Bisse häufig sind, vor allem im Milch- und frühen Wechselgebiß, sind seitlich offene Bisse selten, wenn man von den partiellen und wenig ausgeprägten Formen absieht, die durch Milchmolarendepression zustande kommen und die beim Zahnwechsel häufig spontan verschwinden (s. u.). Die übrigen seitlich offenen Bisse stellen kieferorthopädisch ein Problem ersten Ranges dar, so daß sie trotz ihrer Seltenheit gesondert besprochen werden sollen.

2. Symptomatik des frontal offenen Bisses

Die Diagnose ist einfach: In der Schlußbißlage klaffen die Zähne in unterschiedlichem Ausmaß, sowohl was die Zahl der antagonistischen Zahnpaare anbelangt als auch ihren vertikalen Abstand. Mäßiges Klaffen während des Schneidezahnwechsels wird nicht als offener Biß bezeichnet, wenn es sich voraussichtlich mit dem weiteren Durchbruch spontan ausgleicht. Hier kann man sich verschätzen, wenn weiter gelutscht wird oder, als Folge von Engstand, nicht genügend Platz zur Verlängerung zur Verfügung steht (Abb. 126). Gegebenenfalls ist deshalb prophylaktisch

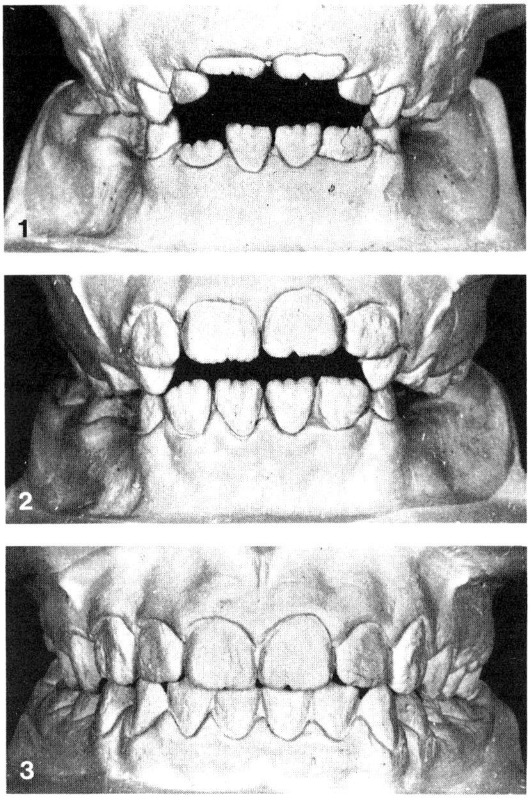

Abb. 126 *Klaffen der Schneidezähne zur Zeit des Zahnwechsels (1) wird nicht den offenen Bissen zugerechnet, obwohl spontaner Ausgleich nicht notwendigerweise auftritt, vor allem bei Engstand (2). Der verbliebene offene Biß muß künstlich beseitigt werden (3). Vergleiche Abbildung 132.*

eine Frühdehnung nötig (Abb. 127); ich komme darauf zurück.
Bezüglich der Behandlung, der Prophylaxe und der Frühbehandlung sind solche Begleitsymptome oft wichtiger als der offene Biß selbst: Indem man das eine verhindert oder beseitigt, verhindert oder beseitigt man auch das andere. Auch geben manche Begleitsymptome Hinweise auf die Ätiologie des offenen Bisses: Asymmetrien z. B. auf Daumenlutschen und Schmelzhypoplasien auf Rachitis. So kann man gezielt Prophylaxe treiben oder doch frühzeitig Gegenmaßnahmen einleiten. Neben Lutschen und Rachitis sind kieferorthopädische Behandlungsmaßnahmen ein exogener Faktor, der bezüglich der Prophylaxe von Bedeutung ist.

3. Prophylaxe, Frühbehandlung und Wahl des günstigsten Behandlungsalters bei frontal offenem Biß

a) Abgewöhnen des Lutschens

Lutschen, das als ätiologischer Faktor schon bei der *Angle*-Klasse II,1 genannt worden ist (S. 153), spielt bei der Entstehung offener Bisse eine noch wichtigere Rolle. Sonst ließe sich die Koinzidenz zwischen der Abnahme des Lutschens und der offenen Bisse mit steigendem Lebensalter nicht erklären.
Wenn der offene Biß einzige Folge des Lutschens wäre und wenn man unterstellte, daß Lutschen Ausdruck des normalen kindlichen Trieblebens ist, dessen Folge sich zur Zeit der ersten und zweiten Wechsel-

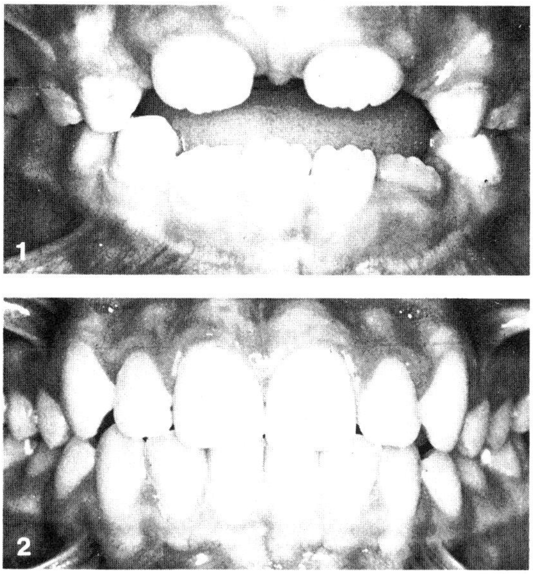

Abb. 127 *Spontaner Ausgleich eines zur Zeit des Schneidezahnwechsels vorhandenen bzw. drohenden offenen Bisses durch Frühdehnung beider Kiefer. Tremaschluß durch gekreuzte Fingerfederchen (s. Abb. 99).*

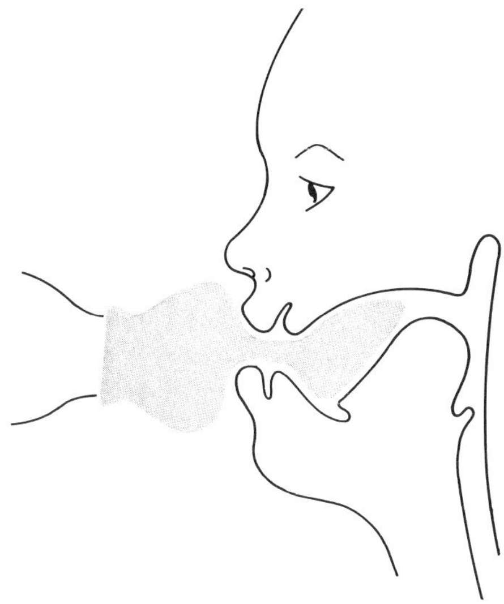

Abb. 128 *Die asymmetrische Form eines NUK-Flaschensaugers führt den Unterkiefer beim Saugen in eine kopfbißartige Stellung zum Oberkiefer.*
Umzeichnung eines Firmenprospektes.

gebißperiode häufig spontan ausgleicht – nach *A. Frevert* (1934) z. B. von 6% auf 3% –, könnte man sich fragen, ob dieses Abgewöhnen psychisch nicht mehr schadet als physisch nutzt. Aber die beiden Prämissen sind falsch oder doch nur halb richtig. Denn Lutschen ist auch an der Entstehung von inzisalen Stufen und mandibulären Lateralverschiebungen mit oder ohne Kreuzbiß beteiligt; und spätes Lutschen könnte eher als Ausdruck abnormen Trieblebens gedeutet werden: Abgewöhnen des Lutschens ist also eine wichtige prophylaktische Aufgabe. Sie muß mit psychologischem Geschick, viel Geduld und nicht mit groben mechanischen Mitteln wie festsitzenden Metallgittern oder herausnehmbaren „Antilutschgeräten" gelöst werden. Ohne hier auf die Frage einzugehen, ob es nicht auch gegen das Lutschen schon eine Prophylaxe gibt – Stillen an der Mutterbrust oder protrahiertes Flaschensaugen z. B. –, werden im allgemeinen milde mechanische Mittel wie Strahlen-, Knopf- oder Perlhandschuhe empfohlen oder auch Armmanschetten, die die Beweglichkeit der Arme einschränken. Besser ist es, selbst auf diese Hilfsmittel zu verzichten und sog. Beruhigungssauger anzubieten, die als Folge ihrer Form und Konsistenz weniger schaden als der eigene Daumen und die vor allem früher und leichter abgewöhnt werden können (Abb. 128). Auch Mundvorhofplatten tun in dieser Hinsicht gute Dienste.

In der zahnärztlichen Praxis, wo man es

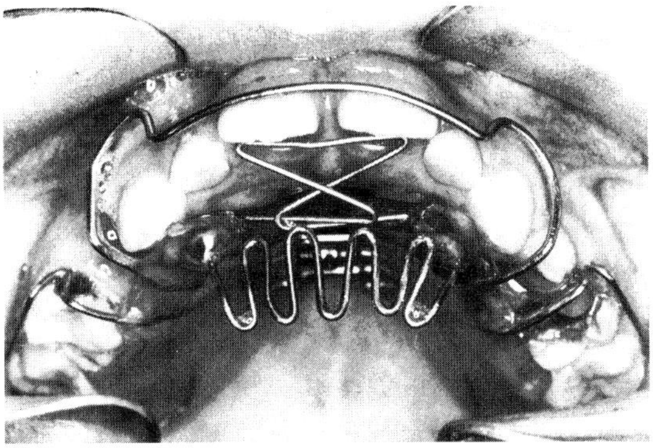

Abb. 129 *Zungengitter an aktiver Platte bei der Vorbehandlung eines Patienten mit frontal offenem Biß. Bei geschlossenem Mund wird damit die Zunge aus den klaffenden Zähnen herausgehalten.*

zumeist mit schon älteren Kindern zu tun hat, besorgt das erste kieferorthopädische Gerät in der Regel auch das Abgewöhnen des Lutschens – nur in hartnäckigen Fällen mit einem sog. Zungengitter versehen (Abb. 129). Wichtiger ist wiederholtes, ruhiges Besprechen des Problems oder auch ein kleiner schriftlicher Vertrag, den Kind und Zahnarzt feierlich unterschreiben.

b) Vermeidung fehlerhafter Behandlungsmethoden

Sie sind besonders unerwünscht und kommen vor allem durch Planungsfehler zustande. An erster Stelle ist das Dehnen und Strecken zur Korrektur frontaler Engstände zu nennen. Sie führen bei knappem Überbiß beinahe mit Sicherheit zum offenen Biß. Hier muß also von vornherein extrahiert werden, während ein gleich großer Engstand bei tiefem Biß auch noch durch Dehnen und Strecken behoben werden könnte. Des weiteren können offene Bisse beim Überstellen verkehrt überbeißender Frontzähne auftreten. Denn einmal erfolgt die Protrusion, z. B. mit Hilfe einer schiefen Ebene, kippend und also mit dem Effekt der indirekten Verkürzung, und zum anderen können Verlängerungen der Seitenzähne auftreten, die zum frontal offenen Biß führen oder ihn verstärken. Schließlich können bei der Distalbißbehandlung frontal offene Bisse auftreten, vor allem dann, wenn von Anfang an – oder nach der Vorbehandlung – knappe Überbisse bestehen. Der Distalbißaktivator muß dann nicht seitlich, sondern gemäß Abbildung 47 vorn eingeschliffen werden.

Bei Beachtung dieser Punkte und sorgfältiger Registrierung aller sich im Laufe der Behandlung abzeichnenden ungünstigen Entwicklungstendenzen lassen sich diese auch als iatrogen bezeichneten offenen Bisse in der Regel vermeiden – natürlich nur dann, wenn man schon in statu nascendi die geeigneten Gegenmaßnahmen einleitet und nicht auf günstige Entwicklungstendenzen hofft, selbst wenn man sie im FRS entdeckt zu haben glaubt. Als Gegenmaßnahmen kommen in Frage: Nachholen versäumter Extraktionen, Umstellen auf einen frontal freigeschliffenen und lateral gesperrten Aktivator oder Verzicht auf die Fortsetzung einer Distalbißbehandlung und statt dessen Ausgleich von inzisaler Stufe und offenem Biß durch Extraktion der oberen P_1 oder P_2: Die bei der Retrusion der Frontzähne auftretende Verlängerung wird dabei zum Ausgleich des offenen Bisses verwendet (s. Abb. 106).

c) Rachitisprophylaxe

Den heute seltenen, durch Rachitis entstandenen und auf Grund der Schmelzhypoplasien diagnostizierten offenen Bissen wird oft generell das Prädikat „skeletal" zuerteilt, weil es sich um Verbiegungen der Kieferkörper, speziell der Mandibula vor der Tuberositas masseterica, handeln soll (Bd. 1, Abb. 68). In dieser Verallgemeinerung trifft das jedoch nicht zu. Auch „lokale traumatische Verbiegungen" der Alveolarfortsätze (*A. M. Schwarz* 1961) durch Lutschgegenstände sind beteiligt, ja können ganz im Vordergrund stehen. Und obwohl ein großer Teil ehemals rachitischer Kinder weder rachitische Schmelzhypoplasien noch offene Bisse davonträgt, sollen hier ein paar Anmerkungen zur Rachitisprophylaxe gemacht werden.

Bei der Rachitis handelt es sich um eine Krankheit im Säuglingsalter, die durch eine Störung des Kalzium- und Phosphatstoffwechsels entsteht. Die Aufrechterhaltung eines zum Gedeihen der Kinder unbedingt nötigen prozentualen Gleichgewichts im Plasma, Homöostase genannt, wird durch ein funktionelles System gewährleistet, an dem Nebenschilddrüse (Parathormon), Knochen (tertiäres Kalziumphosphat) und Niere (tubulärer Apparat) gleichermaßen beteiligt sind. Im komplizierten Spiel ihrer wechselseitigen Beziehungen ist neben Vitamin C vor allem Vitamin D von Bedeutung. Vitamin D hat dabei mehrere Aufgaben zu erfüllen: Vor allem fördert es die Ca-Resorption im Darm und steigert das Ca-Bindungsvermögen der organischen Knochen-, Dentin- und Schmelzmatrix – verhindert mit anderen Worten das Auftreten von Mineralisationsstörungen, die an den Zähnen I_1, I_2, C und M_1 zu Hypoplasien und im Kieferbereich zu Verbiegungen im Sinne offener Bisse führen.

Dieses fettlösliche Vitamin D gehört zu einer Gruppe ähnlicher Verbindungen (D_1 bis D_8), von denen D_2 und D_3 die entscheidende antirachitische Wirkung entfalten. Beide werden nur zum Teil mit der Nahrung aufgenommen und müssen deshalb im Darm aus Vorstufen, Provitamine genannt, resorbiert bzw. gebildet werden: D_2 aus Ergosterin und D_3 aus Cholesterin. Da an Stelle der Bezeichnung Vitamin D häufig der chemische Trivialname Kalziferol gebraucht wird, unterscheidet man entsprechend zwischen Ergo- und Chole-Kalziferol.

Beide Provitamine werden erst in der Haut zum wirksamen Vitamin D_2 bzw. D_3 verwandelt, und zwar durch den ultravioletten Teil des Lichtspektrums. Fehlt es daran, tritt Rachitis auf, die deshalb auch als Strahlenmangelkrankheit (Anaktinose) bezeichnet wird.

Kinder aus lichtarmen geographischen Breiten müssen also mit Vitamin D künstlich versorgt werden. Diese Rachitisprophylaxe muß bereits in der zweiten Woche einsetzen und hat individuell zu erfolgen. Der tägliche Bedarf beträgt bei gesunden Säuglingen 400–800 IE, bei Frühgeborenen und Mehrlingen 1000–1500 IE und bei Kleinkindern 400–600 IE. Die benötigten Gaben sind vom Kinderarzt in Abhängigkeit vom Allgemeinzustand und von der natürlichen Strahlung (Sommer–Winter) individuell festzulegen. Sie sollten täglich und nicht – mit entsprechend hoher Dosierung – stoßartig nur alle zwei Monate verabreicht werden. Sonst besteht, vor allem bei dystrophischen Säuglingen, die Gefahr einer D-Hypervitaminose, die sich als supravalvuläre Aortenstenose äußern kann. Dabei handelt es sich in Wirklichkeit um ein mit Demenz einhergehendes Syndrom, bei dem auch das Kausystem spezifische Veränderungen aufweist (*A. Beuren* u. Mitarb. 1964).

Nun zur kieferorthopädischen Frühbehandlung frontal offener Bisse. Im reinen Milchgebiß kommt eigentlich nur die Mundvorhofplatte in Betracht, über die schon auf

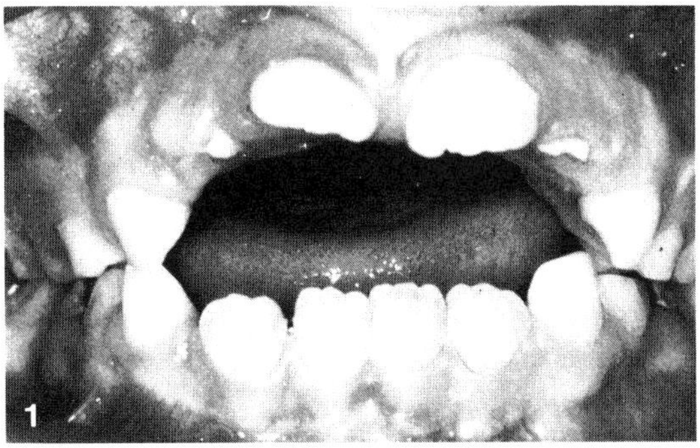

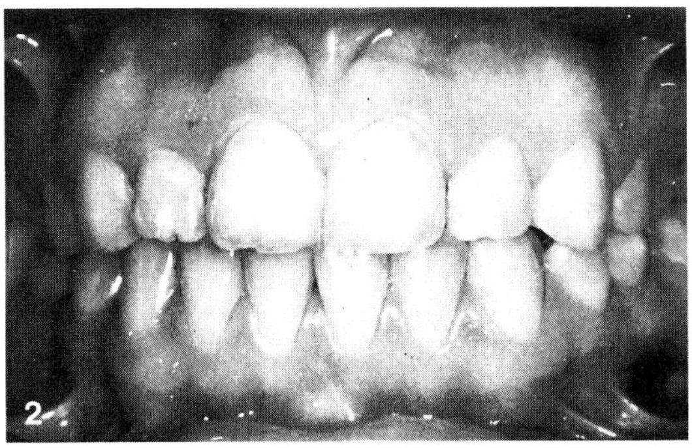

Abb. 130 *Mit offenem Biß vergesellschaftete Angle-Klasse II,1. Behandlungsaufnahme mit 7,6 Jahren (1). Zustand am Ende der Gebißentwicklung (2).*

Abb. 131 *Spätbehandlung eines offenen Bisses mit aktiven Platten (im Oberkiefer herausgelassen): brackets „aufgeklebt", Labialbogen modifiziert, sog. Druckbogen.*

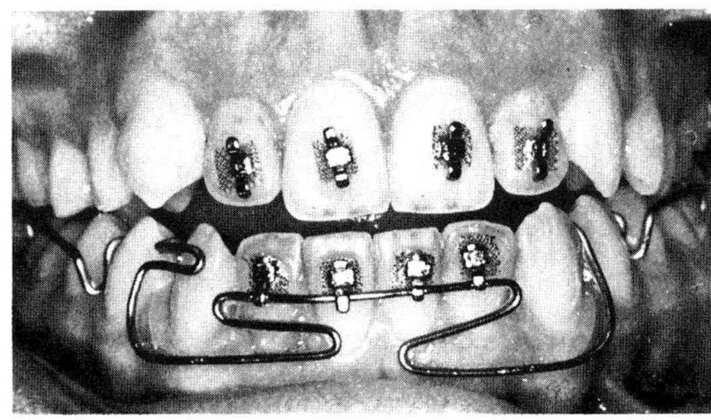

Seite 153 berichtet worden ist. Sie wirkt, da lutschoffene Bisse mit Lutschprotrusion einherzugehen pflegen, vor allem durch den Verlängerungseffekt bei der Retrusion der oberen Schneidezähne. Im übrigen schafft sie die Voraussetzung für eine spontane Bißnivellierung, indem sie weiteres Lutschen verhindert und, u. U. mit einem Zungengitter versehen, die Zunge aus den klaffenden Zähnen heraushält. Daß bei dieser Behandlung auch gleich noch Distalbisse verschwinden können, wurde auf Seite 154 erwähnt.

Das günstigste Behandlungsalter ist die Zeit der ersten Wechselgebißperiode, die Zeit also, in der bleibende Schneidezähne und Alveolarfortsätze gemeinsam wachsen (Abb. 130). Verpaßt man diesen frühen Termin, vor allem bei ausgeprägten Formen, nimmt die Behandlungsmöglichkeit mit rein kieferorthopädischen Mitteln schnell ab. Doch richtet sich die Wahl des Behandlungsalters auch nach der Ätiologie und den Begleitsymptomen. So kann z. B. ein mit Distalbiß einhergehender lutschoffener Biß selbst stärkeren Grades noch zur Zeit der zweiten Wechselgebißperiode erfolgreich behandelt werden, während ein auf progener Basis entstandener offener Biß nur mäßigen Grades schon Behandlungsschwierigkeiten bereitet.

4. Die Behandlung frontal offener Bisse

In der Regel ist der Offene-Biß-Aktivator das Behandlungsgerät der Wahl. Nur da, wo der offene Biß ausschließlich Folge einer Exversion der Schneidezähne ist und gleichzeitig Lücken vorhanden sind, die eine Aufrichtung der nach außen gekippten Zähne

zulassen, kommt auch die Behandlung mit Platten in Frage (s. Abb. 148b). Platten können sonst nur in Verbindung mit Spornbändern oder aufgeklebten „brackets“ benutzt werden (Abb. 131).
Der Offene-Biß-Aktivator wird gleichermaßen zur Zeit der ersten wie der zweiten Wechselgebißperiode benutzt und unabhängig davon, ob Neutral-, Distal- oder Mesialbiß besteht. Der Konstruktionsbiß wird, falls möglich, in Neutralbißposition genommen; Einzelheiten über Form, Herstellung und Wirkungsweise sind bereits besprochen worden (s. S. 90ff).
Wie bei jeder Aktivatorbehandlung sollten die Einzelzahnbögen vorher ausgeformt werden, obwohl man eine mit offenem Biß vergesellschaftete Protrusion der oberen Schneidezähne natürlich auch mit dem Labialbogen des Aktivators ausgleichen kann. Wichtig ist vor allem die vorherige Beseitigung frontaler Engstände. Denn verschachtelte Schneidezähne lassen sich nur schwer zur Verlängerung bringen, weil sie sich dabei gegenseitig behindern.

1. Die Beseitigung des auf Abbildung 132 dargestellten offenen Bisses und seiner Begleitsymptome dauerte 3,5 Jahre; es ist der gleiche Fall, von dem auch Abbildung 126 stammt. Die Ätiologie ist unklar; angeblich wurde nicht gelutscht. Schmelzhypoplasien sind vorhanden, aber in einer für Rachitis nicht charakteristischen Form (Längs- statt Querrillen). Neben dem offenen Biß lag ein doppelseitiger Distalbiß vor; auch Kreuzbiß war vorhanden, im Milchmolarenbereich nur im Sinne eines doppelten Höckerbisses.
Mit 8,5 Jahren wurde die Behandlung aufgenommen. Der obere Zahnbogen wurde gedehnt und gestreckt, der untere mit Hilfe einer Retentionsplatte gehalten. Nach dieser Vorbehandlung, die 0,9 Jahre dauerte, wurde ein erster Aktivator angefertigt. Nach einem Jahr war der Distalbiß beseitigt, der offene Biß auf Kopfbiß reduziert. In einer Phase mangelhafter Mitarbeit trat dann unter dem Aktivator eine Verengung des oberen Zahnbogens ein. Auch drohten die oberen Eckzähne in Außenstand zu geraten. Deshalb wurde der Oberkiefer mit einer Y-Platte noch einmal gedehnt und gestreckt und dann ein zweiter Aktivator angefertigt. Er mußte noch 0,5 Jahre getragen werden, bis das Endergebnis erreicht war.

2. Das Ausgangsmodell der Abbildung 133 stammt von einem 9,2jährigen Knaben. Neben dem offenen Biß bestanden ein hälftenungleicher Distalbiß – atypischerweise ohne inzisale Stufe – und ein doppelseitiger Kreuzbiß. Der Durchbruch der Schneidezähne war verzögert, im Oberkiefer mehr als im Unterkiefer, wofür der Engstand verantwortlich gewesen sein dürfte.
Bei der Planung dieser zunächst einfach erscheinenden, in Wirklichkeit schwierigen Behandlung war folgendes zu bedenken: Einmal mußte der Oberkiefer gedehnt werden, um später den distal liegenden Unterkiefer aufnehmen zu können. Darüber hinaus mußte gedehnt werden, um den doppelseitigen Kreuzbiß ausgleichen zu können. Und schließlich mußte diese Dehnung auch noch mit einer Streckung, im wesentlichen einer Protrusion der oberen Schneidezähne, kombiniert werden, um die dem Ausmaß des Distalbisses entsprechende inzisale Stufe zu bekommen. Das alles zusammen mußte automatisch aber den offenen Biß verstärken, den es gerade zu beseitigen galt!
Eine Serienextraktion bot sich an und wurde mit der Extraktion der vier c auch eingeleitet. Außerdem wurde im Oberkiefer eine aktive Platte eingesetzt, um den Kreuzbiß zu beseitigen. Da die Familie plötzlich verzog, wurden die Behandlungsunterlagen zur Weiterbehandlung an anderer Stelle mitgegeben.
Überraschenderweise kam die Familie jedoch nach etwa einem Jahr zurück. Der Junge trug noch immer die gleiche aktive Platte, deren

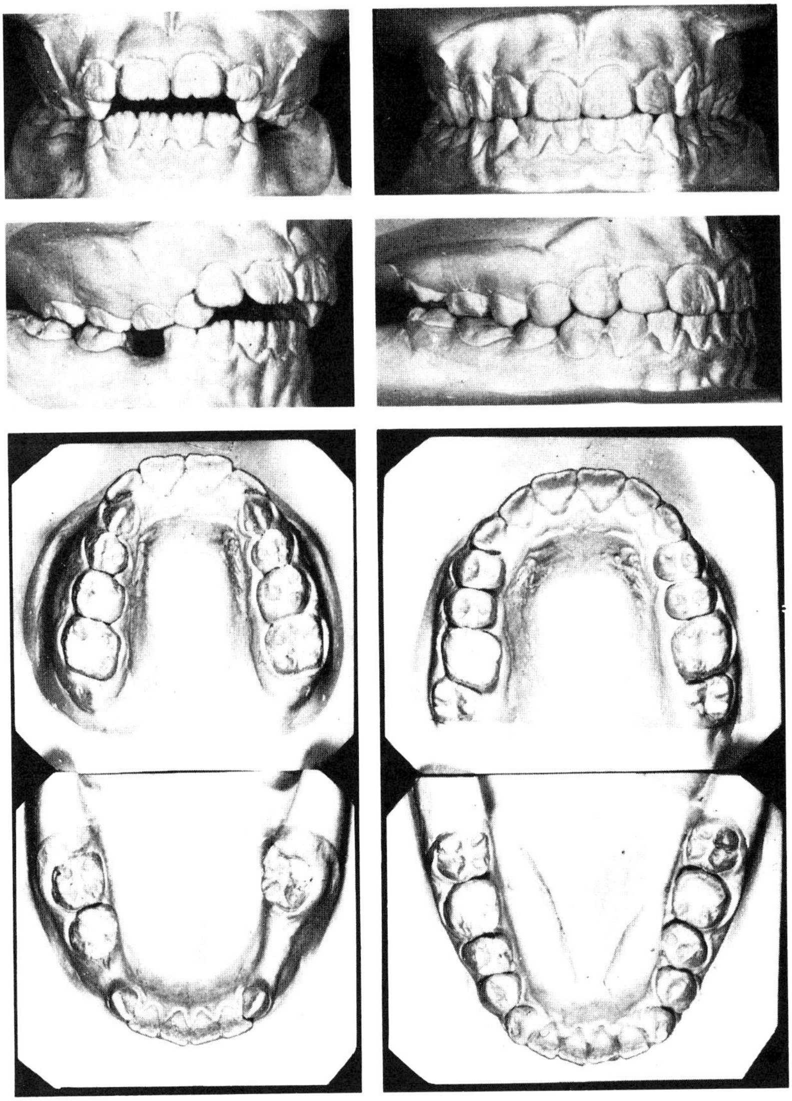

Abb. 132 *Links: offener Biß bei Angle-Klasse II,1. Doppelseitiger Kreuzbiß. Generalisierte Schmelzhypoplasie unklarer Ätiologie. 8,0jährige Patientin. Zunächst Lückenhalter im Unterkiefer. Aufnahme der aktiven Behandlung mit 8,5 Jahren. Behandlung mit aktiven Platten und Aktivator. Rechts: Abschlußmodell. Dauer der aktiven Behandlung: 3,5 Jahre.*

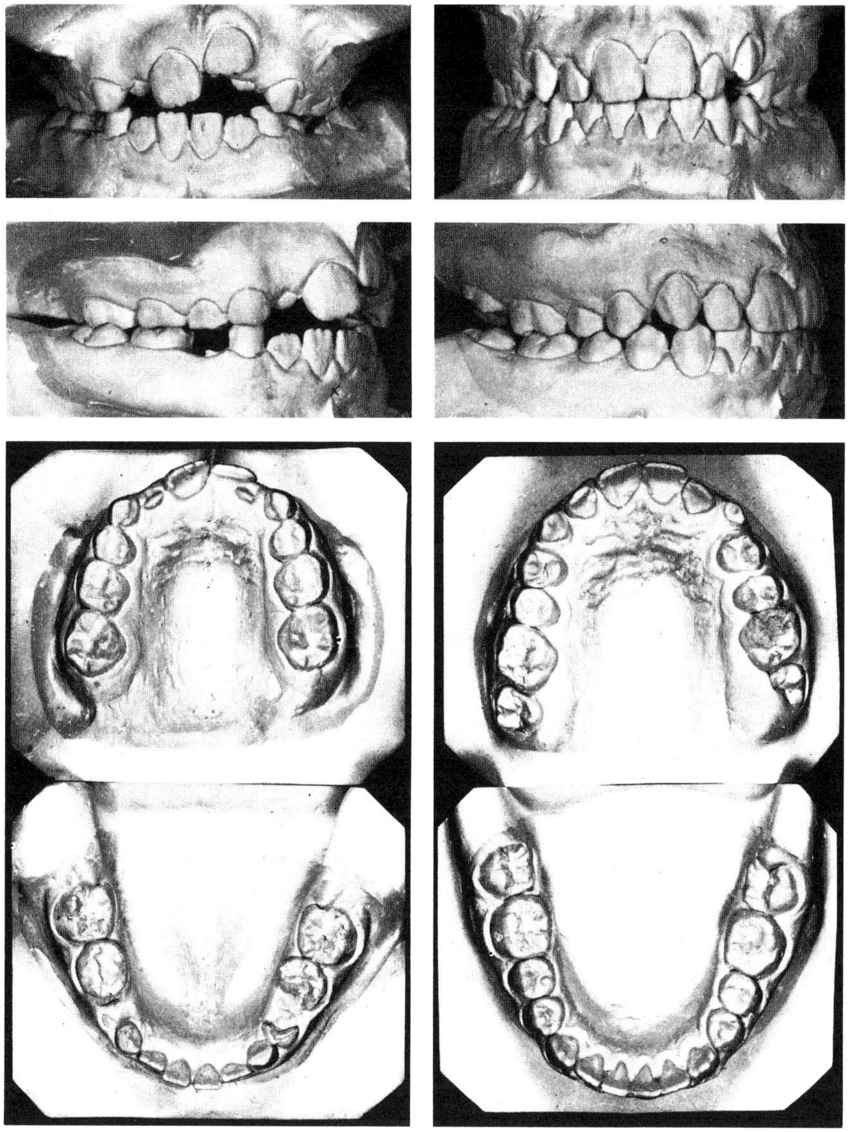

Abb. 133 *Links: offener Biß bei hälftenungleichem Distalbiß infolge mandibulärer Verschiebung nach rechts. Kreuzbiß. Keine inzisale Stufe, Engstand im oberen Frontzahngebiet.*
Extraktion aller vier c (und der tief zerstörten unteren m_1 und m_2) im Sinne einer Serienextraktion. Trotzdem sofort Oberkieferplatte, um Kreuzbiß auszugleichen.
Erneute Behandlungsaufnahme nach einem Jahr: Abbruch der Serienextraktion und Einordnung aller Zähne mit aktiven Platten. Bißnivellierung und Bißverschiebung mit Aktivator.
Rechts: Abschlußmodell kurz vor Beendigung der Behandlung (Fortzug). Dauer der Behandlung: 5,5 Jahre.

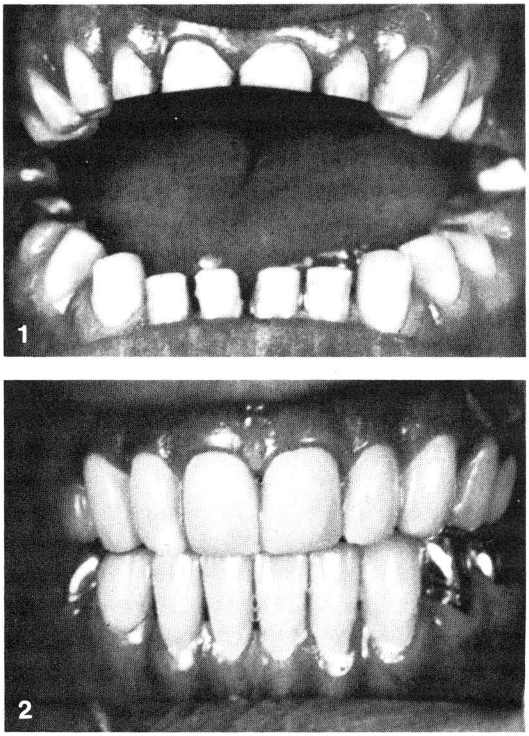

Abb. 134 *Offener Biß im Gefolge einer erblichen Schmelzhypoplasie (unvollständig dominanter, X-chromosomaler Typ). Nur die M_3 haben Kontakt. 22,3jähriger Patient. Ausgleich durch Osteomie. Überkronung sämtlicher Zähne (außerhalb durchgeführt).*

Abb. 135 *Depression eines oberen m_2 bis unter die Gingiva. P_2 verlagert. M_1 und P_1 über m_2 gekippt.*

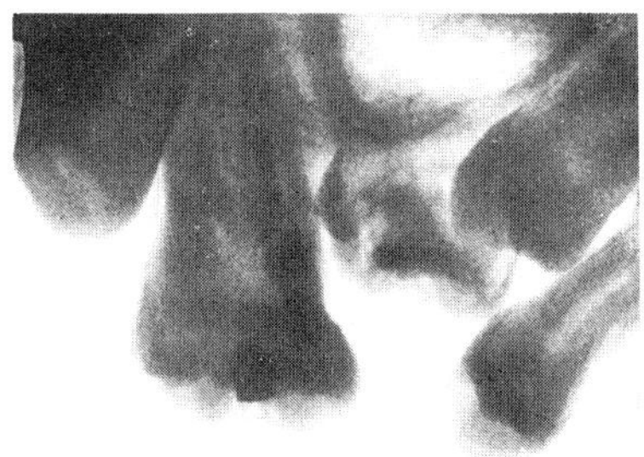

Schraube völlig aufgedreht war. Eine erneute Modell- und Röntgenanalyse ergab, daß eine Fortsetzung der Serienextraktion nicht nötig war. So wurde trotz ungünstiger Ausgangslage die Behandlung zu einem guten Ende gebracht, allerdings erst nach 5,5 Jahren! Die Beseitigung des Distalbisses und des offenen Bisses unter dem Aktivator dauerte im übrigen nur 0,9 Jahre. Das zweite Modell zeigt den Zustand des Gebisses kurz vor Abschluß der Behandlung, weil der Patient Berlin nun endgültig verließ. Die obere Retentionsplatte erhielt deshalb für den linken I_2, der noch nicht ganz im Zahnbogen stand, eine Protrusionsfeder, und der Labialbogen wurde mit Rückführschlaufen versehen, um die C vollständig einzuordnen.

Die Arbeit des zur Behandlung offener Bisse in der Regel benutzten Aktivators kann man erleichtern bzw. ergänzen, wenn man Frühkontakte im Seitenzahngebiet abschleift oder zu kurze Kronen hypoplastischer Frontzähne durch Jacketkronen verlängert. Hochgradige und therapieresistente Spätfälle sollte man mit festsitzenden Geräten, gegebenenfalls auch operativ behandeln, Abbildung 134 zeigt einen solchen Fall. Es handelte sich um die Sonderform eines offenen Bisses, die mit erblicher Schmelzhypoplasie einhergeht (s. Bd. 1, Abb. 69). Beides wird von einem dominanten X-chromosomalen Gen verursacht, weshalb man von diphäner Wirkung spricht. Gleiche Doppelwirkung hat auch ein autosomales dominantes Gen (s. Bd. 3).

5. Symptomatik des seitlich offenen Bisses

Bei eingenommener Schlußbißlage haben einzelne oder mehrere Seitenzähne keinen Kontakt. Der Zahndurchbruch muß allerdings abgeschlossen sein – oder es muß ein Grund erkennbar sein, weshalb er nicht beendet werden kann. Die beim Überstellen verkehrt überbeißender Schneidezähne unter der schiefen Ebene auftretenden seitlich offenen Bisse (s. Abb. 120a) sind nur vorübergehender Art und gehören deshalb nicht in dieses Kapitel.

Im 1. Band sind die im folgenden mehrfach gebrauchten Begriffe Retention und Depression erläutert und die Ursachen der ätiologisch verschiedenartigen seitlich offenen Bisse genannt worden. Soweit sie frühzeitig zu erkennen und durch prophylaktische Maßnahmen zu verhindern sind, komme ich im folgenden darauf zurück. Ein günstigstes Behandlungsalter gibt es im strengen Sinne nicht. Denn sobald seitlich offene Bisse entdeckt werden, müssen auch schon die geeigneten Gegenmaßnahmen eingeleitet werden. Eine Ausnahme machen nur die durch Milchmolarendepression entstandenen Formen, solange ihr Ausprägungsgrad gering ist.

6. Prophylaxe, Frühbehandlung und Wahl des günstigsten Behandlungsalters bei seitlich offenem Biß

a) Maßnahmen bei Milchmolarendepression

Milchmolarendepression ist die häufigste Ursache seitlich offener Bisse. Primär vermutlich eine zwischenzeitliche Ankylose während des Resorptionsprozesses und eine dadurch verursachte Längenwachstumsstörung des zugehörigen Alveolarfortsatzes (s. Bd. 3), kann es sekundär durch Druck von seiten der durchbrechenden und über sie geratenden Nachbarzähne zu einer Versenkung kommen, zuweilen bis unter die Gingiva (Abb. 135). Die Folgen bestehen darin, daß sich die bleibenden Nachbarzähne am offenen Biß beteiligen – sie kippen und entfernen sich dadurch von der Okklusionsebene – und daß dem Ersatzzahn, zumeist einem P_2, der nötige Platz zum Durchbruch genommen wird. Dann ist trotz operativer Entfernung des versenkten Milchzahnes mit einer spontanen Einstellung des Ersatzzahnes nicht mehr zu rechnen, und selbst die aktive Einordnung kann schwierig, ja unmöglich werden.

Solch exzessive Formen kann man verhindern, wenn man versenkte Milchzähne früh genug extrahiert und die Lücke bis zum Erscheinen des Ersatzzahnes offenhält. Da auf der anderen Seite bei einer Milchmolarendepression nur selten mit diesem schwerwiegenden Ausgang zu rechnen ist, kann immer erst abgewartet werden. Doch muß man regelmäßig kontrollieren, um mit der Extraktion auf keinen Fall zu spät zu kommen.

b) Vermeidung vom Kippungen im Seitenzahngebiet

Zumeist nur mäßig ausgeprägte und auf einzelne Zähne beschränkte offene Bisse im Seitenzahngebiet kommen durch Kippung zustande, wie sie vor allem nach Extraktion unterer Prämolaren oder Molaren auftreten. Daß solche Kippungen selbst im Zuge einer kieferorthopädischen Behandlung nicht immer ganz zu vermeiden sind, wurde schon an Hand der Abbildung 103 besprochen, weswegen ich nicht mehr darauf eingehe. Auf ähnliche Weise entstehen partiell offene Bisse nach vorzeitigem m_2-Verlust, vor allem der unteren: Die Nachbarzähne P_1 und M_1 besetzen die Lücke kippend und halten den später durchbrechenden P_2 in Halbretention (s. Abb. 67). Die Prophylaxe besteht in der rechtzeitigen Anwendung eines Lückenhalters und die Frühbehandlung in der sofortigen Öffnung der Lücke, in der Regel mit einer Distalschraube an einer aktiven Platte.

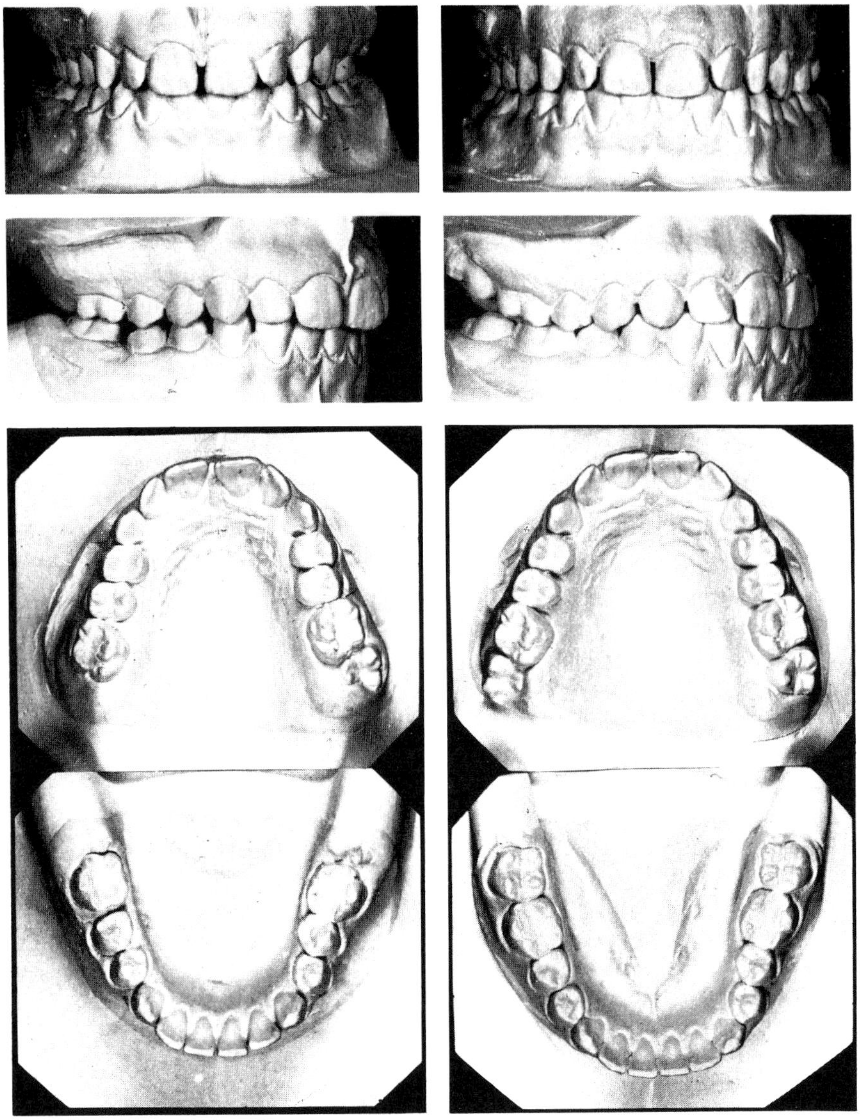

Abb. 136 a *Links: Distalbiß ohne inzisale Stufe. Trema mit hoch ansetzendem Lippenbändchen. 13,9jährige Patientin.*
Behandlung mit aktiven Platten und Aktivator. Zwischenzeitlich operative Entfernung des M_3 im Oberkiefer rechts.
Rechts: Abschlußmodell. Einstellung des rechten oberen M_2 nach 4,8 Jahren noch nicht ganz beendet. Dauer der aktiven Behandlung: 1,0 Jahr (Vergl. Abb. 32).

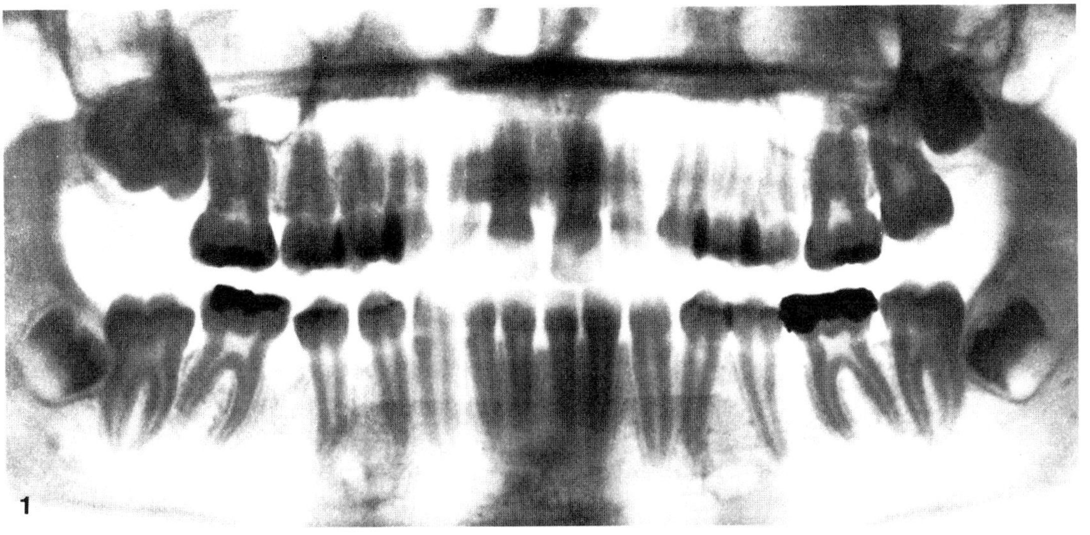

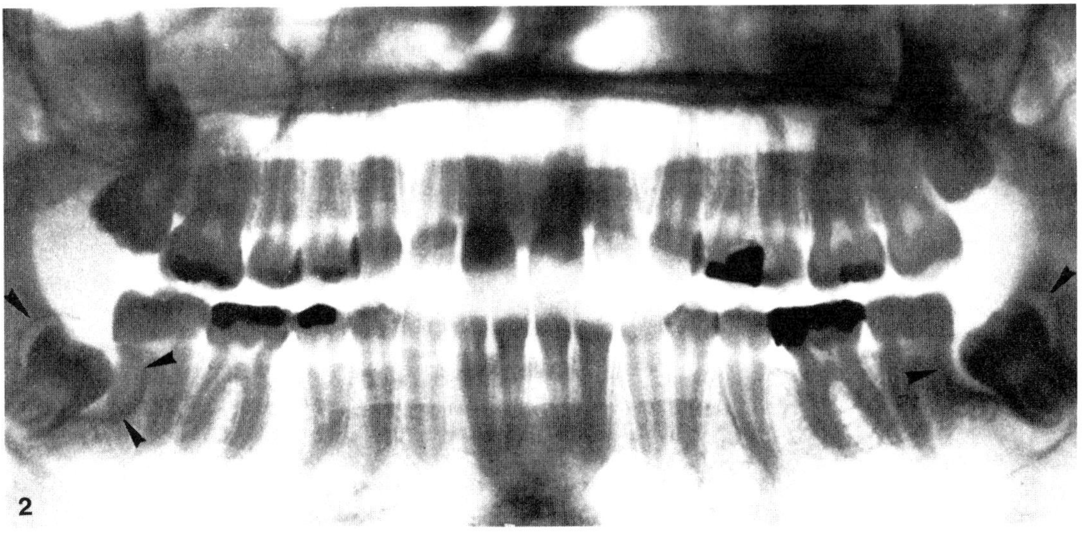

Abb. 136b

1 OPTG im Alter von 13,9 Jahren. M_3 statt hinter neben M_2 im Oberkiefer rechts. Dadurch gegenseitige Durchbruchsbehinderung.

2 OPTG im Alter von 18,7 Jahren. Stark verspätete Einstellung des M_2 nach operativer Entfernung des M_3. Zystische Erweiterung der Perikoronalräume an den unteren M_3 (Pfeile).

c) Vermeidung von Fehlern bei der Aktivatorbehandlung

Bei der Beseitigung von Distalbissen mit dem Aktivator können vorübergehend seitlich offene Bisse auftreten, wenn die Verlängerung der Seitenzähne zum Zwecke der Bißnivellierung mit der Bißverschiebung nicht Schritt hält. Doch kann auch ein Fehler beim Einschleifen gemacht worden sein: Entweder wurde der Kunststoff über einem Tuberculum *Carabelli* nicht vollständig entfernt, oder es wurde insgesamt zu schräg eingeschliffen. Bei den Kontrollsitzungen, vor allem bei tiefen Bissen älterer Patienten, ist auf erste Anzeichen zu achten und sofort nachzuschleifen. Anderenfalls müssen aktive Maßnahmen eingeleitet werden (s. u.).

d) Maßnahmen zur Verhinderung von Molarenretention

Am schwerwiegendsten sind seitlich offene Bisse im Gefolge einer Retention oder Depression (Reinklusion) erster und/oder zweiter, ja dritter Molaren. Denn das Kauvermögen wird stark herabgesetzt, und die Behandlungsmöglichkeiten sind begrenzt. Ja, es gelingt oft nicht einmal, den erkannten Vorgang einer Depression zu stoppen. Prophylaktisch ist nur bei drohender Retention etwas zu unternehmen. Wenn man im Röntgenbild z. B. erkennt, daß ein M_2 durch den benachbarten M_3 – gelegentlich auch durch einen Paramolaren – am Durchbruch behindert wird, muß der störende Zahn sofort entfernt werden. Leider wird man zumeist erst aufmerksam, wenn es schon zur deutlichen Durchbruchsverzögerung gekommen ist. Abbildung 136a zeigt einen Fall dieser Art im rechten Oberkiefer und Abbildung 136b die dazugehörigen Röntgenaufnahmen. Die Extraktion des M_3 ist also die einzig mögliche Frühbehandlungsmaßnahme. Die Einstellung des retinierten M_2 dauert in der Regel lange, erfolgt aber eigentlich immer spontan. Abbildung 137 zeigt eine entsprechende Situation im Unterkiefer.

7. Die Behandlung seitlich offener Bisse

Die mechanischen Möglichkeiten herausnehmbarer Geräte sind gering, bei den durch Retention oder Depression zustande gekommenen offenen Bissen im Molarengebiet oft sogar gleich Null: Das ergibt sich ohne weiteres aus den Abbildungen 138a und b. Von entscheidender Bedeutung sind deshalb die im vorhergehenden Abschnitt besprochenen Maßnahmen der Prophylaxe und Frühbehandlung. Wo sie versagen oder die Behandlung zu spät aufgenommen wird, gilt das Hauptaugenmerk zunächst der Aufrichtung der gekippten Nachbarzähne und der ausgiebigen Platzbeschaffung für die in Infraposition gehaltenen Zähne. Denn wie im Frontzahngebiet würden sich auch hier engstehende Zähne gegenseitig an der Verlängerung behindern. Nach der Platzbeschaffung wird ein Aktivator angefertigt, dessen Sperrzone im Bereich aller kontakthaltenden Zähne belassen wird, während sie im Bereich der klaffenden Zähne entfernt wird. Allerdings ist die spontane Verlängerungsneigung einzelner oder einiger weniger Seitenzähne oft nur gering, ganz im Gegensatz zur Verlängerungsneigung ganzer Seitenzahngruppen bei der Behandlung tiefer Bisse. Es bleibt dann nichts anderes übrig, als die Verlängerung mit Hakenbändern (Abb. 139) bzw. „aufgeklebten"* brackets und Gummizügen zu erzwingen. Der nächste Fall ist so behandelt worden.

Das Modell der Abbildung 140 zeigt nicht den Ausgangsbefund, sondern den Zustand nach zweijähriger, außerhalb durchgeführter kie-

* Es handelt sich in Wirklichkeit um Polymerisation: Ein als Adhäsiv bezeichneter Kunststoff polymerisiert unter UV-Licht und befestigt ein „bracket" ohne Band auf dem vorher angeätzten Schmelz. Auch ohne UV-Licht polymerisierende Kunststoffe sind jetzt im Handel.

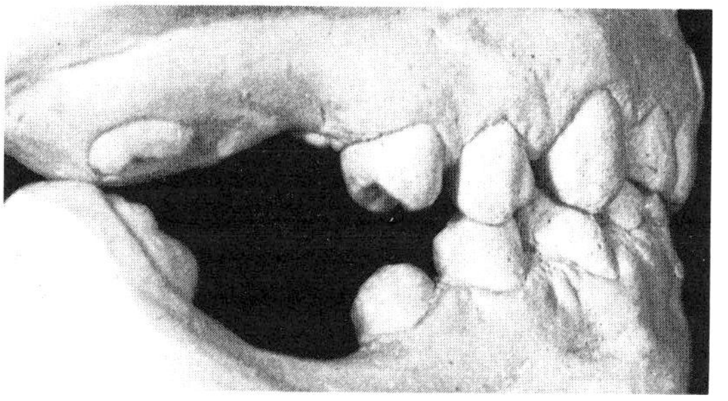

Abb. 138 a *Seitlich offener Biß durch Retention und Halbretention der oberen und unteren Molaren. Durch Kippung sind auch die P_2 am offenen Biß beteiligt.*

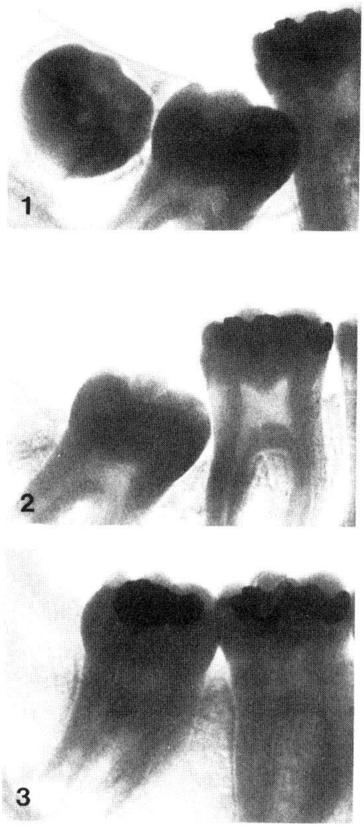

Abb. 137 *Verhakung eines unteren M_2 hinter M_1. 13,9jähriger Patient (1). Nach Entfernung des M_3 spontane Aufrichtung und Durchbruch (2), Einstellung des M_2 aber erst nach 2,3 Jahren vollendet (3).*

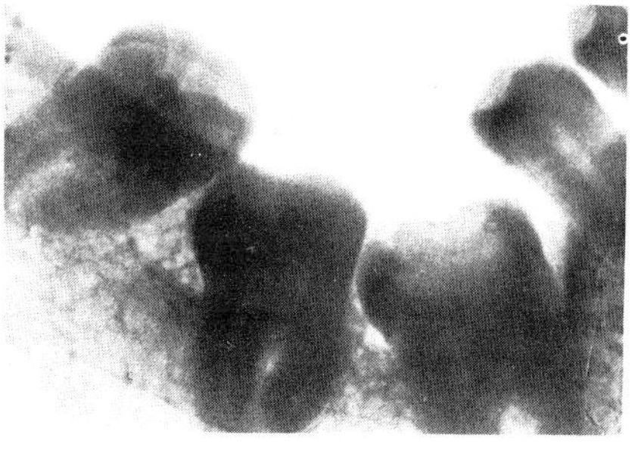

Abb. 138 b *Die retinierten und halbretinierten Molaren im Unterkiefer. Erst pulpitische Beschwerden am M_1 haben den Patienten im Alter von 23,4 Jahren zur Behandlung geführt. Kieferorthopädische Behandlung nicht möglich.*

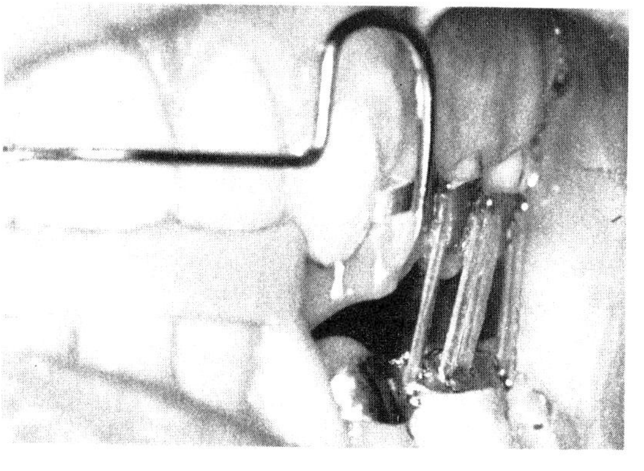

Abb. 139 *Behandlung eines seitlich offenen Bisses mit Aktivator, Spornbändern und Gummizug.*

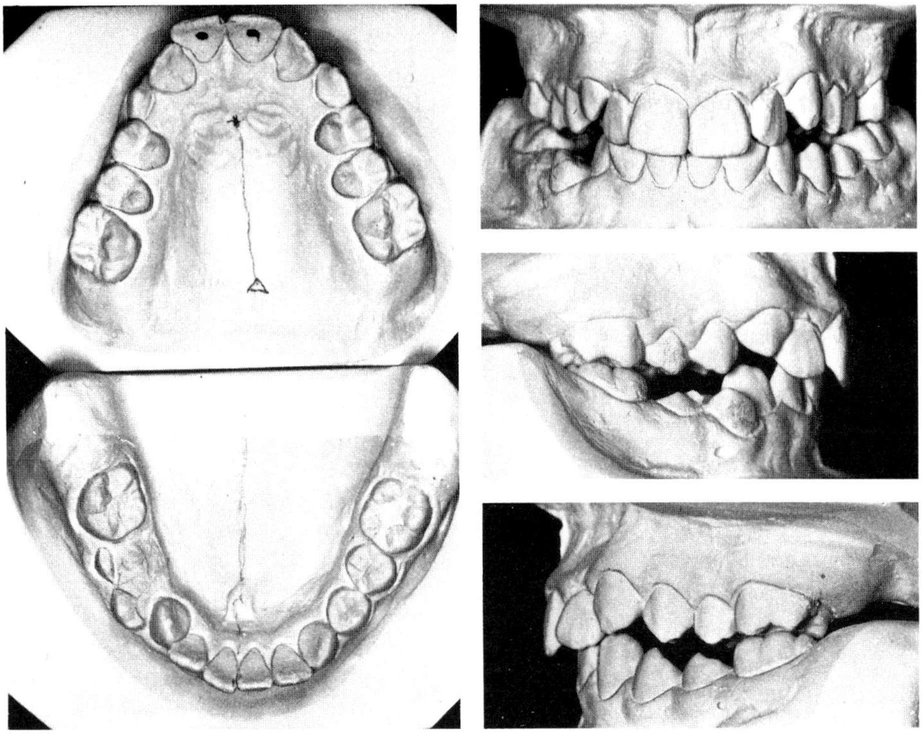

Abb. 140 a *Seitlich offener Biß nach 2,0jähriger, andernorts durchgeführter Behandlung. Platzmangel für obere C und P_1 unten rechts. P_1 im Kreuzbiß. Distalbiß. 12,3jährige Patientin.*

ferorthopädischer Behandlung. Neben dem seitlich offenen Biß beider Seiten lag ein Distalbiß vor, weitere Einzelheiten ergeben sich aus der Legende.

Da die M_2 kurz vor dem Durchbruch standen, wurde nur noch links, wo der Platzmangel geringer war, der zur Verlängerung der Prämolaren benötigte Platz durch Retrusion der Molaren gewonnen, rechts dagegen durch Extraktion. Da weiterhin der untere P_1 im Kreuzbiß stand und wegen des offenen Bisses eine gegenseitige Behinderung nicht zu befürchten war, wurden entgegen der Extraktionsregel, auf gleicher Seite gleiche Zähne zu extrahieren, im Unterkiefer P_1 und im Oberkiefer P_2 extrahiert. Nach Lückenschluß und Ausformung der Einzelzahnbögen (1,6 Jahre) wurde ein Aktivator angefertigt, der im Gebiet der Molaren schräg, im Gebiet der Prämolaren dagegen steil eingeschliffen wurde. Auf diese Weise gelang es, den seitlich offenen Biß links auszugleichen, rechts dagegen nicht. Deshalb wurden hier Prämolaren und Molaren bebändert und mit Gummizügen in Kontakt gebracht. Der verbliebene singuläre Antagonismus ist eine Folge der atypischen Extraktion.

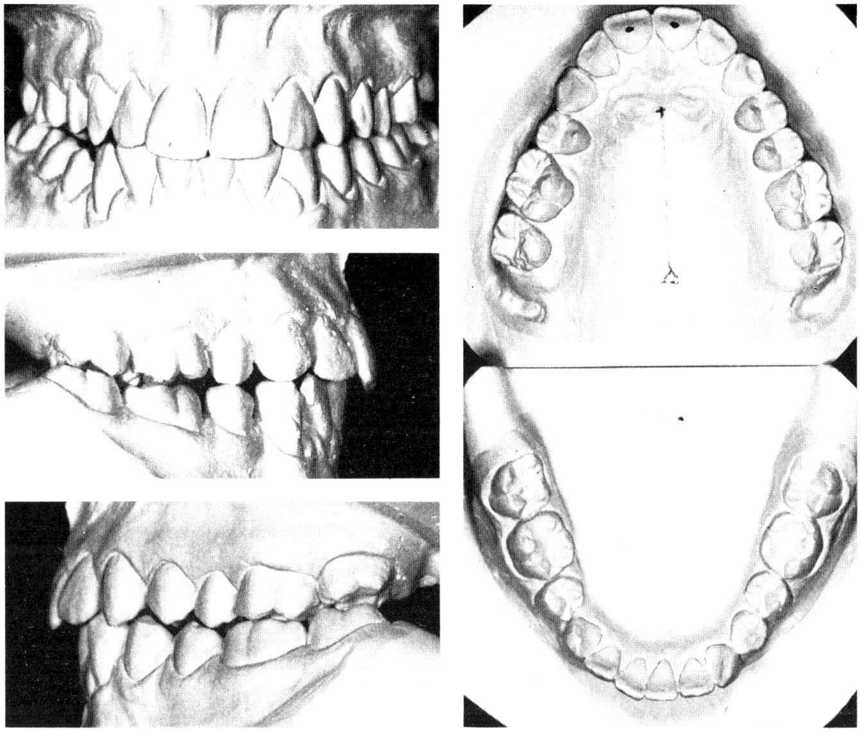

Abb. 140b *Nach Extraktion von P_2 oben rechts und P_1 unten rechts Behandlung mit aktiven Platten und Aktivator. Rechts wurde nur singulärer Antagonismus erreicht. Die Extraktion des P_1 auch im Oberkiefer (oder die Extraktion beider P_2) wäre zweckmäßiger gewesen. Dauer der Behandlung: 2,5 Jahre.*

VI. Kreuzbiß

1. Symptomatik

Kreuzbisse stellen transversale Bißstörungen im Seitenzahngebiet dar, die in sechs verschiedenen Formen auftreten (Bd. 1, S. 91). Für die Behandlung sind vor allem die beiden Extremvarianten seitlicher Scherenbiß und gekreuzter seitlicher Scherenbiß sowie der volle Kreuzbiß von Bedeutung. Denn die Zwischenformen können u. U. allein durch Beschleifen der Höckerabhänge beseitigt werden.

Neben der Form des Kreuzbisses und der Zahl der beteiligten Zähne kommt es auf die Art der Begleitsymptome an: Kreuzbisse stellen, wie offene Bisse auch, keine eigenständige Dysgnathieform dar, sondern sind Symptome im Rahmen sonstiger über- oder nebengeordneter Abweichungen. Mit diesen zusammen werden sie deshalb auch beseitigt; es war somit folgerichtig, auf die durch Kreuzbiß verursachten Komplikationen, vor allem bei der Behandlung von Patienten mit *Angle*-Klasse II,1, schon einmal einzugehen (s. S. 163–168). Trotzdem sollen die Probleme der Kreuzbißbehandlung – Kreuzbisse einzelner

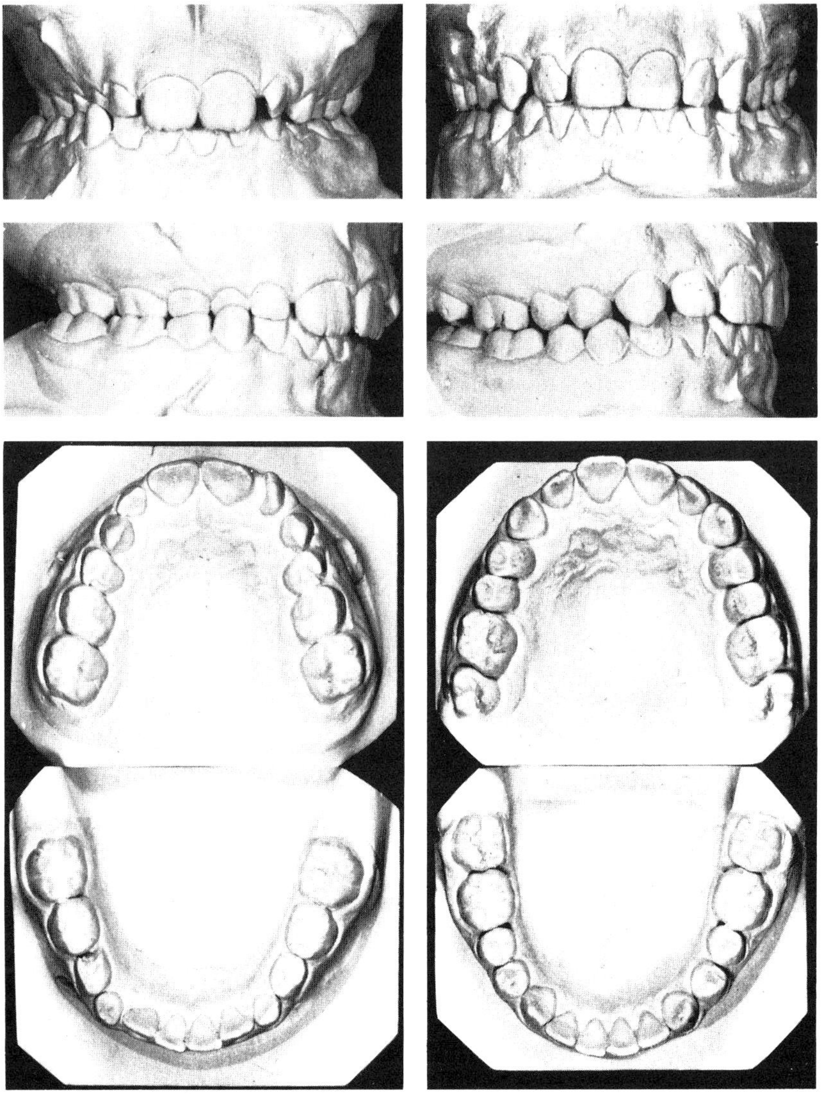

Abb. 141a *Links: rechtsseitiger Kreuzbiß und Distalbiß bei mandibulärer Verschiebung nach rechts. Rotation I_2 oben links, später palatinaler Durchbruch des P_2 oben rechts. 8,9jähriger Patient.*
Beide c rechts beschliffen. Aktive Platte mit medianer Schraube im Oberkiefer. Platte mit T-Klammer im Unterkiefer, danach Aktivator. Später erneut aktive Platten (s. Abb. 141 b).
Rechts: Abschlußmodell. Kein vollständiger Ausgleich der mandibulären Verschiebung. Durch Retrusion der oberen rechten Seitenzähne neutrale Verzahnung im P- und M-Bereich. Rechter C eingeschliffen. Dauer der aktiven Behandlung: 1,5 Jahre; nach palatinalem Durchbruch des P_2 erneut 0,5 Jahre.

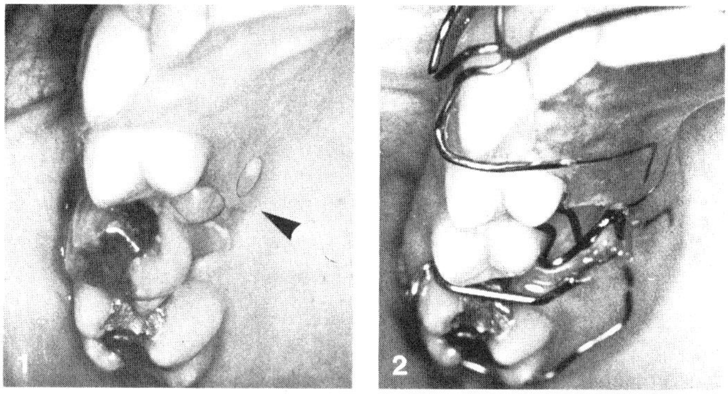

Abb. 141b
1 Palatiner Durchbruch des P_2 oben rechts (Pfeil).
2 Die zur Einordnung benutzte Platte mit geschlossener Bukkalfeder.

Zähne nehme ich aus, weil sie kaum Behandlungsschwierigkeiten machen – noch einmal zusammenhängend besprochen werden, zumal ein weiteres Problem dabei zur Sprache kommt: das der mandibulären Lateralverschiebung bzw. des artikulären Kreuzbisses. Diese Lateralverschiebung kann sowohl Ursache als auch Folge eines Kreuzbisses sein. Eine Entscheidung ist oft nicht mehr möglich, weil stets dento-alveoläre Anpassungserscheinungen im Sinne unilateraler Erweiterungen bzw. Verschmälerungen auftreten (s. Bd. 1). Die mandibuläre Verschiebung pflegt außerdem zu einer sagittalen Bißstörung in Form eines hälftenungleichen Distalbisses zu führen. Denn die Bewegung des Unterkiefers erfolgt nicht nur in lateraler, sondern auch in distaler Richtung und somit drehend, eine Bewegung, die auszugleichen schwierig sein kann (s. u.).

2. Prophylaxe, Frühbehandlung und Wahl des günstigsten Behandlungsalters

Kreuzbisse, zumeist in Form unilateraler voller Kreuzbisse, können schon während der Entwicklung des Milchgebisses in Erscheinung treten, z. B. durch Lutschen. Dann fehlen auch die sonstigen Lutschfolgen wie Protrusion der oberen Schneidezähne und offener Biß selten. Lutschprophylaxe bzw. rechtzeitiges Abgewöhnen des Lutschens ist somit stets auch Kreuzbißprophylaxe; ich gehe nicht noch einmal darauf ein.

Bezüglich der Frühbehandlung im reinen Milchgebiß gibt es einen Unterschied zu den ohne Kreuzbiß einhergehenden Lutschfolgen: Die Frühbehandlung mit einer Mundvorhofplatte verspricht hier wenig Erfolg. Die Kreuzbißbehandlung selbst steht ganz im Vordergrund. Und dafür kommt am ehesten eine Oberkieferplatte mit medianer Schraube in Betracht, also eine Frühdehnung. Obwohl bei einseitigem Kreuzbiß nur eine unilaterale Erweiterung nötig wäre, kann man den Zahnbogen bilateral erweitern: Der u. U. auftretende einfache Kantenbiß auf der „gesunden" Seite bildet sich durch die antagonistische Höckerführung bald spontan zurück. Die zwangsführenden, die Überstellung störenden Höcker der m_1 und m_2 sollte man nicht beschleifen – allenfalls die c, die bei den oft vorhandenen Zwangsführungen des Unterkiefers sowieso die Hauptschuldigen zu sein pflegen. Denn die erhaltenen Molarenhöcker stellen nach dem Überstellen den besten Rezidivschutz dar. Außerdem ist zu beachten, was für Kreuzbißbehandlungen generell gilt:

1. Die Oberkieferplatte muß bis zum Überstellen dauernd getragen werden – außer beim Essen.
2. Im Unterkiefer ist möglichst eine Retentionsplatte zu tragen, um das „Mitgehen" der unteren Seitenzähne zu verhindern.

Die günstigste Behandlungszeit ist die Zeit vor oder während der ersten Wechselgebißperiode. Dann kann man verhindern, daß die durchbrechenden M_1 überhaupt in eine Kreuzbißposition geraten, bzw. dafür sorgen, daß sie schnell wieder daraus befreit werden. Außerdem finden jetzt physiologischerweise transversale Erweiterungen der Zahnbögen statt, die es apparativ zu fördern bzw. abzuschwächen gilt, je nachdem, welche Art von Kreuzbiß vorliegt. Und schließlich werden so alle dento-alveolären und artikulären Anpassungserscheinungen im Gefolge des Kreuzbisses gewissermaßen im Keime erstickt, die bei späterer Behandlung erst mühsam korrigiert werden müßten.

3. Die Behandlung von Kreuzbissen

Da, wie schon erwähnt, über die Behandlung von Kreuzbissen teilweise im Rahmen der Behandlung spezifischer Dysgnathien berichtet worden ist, sollen nur noch zwei Fälle vorgestellt werden, bei denen die Beseitigung des Kreuzbisses im Vordergrund der Gesamtbehandlung stand.

1. Das Ausgangsmodell auf Abbildung 141a stammt von einem 8,9jährigen Knaben. Der Kreuzbiß auf der rechten Seite war Ursache oder Folge einer mandibulären Verschiebung nach rechts. Sie hatte zu einem rechtsseitigen Distalbiß von ½ Pb geführt, während links Neutralbiß bestand. Weitere Einzelheiten gehen aus der Legende hervor.

Bei Behandlungsbeginn wurden die beiden rechten c etwas gekürzt. Die Behandlung selbst wurde mit aktiven Platten eingeleitet. Die Oberkieferplatte enthielt eine mediane Schraube sowie eine Bukkalfeder für M_1 oben rechts, während an der Unterkieferplatte eine T-Klammer angebracht wurde (s. Abb. 21b), um mit ihrer Hilfe schnell aus dem Kreuzbiß herauszukommen.

Die Überstellung war nach 0,9 Jahren erreicht. Es schloß sich eine Aktivatorbehandlung zur Beseitigung des rechtsseitigen Distalbisses und des tiefen Bisses an. Sie wurde unterbrochen, als der obere rechte P_2 weit palatinal durchbrach und nach Extraktion seines Vorgängers aktiv eingeordnet werden mußte. Die dazu benutzte Platte ist auf Abbildung 141b dargestellt. Der zweite Aktivator erhielt eine Distalschraube gemäß Abbildung 38, weil sich der rechtsseitige Distalbiß nicht voll ausgleichen ließ; mandibuläre Verschiebungen und hälftenungleiche Distalbisse in ihrem Gefolge machen oft Behandlungsschwierigkeiten dieser Art, auch wenn man beim Konstruktionsbiß die Lateralverschiebung überkompensiert. Es empfiehlt sich deshalb, schon in der Phase der aktiven Vorbehandlung die oberen Seitenzähne auf der Seite des Distalbisses – bzw. des ausgeprägteren Distalbisses – zu retrudieren (s. S. 72 und 75). Ästhetisch störende Lücken sind im allgemeinen nicht zu befürchten, wie auch der nächste Fall zeigt.

2. Einen doppelseitigen Kreuzbiß bei einem 12,3 Jahre alten Mädchen zeigt das Ausgangsmodell der Abbildung 142. Infolge einer mandibulären Lateralverschiebung nach rechts war er rechts stärker ausgeprägt als links. Die Lateralverschiebung hatte außerdem zu einem rechtsseitigen Distalbiß geführt, und zwar um eine ganze Prämolarenbreite; Weiteres geht aus der Legende hervor.

Zwei Hauptschwierigkeiten galt es zu überwinden, wenn man das hohe Behandlungsalter einmal außer Betracht läßt: die Drehung des Unterkiefers zum Ausgleich des einseiti-

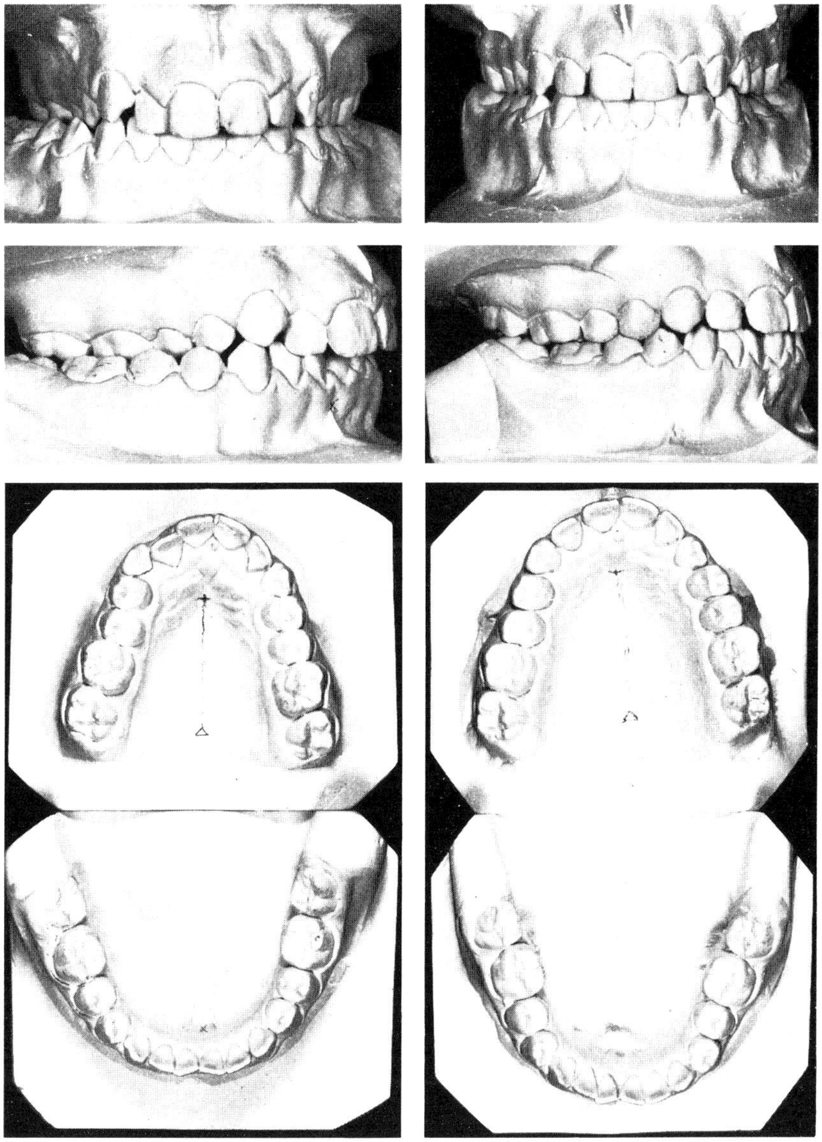

Abb. 142 *Links: doppelseitiger Kreuzbiß, links nur in Form des doppelten Höckerbisses. Rechtsseitiger Distalbiß von 1 Pb infolge ausgeprägter mandibulärer Verschiebung nach rechts. Frontaler Engstand. 12,3jährige Patientin.*
Keine Gaumennahterweiterung, obwohl sie indiziert war. Statt dessen Dehnung im Oberkiefer und Retrusion der rechten oberen Seitenzähne. Lingualbewegung der unteren Seitenzähne mit T-Klammern gem. Abb. 21b und damit Verschmälerung des unteren Zahnbogens von 2 mm bei P_1 und 4 mm bei M_1 – und zwar trotz frontalen Engstandes! Bißausgleich und Bißnivellierung mit Aktivator.
Rechts: Abschlußmodell. Engstand im Bereich der unteren I_1 belassen: Dehnung im Unterkiefer hätte eine zusätzliche Erweiterung des oberen Zahnbogens erforderlich gemacht.

gen Distalbisses und die Beseitigung des doppelseitigen Kreuzbisses. Beides setzte eine erhebliche Erweiterung des oberen Zahnbogens voraus. Deshalb war eine Überdehnung mit entsprechend großer Rezidivgefährdung zu befürchten. Da eine Gaumennahtsprengung, die hier indiziert gewesen wäre, abgelehnt wurde, wurde der untere Zahnbogen trotz frontalen Engstandes verschmälert, um die Erweiterung des Oberkiefers in Grenzen halten zu können. Dazu wurde im Unterkiefer eine aktive Platte mit aufgedrehter Medianschraube eingesetzt, die allmählich zugedreht wurde. Außerdem wurde rechts im Gebiet der M_1 und M_2, der Stelle des ausgeprägtesten Kreuzbisses, eine T-Klammer zur Lingualkippung angebracht. Das Ausmaß der so erreichten Verschmälerung geht aus der Legende hervor. Die obere Platte enthielt neben einer medianen Dehnschraube rechtsseitig noch eine Distalschraube vor M_1, um so den Ausgleich des einseitigen Distalbisses mit dem Aktivator zu unterstützen. Die Gesamtbehandlung dauerte 2,1 Jahre.

VII. Trema (Diastema mediale)

1. Symptomatik

Als Trema oder Diastema mediale wird im allgemeinen nur eine isolierte Lücke zwischen den oberen I_1 bezeichnet, sie darf also nicht mit sonstigen Frontzahnlücken vergesellschaftet sein. In praxi nimmt man es allerdings nicht so genau und läßt mindestens kleinere Lücken gelten (Abb. 143).

Ein Trema wird als echt bezeichnet, wenn es mit einem hoch ansetzenden Lippenbändchen vergesellschaftet ist, vor allem aber andere Ursachen fehlen, die die Lücke zwischen den I_1 erklären könnten. Sonst, z. B. bei Unterzahl der oberen I_2, wird es als unecht bezeichnet, auch wenn es sich bezüglich seiner Breite und des Bandansatzes in nichts von einem echten Trema unterscheidet. Tatsächlich ist die Unterscheidung vage, weil Zahnzahl, Zahnbreite, Kiefergröße, sagittale Achsenstellung der I_1 und Lippenbandansatz ätiologisch immer mit hineinspielen, wie eine Analyse von 300 Tremabehafteten gezeigt hat (*S. Herrmann* 1975). Ich gehe erst im 3. Band näher darauf ein, erwähne aber, daß es zweckmäßig ist, nur zwischen einem Trema mit hoch ansetzendem Lippenbändchen und einem ohne hoch ansetzendes Lippenbändchen zu unterscheiden.

Bei der Behandlung mit herausnehmbaren Geräten sind mehrere Faktoren zu berücksichtigen. Da ist zunächst die Breite der Lücke und die Achsenstellung der I_1 in transversaler Richtung: Beides variiert erheblich, wie Abbildung 144 schematisch andeuten soll. Kleine Lücken sind natürlich einfacher zu beheben als große, und zur Schneidekante hin divergierende Längsachsen günstiger zu beurteilen als parallele oder gar konvergierende; ich komme darauf zurück. Weiter kommt es auf die sagittale Achsenstellung der Schneidezähne an: Kann man die Lücke durch Retrusion einer gleichzeitig exvertierten Front schließen, wenn auch nur teilweise, ist das günstiger, als wenn man das nicht kann. Und schließlich kommt es auf die Verhältnisse distal der I_1 an. Hier können alle Zähne korrekt stehen, es können aber auch weitere Lücken oder Engstände vorhanden sein, wie aus Abbildung 145 hervorgeht. In diesem Punkt sind Fälle mit weiteren Lücken ungünstig und die mit Engstand günstig zu beurteilen, weil der Engstand zum Trema hin aufgelöst oder doch gemildert werden kann.

Soweit zu den für den Lückenschluß relevanten Faktoren. Für die Gesamtbehandlung kommt der Zustand des Lippenbändchens

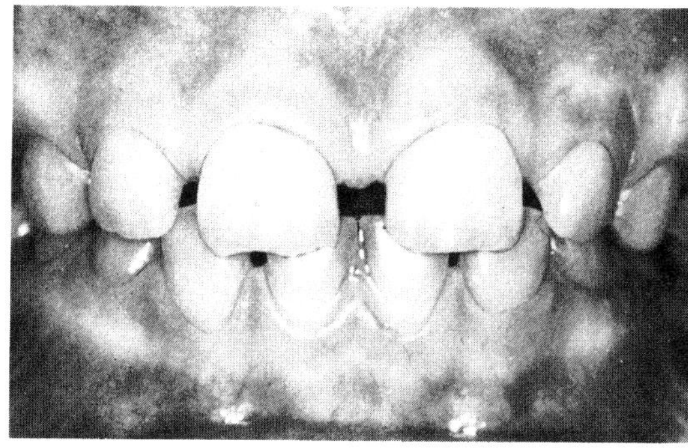

Abb. 143 *Bei insgesamt lückiger Frontzahnstellung wird die Diagnose „Trema“ vor allem dann gestellt, wenn die Lücke zwischen den I_1 größer ist als die zwischen I_1 und I_2. Vergleiche Abbildung 145 (2).*

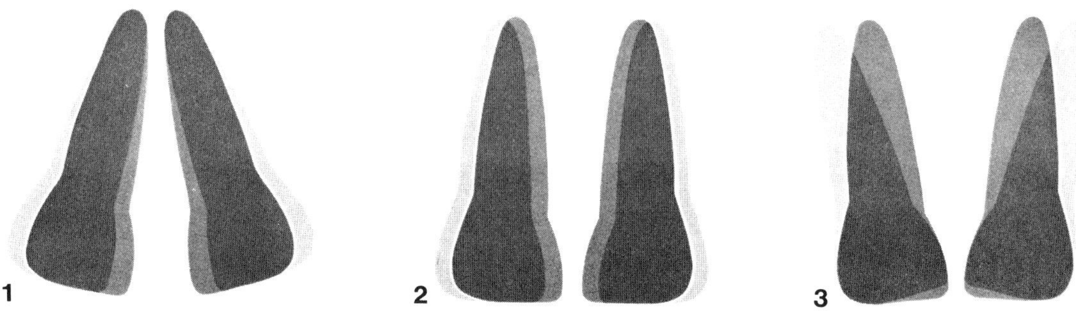

Abb. 144 *Das Ausmaß der Lücke zwischen den oberen I_1 variiert ebenso wie die Längsachsenstellung der die Lücke begrenzenden I_1 von Trema zu Trema.*

hinzu, wobei vor allem an die Höhe seines Ansatzes, aber auch an seine Textur gedacht wird: Je höher der Ansatz und je derber die Bandbeschaffenheit, desto eher sollte man sich zur operativen Verlegung entschließen. Sie ist u. U. auch eine prophylaktische Maßnahme.

2. Prophylaxe, Frühbehandlung und Wahl des günstigsten Behandlungszeitpunktes

Die Beobachtung, daß die oberen I_1 nicht selten kontaktlos durchbrechen, mit dem Durchbruch der I_2, ja manchmal erst mit dem Durchbruch der C aber noch Kontakt bekommen, hat dazu geführt, von den echten und unechten Tremen noch das physiologische Trema abzugrenzen (Abb. 146). Bezüglich der Prophylaxe hat das den Nachteil, daß man im konkreten Fall erst nach dem Durchbruch der C sicher weiß, ob es tatsächlich ein physiologisches Trema war. Denn die sogenannten echten und unechten Tremen entwickeln sich zu gleicher Zeit und in gleicher Weise, und für sie käme Prophylaxe dann zu spät.

So wird man also den Durchbruch der I_2 und C nicht abwarten, den klinischen und röntgenologischen Gesamtzustand ins Auge fassen und prophylaktische Maßnahmen in die

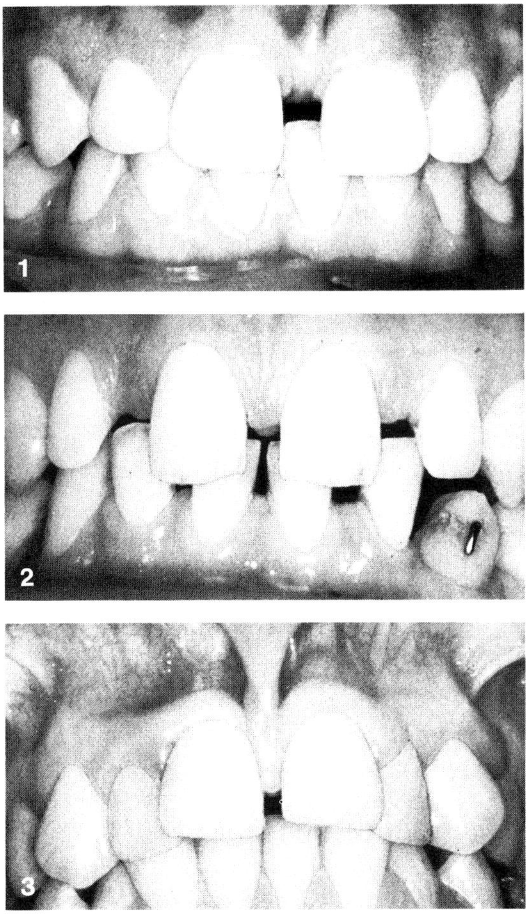

Abb. 145
1 Trema im engeren Sinn: weder Lücken noch Engstand distal von I_1.
2 Trema mit weiteren Lücken im Frontzahngebiet – oder generalisierte Lücken als Folgen eines Mißverständnisses zwischen Zahn- und Kiefergröße?
3 Trema mit Engstand im I_2-C-Bereich.
Beachte die Unterschiede der Bandansätze und der Bandtextur auf den drei Abbidlungen!

Abb. 146 *Physiologisches Trema bei Durchbruch der I_1: Es kann sich spontan ausgleichen, braucht es jedoch nicht.*

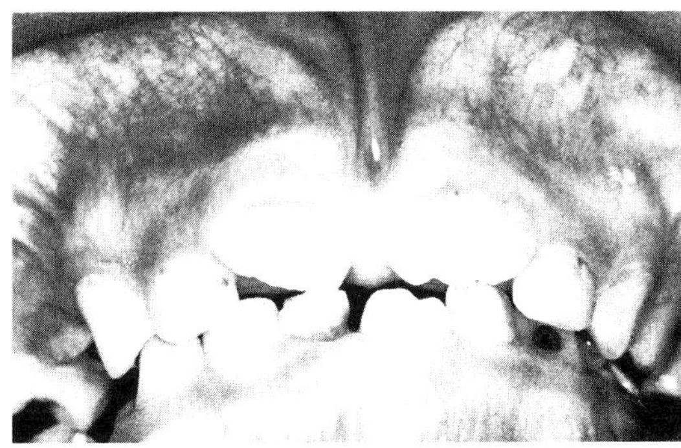

Wege leiten, wo das geboten erscheint. Das ist der Fall, wenn mit dem Durchbruch der beiden I_1 eine Lücke von mehr als 1 mm Größe erscheint, die von einem kräftigen, hoch ansetzenden Lippenbändchen begleitet wird. Dieses Lippenbändchen, gleich ob Ursache oder Folge des Tremas, behindert auf jeden Fall das spontane Zusammenrücken der I_1, wie *E. Bergström* u. Mitarb. (1962) nachgewiesen haben. Sie operierten bei etwa der Hälfte einer Gruppe von 40 Tremabehafteten (Mindestbreite 1 mm) das Lippenbändchen und unterließen es bei der anderen Hälfte. Das Resultat: Nach 0,5 Jahren war die Lücke in der operierten Gruppe durchschnittlich um 1,14 mm verkleinert, in der Kontrollgruppe lediglich um 0,29 mm. Und nach zwei Jahren hatte sich das Trema in der ersten Gruppe in vierzehn, in der zweiten Gruppe dagegen nur in zwei Fällen völlig geschlossen.
Diese Zahlen sprechen für sich, widerlegen auf der anderen Seite aber auch nicht das Argument der Operationsgegner – es gibt viele –, daß die Beseitigung eines Tremas

grundsätzlich ohne Verlegung des Lippenbandansatzes möglich sei. Damit haben sie recht. Da der kleine Eingriff aber nicht nur den spontanen, sondern auch den künstlichen Tremaschluß beschleunigt und ihn rezidivsicherer macht, sollte man sich bei allen hoch ansetzenden und derben Lippenbändchen zur Operation entschließen – am besten schon während des Durchbruches der I_2, um deren Mesialdruck auszunutzen.

Was den günstigsten Zeitpunkt der kieferorthopädischen Behandlung anbelangt, so ist eine pauschale Empfehlung nicht möglich. Denn er richtet sich neben der Breite der Lücke auch nach den Begleitsymptomen. Im allgemeinen ist die Zeit der beginnenden zweiten Wechselgebißperiode empfehlenswert, weil dann die Mesialbewegungen ausgenützt werden können, die im Zusammenhang mit der Entwicklung und dem Durchbruch der M_2 im Bereich der Stützzonen ablaufen und die durch gezieltes Verschmälern bzw. Extrahieren der Milchmolaren ‚unterstützt werden können. Denn die Lücke zwischen den I_1 muß letztlich durch Protrusion sämtlicher Zähne und nicht nur der I_1 und I_2 geschlossen werden.

3. Die Behandlung des Tremas

Die meisten Lücken, die 1 oder 2 mm Breite nicht überschreiten (und dann von manchen Autoren fälschlicherweise den Tremata nicht zugerechnet werden), werden im Zuge allgemeiner kieferorthopädischer Maßnahmen, z. B. mit Mesialfedern am Aktivator (s. Abb. 42), beseitigt. Ich gehe darauf nicht ein und beschränke mich auf schwierigere Fälle mit einer Lückenbreite vom mindestens 2 mm und nach Abschluß des Zahnwechsels.

1. Die Behandlung beginnt mit der Umschneidung und Ablösung des Lippenbändchens einschließlich eines interdental liegenden Papillenstiels, der Entfernung von Resten der in die Sutur einstrahlenden Faserbündel mit einem kleinen Rosenbohrer, der Mobilisierung der Mukosa mit einem Raspatorium und der Naht. Eine Osteotomie im Bereich des interdentalen Septums ist dagegen unnötig, ja falsch. Einmal besteht die Gefahr der Verletzung der I_1-Wurzeln, zum anderen widersteht der sich ausbildende Kallus der Druckresorption länger als mineralisierter Knochen: Der Lückenschluß würde also eher verzögert als beschleunigt. Die Wundnaht erfolgt nur im Bereich der Mucosa vestibularis, nicht im Bereich der Gingiva propria. Hier erfolgt die Heilung innerhalb von Tagen über die offene Granulation (Abb. 147).

2. Nach der Wundheilung beginnt die kieferorthopädische Behandlung. Muß der Oberkiefer trotz der Lücke gedehnt werden, z. B., weil der obere Zahnbogen für die Aufnahme eines distal liegenden Unterkiefers verbreitert werden muß, kann eine Dehnplatte mit gekreuzten Fingerfederchen gemäß Abbildung 99 benutzt werden. Bei der Dehnung schließt sich automatisch auch die Lücke. Nachteilig ist oft der hohe Ansatzpunkt der Federchen. Denn er führt zur Mesialkippung, die nur dann erwünscht ist, wenn – bzw. solange – die beiden I_1 nach distal geneigt sind. Zweckmäßiger sind deshalb am Labialbogen angelötete Mesialfedern. Sie kommen vom Vestibulum her, wo ihnen relativ tiefe interdentale Nischen zum Kraftangriff zur Verfügung stehen und wo sie vor allem in ihrer Höhenlage modifiziert werden können. So liegt auf Abbildung 148a z. B. das Arbeitsende für den linken I_1 hoch, weil dieser Zahn noch nach mesial gekippt und dadurch aufgerichtet werden muß, für den rechten I_1 dagegen tief, weil es hier auf körperliche Bewegung ankommt. Anfang und Ende der Behandlung gehen aus Abbildung 148b hervor. Ein zusätzlich vorhandener offener Biß, Folge einer bialveolären Protrusion, wurde ausschließlich durch Einwärtskippung der oberen und unteren

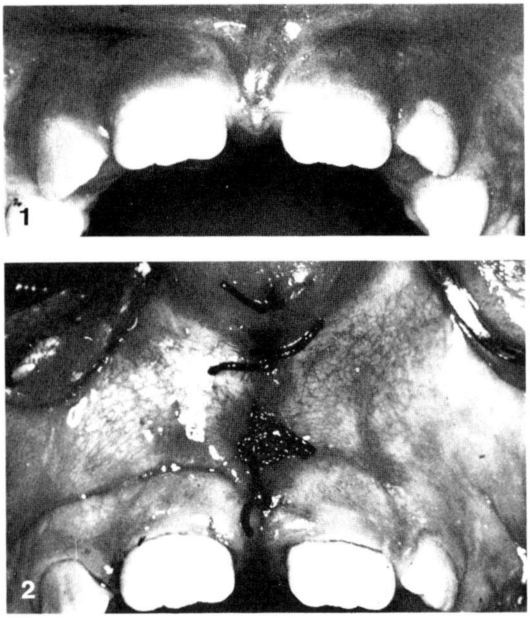

Abb. 147 *Unabhängig von der Diagnose (echt – unecht – physiologisch) sollte bei hohem Bandansatz der Ansatz chirurgisch verlegt werden, sobald die I_2 durchbrechen.*

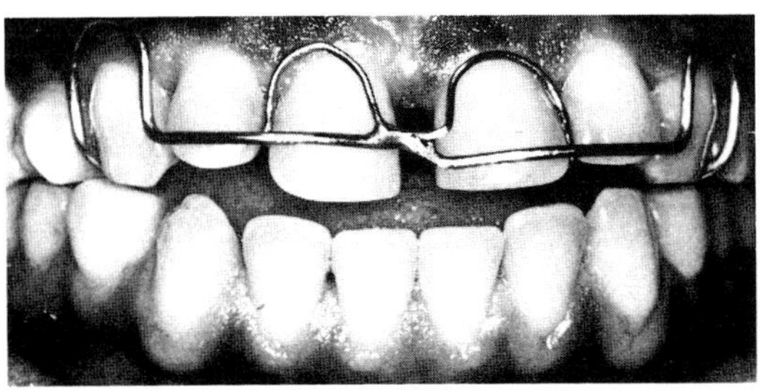

Abb. 148a *Tremabehandlung mit angelöteten Mesialfedern am Labialbogen. Wo körperliche Bewegung erforderlich ist, liegt das Arbeitsende tief, d. h. unmittelbar über der Spitze der interdentalen Papille; wo Kippung erforderlich ist, liegt es hoch, d. h. knapp unter der Schneidekante. Beseitigung des durch bialveoläre Protrusion verursachten offenen Bisses allein durch den Effekt der indirekten Verlängerung bei Retrusion der Schneidezähne mit Hilfe von Labialbögen an aktiven Platten.*

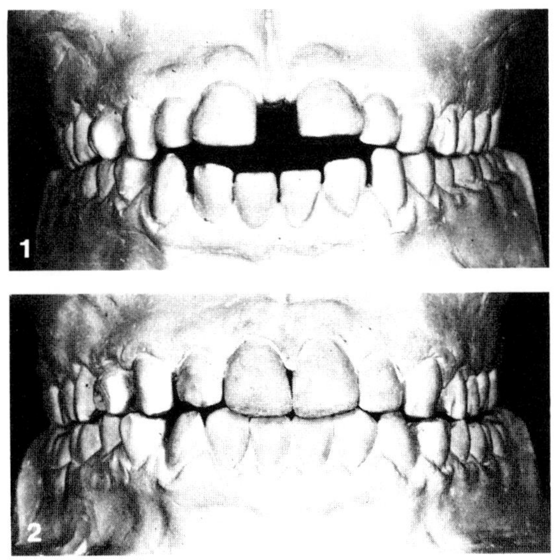

Abb. 148b *Modelle vor und nach der Behandlung. Chirurgische Verlegung des Bandansatzes vor Aufnahme der kieferorthopädischen Behandung. 30jähriger farbiger Patient. Dauer der Behandlung: 1,1 Jahre.*

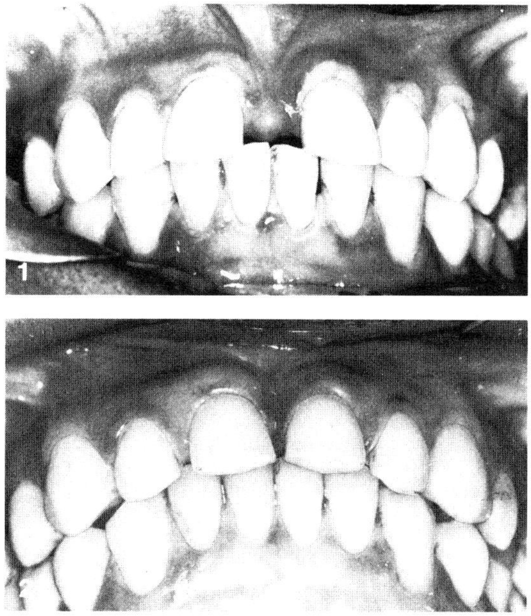

Abb. 149 *Trema mit hoch ansetzendem Lippenbändchen, Lückenbreite: 6 mm. Behandlung mit Mesialfedern am Labialbogen gemäß Abbildung 22. Vorher Lippenbandexzision. 33jährige farbige Patientin. Dauer der Behandlung: 1,3 Jahre.*

Schneidezähne mit Hilfe aktiver Platten geschlossen, also durch den Effekt der indirekten Verlängerung. Diese Mesialfedern am Labialbogen haben sich so bewährt, daß auf die früher oft benutzten Bänder mit Teilbögen und Gummizug verzichtet wird. Abbildung 149 zeigt ein weiteres Behandlungsbeispiel. Bei erwachsenen Patienten ist übrigens trotz der Lippenbandexzision stets eine ausgiebige Retentionsphase vorzusehen. Denn es werden hier nicht mehr alle Seitenzähne nach vorn geführt, was automatisch stabilisierend wirkt, sondern es wird die breite Lücke zwischen den I_1 gleichmäßig auf die Front verteilt: ein lange instabiler Zustand.

3. Noch immer kommt es vor, daß nach Exzision des Lippenbändchens einfach Gummibänder über die beiden I_1 gestülpt werden, um das Trema gewissermaßen nebenbei zu schließen. Die Folgen sind in der Regel verheerend, weil es über kurz oder lang zum Verlust der I_1 kommt. Denn entgegen der Erwartung ist der Gingivalsaum kein Hindernis für einen gespannten, nach physikalischen Gesetzen an den konvergierenden Approximalflächen der I_1 zum Apex hin vorkriechenden Gummiring. Offenbar in einer einzigen Nacht verschwindet er unter der Gingiva und dringt dann allmählich im Periodontalspalt weiter vor. Dabei wird auch die Lamina dura der Alveole und werden Teile des retroalveolären Spongiosaraumes abgebaut, weil der Gummiring dicker ist als der Periodontalspalt breit.

Der ganze Vorgang scheint sich fast schmerzlos abzuspielen. Möglich ist auch, daß anfängliche Schmerzen beim Eindringen des Gummirings in die Gingiva vom Operations-

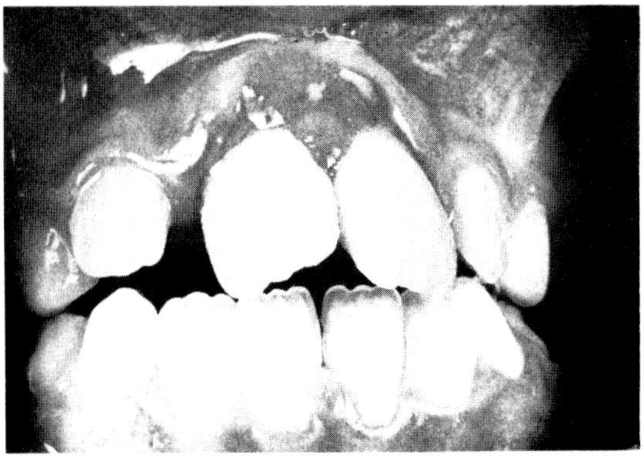

Abb. 150 *Zustand nach operativer Verlegung des Lippenbandansatzes und Tremabeseitigung vermittels ungesicherter Gummiringe: Granulationsgewebe zwischen den I_1, hochgradige Lockerung der Zähne, Verlängerung (zugehörige Röntgenaufnahme s. Abb. 152 [1]). 9,4jährige Patientin.*

nachschmerz überlagert werden. Da der erste Gummiring, sobald er nicht mehr sichtbar ist, versehentlich abgestreift zu sein scheint, wird oft ein zweiter, ja ein dritter nachgegeben.

Klinisch ähnelt der Zustand einer lokalisierten marginalen Parodontitis: livide, manchmal hyperplastische Gingiva, Taschenbildung, vor allem zwischen den I_1 und I_2, und allmähliche Zahnlockerung. Was von Anfang an anders ist und stutzig machen müßte, ist eine zunehmende Verlängerung der beiden I_1: Die Schneidekanten überragen bald beträchtlich das Niveau der übrigen Zähne. Auch verkümmert alsbald der zugehörige Teil der apikalen Basis. Außerdem divergieren die Kronen der I_1 schneidekantenwärts, oder sie stehen winklig zueinander – natürlich als Folge des vom Gummiring bewirkten apikalen Engstandes (Abb. 150).

Wenn die Gummiringe entfernt werden, bevor erhebliche Taschen und Zahnlockerungen aufgetreten sind, wird man versuchen, die Zahnstellung zu korrigieren und die Zähne so lange wie möglich zu erhalten. Aber da eine Intrusionsbewegung der verlängerten I_1 nicht möglich ist und eine Ausheilung der tiefen, oft schon bis ins apikale Wurzeldrittel reichenden Knochentaschen trotz Kürettage nicht zu erfolgen pflegt, ist die Prognose bezüglich einer dauerhaften Erhaltung schlecht. Um dazu beizutragen, Kunstfehler dieser Art in Zukunft zu vermeiden, soll die Darstellung eines solchen Falles, der auch in parodontologischer Hinsicht bemerkenswert ist, folgen.

Ein 9,8jähriges Mädchen wurde von der Mutter wegen zunehmender Kippung und Verlängerung der oberen I_1 zur kieferorthopädischen Behandlung gebracht. Die beiden Zähne waren kaum gelockert und nicht schmerzempfindlich. Die Gingiva war unauffällig (Abb. 151a). Bemerkenswert war dagegen der Röntgenbefund (Abb. 151b): Im unteren Wurzeldrittel beider I_1 befanden sich ampullenförmige, scharf begrenzte, aber ungleich große Verbreiterungen des Periodontalspaltes; der übrige Spalt war zwar unscharf begrenzt – vor allem rechts –, sonst aber ohne Besonderheiten.

Die Anamnese: Vor etwa einem Jahr sei das Lippenbändchen wegen einer etwa 1,5 mm breiten Schneidezahnlücke operiert worden. Kurz darauf hätten sich Entzündungen und Schwellungen eingestellt, weshalb mehrere Wochen lang ein Antibiotikum gegeben worden sei, unter dem beides allmählich abgeklungen sei. Die Frage, ob nach der Operation ein Gummiring über die Zähne gelegt worden sei, wurde zunächst verneint, später dahingehend korrigiert, daß gleich nach der Operation ein solcher Ring übergestreift worden sei. Er sei aber schnell verlorengegangen, weshalb man ihn vergessen habe.

Klinischer und röntgenologischer Befund wurden danach gedanklich so rekonstruiert: Nach der Operation wurde ein Gummiring über die I_1 geschoben. Die auftretenden Beschwerden wurden fälschlich als Infektion der Operationswunde ge-

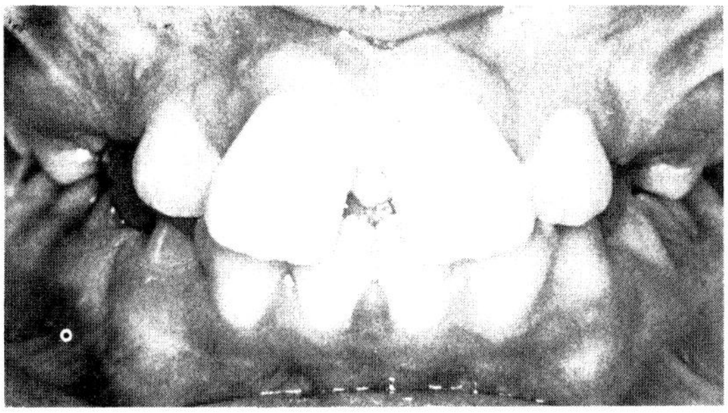

Abb. 151a *Trema mit konvergierender Achsenstellung gemäß Abbidlung 144 (1). Verlängerung der I_1, jedoch keine Lockerung. Zustand nach Verlegung des Lippenbandansatzes und vierwöchiger Medikation mit Penicillin ½ Jahr vorher.*

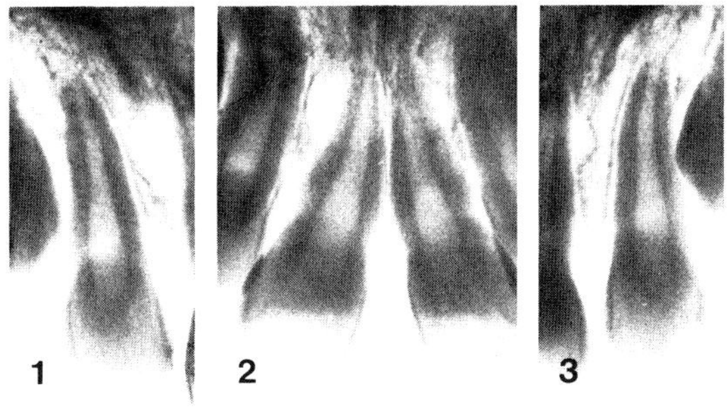

Abb. 151b *Ungleich große, scharf begrenzte, halbmondartige Verbreiterungen der Periodontalspalten im unteren Wurzeldrittel der I_1. Orthoradiale Projektion bei 1 und 3. 9,8jährige Patientin.*

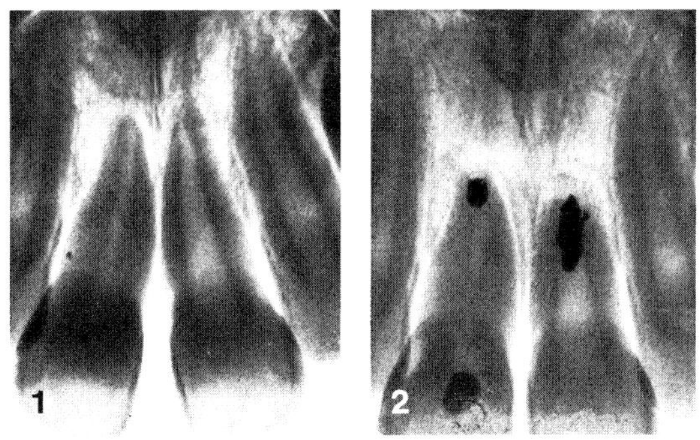

Abb. 151 c
1 *Röntgenaufnahme der I_1 ein Jahr später. Die Verbreiterung der Periodontalspalten entspricht jetzt dem Bild einer chronischen apikalen Parodontitis. Es entwickelt sich ein palatinaler Abszeß.*
2 *Zustand nach Apektomie, retrogradem Amalgamverschluß und Beendigung der kieferorthopädischen Behandlung.*

deutet, weshalb ein Antibiotikum verordnet wurde. Es mußte mehrere Wochen lang gegeben werden, weil die Beschwerden in Wahrheit von einem chronisch-entzündlichen Prozeß herrührten, der von einem apikalwärts wandernden Gummiring verursacht wurde. Unter dem Schutz des Antibiotikums kam es zu einem Reattachment der Gingiva, ja zur Restitution der zerstörten Periodontalfasern und der abgebauten Knochenpartien im Rücken des Gummiringes. Im Bereich der ampullenförmigen Aufhellungen mußte sich der Gummiring befinden.

Nach vestibulärer Aufklappung wurde die apikale Region freigelegt. Das zutage tretende Granulationsgewebe wurde schonend entfernt, um die I_1 nach Möglichkeit vital zu erhalten. Ein Gummiring wurde jedoch trotz intensiven Suchens nicht gefunden, was natürlich bei allen Beteiligten Zweifel an der Diagnose hervorrief. Die Heilung erfolgte per primam. Die kieferorthopädische Behandlung wurde aufgenommen.

Nach 1,5 Jahren entwickelte sich unter starken Schmerzen ein palatinaler Abszeß, ausgehend vom I_1 oben rechts. Er wurde gespalten, und nach Abklingen der akuten Beschwerden wurde erneut operiert*. Da beide I_1 inzwischen devital waren, wurde die apikale Region gründlich ausgeräumt. Dabei wurde der Gummiring gefunden. Nach Apektomie und retrogradem Amalgamverschluß erfolgte die Heilung komplikationslos (Abb. 151c).

* Beide Operationen wurden in der Chirurgischen Abteilung der Berliner Zahnklinik durchgeführt.

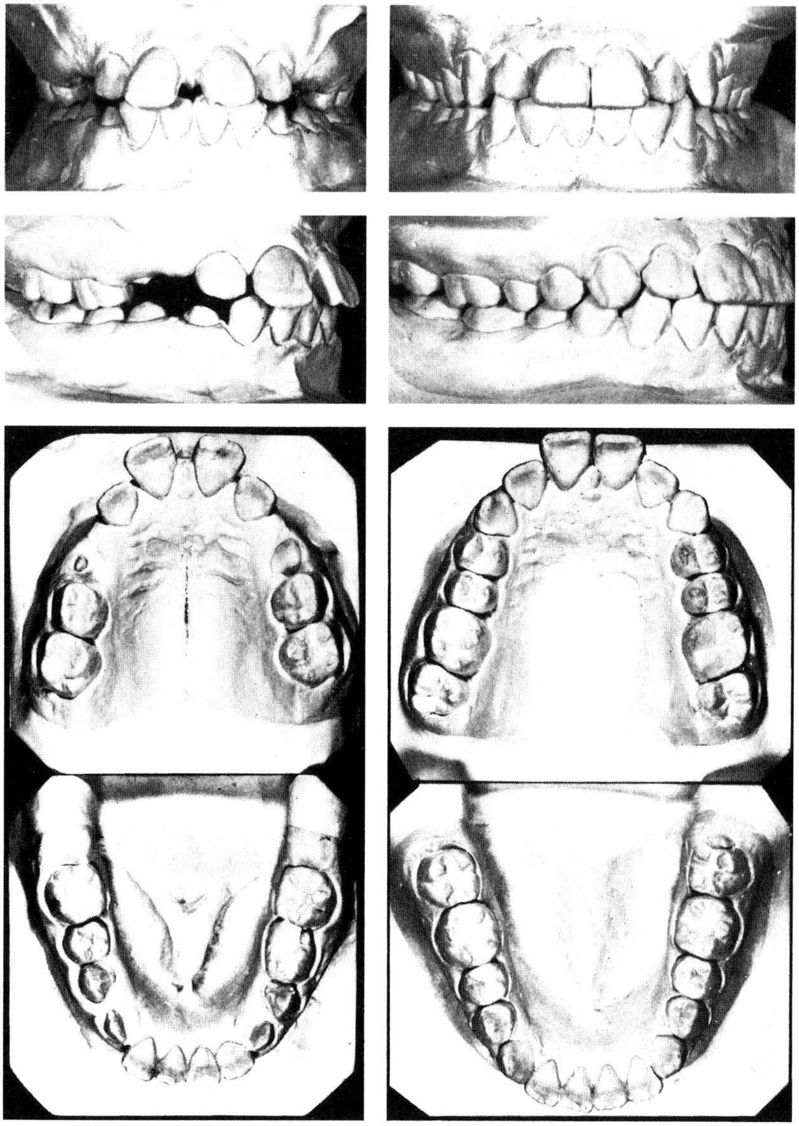

Abb. 151d *Links: Modell vor Aufnahme der kieferorthopädischen Behandlung. Neben dem Trema bestanden eine bialveoläre Protrusion und Platzmangel im Gebiet der oberen C.*
Rechts: Abschlußmodell. Dauer der Behandlung einschließlich Unterbrechung (s. Text): 2,3 Jahre.

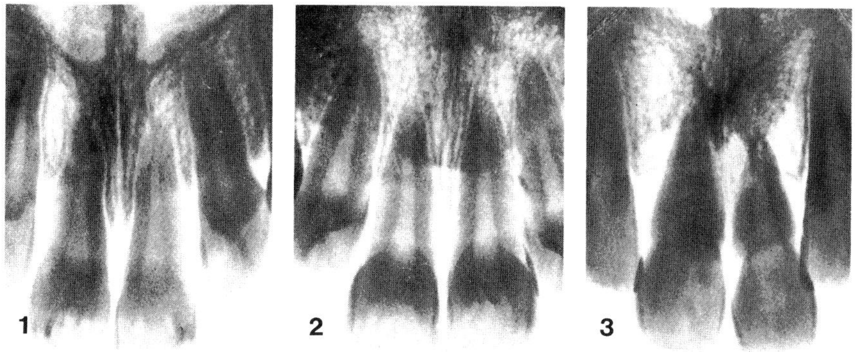

Abb. 152 *Die typischen röntgenologischen Zustandsbilder nach Lippenbandexzision und Tremabeseitigung vermittels ungesicherter Gummiringe: Verlängerung der I_1. Abbau der interdentalen Septen zwischen I_1 und I_2 und schließlich auch zwischen den I_1. Die I_1 auf Bild 3 konnten mit der Hand entfernt werden.*

Die kieferorthopädische Behandlung mußte lange unterbrochen werden, weil das Mädchen zufolge der vorausgegangenen Schmerzen und Belastungen zunächst nicht zu einer Fortsetzung zu bewegen war. Sie wurde schließlich aber zu Ende geführt, bezüglich der oberen I_1 allerdings mit nur mäßigem Ergebnis (Abb. 151d).

Die ausführliche Darstellung dieses Falles schien mir auch in parodontologischer Hinsicht gerechtfertigt. Denn zweifellos ist es unter dem Schutz eines Antibiotikums nicht nur zum Reattachment der Gingiva, sondern auch zur Restitution des durch einen langsam vordringenden Gummiring zerstörten Halteapparates gekommen. Üblicherweise wird dabei das ganze interdentale Septum zwischen I_1 und I_2 definitiv zerstört, wie die auf Abbildung 152 zusammengestellten Röntgenaufnahmen dreier anderer Fälle zeigen.

VIII. Einordnung retinierter Zähne

Von den unteren M_3 abgesehen, die hier nicht berücksichtigt werden, bleiben am häufigsten die oberen C retiniert. Es folgen mit deutlichem Abstand die P_2 und die oberen I_1. In dieser Reihenfolge sollen auch die Fragen besprochen werden, die im Zusammenhang mit der Einordnung auftreten. Dabei werden Ätiologie und Pathogenese nur gestreift, weil darauf erst im 3. Band näher eingegangen werden soll.

Die zur Einordnung erforderlichen Maßnahmen können unterschiedlich schwierig sein. Das hängt vor allem vom Ausmaß einer gleichzeitig vorhandenen Verlagerung ab. Dem Anliegen dieses Buches entsprechend kommt es vor allem auf die Besprechung vorbeugender bzw. einfacher Maßnahmen an. Schwierige Fälle gehören in die Hand des Fachzahnarztes – und auch dieser wird es sich überlegen, ob der zur Einordnung erforderliche Aufwand im rechten Verhältnis zum Nutzen steht. Dabei sind neben dem Gesamtzustand des Gebisses auch Alter und Beruf zu berücksichtigen.

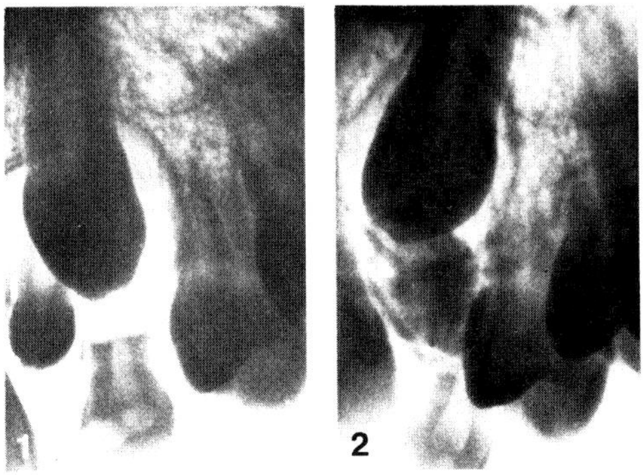

Abb. 153
1 *Retention eines oberen C durch zystische Erweiterung des Perikoronalraumes. Gleichzeitig überzähliges Zähnchen: dystopischer Mesiodens?*
2 *Retention eines oberen C durch „hartes" Odontom.*

1. Symptomatik

Aus der Definition der Begriffe R e t e n t i o n und V e r l a g e r u n g, die im 1. Band erfolgte (S. 138), ergibt sich auch die Symptomatik: Der betreffende Zahn ist nicht zusammen mit seinem Synergeten durchgebrochen, und aus den Röntgenaufnahmen geht hervor, daß spontaner Durchbruch nicht mehr zu erwarten ist. Neben Platzmangel und Dystopie kommen Durchbruchshindernisse verschiedener Art, aber auch Mißbildungen der retinierten Zähne selbst in Betracht (s. u.). Wenn keine Ursache zu erkennen ist und das Wurzelwachstum abgeschlossen ist, spricht man von i d i o p a t h i s c h e r R e t e n t i o n. Bei solchen Zähnen besteht immer der Verdacht auf Ankylose, selbst wenn im Röntgenbild nichts davon zu erkennen ist.

2. Prophylaxe, Frühbehandlung und Wahl des günstigsten Behandlungsalters

Prophylaxe kann es nur geben, wenn schon vor dem normalen Durchbruchstermin ein den Durchbruch ausschließendes Hindernis erkannt wird: ein Odontom etwa im Bereich eines C, ein Mesiodens im Bereich eines oberen I_1 oder hochgradiger Platzmangel für einen unteren P_2. Selbst wenn die Retention nicht absolut sicher ist, weil abnorme Durchbruchswege eingeschlagen werden könnten, ist klar, daß Hindernisse dieser Art so rechtzeitig zu beseitigen sind, daß dem spontanen Durchbruch nichts mehr im Wege steht (Abb. 153).
Oft wird man auf eine Retention erst aufmerksam, wenn sie bereits eingetreten ist. Dann kommen nur noch Frühbehandlungsmaßnahmen in Betracht, Maßnahmen also, die den spontanen Durchbruch der verlagerten Zähne noch ermöglichen sollen. Auch die Operation einer follikulären Zyste kann als Frühbehandlungsmaßnahme gelten (Abb. 154). Doch gehe ich nicht näher darauf ein, weil das zu selten vorkommt, um von praktischer Bedeutung zu sein.

3. Die Einordnung retinierter oberer Eckzähne

Bei Besprechung der Frage, ob und wann Frontzähne im Zuge einer kieferorthopädischen Behandlung extrahiert werden dürfen, wurde auch auf die Bedeutung der C in ästhetischer und funktioneller Hinsicht eingegangen und gefordert, sie möglichst nicht zu extrahieren, ja verlagerte und retinierte C – es kommen praktisch nur die oberen in Betracht – möglichst einzuordnen (s. Abb. 160). Hier

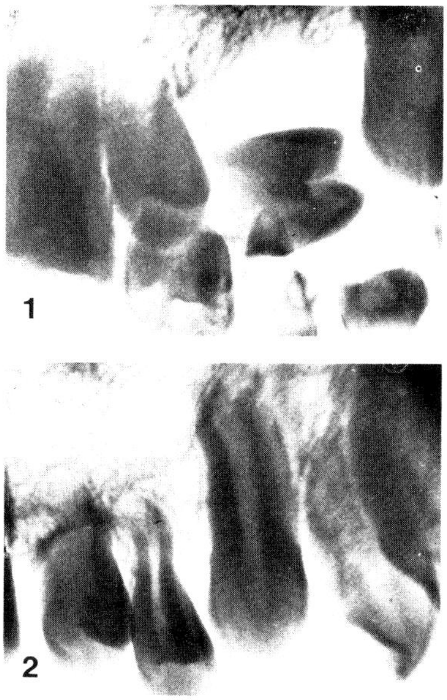

Abb. 154
1 *Retention und Verlagerung eines oberen P_1-Keimes durch follikuläre Zyste.*
2 *Spontane Aufrichtung und Einstellung des P_1 nach Zystenoperation und Offenhalen der Lücke.*

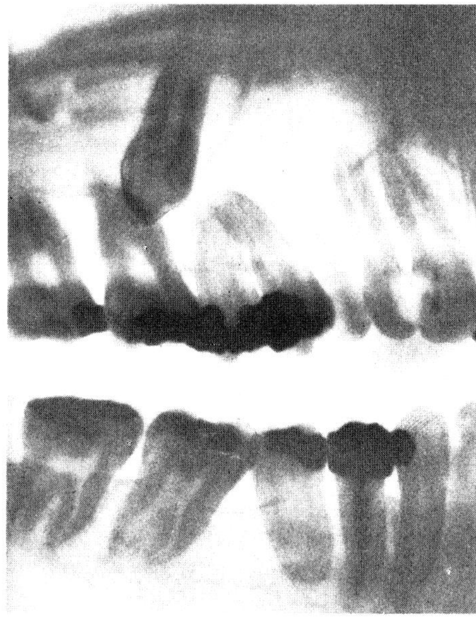

Abb. 155 *Aberration eines oberen C in den Bereich des M_1 hinein. Persistens des c. 23,9jähriger Patient.*

deshalb zunächst die Frage, wann die Einordnung möglich bzw. sinnvoll ist und wann nicht. Drei Punkte sind für die Antwort von Bedeutung:

Die Lage des retinierten C. Es gibt drei Möglichkeiten: die palatinale, interdentale und vestibuläre Lage – wenn man von den seltenen Fällen absieht, wo die Krone vestibulär und die Spitze palatinal liegt oder gar eine Aberration besteht (Abb. 155). Bei vestibulärer Lage ist die Krone meistens, bei palatinaler gelegentlich unter der Schleimhaut zu tasten, so daß die grobe Lagebestimmung klinisch möglich ist.
Genauere Auskunft geben erst Röntgenaufnahmen. Stets sind mehrere erforderlich: neben der Übersichtsaufnahme (OPTG), die Aufbißaufnahme und zwei intraorale Aufnahmen mit mesial- und distalexzentrischer Position der Röhre (s. Bd. 1, S. 140). Aus ihnen zusammen ergibt sich, wo der Zahn liegt, wie groß das Ausmaß seiner Dystopie ist und, vor allem, wie steil der Neigungsgrad zur Okklusionsebene ist – je steiler, d. h. der späteren Stellung entsprechend, desto besser für die Einordnung. Bei der Beurteilung kommt es vor allem auf die Lage der Wurzelspitze an, sie sollte nicht zu weit vom späteren Standort entfernt sein. Denn die Bewegung durch Gummizug erfolgt in der Hauptsache kippend um einen Punkt in der Nähe der Wurzelspitze: Sie selbst bewegt sich, von gelegentlichen Ausnahmen abgesehen (s. Abb. 161), also nur wenig.
Der Zustand des retinierten C. Damit ist einmal die Form gemeint, und zwar die Form der Wurzel und nicht der Krone, weil Abnormitäten der Krone kaum vorkommen. Es handelt sich vor allem um Biegungen, die bei stärkerer Ausprägung die Einordnung erschweren. Zum anderen sind Resorptionen gemeint. Da

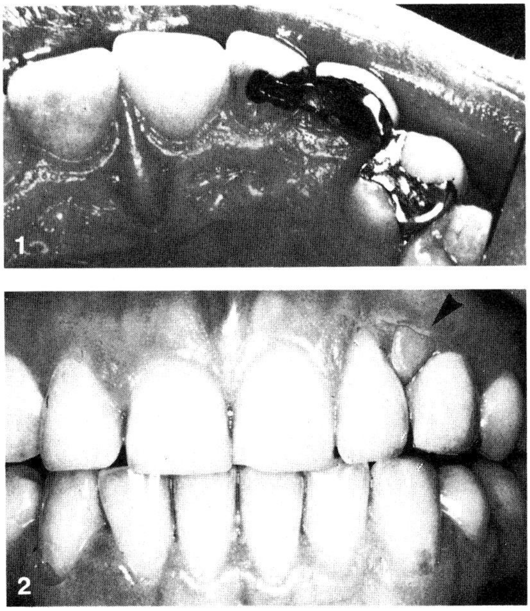

Abb. 156 *Inlaybrücke von I_2 auf P_1 zum Ersatz eines in der Zahnreihe fehlenden, im Kiefer jedoch vorhandenen und für eine orthopädische Einordnung günstig liegenden C. Er bricht jetzt spontan über dem Brückenzwischenglied durch (Pfeil auf Abb. 2).*

Abb. 157 *Ein zur Einordnung des C einzementierter Stahlhaken verbleibt, entsprechend beschliffen und poliert, als Inlay im Zahn, falls er palatinal angebracht wurde.*

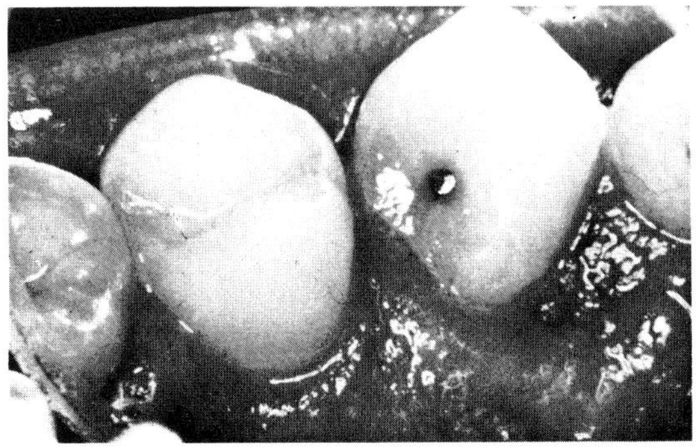

in den Resorptionslakunen über kurz oder lang Knochen angebaut wird, sind sie mit Ankylosierungen gleichzusetzen. Sie können röntgenologisch nur im Bereich der schmalen Periodontalspaltabschnitte dargestellt werden, die vom Röntgenstrahl tangential getroffen sind (s. Abb. 158a), würden also, falls in anderen Bereichen der Wurzel vorhanden, übersehen. Hinzu kommt, daß wegen der Dystopie oft klare Röntgenzeichnungen fehlen und Resorptionen mit Spongiosabälkchen verwechselt werden könnten, die über die Wurzelspitze projiziert wurden. Da Ankylosierungen als Einordnungshindernis nur bei stärkerer Ausprägung eine Rolle spielen, diese aber selten sind und auch kaum übersehen werden, gehe ich nicht näher auf diesen Punkt ein. Schließlich noch das Wurzelwachstum: Vor seinem Abschluß ist die Durchbruchsenergie noch nicht erloschen; man hat also einen natürlichen Bundesgenossen bei der künstlichen Einordnung. Daraus folgt, daß rechtzeitig freigelegt und angeschlungen werden sollte.

Das Platzangebot im Zahnbogen. Obere C sind im Durchschnitt rund 1 mm breiter als ihre Milchvorgänger. Korrekt angelegte Zähne schaffen sich den fehlenden Platz während ihres Durchbruchs durch ihre eigene Durchbruchsenergie bzw. durch Distalschub der P_1 beim Ausfall der m_2. Diese raumschaffende Wirkung entfällt bei Dystopie: Man muß sie durch Streckung des Zahnbogens künstlich erzielen. Dabei ist zu berücksichtigen, daß ein verlagerter C nicht senkrecht in seine Lücke einzuscheren pflegt, sondern schräg – die volle Aufrichtung erfolgt erst im Zahnbogen. Man braucht deshalb zunächst mehr Platz, als der Zahn später auf Grund seiner Breite beansprucht. Das gilt natürlich erst recht für Fälle, wo der c vorzeitig verlorengegangen ist und sich die I_2 und P_1 einander genähert haben. Dann taucht die Frage auf, ob der Platz überhaupt noch durch Streckung zurückgewonnen werden kann oder ob ein P_1 oder P_2 geopfert werden muß, und außerdem die Frage, was geschieht, wenn danach die Einordnung des C nicht gelingen sollte. Das hat man kritisch zu überdenken, und man sollte bei Zweifeln den Patienten lieber einem Fachzahnarzt überweisen. Bei hochgradiger Dystopie kommt allerdings auch für diesen nur die operative Entfernung in Betracht.

Ob man danach die Lücke kieferorthopädisch schließt oder prothetisch, richtet sich nach den individuellen Gegebenheiten, z. B. nach der Verzahnung und nach dem Alter des Patienten. Von einer prothetischen Lösung ohne Entfernung des verlagerten C ist abzuraten, wie aus Abbildung 156 hervorgeht.

a) *Freilegung und Anschlingung des C*

Die Einordnung jedes verlagerten Zahnes beginnt mit der chirurgischen Freilegung der Krone. Dabei hat die Schnittführung für den Schleimhaut-Periost-Lappen so zu erfolgen, daß dessen Ernährung gesichert und eine Verlängerung während der Operation möglich ist. Die Schnittführung geht im übrigen aus den Behandlungsbeispielen hervor.

Nach der Freilegung wird am C eine Vorrichtung geschaffen, an der ein Gummiband oder eine Drahtligatur befestigt werden kann. Da sich die Zementierung eines Bandes mit Zughaken oft verbietet, weil das Operationsgebiet nicht lange genug trocken bzw. blutleer zu halten ist, ist empfohlen worden, die Krone oberhalb des Pulpahornes zu durchbohren und durch dieses Bohrloch einen Draht zu ziehen – oder einen Draht in Höhe des Zahnhalses um den Zahn zu schlingen, die Enden zu verdrillen und zu einem Haken umzubiegen. Beides erfordert natürlich eine ausgiebige Freilegung der Krone, die mühsam und unnötig ist. Viel einfacher ist das „Aufkleben" eines brackets oder, wo das nicht geht, das Einzementieren eines kleinen Häkchens aus Stahldraht. Dazu ist nur ein Bohrloch von 1,5 mm Tiefe erforderlich, das allerdings im Dentin enden muß (s. u.). Damit der Haken im Bohrloch sicher hält, ist folgendes zu beachten:

1. Draht und Bohrloch müssen gleiches Kaliber haben; man benutzt einen Hartmetallbohrer im Handstück (keine Turbine!) von der Größe 007 und ein Häkchen aus federhartem Stahldraht von ebenfalls 0,7 mm Durchmesser. Der Haken sollte schon unzementiert fest im Bohrloch sitzen.
2. Das Bohrloch wird zwischen Pulpahorn und Schmelz-Dentin-Grenze angelegt, also etwa 3 mm von der Kronenspitze entfernt. So ist man sicher, daß es im Dentin und nicht im reinen Schmelz der Zahnspitze endet – was zum Abbruch führen könnte – und daß die Pulpa selbst auch dann nicht angeschnitten wird, wenn das Bohrloch versehentlich tiefer als nötig vorgetrieben würde. Man wird davor im übrigen gewarnt: Nach Durchstoßen der Schmelzschicht mit hoher Tourenzahl fällt man förmlich ins Dentin. Der Bohrvorgang ist sofort zu beenden oder mit mäßiger Tourenzahl bis zur erforderlichen Tiefe fortzusetzen.
3. Das Bohrloch wird mit sahnig angerührtem Zement gefüllt. Das Häkchen wird mit einer Spitzzange eingeführt und in die richtige Stellung gedreht. Der Zementüberschuß kann sofort nach dem Abbinden entfernt werden.

Bei interdentaler oder vestibulärer Lage des C kann der Schleimhaut-Periost-Lappen, bevor er vernäht wird, in der Regel so weit gekürzt werden, daß die Spitze des Zahnes mitsamt dem Haken von vornherein freiliegt. Anderenfalls wird ein Stück harten Drahtes von 0,3 mm Stärke verdrillt und eingehängt. Das freie Ende wird auf die passende Länge gebracht und hakenförmig umgebogen (s. Abb. 159). Hier wird der zur Einordnung benutzte Gummiring so lange eingehängt, bis der Eckzahn erscheint und nun der Gummiring „direkt" eingehängt werden kann. Nach vollendeter Einstellung wird der Haken, falls palatinal gelegen, abgekniffen, beschliffen und als kleines Inlay belassen (Abb. 157); labial gelegen, wird er dagegen herausgezogen. Das kleine Bohrloch wird anschließend mit Kunststoff oder Silikatzement verschlossen.

Bei der Gestaltung des Gegenzughakens, der zumeist an einer aktiven Platte angebracht wird, hat man freie Hand; er darf nur den Mundschluß nicht behindern. Beliebt, weil kaum störend, sind W-förmige Führungs-

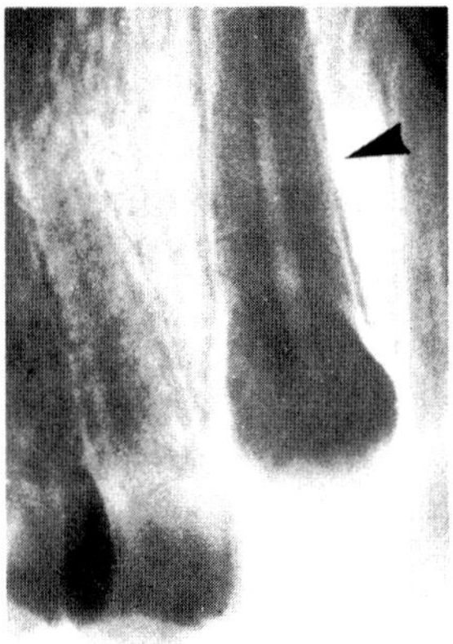

Abb. 158a *Retinierter oberer C mit unscharfer Periodontalspaltzeichnung, die auf Resorption bzw. Ankylosierung hinweist (Pfeil).*

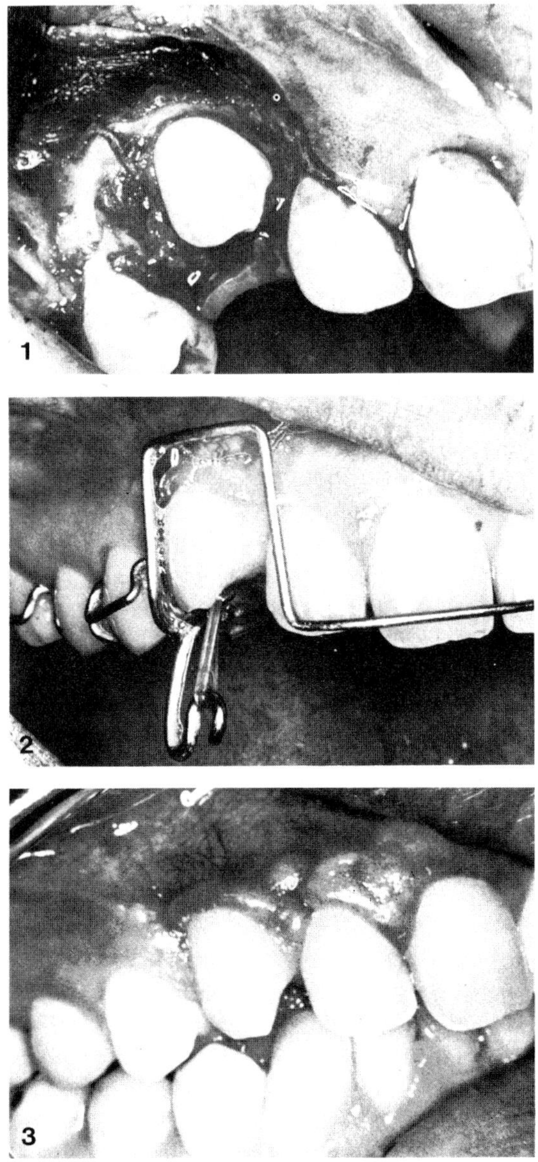

Abb. 158b

1 *Freilegung des vestibulär gelegenen C. Anbringung des Zughakens palatinal.*

2 *Gegenzughaken an aktiver Platte mit eingehängtem Gummiring.*

3 *Entfernung des Zughakens, sobald C den Antagonisten berührt. Restliche Verlängerung erfolgt spontan, dauert allerdings oft mehrere Monate.*

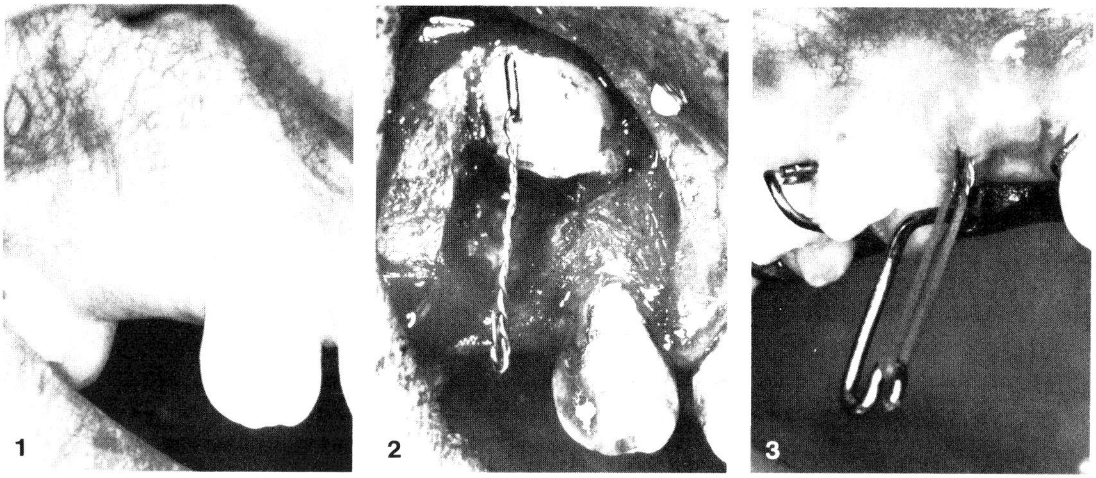

Abb. 159 *Bei tiefer Lage des retinierten C wird an dem im Zahn angebrachten Zughaken ein verdrillter Draht eingehängt. An dessen freiem, hakenförmig abgebogenem Ende wird so lange der Gummiring eingehängt, bis Zahn und Zughaken durch die Schleimhaut stoßen.*

drähte gemäß Abbildung 161a. Sie haben den Nachteil, daß die Zugrichtung weniger variiert werden kann als bei einem ins Vestibulum des Gegenkiefers ragenden Dorn mit hakenartig gebogenem Ende.
Bei den folgenden Behandlungsbeispielen wird zwischen vestibulärer bzw. interdentaler Retention und palatinaler Retention unterschieden. Letztere geht oft mit deutlicher Verlagerung des C einher, so daß sich nur Geübte an die Einordnung heranwagen sollten.

b) Interdentale oder vestibuläre Retention des C

1. Beim ersten Fall handelt es sich um eine 26,0jährige Frau, die sich nach Verlust eines bis dahin persistierenden oberen c die Einordnung des retinierten Nachfolgers wünschte. Klinischer und röntgenologischer Befund waren gleich günstig: von vornherein genügend Platz im Zahnbogen, fast korrekte interdentale Stellung, allerdings unscharfe Konturierung des Periodontalspaltes mit Verdacht auf Ankylosierung (Abb. 158a). Die nächste Abbildung (158b) zeigt bei (1) die Art der Schnittführung und das Ausmaß der Freilegung; bei (2) den palatinal angebrachten Zughaken im Zahn und den ins Vestibulum führenden Gegenzughaken an der aktiven Platte; bei (3) schließlich den Zustand nach Beendigung der aktiven Behandlung. Da der Haken im Zahn entfernt werden mußte, sobald er beim Zubeißen die Gegenzahnreihe berührte, hatte C noch nicht seine volle Länge erreicht. Die noch nötige Verlängerung erfolgt aber, genügend Platz vorausgesetzt, immer spontan, dauert allerdings oft mehrere Monate. Die lange Dauer der Behandlung (1,9 Jahre) rührte vermutlich weniger von der Ankylose her als von der mangelhaften Mitarbeit.

2. Beim zweiten Fall mit tiefer Lage eines vestibulär verlagerten und retinierten C war die Behandlung nur insofern anders als beim ersten, als zunächst mit einer Drahtschlaufe

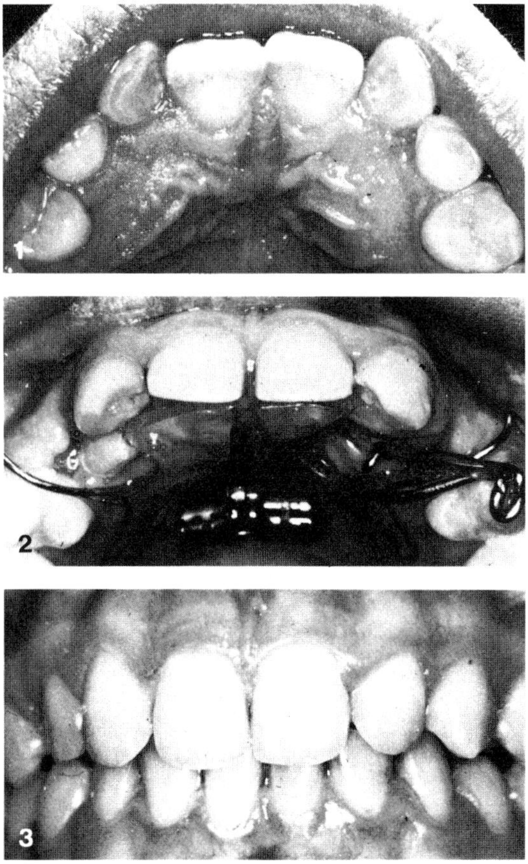

Abb. 160 a *Palatinal verlagerte obere C bei Deckbiß (1). Nach Zahnfleischrandschnitt und Aufklappung Entfernung der c. Ein Zughaken war nur links erforderlich (2). 15,3jährige Patientin. Dauer der Behandlung: 2,1 Jahre. Der rechte, nicht angeschlungene C hat seine volle Länge noch nicht ganz erreicht (3).*

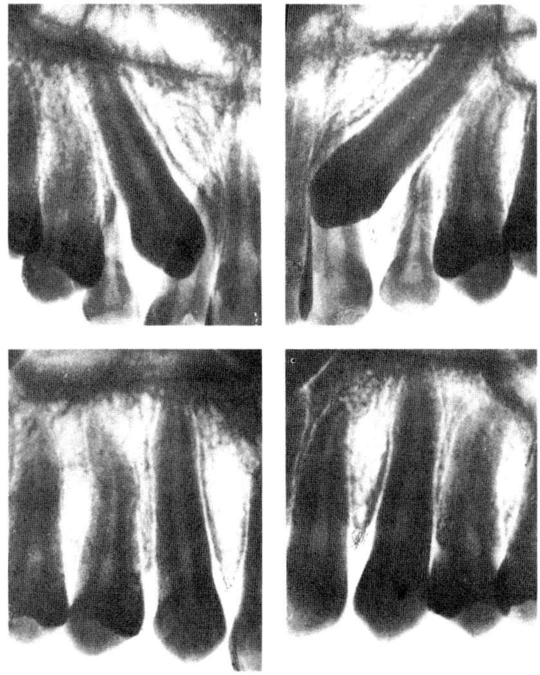

Abb. 160 b *Die verlagerten und retinierten C vor und nach der Einordnung.*

gearbeitet werden mußte. Einzelheiten gehen aus Abbildung 159 hervor. Es empfiehlt sich, das freie Ende des im Zahn sitzenden Häkchens nach dem Einhängen der Drahtschlaufe ganz an den Zahn zu drücken. Sonst könnte die Schlaufe, die nach der Naht unter dem Schleimhaut-Periost-Lappen liegt, versehentlich abgehebelt werden, wenn an ihr der Gummiring eingehängt wird. Man kann das Hakenende später wieder aufbiegen, ohne Gefahr zu laufen, daß sich der ganze Haken aus dem Zahn löst.

c) Palatinale Verlagerung und Retention des C

Die Einordnung macht größere Schwierigkeiten als bei vestibulärer Lage. Das liegt nicht nur am unbequemen Zugang, sondern auch an der komplizierteren Bewegung. Zwei Beispiele mit unterschiedlichem Schwierigkeitsgrad sollen das verdeutlichen. Vorher sei noch erwähnt, daß nach palatinaler Freilegung stets eine Tamponplatte für mehrere Tage einzusetzen ist, die das Durchhängen der Gaumenschleimhaut mit konsekutiver Hämatombildung verhindert.

1. Bei der 15,3jährigen, zusätzlich mit Deckbiß und Distalbiß behafteten Patientin, von der die auf Abbildung 160a dargestellten Aufnahmen stammen, waren beide oberen C retiniert. Die Verlagerung hielt sich in Grenzen (Abb. 160b). Nach der Aufklappung – die Schnittführung erfolgte in Form eines Zahnfleischrandschnittes – und der Entfernung der beiden c brauchte nur der linke C mit einem Häkchen versehen zu werden. Der rechte C stand so gut, daß nur der Knochen über der Krone entfernt und dann die Alveole des c eine Zeitlang tamponiert zu werden brauchte: Tamponieren fördert erfahrungsgemäß die spontane Durchbruchsneigung.

2. Die beiden auf Abbildung 161a zu sehenden Photographien stammen von einer damals 17,8jährigen Patientin. Der Freilegung war schon eine längere Vorbehandlung zur Platzbeschaffung vorausgegangen; auch bestanden neben der Retention und Verlagerung des linken oberen C weitere Zahnstellungs- und Bißfehler.
Das volle Ausmaß der Verlagerung ergab sich erst nach der Freilegung (1). Ungünstig war vor allem die weit palatinale Lage, so daß der Zahn zunächst durch die Lücke zwischen I_2 und P_1 nach vestibulär gezogen werden mußte. Der Form des Gaumengewölbes entsprechend richtete sich der Zahn dabei auf (2). Auf Abbildung 161b sind die Modelle vor und nach der Behandlung, die insgesamt 3,8 Jahre dauerte, dargestellt.

4. Die Einordnung retinierter P_2

Obwohl die P_2 nach ihrer Retentionshäufigkeit vor den oberen I_1 rangieren, spielen sie kieferorthopädisch eine geringere Rolle. Einmal müssen Prämolaren bei frontalem Engstand häufig entfernt werden – und da wird man sich natürlich den verlagerten P_2 und nicht den korrekt stehenden P_1 als Extraktionsobjekt aussuchen. Zum anderen sind aktive Maßnahmen, also Anschlingung und Einordnung vermittels Gummizugs, nur selten nötig. Es genügt in der Regel, die Vorgänger zu extrahieren, die Krone okklusal freizulegen, die Wunde eine Zeitlang mit Jodoform- oder Vasenolgaze zu tamponieren, die Lücke mit einem Lückenhalter offenzuhalten – gegebenenfalls zu öffnen – und zu warten. Die stellungskorrigierende und durchbruchsbeschleunigende Wirkung ist groß und wird durch die beiden Abbildungen 162 und 163 belegt. Wo beim Freilegen ein kleiner Knochenspan anfällt und der Keim sehr schräg liegt, kann man ihn vorsichtig aufrichten und den Span zur Stabilisierung unter ihn schieben. Die Wunde muß dann jedoch vernäht werden, um die Infektionsgefahr zu verringern.
Falls apparatives Einordnen erforderlich wird (s. Abb. 123), sollte man den Zugang nicht nur von okklusal suchen: Übersicht und Zugänglichkeit litten gleichermaßen. Es ist besser, im Vestibulum einen Schleimhaut-Periost-Lappen anzulegen, sich die Krone gut darzustellen und dann einen Zughaken anzubringen. Da bereits im 1. Band an einer Serie von Röntgenaufnahmen (Abb. 89) der Vorgang gezeigt und erläutert worden ist, gehe ich nicht noch einmal darauf ein.

5. Die Einordnung retinierter oberer I_1

In der Regel sind Mesiodentes die Ursache retinierter oberer I_1: Sie behindern sich gegenseitig am Durchbruch. Wenn man davon

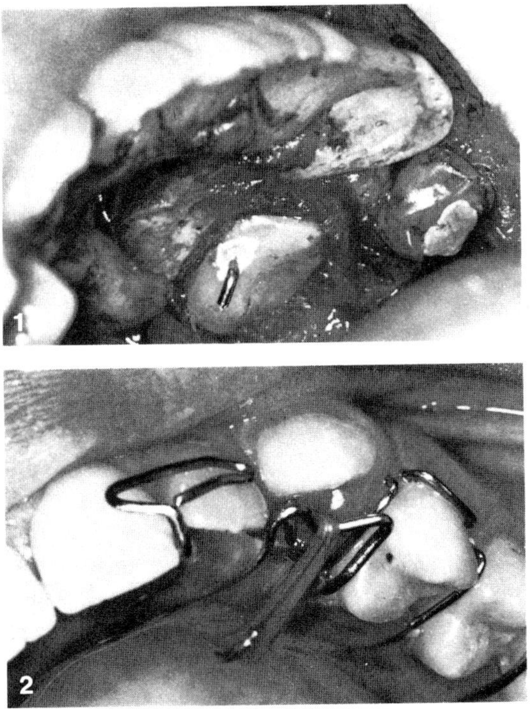

Abb. 161a *Palatinal verlagerter oberer linker C. Zahnfleischrandschnitt, übersichtliche Freilegung der Krone. Zughaken einzementiert (1). Der Gummizug erfolgt über einen W-förmigen Drahtsteg zum palatinal angebrachten Gegenzughaken an der Platte (2).*

ausgeht, daß Mesiodentes bei 2–3% aller zur kieferorthopädischen Behandlung kommenden Kinder vorhanden sind und diese atypisch geformten überzähligen Zähnchen in 60% der Fälle zur Retention eines oder beider I_1 führen (*B. R. Martens* 1976), liegt ihre Retentionshäufigkeit bei 1,5%. Knickungen, Odontome oder sonstige Ursachen einer I_1-Retention fallen daneben kaum ins Gewicht.

Die Retention wird in der Regel entdeckt, wenn nach dem Durchbruch des einen der andere I_1 längere Zeit auf sich warten läßt oder, bei beidseitiger Retention, die I_2 vor den I_1 erscheinen. Die Patienten sind im allgemeinen noch jung, und das Wurzelwachstum der retinierten I_1 ist noch nicht abgeschlossen. Es kann deshalb genügen, die überzähligen Zähne operativ zu entfernen – sie liegen zumeist palatinal – und den spontanen Durchbruch der I_1 abzuwarten (Abb. 164). Voraussetzung ist allerdings, daß genügend Platz im Zahnbogen vorhanden ist und keine zu starke Verlagerung der retinierten I_1 vorliegt. Sonst muß erst Platz geschaffen und dann aktiv eingeordnet werden.

Zunächst zur Platzbeschaffung. Selbst wenn die i_1 persistieren, fehlt es häufig an Platz. Einmal ist ein i_1 im Durchschnitt 3 mm schmaler als sein Ersatzzahn, und zum anderen sorgt der nach mesial gerichtete Durchbruchsdruck der I_2 für eine schnelle Einengung. Stehen keine hinreichend großen Lücken zur Verfügung, um die nach mesial gekippten I_2 zurückzubewegen, sollte man zur vorzeitigen Extraktion der c schreiten. Für die Rückgewinnung des den C auf diese Weise genommenen Platzes kommen drei

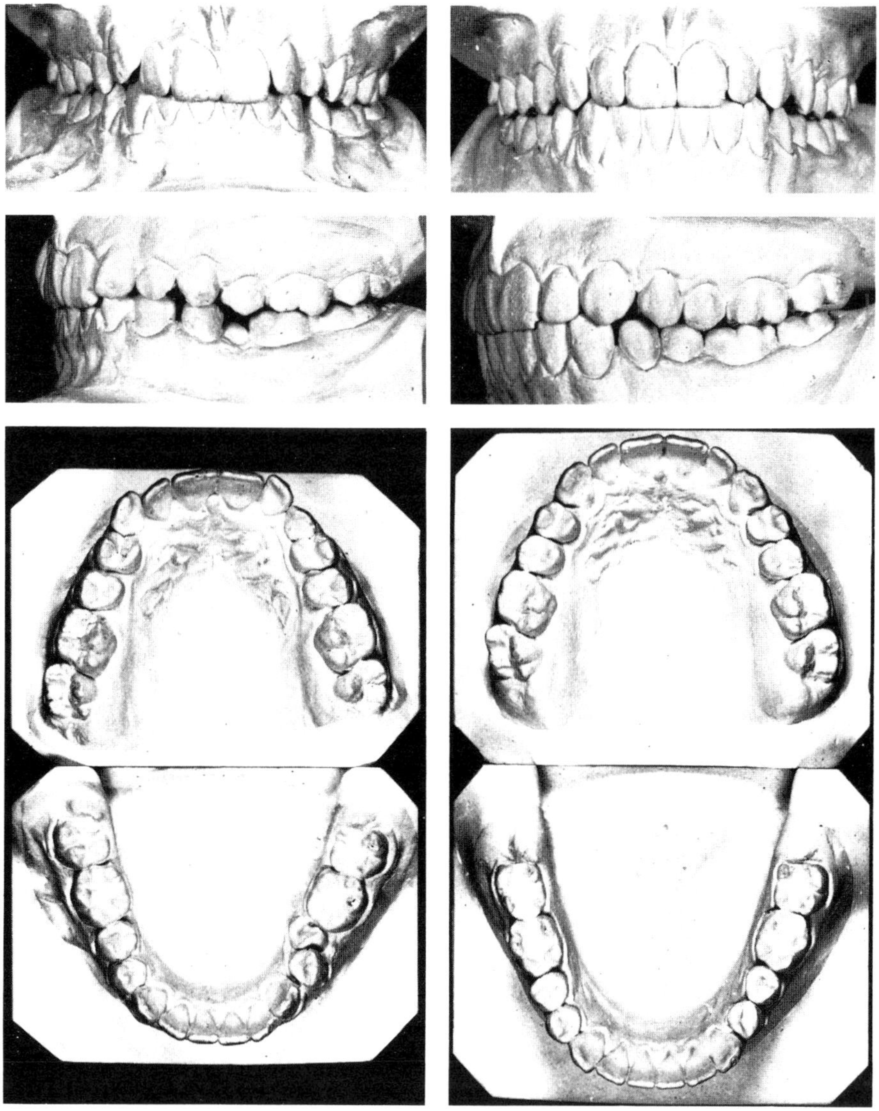

Abb. 161 b *Links: Modell vor Einordnung des retinierten linken oberen C. Vor der Freilegung und Einordnung mußte für beide obere C sowie für P_2 unten links Platz geschaffen werden. 16,0jährige Patientin.*
Rechts: Abschlußmodell. Dauer der Behandlung: 3,3 Jahre.

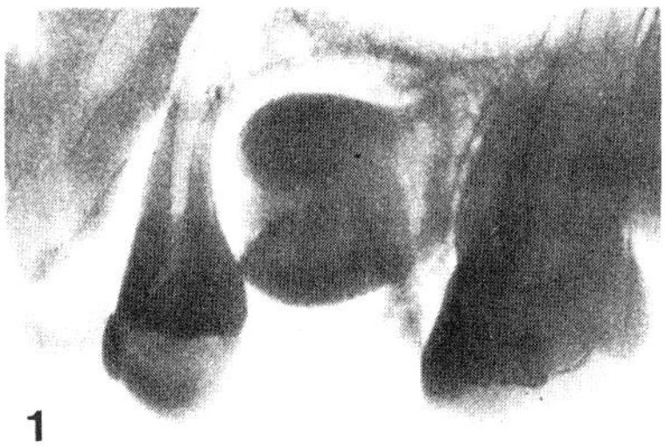

1

Abb. 162 *Spontane Einstellung eines verlagerten oberen P_2 nach Entfernung der Wurzelreste des m_2, Eröffnung des Perikoronalraumes und Tamponade mit Jodoformgaze. Lückenhalter bis zur Einstellung erforderlich. 11,2jährige Patientin.*

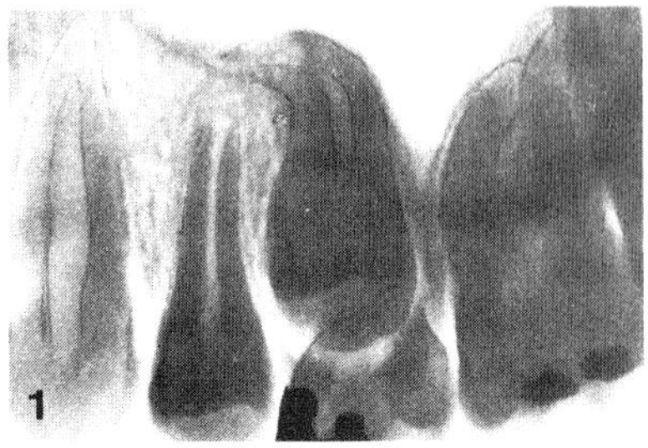

1

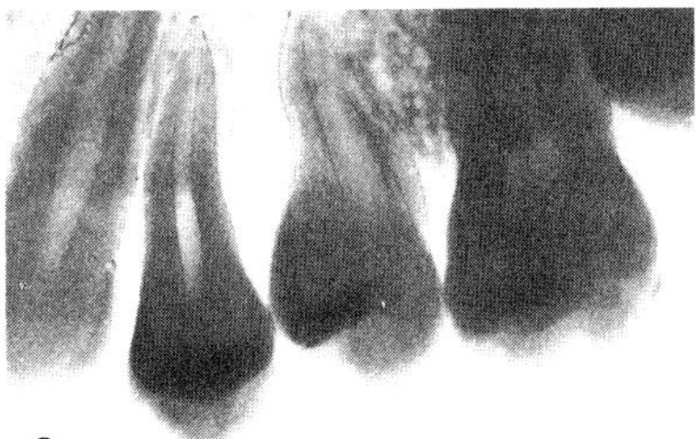

2

Abb. 163 *Spontane Einstellung eines retinierten oberen P_2 nach Extraktion des m_2 und Tamponade – trotz abgeschlossenen Wurzelwachstums und hakenförmig abgebogener Wurzelspitze! 15,3jährige Patientin.*

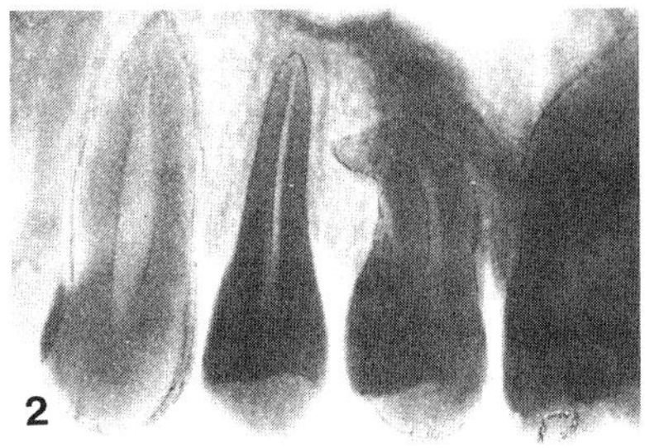

2

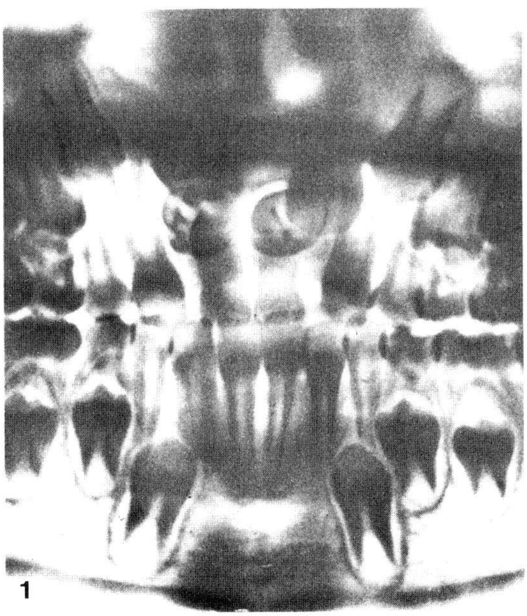

1

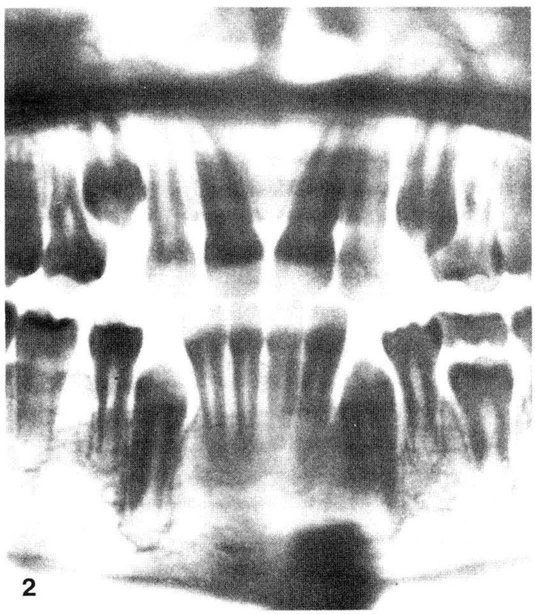

2

Abb. 164
1 *Spontane Einstellung der beiden oberen, durch Mesiodentes am Druchbruch gehinderten I_1 nach operativer Entfernung der Mesiodents. 9,7jähriger Patient.*
2 *Zustand nach 1,8 Jahren.*

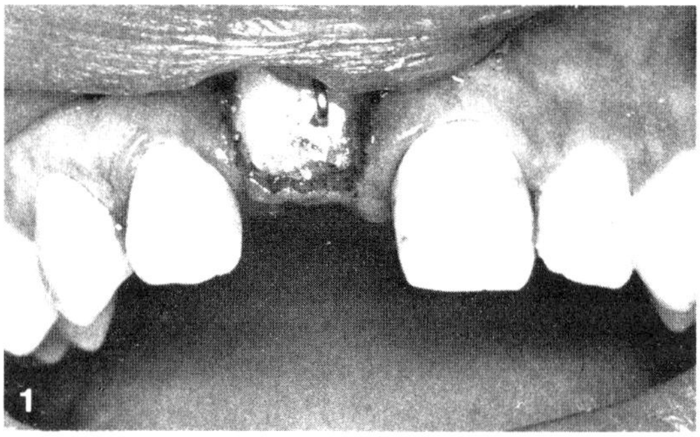

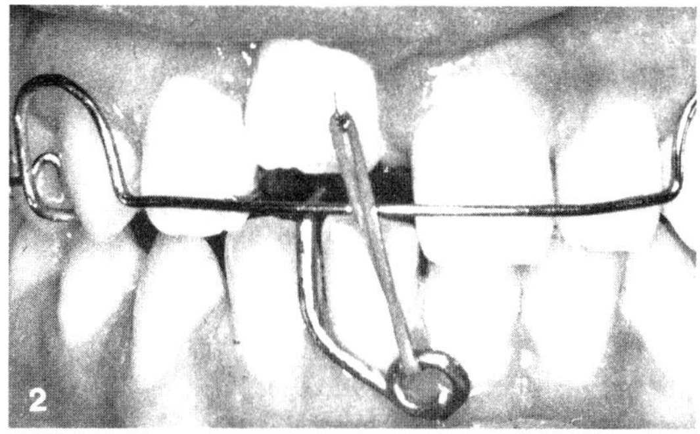

Abb. 165 *Drei Etappen der Einordnung eines „idiopathisch“ retinierten oberen I_1. 21jährige Patientin. Nach Entfernung des Zughakens wurde das Bohrloch mit Silikatzement verschlossen. Bei so günstiger Lage werden Zughaken heute „aufgeklebt“. Die Korrektur der verbliebenen Fehlstellung (3) erfolgt in üblicher Weise mit Hilfe einer neuen oder der geänderten alten aktiven Platte. Der gingivale Niveauunterschied gleicht sich später spontan aus.*

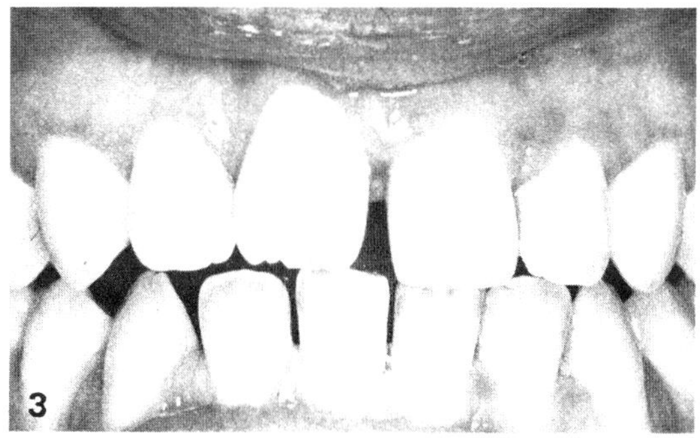

Möglichkeiten in Betracht: Halten der M_1 nach vorzeitiger Extraktion der m_2; Retrusion der M_1 oder Extraktion der P_1 oder P_2 – worauf ich hier jedoch nicht näher eingehe.

Ist der retinierte I_1 deutlich verlagert, genügt auch bei ausreichendem Platz und offenem Foramen apicale die Entfernung des Mesiodens nicht mehr: Die Krone des I_1 muß in gleicher Sitzung freigelegt und mit einem Häkchen versehen werden. Gleiches gilt für Fälle mit schon abgeschlossenem Wurzelwachstum: Zwar kann der spontane Durchbruch noch gelingen, doch bleibt er unsicher. Um eine erneute Aufklappung zu vermeiden, sollte sofort angeschlungen und aktiv eingeordnet werden.

Die Bildung des Schleimhaut-Periost-Lappens und das Anbringen eines Häkchens unterscheiden sich nicht vom Vorgehen beim Einordnen verlagerter C. Das vorübergehende Einhängen einer Drahtschlaufe entspr. Abbildung 159 (2) ist kaum einmal nötig, weil die I_1 dicht unter der Gingiva zu liegen pflegen, so daß der am Zahn angebrachte Haken über das Schleimhautfenster direkt zu erreichen ist. Dazu drei Behandlungsbeispiele:

1. Am einfachsten ist die Situation, wenn eine „idiopathische“ Retention mit korrekter Achsenstellung und hoher Lage des I_1 vorliegt (Abb. 165). Aus den drei Aufnahmen ergibt sich das Vorgehen: Es wird nach Aufklappung ein Fenster in die Gingiva geschnitten, ein Häkchen angebracht und mit einem Gummiring gezogen, bis die nötige Lage erreicht ist. Wenn wie hier ein Bohrloch vorhanden ist, wird es mit Silikatzement oder Kunststoff verschlossen: Es ist danach nicht mehr zu er-

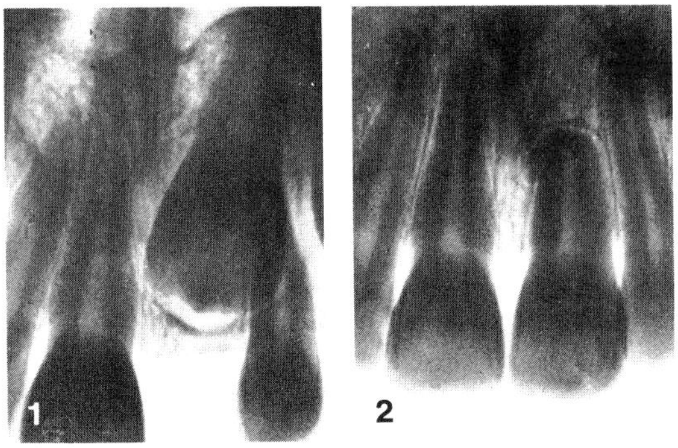

Abb. 166 a *Retention eines oberen linken I_1 vor (1) und nach der aktiven Einordnung (2). Beachte die hakenförmig abgebogene Wurzelspitze. 11,3jährige Patientin.*

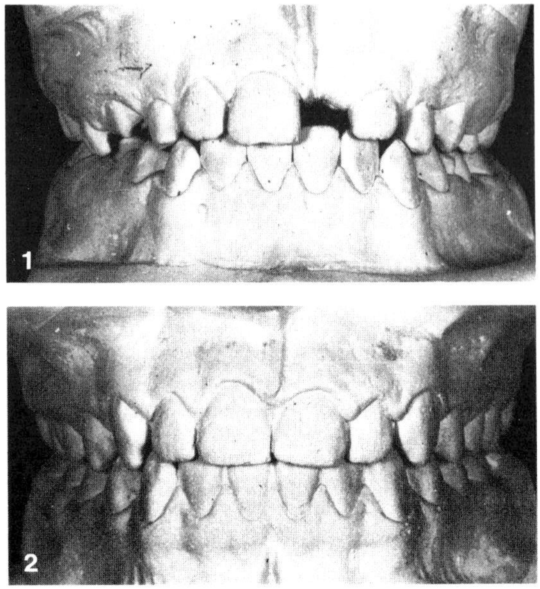

Abb. 166 b *Die Modelle vor und nach der Einordnung des I_1. Dauer der Behandlung: 2,2 Jahre.*

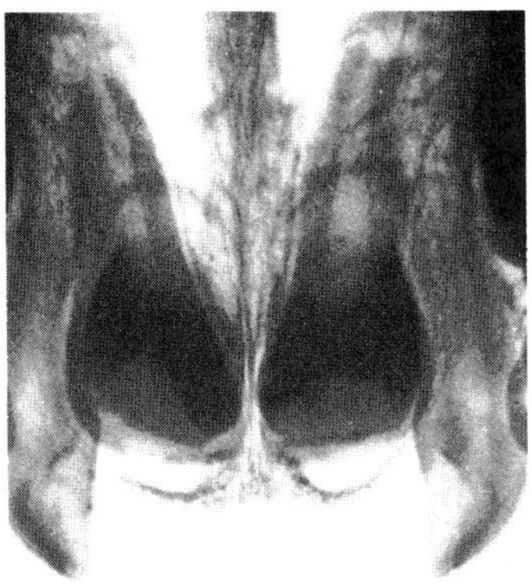

Abb. 167 a
Retention beider oberer I_1 durch zwei Mesiodentes. Wurzelwachstum der J_1 abgeschlossen. 10,2jähriger Patient.

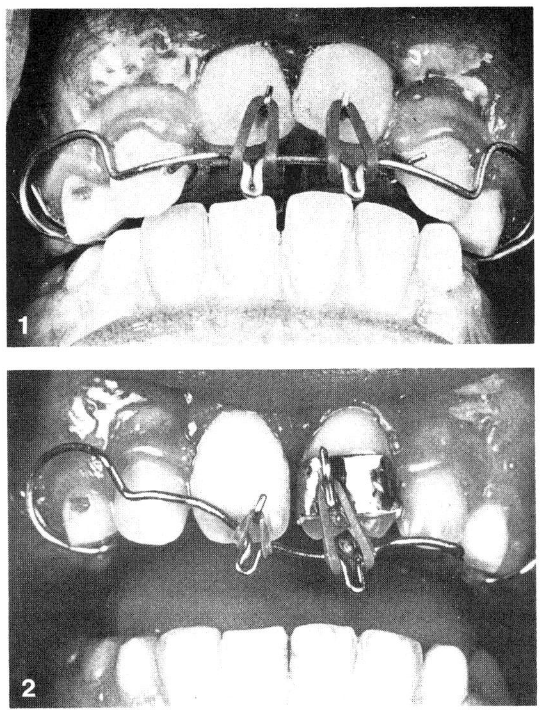

Abb. 167 b
1 *Zustand acht Wochen nach Entfernung der Mesiodentes und Freilegung der I_1. Anbringung der Zughaken an falscher, d. h. zu hoher Stelle. Gegenzughaken am Labialbogen.*
2 *Das nicht im Dentin endende Bohrloch hat links zum Schmelzabbruch geführt, ein Hakenband mußte angefertigt werden. Die Verbiegung des Labialbogens zur Intensivierung der Gummiwirkung ist unzweckmäßig; besser wird ein Zughaken entsprechend Abbildung 165 angebracht.*

kennen. Die restliche Stellungskorrektur erfolgt auf übliche Weise mit Hilfe einer aktiven Platte.

2. Selbst wenn bei abgeschlossenem Wurzelwachstum eine stärkere Abknickung der Wurzelspitze besteht, bereitet die Einordnung keine Schwierigkeiten, wie aus den Abbildungen 166a und b hervorgeht.

3. Bei dem 9,7jährigen Jungen, von dem die Abbildungen 167a und b stammen, waren beide I_1 durch Mesiodentes retiniert. Die Achsenstellung divergierte nur wenig, das Wurzelwachstum war jedoch fast abgeschlossen. Nach der Freilegung wurden zunächst die beiden I_1 angebohrt und mit Häkchen versehen, um bei dieser Manipulation die Mesiodentes noch als Widerlager zur Verfügung zu haben. Erst danach wurden sie entfernt, wurde die Wunde vernäht und eine Tamponplatte eingesetzt.
Nach Abheilung erfolgten die Distalbewegung der I_2 zum Zwecke der Platzbeschaffung und die Einordnung der I_1 mit Hilfe einer aktiven Platte.
Als Gegenzughaken wurde ein modifizierter Labialbogen benutzt. Wenn später die Zugintensität nachläßt, sollte man ihn nicht wie bei (2) verbiegen, sondern ihn durch Zughaken entsprechend Abbildung 165 ersetzen. Noch etwas ist zu sehen: Beide I_1 wurden entgegen der Regel, das Bohrloch im Dentin enden zu lassen, allein im Schmelz, d. h. zu dicht an der Schneidekante angebohrt. Dann – und nur dann – besteht die Gefahr, daß sich der Haken löst, weil der Schmelz abbricht wie hier am linken I_1. Deshalb mußte nachträglich ein Hakenband aufzementiert werden; heute würde man von vornherein „brackets" aufkleben.

6. Die Einordnung geknickter (dilazerierter) oberer I_1

Zum Schluß noch ein Wort zur Einordnung geknickter (dilazerierter) I_1. Betrachtet man sich die in Band 1, Abb. 105 dargestellten Extraktionsobjekte und stellt sich vor, daß ihre Kronen korrekt im Zahnbogen stünden, wird klar, daß Einordnung nicht möglich wäre: Die Wurzelspitzen würden ins Vestibulum ragen. Also kommt eine Einordnung allenfalls bei mäßigem Ausprägungsgrad in Betracht: Die Schneidekante ist dann im Vestibulum zu tasten, die labiale Kronenfläche zeigt nach oben. Auf ihr muß nach der Freilegung das Häkchen angebracht werden: Abbildung 168a und b zeigen einen so behandelten Fall. Der Niveauunterschied der Gingiva gleicht sich mit der Zeit spontan aus.
Ein anderes Vorgehen ist von *H. Hehring* und *A. Kruse* (1961) beschrieben worden. Hier wurde kieferorthopädisch so vorbehandelt, daß die Wurzel des geknickten Zahnes annähernd richtig stand. Danach wurde die natürliche Krone unter Schonung der Pulpa weitgehend abgetragen und durch eine künstliche ersetzt, die die Zahnform normalisierte.

IX. Gaumensprengung (Gaumennahterweiterung)

1. Definition, Indikation

Unter Gaumen- oder Gaumennahtsprengung versteht man die Zerreißung des Oberkiefers im Bereich der Sutura palatina mediana mit Hilfe der Schraube einer einzementierten aktiven Platte; Periost und Schleimhaut zerreißen dagegen nicht: es handelt sich also um eine Art Grünholzfraktur. Die Sprengung erfolgt innerhalb weniger Tage. Aus psychologischen Gründen wird den Patienten gegenüber von Gaumennahterweiterung (GNE) gesprochen.

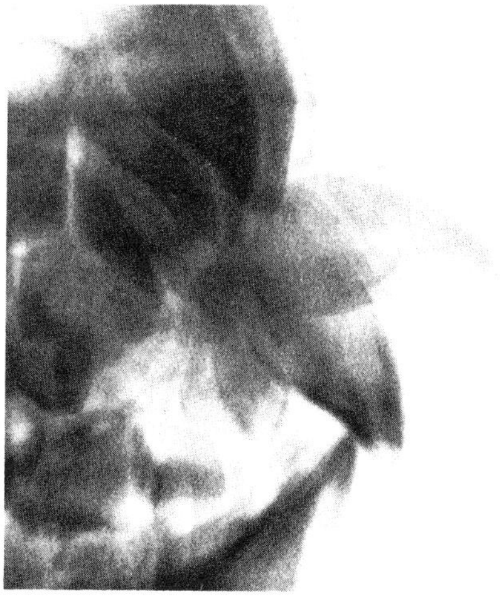

Abb. 168 a *Geknickter („dilazerierter") oberer I_1. Die Schneidekante zeigt ins Vestibulum, die Labialfläche zur Nase.*

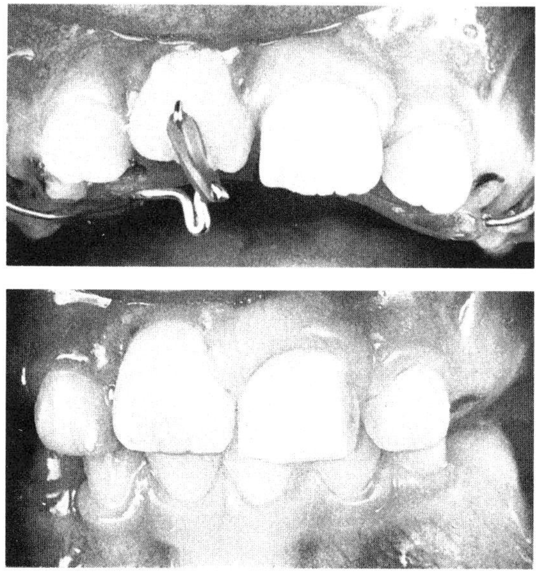

Abb. 168 b
1 *Einordnung des geknickten, mit einem Zughaken versehen I_1.*
2 *Nach der Einordnung. Bohrloch mit Silikatzement verschlossen. Der gingivale Niveauunterschied gleicht sich mit der Zeit spontan aus.*

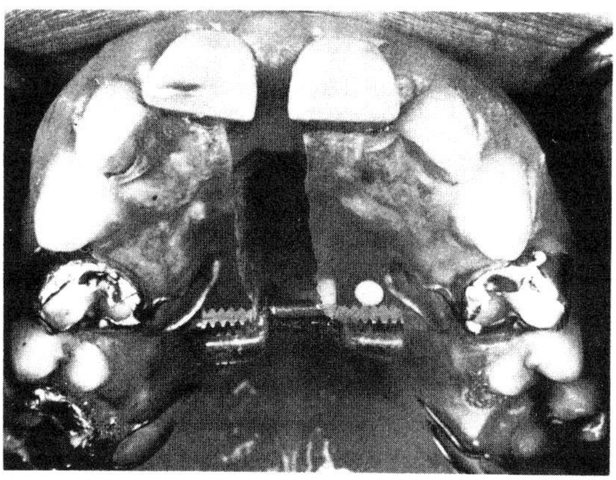

Abb. 169 *Gaumennahterweiterung mit Hilfe einer sog. Sprengplatte. Die auf den P_1 und M_1 angebrachten, hier noch selbstgefertigten Bänder werden mit Retentionsdrähten versehen, die eine feste Verbindung zwischen Band und Platte gewährleisten. Auch der Innenteil der Platte wird poliert. Alle Ecken und Kanten sind abgerundet. Am 4. oder 5. Tag kommt es zum Trema als Zeichen der erfolgten Sprengung.*

Die GNE führt zu einer schnellen Verbreiterung des oberen Zahnbogens und der apikalen Basis. Darin vor allem wird ihr Vorteil gegenüber der üblichen Zahnbogenverbreiterung gesehen. Denn solange „Dehnung" als das entscheidende Mittel zur Beseitigung frontaler Engstände angesehen wird und die hinter der Zahnbogenerweiterung zurückbleibende apikale Basis als Hauptursache der hohen Rückfallneigung, muß diese Doppelwirkung höchst willkommen sein, zumal sich das dabei auftretende Trema spontan zu schließen pflegt. Seit 1860, wo nach den Angaben von *L. Rinderer* (1959) *E. C. Angell* die Methode (sutural expansion of the upper jaw) erstmals beschrieben haben soll, ist sie deshalb immer wieder empfohlen worden, zuletzt von *H. Derichsweiler*, der ihr 1956 eine Monographie gewidmet hat. In ihr wird neben dem kieferorthopädischen ein nasenorthopädischer Effekt herausgestellt: Die Sprengung weite auch das Lumen der Nase und führe deshalb bei chronischer Mundatmung, eine intranasale Ursache vorausgesetzt, in der Regel zur sofortigen Nasenatmung. Anderenfalls wird in der Retentionszeit zusätzlich zur Platte eine Mundvorhofplatte getragen. *Derichsweiler* nimmt sogar an, daß als Folge der Sprengung eine Erniedrigung des Gaumengewölbes – und nicht etwa nur des Gaumenhöhenindex – eintrete, was eine Begradigung verbogener Nasenscheidewände zur Folge habe. Ich gehe nicht näher darauf ein, zumal *L. Rinderer* (1966) nur bei sieben von zwölf Patienten eine geringfügige, im Durchschnitt 1,3 mm betragende Erniedrigung gefunden hat und die praktische Bedeutung der GNE als nasenorthopädischer Eingriff offenbar gering ist, weil sonst HNO-Ärzte öfter um ihre Durchführung bäten.
Was die kieferorthopädische Bedeutung anbelangt, so nahm sie in dem Maße ab, in dem sich die Extraktion als platzschaffende Maßnahme als wirkungsvoller erwies – zumal Engstand ja nicht nur im Oberkiefer aufzutreten pflegt, sondern auch im Unterkiefer, wo er in herkömmlicher Weise und hinterherhinkend beseitigt werden muß. So hat die GNE vor allem eine Indikation: die Beseitigung eines doppelseitigen Kreuzbisses als Zeichen einer transversalen maxillären Unterentwicklung – vor allem dann, wenn diese noch mit Distalbiß kombiniert ist (s. Abb. 142).

2. Apparat und Methodik

Als Ankerzähne dienen vier Zähne, in der Regel die P_1 und M_1 (Abb. 169). Nachdem die Bänder aufgepaßt sind, wird Abdruck genommen. Der Techniker lötet sodann Retentionsdrähte an und stellt eine aktive Platte aus durchsichtigem Kunststoff her. Es wird eine kräftige Dehnschraube verwandt – auch Spezialschrauben sind im Handel –, ein Labialbogen fehlt. Um Verletzungen (Ulcera) der Schleimhaut am Gaumendach zu vermeiden und die Reinigung der Mundhöhle zu erleichtern, wird die Platte im Gebiet der Raphe hohl gelegt und mit abgerundeten Ecken und Kanten versehen. Da sie mehrere Wochen im Munde verbleibt und der Gaumenschleimhaut fest anliegt, ist es zweckmäßig, auch die Innenseite zu polieren.
Nach dem Einsetzen – die Ankerzähne müssen vorher fluoridiert werden – und Abbinden des Zementes werden langsam drei Schraubendrehungen durchgeführt. Dabei tritt ein deutliches Spannungsgefühl auf. Dann folgen in gleicher Weise täglich drei weitere Drehungen, bis am vierten oder fünften Tag ein Trema als Zeichen der erfolgten Sprengung auftritt (Abb. 170). Danach wird täglich nur noch zweimal gedreht, bis das nötige Ausmaß erreicht ist. Wegen eines nicht zu vermeidenden Rückfalles (s. u.) muß allerdings überdehnt werden. Nach der letzten Drehung bleibt die Platte noch etwa acht Wochen im Mund. Danach wird sie abgenommen und gesäubert; während dieser Zeit wird zur Herstellung einer Retentionsplatte Ab-

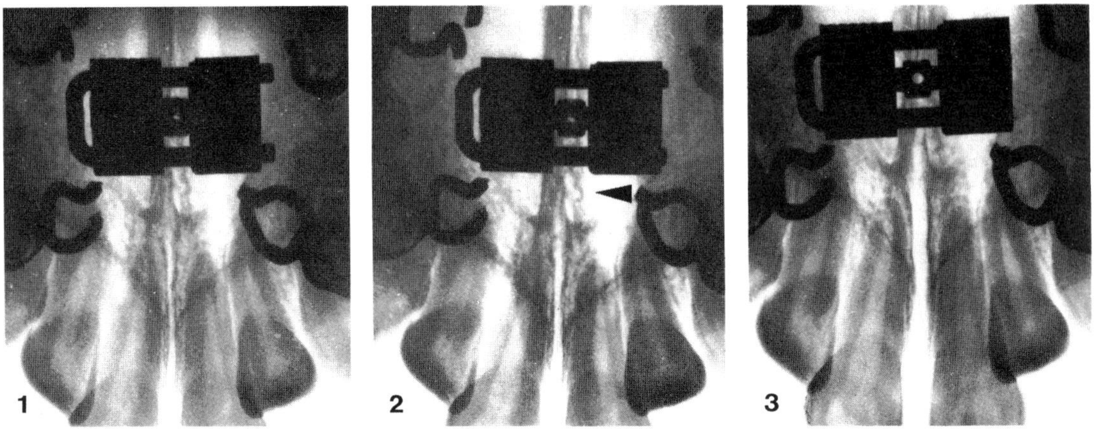

Abb. 170
1 Aufbißaufnahme am 5. Tag der Sprengung: deutliche Erweiterung der Sutur.
2 Am 7. Tag tritt auch intranasal eine deutlich erkennbare Rißbildung auf, verläuft hier offenbar aber paramedian (Pfeil).
3 Zustand zwölf Tage nach Beginn der Sprengung.

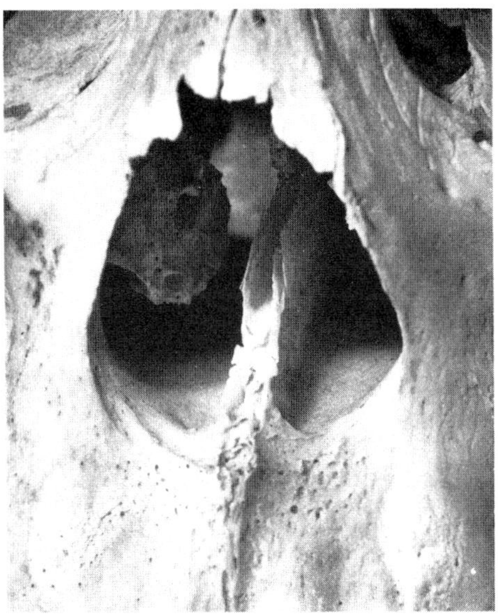

Abb. 171 *Blick in die Nase eines mazerierten Schädels. Die Ränder der Gaumenfortsätze der Maxilla bilden intranasal die Crista nasalis. Ihr sitzen vorn die Cartilago septi nasi und hinten der Vomer auf.*

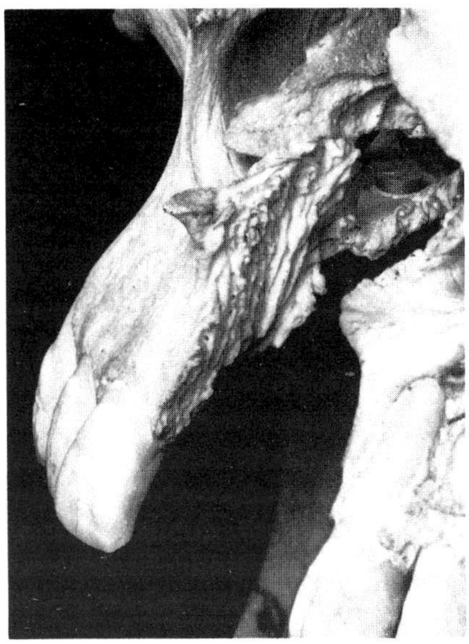

Abb. 172 *Ein gesprengter Oberkiefer zeigt, wie breitflächig die Verbindung der von der Sutur zusammengehaltenen Teile ist.*

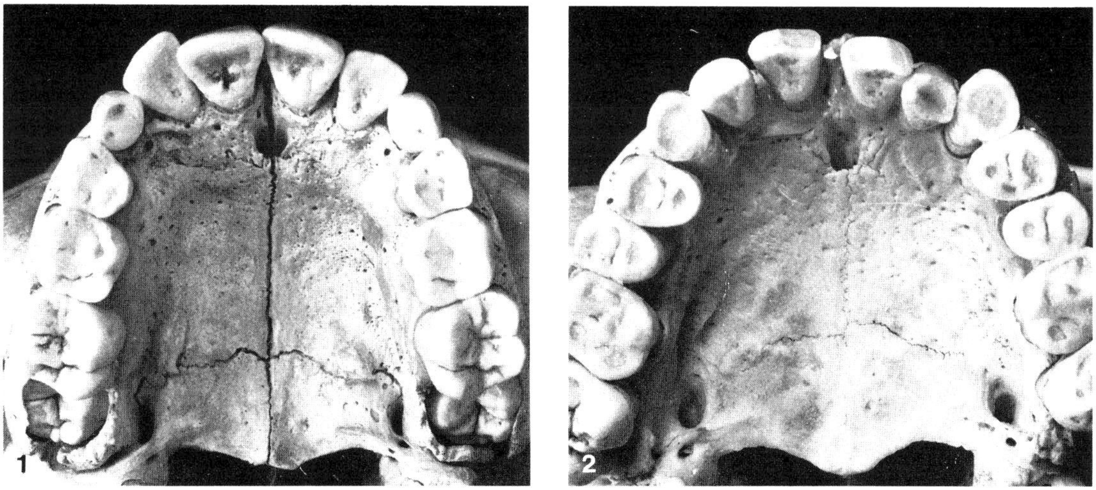

Abb. 173 *Die Sutura palatina mediana von palatinal.*
1 Am Schädel eines Kindes, Sutur weit.
2 Am Schädel eines Erwachsenen, Sutur verknöchert.

druck genommen. Bis diese fertig ist, wird die alte Platte wieder eingesetzt; erneutes Einzementieren ist nicht nötig.

Die täglichen Drehungen sollten möglichst vom Behandelnden selbst durchgeführt werden. Neben der Kontrolle des exakten Sitzes und der rechtzeitig einsetzenden Wirkung (Trema) ist so auch die sorgfältige Säuberung der Mundhöhle gewährleistet. Wo das nicht möglich ist, sind die Eltern zu unterweisen; dabei ist ihnen ein mit einer Schnur gesicherter Schlüssel zum Drehen auszuhändigen und die Bedeutung intensiver Mundpflege klarzumachen.

3. Über die Vorgänge während und nach der Sprengung

Was im Bereich der Gaumennaht vor sich geht, ist nur teilweise bekannt. Das bezieht sich sowohl auf die Sprengung als auch auf die Heilung.

a) Die Sprengung

Ein Blick in die Nase eines mazerierten Schädels zeigt, wie breitflächig die medialen Ränder der Gaumenfortsätze aneinanderliegen, nicht nur im Bereich der Prämaxilla, sondern auch im Bereich der Maxilla, wo die aufgeworfenen Ränder die Crista nasalis bilden (Abb. 171 und 172). Dieser Crista sitzen vorn die Cartilago septi nasi und hinten der Vomer auf.

Diese hohe und breitflächige Sutur wird bis weit ins dritte Jahrzehnt, wo sie verknöchert (Abb. 173), überbrückt bzw. gehalten von reißfesten kollagenen Fibrillen, die in Form und Textur *Sharpey*schen Fasern entsprechen. Es fragt sich somit – Zerreißung und nicht nur Streckung dieser Faserbündel vorausgesetzt –, ob bei der Sprengung alle Fasern reißen oder nur Teile. Für die s a g i t t a l e Richtung scheint das festzustehen: Der Riß reicht nicht von der Spina nasalis anterior bis zur Spina nasalis posterior, sondern nur „bis in den Bereich der Ossa palatina" (*Derichsweiler*), was natürlich erhebliche Biegespannungen im Knochen des Gaumengewölbes und der Nase voraussetzt. Für die vertikale Richtung, wo vollständige Zerreißung allgemein angenommen wird, könnte das gleiche gelten: Die Naht zerreißt nur im unteren, der Mundhöhle zugewandten Abschnitt, hält dagegen im oberen Teil der Crista nasalis, also unmittelbar unter der knorpligen Nasenscheidewand. Dann bestünde nach der Sprengung ein dreieckiger Spalt, oral mit zerrissenen und nasal mit nur gezerrten Faserbündeln. Die knöchernen Wände wären gebogen und stünden so lange unter Spannung, bis Neubildung von Knochen, Erneuerung der zerstörten Fasern und funktionelle Anpassung eingetreten wären.

Vier weitere Möglichkeiten bestehen:

1. durchgehender, d. h. die Spina nasalis einschließender Riß bis zum Nasenknorpel bzw. Vomer;
2. partieller Riß der Naht bis in Höhe des Nasenbodens und Grünholzfraktur der linken oder rechten Hälfte der Crista nasalis;
3. partieller Riß und doppelseitige Fraktur der Crista nasalis, wobei die Höhenlage links und rechts verschieden sein könnte;
4. schließlich, wovon *Derichsweiler* überzeugt ist, ein Intaktbleiben der Naht und eine paramedian verlaufende Grünholzfraktur links oder rechts. Zum Beweis vorgelegte Röntgenaufnahmen zeigen allerdings eher einen Spalt innerhalb der Sutur, der erst intranasal einen paramedianen Verlauf nimmt und damit der unter 2 genannten Möglichkeit entspricht.

Es lag nahe, Tierversuche zur Klärung heranzuziehen, was *H. Ziebe* schon 1932 getan hat. Nachdem Experimente mit Rhesusaffen gescheitert waren, führte er an Hunden Sprengungen durch. Überraschenderweise scheint es bei drei von vier Hunden nur zu einer Nahterweiterung ohne Sprengung gekommen zu sein: Die intrasuturalen Faserbündel waren nach sechswöchiger Retentionszeit maximal gestreckt, aber nicht gerissen – möglicherweise allerdings auch nicht mehr gerissen, weil sie in der Zwischenzeit bereits erneuert wurden. Erst bei „forcierter" Sprengung (innerhalb von vier Tagen eine Erweiterung auf 12 mm) rissen die Fasern und blutete es in den Spalt hinein. Auch am Zahnfleischrand der mittleren Schneidezähne trat Blut aus.

In neuerer Zeit sind in den USA Versuche an Rhesusaffen durchgeführt worden, wenn auch mit modifizierter Zielsetzung. So wollten *G. E. Gardner* u. Mitarb. (1971) wissen, was außerhalb der gesprengten Sutur am Schädel als ganzem passiert. Sie fanden u. a. eine deutliche Erweiterung der Synchondrosis sphenooccipitalis und einiger kranialer Suturen, darüber hinaus lebhafte Knochenwachstumsvorgänge in weiten Bereichen des Schädels, vom Unterkiefer abgesehen; und *J. W. Kennedy* u. Mitarb. (1976) wollten klären, wie sich vor der Sprengung (rapid maxillary expansion) durchgeführte Osteotomien auswirkten: Fragen also, die nicht unmittelbar in diesen Zusammenhang gehören, weshalb ich nicht näher darauf eingehe.

Die Ergebnisse von Tierversuchen lassen sich nur begrenzt analogisieren, vor allem wegen der anderen Form und Größe des Schädels, speziell des Os incisivum bzw. maxillare. Immerhin zeigen die Versuche eine erhebliche Zerreißfestigkeit der suturalen Faserbündel und darüber hinaus, daß es bei einer wirklichen Sprengung zu einem Erguß in den Spalt hinein kommen dürfte (s. u.). Was bei Kindern und Jugendlichen jeweils geschieht, ist offen. Es fragt sich z. B., ob auch bei ihnen statt Zerreißungen nur Streckungen der Faserbündel möglich sind, die eine Sprengung im Röntgenbild vortäuschen. Die größere Leichtigkeit, mit der nach Eintritt der Diastase zwischen den I_1 am vierten oder fünften Tag die Schraube gedreht werden kann, spricht für Zerreißung, wenn vielleicht auch nur im gaumennahen Teil der Sutur.

Unabhängig von den verschiedenen Möglichkeiten des Spalt- bzw. Bruchverlaufs ist klar, daß im Gesamtbereich des Mittelgesichtes

Biegungen und Spannungen auftreten müssen. Sie lassen sich offenbar durch funktionelle Anpassung selbst nach monatelanger Retention nicht völlig ausgleichen, so daß von vornherein ein erhebliches Maß an Rückfall in Kauf genommen werden muß. Auch bewegen sich die Seitenzähne trotz des Vielpunktkraftangriffes an den vier Ankerzähnen nicht völlig körperlich, so daß der Breitenzuwachs des Zahnbogens stets größer ist, als es der Breite des Bruchspaltes entspricht. *H. K. Schrader* (1958) spricht von einem Verhältnis von etwa 2:1. Das setzt, wie bei einer gesperrten Dehnplatte auch, gewisse Verbiegungen im Bereich der Schraubenspindel oder der Platte voraus.

An der von der durchsichtigen Platte berührten Gaumenschleimhaut ist nach den ersten Drehungen eine Druckischämie zu beobachten. Sie verschwindet schnell und macht einer lividen Verfärbung als Zeichen einer Stauungshyperämie Platz. Nach Abnahme der Platte ist die Schleimhaut in der Regel gerötet und druckempfindlich. Histologisch fand *H. Herrmann* (1956) im Epithel parakeratotische Erscheinungen sowie vertiefte Zapfenbildung; im hyperämischen Bindegewebe dagegen kleinzellige Infiltrate als Zeichen einer chronischen Entzündung. Ulcera sind zwar beschrieben worden, aber offenbar selten: *D. Öhler* u. Mitarb. (1958) sahen sie zweimal unter 46 Behandelten; allerdings arbeiteten sie mit abnehmbaren Spezialplatten, die täglich kurz zur Säuberung entfernt wurden.

Auch im Bereich der Parodontien der Seitenzähne, speziell der bebänderten, ist mit Schädigungen zu rechnen. Denn der Druck der Schraube äußert sich bevorzugt hier, was mit den Unterschieden der Resilienz von Periodont und Gaumenschleimhaut zusammenhängt. Die Annahme von *Derichsweiler*, daß die Sprengplatte im wesentlichen über Gaumenschleimhaut und Alveolarfortsatz einwirke, kann deshalb nicht richtig sein. Die Schäden äußern sich nach Abnahme der Apparatur klinisch in Lockerung und Berührungsempfindlichkeit der Zähne – was beides schnell aufhört –, histologisch in mehr oder weniger tiefen lateralen und zum Teil auch apikalen Resorptionen der Zähne (*H. K. Schrader* 1958; *L. Rinderer* 1966). Solche Resorptionen pflegen jedoch, soweit sie lateral liegen, durch Osteozement repariert zu werden und nur, soweit sie apikal liegen, nicht repariert zu werden: Erkenntnisse allerdings, die nicht im Zusammenhang mit der GNE gewonnen worden sind (s. Bd. 3).

b) Die Heilungsvorgänge

Wie schon angedeutet, ist auch bezüglich der Heilungsvorgänge manches offen. Da ist zunächst der spontane Schluß des durch die Sprengung entstandenen Tremas. Er setzt schon wenige Wochen nach der Sprengung und noch unter der Sprengplatte ein und dauert je nach Lückenbreite einige Wochen bis Monate: Ein ganz erstaunlicher Befund, sowohl was die Kraft, die die Zusammenführung bewirkt, angeht, als auch das Geschehen im Spaltbereich. Zunächst zur Kraft. Es liegt nahe, die supraalveolären bzw. gingivalen Bindegewebsfasern für den Schluß des Tremas in Anspruch zu nehmen, die in unterschiedlich verlaufenden, zum Teil achterligaturartigen Bahnen über die interdentalen Septen hinwegziehen. Man sprach früher vom Ligamentum circulare. Diese Fasern sind bei der Sprengung nicht gerissen, stehen also unter Spannung und üben auf die auseinandergezogenen I_1 eine nach mesial gerichtete Kraft aus. Die Zähne müßten sich wegen des relativ tiefen Kraftangriffs mehr oder weniger körperlich, also unter Beibehaltung ihrer Achsenstellung, aufeinander zu bewegen – wenn da nicht der Spalt wäre bzw. das, was sich in ihm während bzw. nach der Sprengung gebildet hat. Was aber ist das?

Die histologischen Untersuchungen von *H. Ziebe* (1932), die allerdings Heilungsvorgänge nicht einbezogen, haben gezeigt, daß es nach

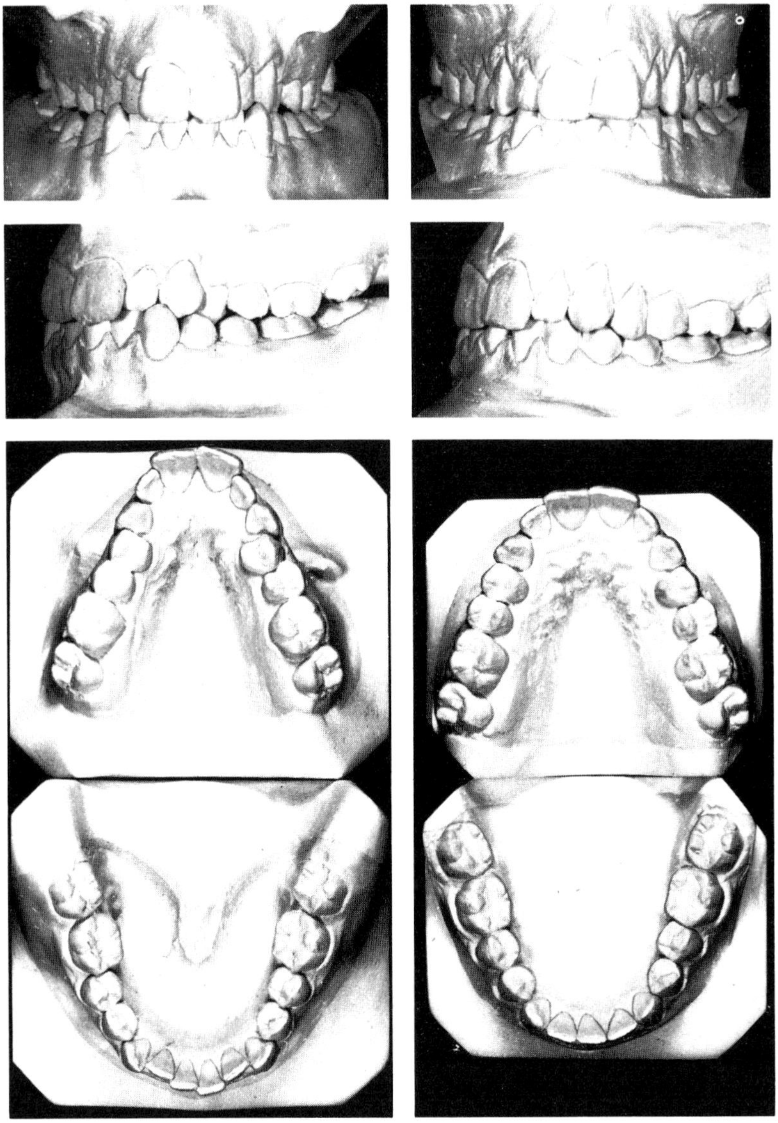

Abb. 174a *Links: doppelseitiger Kreuzbiß infolge hochgradiger Verengung der Maxilla mit frontalem Engstand, hohem, V-förmigen Gaumengewölbe und Mundatmung. 15,3jährige Patientin.*
Gaumennahterweiterung. Extraktion eines unteren I_1, um eine Dehnung im Unterkiefer (Ausgleich des Engstandes!) zu vermeiden. Dauer der Sprengung: 19 Tage. Spontane Umstellung auf Nasenatmung.
Rechts: Abschlußmodell. Erweiterung bei P_1 von 24 mm auf 33 mm, bei M_1 von 40 mm auf 45 mm. Dauer der Gesamtbehandlung: 3,8 Jahre.

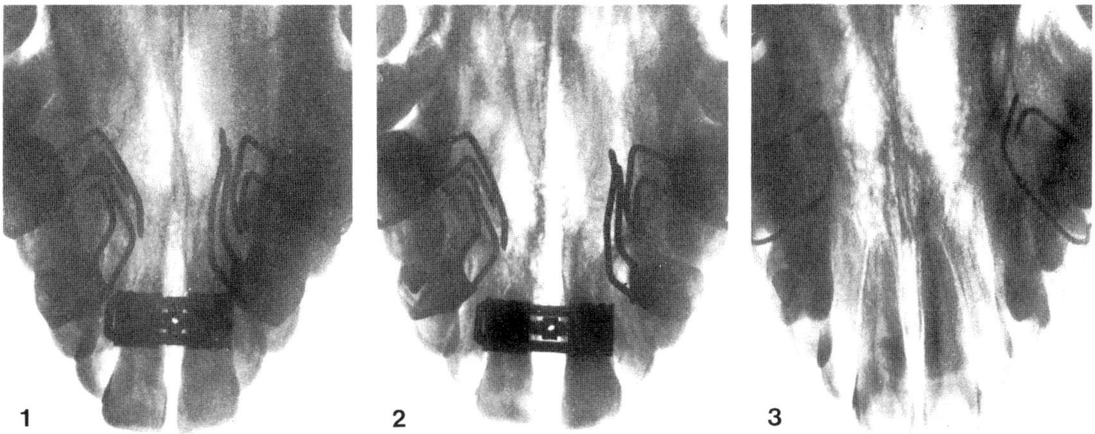

Abb. 174 b
1 Aufbißröntgenaufnahme am 5. Tag der Sprengung, beginnende Rißbildung.
2 Aufbißaufnahme am 19. Tag der Sprengung.
3 Fast beendeter Tremaschluß unter der Retentionsplatte vier Monate nach der Sprengung: Die I_1 haben ihre ursprüngliche Achsenstellung beibehalten, sind also nicht nach mesial gekippt. Periodontalspalten und Sutur entsprechen dem Zustand vor der Sprengung.

einer wirklichen Sprengung offenbar einen Erguß gibt, ein Koagulum also, das später organisiert werden muß. Zweierlei ist denkbar. Ähnlich wie in einer Extraktionswunde wird das Koagulum abgebaut, indem von den Spalträndern Gefäße einsprießen. Ihnen folgen Knochenbälkchen, in einer Extraktionswunde bereits nach 14 Tagen (*W. Meyer* 1956). Es dauert etwa sechs Wochen, bis das Koagulum insgesamt von Knochen ersetzt ist, und mindestens drei Monate, bis funktionelle Anpassung (Trabekelbildung) erfolgt ist. Diese Art der Verknöcherung vorausgesetzt, könnte man die zum Tremaschluß führende Zahnbewegung für eine Bewegung üblicher Art halten: Resorption der Alveolarwand auf der medialen und Apposition von Knochen auf der distalen Alveolenseite.

Die Schnelligkeit jedoch, mit der sich nach der Sprengung das Trema häufig schließt, macht diese Annahme fraglich. Denn auf der medialen Seite der I_1 müßte sich, während sich noch das Spaltgebiet in der oben geschilderten Weise umbaut, die Innenwand einer hochorganisierten Alveole bilden – oder es müßte zur Destruktion, zum Schwund dieses Teils der Alveole kommen, vor allem in ihrem marginalen Abschnitt. Das aber hätte eine starke Kippung der beiden I_1 nach mesial zur Folge, was jedoch auf Grund der röntgenologischen Befunde nicht, jedenfalls in der Regel nicht, der Fall ist (s. Abb. 174b). So ist es wahrscheinlicher, daß es sich um ein partielles Rezidiv „in diesem vorderen, nicht von der Retentionsplatte gehaltenen Kieferteil" (*A. M. Schwarz* 1955) handelt. Es käme somit zur Wiederannäherung der auseinandergerissenen Knochenränder durch die Aggregation neuer und die Verknüpfung alter Fibrillen. Und deren Zug wäre es, der die Annäherung der I_1 mitsamt ihrer Alveole besorgte, was Knochenneubildung irgendwo im Zwischenkieferbereich voraussetzt. So ließe sich auch erklären, weshalb nach der Sprengung immer wieder eine normale Sutur im Röntgenbild erscheint – bei knöcherner Substitution wäre dagegen ihr Verschwinden anzunehmen – und weshalb obere I_1, die sich vor der Sprengung überlappten, es nach der Sprengung wieder tun. Um es noch deutlicher zu sagen: Es handelte sich nicht – oder doch nicht allein – um durch Umbau neu entstandene Alveolen, in denen sich die I_1 nach Ausgleich des Tremas befänden, sondern um die alten Alveolen, die durch die Bildung neuer suturaler Faserbündel mechanisch wieder zusammengezogen worden sind. Daneben mag es Fälle geben, wo Umbau klinisch an einer Mesialkippung der beiden I_1 erkenntlich, im Vordergrund steht.

Zum Schluß ein Behandlungsbeispiel – nicht ohne vorher noch einmal auf die Begrenztheit der Indikation und die Notwendigkeit größter Sorgfalt bei Durchführung dieser Schäden nie ausschließenden, bei den genannten Sonderfällen aber indizierten GNE hingewiesen zu haben. Auch sei noch erwähnt, daß sie bei spaltbehafteten Kindern angewandt werden kann. Nur handelt es sich bei LKG-Patienten nicht um Sprengung im eigentlichen Sinn, sondern um eine Art forcierter Dehnung, weil gar kein zusammenhängendes knöchernes Gaumengewölbe vorhanden ist. Eine Dehiszenz der Narbe ist nicht zu befürchten.

Auf Abbildung 174a sind Anfangs- und Endmodelle einer bei Behandlungsbeginn 15,3jährigen Patientin dargestellt, Einzelheiten gehen aus der Legende hervor. Die GNE dauerte knapp drei Wochen; sie führte zur spontanen Umstellung von Mund- auf Nasenatmung. Um das Ausmaß der Sprengung in Grenzen zu halten, wurde im Unterkiefer zur Platzbeschaffung für die engstehenden Frontzähne nicht gedehnt, sondern ein I_1 extrahiert. Trotz der Sprengung wurde für den rotierten C im Oberkiefer rechts nicht so viel Platz gewonnen, um ihn korrekt einstellen zu können.

Die Vorgänge, wie sie sich während und nach der Sprengung röntgenologisch darstellen, sind auf Abbildung 174b gut zu erkennen. Bei (1) der Beginn der Sprengung am 5. Tag; bei (2) der Zustand am Ende der Sprengung am 19. Tag. Nach dorsal geht der Spalt bis ins Gebiet der M_2. Wo er nasal endet, ist nicht sicher auszumachen. Jedoch scheint es sich um einen bis zum Nasenknorpel durchgehenden Riß zu handeln.

Die Situation vier Monate nach Beendigung der Sprengung ist bei (3) dargestellt. Das Trema hat sich unter der Retentionsplatte fast geschlossen. Deutlich ist der Periodontalspalt um die beiden I_1 zu erkennen. Die interdentale Trabelkelstruktur ist völlig normal – ein Zeichen dafür, daß kein knöcherner Umbau stattgefunden haben dürfte, sondern daß ein partielles Rezidiv im Zwischenkieferbereich eingetreten ist.

7. Kapitel

Das kieferorthopädische Rezidiv

1. Definition

Unter Rezidiv (Rückfall) versteht man das erneute Auftreten einer bestimmten Krankheit nach Genesung; auf das Kieferorthopädische übertragen: das erneute Auftreten einer Dysgnathie nach erreichter Eugnathie. Der ursprüngliche Ausprägungsgrad braucht dagegen nicht wieder erreicht zu werden – kann auf der anderen Seite jedoch auch überschritten werden. Es gibt somit Rezidive unterschiedlichen Ausmaßes.
Diese Definition ist für kieferorthopädische Belange jedoch zu eng. Einmal wird auch dann von Rezidiv gesprochen, wenn Eugnathie nicht erreicht worden ist: mit Recht, weil mehr als ein „individuelles ästhetisches und funktionelles Optimum“, ja ein „befriedigendes Behandlungsergebnis“ oft gar nicht erreicht werden sollte oder konnte. Zum anderen wird auch dann von Rezidiv gesprochen, wenn die Verschlechterung nicht in die alte Richtung ging. Zwar wird oft – und im Prinzip korrekterweise – betont, daß dann der Ausdruck „Rezidiv“ falsch und nur der Ausdruck „Neuerkrankung“ richtig sei; aber praktisch läßt sich das nicht säuberlich trennen. Denn kieferorthopädische Rezidive zeichnen sich im allgemeinen dadurch aus, daß nur bestimmte Symptome und nicht ganze Symptomenkomplexe rezidivieren und daß anfangs nicht vorhandene Symptome auch als Folge vorausgegangener Behandlungen auftreten können. Außerdem ist kieferorthopädische Therapie grundsätzlich auf Dauerhaftigkeit angelegt. Deshalb wird auf solche Unterschiede in der Regel auch verzichtet und alles Rezidiv genannt, was als Verschlechterung gegenüber dem am Behandlungsende Erreichten in Erscheinung tritt. Dieser Zustand, im Abschlußmodell festgehalten, entspricht dem Zustand nach Abschluß der Retention, wenn das Retentionsgerät seine Aufgabe voll erfüllt hat – was durchaus nicht immer der Fall ist.

2. Häufigkeit und Bedeutung des kieferorthopädischen Rezidivs

Kieferorthopädische Rezidive sind in individueller und sozialmedizinischer Hinsicht gleich bedeutungsvoll: in individueller, weil der erhoffte Nutzen ausblieb und eine jahrelange Belastung (oft der ganzen Familie) mehr oder weniger umsonst war; und in sozialmedizinischer, weil das von der Allgemeinheit (Krankenkassen, Beihilfestellen) aufgewendete Geld vertan wurde: also ein Problem ersten Ranges, falls solche Rückfälle häufig wären und so ausgeprägt, daß Behandlungsaufwand und Nutzen in keinem Verhältnis mehr zueinander stünden. Die Frage lautet also: Wie häufig und wie ausgeprägt sind Rezidive?
Eine eindeutige Antwort ist aus verschiedenen Gründen nicht möglich. Einmal stehen Häufigkeit und Ausprägungsgrad miteinander in Beziehung. So zählt der eine jeden, bei

dem sich nach Behandlungsende etwas verschlechtert hat, als Rezidivfall, der andere nur den, der ein „relevantes" Maß an Rückfall erreicht hat. Zum anderen wird mitunter Verschlechterung mit Veränderung verwechselt. Die Feststellung, daß ein erweiterter Zahnbogen seit Behandlungsende wieder schmaler geworden sei, ist, allein genommen, bedeutungslos, weil breite und schmale Zahnbögen wertneutral sind. In Wahrheit zielt eine solche Feststellung auch eher auf etwas anderes, nämlich auf frontalen Engstand. Die beiden Begriffe Kieferkompression und frontaler Engstand sind als Folge der bei der Modellanalyse gebrauchten Nomenklatur so miteinander verwoben, daß sie manchmal schon synonym gebraucht werden.

Das alles erklärt jedoch noch nicht, weshalb die Antworten auf die Frage nach der Häufigkeit und Schwere kieferorthopädischer Rezidive so unterschiedlich ausfallen. Auch die Inhomogenität der Nachuntersuchten dürfte eine wichtige Rolle spielen. Denn wie schon für die Behandlung, so ist es auch für die Rückfallneigung von Bedeutung, welche Art von Dysgnathie vorgelegen und welches Ausmaß sie hatte; in welcher Weise und in welchem Alter sie behandelt wurde; welches Behandlungsergebnis herauskam und anderes mehr: also eine Fülle von Gesichtspunkten, die bei Kontrolluntersuchungen berücksichtigt werden müßten, wollte man zu vergleichbaren Ergebnissen und eindeutigen Aussagen kommen.

Nun kann man diese Gesichtspunkte vernachlässigen, wenn es weniger um den individuellen als vielmehr um den sozialmedizinischen Aspekt der Frage geht; zunächst zu letzterem.

a) *Sozialmedizinischer Aspekt*

Auf Seite 26, als es um die Beurteilung der Behandlungsnotwendigkeit ging (dringend; nötig; wünschenswert), wurde eine Methode erwähnt, die einzelnen Symptome einer Dysgnathie zu benoten und entsprechend einem erreichten Punktwert zu klassifizieren, um so von einer subjektiven Beurteilung der Behandlungsnotwendigkeit zu einer objektiven zu kommen. Diese Methode ist von *R. Hotz* (1962) auch dazu benutzt worden, das Behandlungsergebnis sowie die Rückfallquote nach Häufigkeit und Ausprägungsgrad bei 250 Probanden zu beurteilen. Vor dem Ergebnis kurz ein Wort zur Methodik.

Die vor Beginn einer kieferorthopädischen Behandlung vorkommenden Fehler, wie etwa Engstand, tiefer Biß, Kreuzbiß – 15 Fehler insgesamt –, wurden je nach ihrem Ausprägungsgrad und ihrem Gewicht in ästhetischer, funktioneller und sonstiger Hinsicht benotet. Die summierten, in Prozenten ausgedrückten Werte wurden von den einhundert Prozent abgezogen, die fehlerfreie Gebisse kennzeichnen. Wer weniger als 20% erreichte, gehörte in die Klasse der dringend Behandlungsbedürftigen, der zwischen 20% und 39% Liegende hatte eine Behandlung nötig usw. – insgesamt fünf Klassen, jeweils um 20 Punkte voneinander getrennt. Auf diese Weise wurde zunächst das Ausgangsmodell (A), sodann das Modell am Ende der kieferorthopädischen Behandlung (B) und schließlich das zur Nachuntersuchung angefertigte dritte Modell (C) benotet. Der Vergleich zwischen A und B erlaubte ein Urteil über den durchschnittlichen Behandlungserfolg und der Vergleich zwischen B und C ein Urteil über die durchschnittliche Häufigkeit und den Ausprägungsgrad eines Rezidivs.

Das Ergebnis beider Prüfungen ist auf dem Säulendiagramm der Abbildung 175 dargestellt. Aus der Differenz der Prozentzahlen zwischen A und B ergibt sich, was an Verbesserung (Aufstieg aus einer niederen in eine höhere Klasse) erreicht worden ist, und aus dem Vergleich von B und C, was an Verschlechterung eingetreten ist. Diese Verschlechterung äußert sich in einer Zunahme

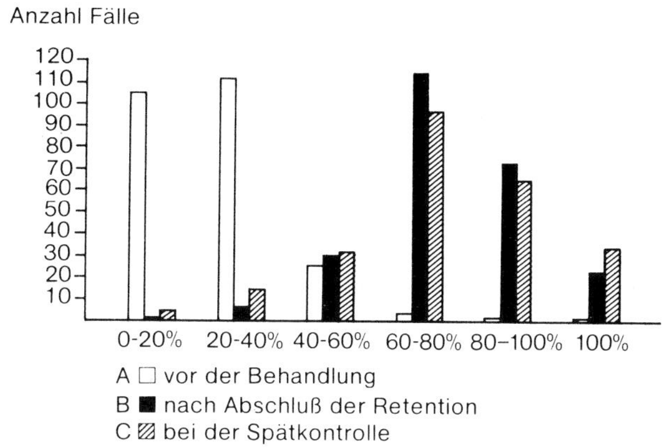

Abb. 175 *Säulendiagramm zur Darstellung der vor der Behandlung bestehenden summierten und in Prozentzahlen angegebenen Einzelfehler einer Dysgnathie (A) im Vergleich zu den verbliebenen Fehlern am Ende der Behandlung (B) bzw. bei der Spätkontrolle (C). Nähere Angaben im Text. Aus R. Hotz: Versuch einer Klassifizierung von Erfolg und Mißerfolg, 1962.*

der Fälle, deren Behandlung von Anfang an nicht recht erfolgreich war (0–59%), und in einer Abnahme jener Fälle, deren Behandlung mit einem befriedigenden (60–79%) bis guten Ergebnis (80–99%) beendet worden war.

Ohne auf Einzelheiten einzugehen – insgesamt gewinnt man den Eindruck, daß sich die Verschlechterung von B nach C in Grenzen hält: nach den Angaben von *Hotz* 12% Rezidive überhaupt und zumeist auch nur ein Absinken um eine einzige Klasse. Schlechter sieht es beim Vergleich von A und B aus: Das insgesamt Erreichte ist nicht recht befriedigend, selbst wenn man berücksichtigt, daß die Mehrzahl der Behandelten ausgeprägte Dysgnathien (mit einem Punktwert zwischen 0 und 39%) hatte und später in die Klasse der Eugnathen (Punktwert 100%) niemand aufgenommen wurde, dem aus kieferorthopädischen Gründen ein Zahn extrahiert worden war – eine sehr strenge Definition des Wortes Eugnathie.

Es wurde oben gesagt, daß sich mit dieser Methode der sozialmedizinische Aspekt des Problems gut darstellen lasse – kommt doch eine einzige Zahl heraus, die die Differenz zwischen einer Art Gesamtgewicht am Ende der kieferorthopädischen Behandlung mit dem zur Zeit der Nachkontrolle verbliebenen Gewicht zum Ausdruck bringt. Worin die Verschlechterung bestand oder was gegen was aufgerechnet wurde, bleibt dabei offen.

b) *Individueller Aspekt*

Will man Aufschluß über den individuellen, der Rezidivverhütung beim einzelnen dienenden Aspekt, muß von bestimmten Dysgnathien oder Symptomen, bestimmten Behandlungsmethoden usw. ausgegangen werden. Als Beispiel einer solchen Untersuchung wird eine Publikation von *A. Stahl* aus dem Jahre 1964 herangezogen.

Stahl untersuchte eine aus 105 Personen bestehende Gruppe kieferorthopädischer Patienten drei oder mehr Jahre nach Abschluß der Behandlung. Gemeinsames Leitsymptom war „Kieferenge“, in 50% der Fälle mit Neutralbiß, in 48% mit Distalbiß und in 2% mit Mesialbiß kombiniert. Alle Patienten waren in gleicher Weise (abnehmbare Geräte, keine Extraktion) behandelt worden, und es waren gleichartige Behandlungsergebnisse erzielt worden: in allen 105 Fällen praktisch Eugnathie; nur kleine Abstriche waren erlaubt, alle Distal- und Mesialbisse waren in Neutralbiß übergeführt.

Zunächst das Ergebnis pauschal: Nur in 28% der Fälle war nach drei Jahren alles unverändert geblieben, manches sogar noch verbessert; in 72% waren Verschlechterungen eingetreten. Doch hielten sie sich bei mehr als der Hälfte in Grenzen, zum Teil so sehr, daß sie nicht bei der klinischen Nachuntersuchung, sondern erst beim Modellvergleich in Erscheinung traten. Der Rest, insgesamt 32%, zeigte deutliche Rückfallerscheinungen, bei 12% so sehr, daß die ganze Behandlung als nutzlos angesehen werden mußte.
Nun zum einzelnen. Es geht um die Frage, welche Behandlungsmaßnahmen sich als labil und welche als stabil erweisen – anders ausgedrückt: welche Symptome einer Dysgnathie nach ihrer Beseitigung zum Rückfall neigen und welche nicht.

c) Welche Symptome neigen zum Rückfall?

Um mit dem Erfreulichsten zu beginnen: Die Rückfallneigung nach Distalbißbehandlung ist gering. *Stahl* fand nur einmal ein vollständiges Rezidiv bei insgesamt 48 Probanden, dreimal war eine geringfügige Veränderung eingetreten. Das stimmt mit den Ergebnissen anderer Autoren (*H. Daß* 1955; *R. Hotz* 1962 u. a.) gut überein und wird auch durch die Beobachtung von *E. H. Balan* (1975) gestützt, daß die korrekte Interkuspidation aller Seitenzähne nach Progenieoperation einen sicheren Rezidivschutz darstellt (s. S. 202). Wie wichtig Neutralbiß ist, geht beispielhaft auch aus den folgenden Abbildungen hervor. Die Modelle stammen von einem 8,1jährigen Mädchen mit ausgeprägter *Angle*-Klasse II,1. Außerdem fehlten im Unterkiefer links m_1, m_2 und M_1, so daß es zu einer Verlängerung der Antagonisten mit Schleimhautkontakt gekommen war (Abb. 176a). Am Ende der Behandlung schien ein gutes Ergebnis erzielt worden zu sein, wenn auch links als Folge des M_1-Verlustes kein Neutralbiß bestand und im unteren Frontzahngebiet kleine Lücken zurückgeblieben waren. Es wurde deshalb lange retiniert und die Patientin erst 6,7 Jahre nach Behandlungsaufnahme entlassen.
Fünf Jahre später bot sich das folgende Bild (Abb. 176b und c): Auf der rechten Seite, wo der Distalbiß beseitigt worden war, blieb nicht nur die Bißlage, sondern auch die Frontzahnstellung intakt; links dagegen, wo der Distalbiß nicht ausgeglichen werden konnte, verschlechterten sich sowohl die Interkuspidation als auch die Frontzahnstellung – es kam zur inzisalen Stufe, zum Engstand und zum tiefen Biß. Es hätte also einer Gegenextraktion bedurft, um dieses Rezidiv zu vermeiden. Doch gehe ich darauf nicht noch einmal ein (s. S. 142).
Das Unerfreulichste der *Stahl*schen Untersuchung war die hohe Rückfallneigung im Frontzahngebiet, vor allem in bezug auf frontalen Engstand. Er trat im Unterkiefer bei 60% aller Fälle auf, zumeist zwar nur geringgradig, aber in 24,8% doch deutlich bis hochgradig. Im Oberkiefer war das Ergebnis erfreulicher – bei 25,7% Engstand insgesamt: 14,3% geringer und 11,4% deutlicher Engstand. Bei letzterem spielte der für Deckbiß charakteristische koronale Engstand eine wichtige Rolle: Er rezidivierte fast doppelt so häufig wie Engstand üblicher Art.
Auch dieses Ergebnis stimmt mit den Feststellungen anderer Autoren im großen und ganzen überein. Erneute Lückenbildung ist dagegen vergleichsweise selten (7,6%), zumeist in Form der lückigen Spitzfront.
Es liegt nahe, das so häufige Wiederauftreten frontalen Engstandes mit der Behandlungsmethode (Dehnen statt Extraktion) in Zusammenhang zu bringen. Doch kam dieser Zusammenhang nicht mit der erwarteten Klarheit heraus. Trotzdem dürfte Dehnung ein wichtiger, wenn sicherlich auch nicht der alleinige Faktor sein, der zu erneutem Engstand führt. Besonders deutlich geht das aus einer Untersuchung von *C. W. Schwarze* (1969) hervor, auf die ich später zurückkomme.

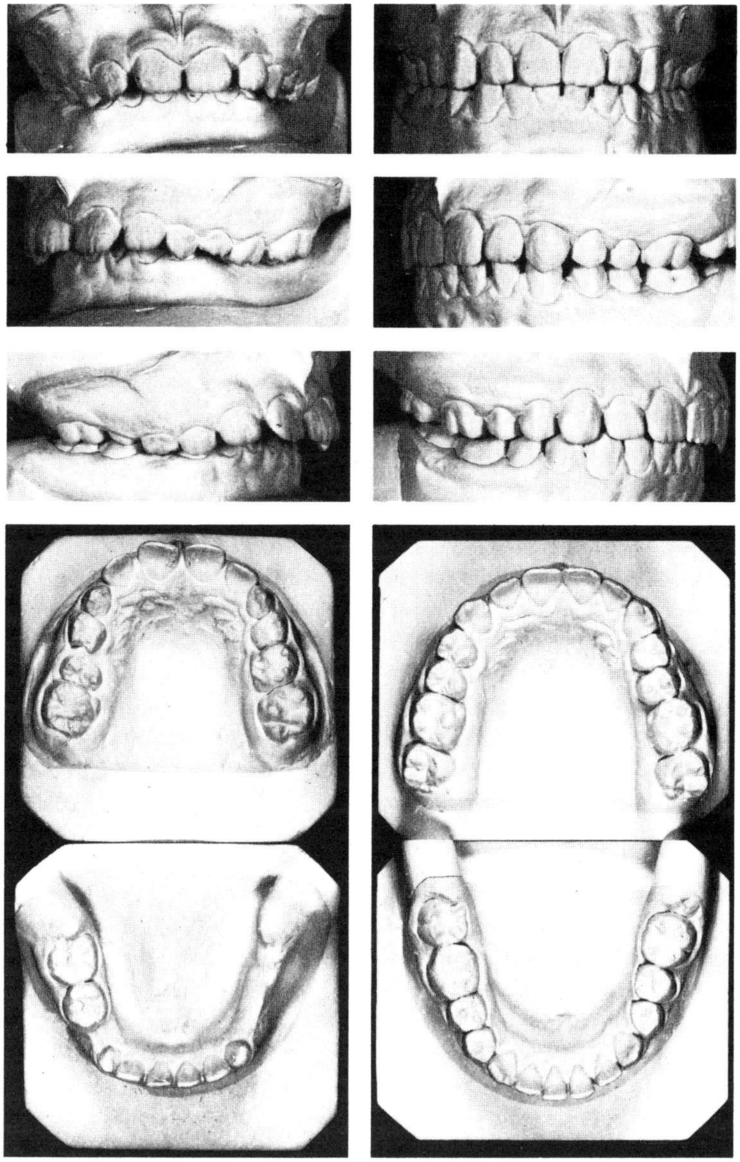

Abb. 176 a *Links: Angle-Klasse II,1 mit Distalbiß (1 Pb), inzisaler Stufe und tiefem Biß. Vorzeitiger Verlust mehrerer Milchmolaren und eines M_1 im Unterkiefer. Verlängerung der Antagonisten mit Schleimhautkontakt. 8,1jährige Patientin.*
Behandlung mit aktiven Platten und Aktivator. Keine Ausgleichsextraktion!
Rechts: Abschlußmodell. M_2 an Stelle von M_1 im Unterkiefer links, aber singulärer Antagonismus auf dieser Seite als Folge der unterlassenen Ausgleichsextraktion. Leichte Lücken zwischen Schneide- und Eckzähnen im Unterkiefer links. Beachte den schon beginnenden Durchbruch des unteren linken M_3. Dauer der Behandlung einschließlich Retention: 5,7 Jahre.

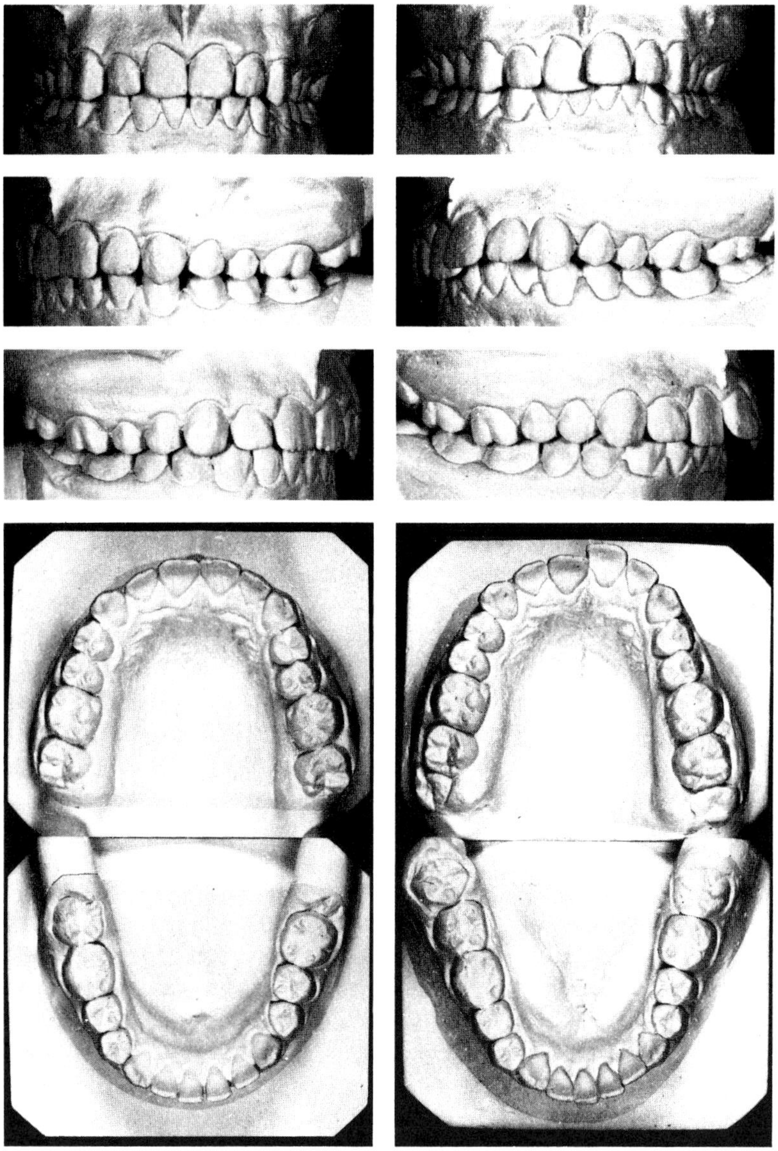

Abb. 176 b *Links: Modell entspricht dem Abschlußmodell von Abbildung 176 a.*
Rechts: fünf Jahre nach Abschluß der kieferorthopädischen Behandlung. Während auf der rechten Seite keinerlei Veränderung eingetreten ist, ist links als Folge der verbliebenen Fehler (Restlücken; singulärer Antagonismus) eine deutliche Verschlechterung in Richtung auf die ursprüngliche Dysgnathie aufgetreten.

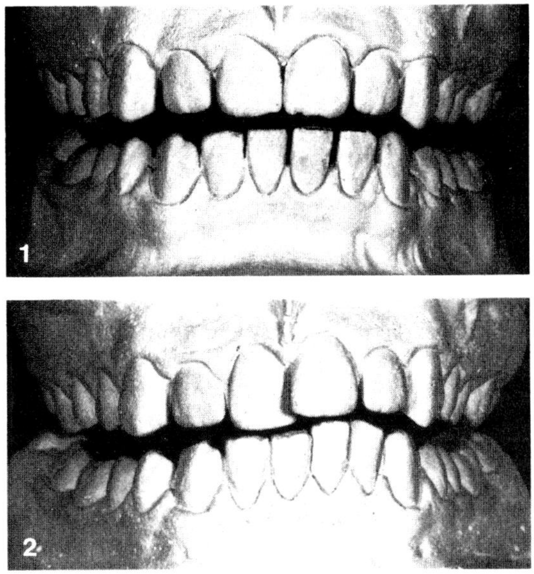

Abb. 176 c *Abschluß- und Kontrollmodelle von vorn. Als Folge der sagittalen Verschiebungen sind auch vertikale Veränderungen im Sinne einer Supraposition der linken unteren I_1, I_2 und C eingetreten.*

Was das Wiederauftreten von inzisaler Stufe und tiefem Biß anbelangt, so hängt beides insofern zusammen, als die Stufe Voraussetzung für die zum tiefen Biß führende Verlängerung der Schneidezähne ist. Bei der geringen Rückfallneigung der in Neutralbiß übergeführten Distalbisse und in Anbetracht der Tatsache, daß mit dem Distalbiß auch die inzisale Stufe beseitigt zu werden pflegt, war nicht zu erwarten, daß bei ehemals Distalbißbehafteten beides häufiger rezidiviert als bei Neutralbißbehafteten. Und doch war es so. Von den 50 ursprünglich Distalbißbehafteten bekamen 64% wieder eine mehr oder weniger große inzisale Stufe, zumeist mit einer Zunahme des Überbißgrades vergesellschaftet, von den 53 Neutralbißbehafteten nur 29%. Auch war die Verlängerungsneigung geringer, was mit einer im Durchschnitt kleineren inzisalen Stufe zusammenhängen dürfte. Da auch in diesen Punkten Übereinstimmung mit anderen Autoren besteht, mindestens in der Tendenz, kann man davon ausgehen, daß erneutes Auftreten von frontalem Engstand mit und ohne Rotation der beteiligten Zähne im Vordergrund aller Überlegungen stehen muß, die sich mit den Ursachen des Rezidivs und seiner Verhütung befassen. Es folgen inzisale Stufe und Überbißgrad. Andere Merkmale spielen daneben kaum eine Rolle.

Zum Schluß dieses Abschnittes sollen die eingangs gestellten Fragen nach Häufigkeit und Ausprägungsgrad kieferorthopädischer Rezidive beantwortet werden – mehr geschätzt als durch exakte Unterlagen belegt. Man wird mit einer Rezidivhäufigkeit von etwa 30% rechnen müssen, vor allem, weil einer der Ursachen, dem Dehnen zur Platzbeschaffung für gedrängt stehende Frontzähne an Stelle von Extraktion, noch immer nicht die genügende Aufmerksamkeit geschenkt wird. Von diesen 30% dürften zwei Drittel das Behandlungsergebnis jedoch nur schmälern, es insgesamt aber nicht in Frage stellen. Somit verbleiben insgesamt 10%, bei denen das Ergebnis in keinem Verhältnis mehr zum Aufwand bei der Behandlung steht. In diesen beiden Prozentzahlen (30% und 10%) steckt die Antwort auf die Frage nach der Bedeutung des Rezidivs: von den Fällen abgesehen, bei denen überhaupt nicht zu Ende behandelt oder die Behandlung mit unbefriedigendem Ergebnis abgeschlossen worden ist, das ernsteste Problem der Kieferorthopädie überhaupt. Insofern kommt den nächsten Abschnitten große Bedeutung zu.

3. Ursachen des kieferorthopädischen Rezidivs

Man kann die im folgenden aufgezählten Ursachen unter dem Oberbegriff Ausbleiben der funktionellen Anpassung subsumieren, wenn man vorerst davon absieht, daß Verschlechterungen auch durch das Wiederauftreten des alten oder das Erscheinen eines neuen pathogenetischen Faktors zustande kommen können. Die Frage nach den Ursachen des Rezidivs verschiebt sich somit auf die Frage nach den Ursachen ausbleibender funktioneller Anpassung. Zunächst eine Vorbemerkung zu diesem Begriff.

a) Was heißt „funktionelle Anpassung“?

Vor einer kieferorthopädischen Behandlung besteht zwischen der Form des Gebisses und seiner funktionellen Inanspruchnahme ein Gleichgewichtszustand. Er rührt von den funktionellen Wechselwirkungen her, die zwischen den einzelnen Gliedern (Teilen) des orofazialen Systems bestehen. Das Ausmaß dieser Wechselwirkungen schwankt; es dürfte im allgemeinen zwar mit der Entfernung der Teile voneinander abnehmen, doch ist Genaueres nicht bekannt. Dieser Gleichgewichtszustand ist zur Zeit der Gebißentwicklung wegen des dauernden Formwandels relativ labil; denn die jeweils bestehende Form beeinflußt immer auch die Funktion und die Funktion die Form, sosehr erb- und wachstumsbedingte Faktoren zur Zeit der Gebißentwicklung im Vordergrund stehen mögen. Dieses Einpendeln neuer Gleichgewichtszustände zwischen dem morphologischen Substrat auf der einen und den darauf einwirkenden funktionellen Kräften auf der anderen Seite, das vor allem durch differenziertes Wachstum ermöglicht wird, umschreibt man mit dem Begriff funktionelle Anpassung. Er stammt von *W. Roux* (1895). Nicht nur eugnathe, sondern auch dysgnathe Gebisse befinden sich also im Zustand funktioneller Anpassung: Offensichtlich fehlerhafte Zahnstellungen und Bißlagen sind durch strukturelle und funktionelle Kompensationsmechanismen ausgeglichen.
Jede kieferorthopädische Behandlung muß dieses eingespielte, im Sinne eines verzweigten, ineinander verschachtelten Regelkreissystems organisierte Gefüge in Unordnung bringen. Denn sie verändert in der Regel nur Teile des Systems, nämlich Zahnstellung und Bißlage, und nicht das funktionelle System als Ganzes. Daß sich das Ganze wieder anpasse, ist im Grunde nur eine Hoffnung, wenn auch eine auf Erfahrung begründete: die Hoffnung, daß die neue Form dauerhafte Anpassungserscheinungen im Gesamtgefüge nach sich ziehe, und die Erfahrung, daß funktionelle Anpassung an neue morphologische Gegebenheiten eine biologische Gesetzmäßigkeit darstellt. Sie kann natürlich nur funktionieren, wenn ihr genügend Zeit gelassen wird und die Veränderung des Teilgefüges nicht rücksichtslos, d. h. überproportional zum Gesamtgefüge erfolgte. Auf beides gehe ich im folgenden näher ein.

b) Der Zeitfaktor als Grund ausbleibender funktioneller Anpassung

Wenn funktionelle Anpassung ein dynamisches Dauerprinzip alles Lebendigen ist, muß sie auch schon zur Zeit der kieferorthopädischen Behandlung erfolgen. Doch hält sie mit dem Tempo der Behandlung nicht Schritt und erreicht ihr Ziel, das neue stabile Gleichgewicht, erst nach längerer Retentionszeit. Die Frage lautet also: Wie lange hat die Retentionszeit zu dauern?

Eine Faustregel besagt, daß die Retention mindestens halb so lange, möglichst aber genauso lange dauern solle wie die Behandlung selbst – je länger das eine, desto länger also auch das andere. Das ist insofern richtig, als hochgradige Zahnstellungsfehler in der Regel länger behandelt werden müssen als geringgradige und ausgiebige Bewegungen entsprechend umfangreiche und damit lang dauernde Umstrukturierungen im Gesamtgefüge zur Folge haben müssen. Trotzdem können Regeln dieser Art nur gewisse Anhalte geben. Einmal hängt die Behandlungszeit keineswegs nur vom Ausmaß der Bewegungen ab, sondern z. B. auch von ihrer Art, dem Alter des Patienten und angeblich auch von der Art des Behandlungsgerätes, worauf ich später noch eingehe. Außerdem sind künstliche Bewegungen, die in Richtung physiologischer Bewegungen laufen, wie etwa mandibuläre Protrusionsbewegungen, anders zu beurteilen als Bewegungen, die ihr entgegenlaufen, wie etwa Retrusionsbewegungen der Seitenzähne. Eine durch Distalschub geöffnete Lücke muß also lange, in der Regel dauernd offengehalten werden, zunächst mit einem üblichen, später mit einem unüblichen Retentionsgerät, nämlich einer Brücke. Das Problem tritt zumeist gar nicht ins Bewußtsein, weil die Retrusionsbewegung der Einstellung eines aus Platzmangel am korrekten Durchbruch gehinderten Zahnes zu dienen pflegt und dieser nach seiner Einstellung als sein eigener Retainer fungiert. In ähnlicher Weise können sich antagonistische Zähne betätigen: Nach der Überstellung verkehrt überbeißender oberer Schneidezähne übernimmt die untere Front Retentionsaufgaben, ebenso die Höcker der unteren Seitenzähne nach Kreuzbißbehandlung. Hier wäre also überhaupt keine oder nur eine kurze Retentionszeit nötig, vor allem dann, wenn die Gebißentwicklung mit dem Ende des Zahnwechsels beendet ist und keine durchbrechenden Zähne mehr da sind, die in die alte Fehlstellung geraten könnten.

Den physiologischen Bewegungen sind die spontanen gleichzuordnen, z. B. die Wanderungsbewegungen von Seitenzähnen nach Zahnextraktion oder die Mesialbewegungen oberer Frontzähne nach Lippenbandexzision. Auch spontane Bißverschiebungen gehören hierher, wie sie gelegentlich bei der *Angle*-Klasse II,1 nach Erweiterung des oberen Zahnbogens und bei der Klasse II,2 nach Protrusion der oberen Schneidezähne beobachtet werden. Überspitzt formuliert: Was spontan erfolgt, rezidiviert nicht und braucht deshalb auch nicht retiniert zu werden – überspitzt, weil bei kieferorthopädischen Behandlungen zumeist ein Gemisch von künstlichen und spontanen Bewegungen erfolgt.

Bevor der Einfluß der Behandlungsmethodik und der Behandlungsgeräte auf die Retentionszeit geschildert wird, noch ein Wort zur Schwierigkeit, die Retentionszeit exakt zu bestimmen. Kieferorthopädische Behandlungen erfolgen in der Regel schon zur Zeit der zweiten Wechselgebißperiode, manchmal noch früher. Sie sind deshalb häufig beendet, bevor der Zahnwechsel beendet ist. Es fragt sich deshalb, ob die Retentionszeit schon mit der Beendigung der aktiven Maßnahmen beginnt oder erst nach Abschluß des Zahnwechsels, ja der Einstellung der M_2. Man kann in diesem Punkte geteilter Meinung sein; auch kommt es darauf an, ob noch einmal „aktive" Korrekturen nötig werden oder nicht – das Nachschleifen eines Aktivators soll dabei einmal unberücksichtigt bleiben. Man muß sich also von Fall zu Fall entscheiden; ich gehe nicht weiter darauf ein, erwähne aber, daß vor Einstellung der M_2 kieferorthopädische Behandlungen auf keinen Fall definitiv beendet werden sollten.

1. Einfluß von Behandlungsmethode und Behandlungsgerät auf die Retentionszeit

Daß die Behandlungsmethodik die Retentionszeit beeinflußt, ist ohne weiteres klar: Platzbeschaffung durch Dehnung erfordert eine längere Retentionszeit als Platzbeschaffung durch Extraktion. Anders ist es mit der Abhängigkeit vom Behandlungsgerät. Es wird oft behauptet, daß vom Aktivator bewirkte „funktionelle" Zahnbewegungen weniger zum Rückfall neigten und deshalb weniger lange retiniert zu werden brauchten als durch Platten bewirkte „aktive" Bewegungen. Unter Zugrundelegung des hier vertretenen Konzepts der Aufgabentrennung zwischen Aktivator (Bißverschiebung und Bißnivellierung) und aktiver Platte (Zahnbewegungen in sagittaler und transversaler Richtung) ist das nicht ohne weiteres verständlich. Doch werden anderenorts auch die Zahnbewegungen dem Aktivator übertragen: Das Gerät, entsprechend modifiziert, dehnt, streckt, bewegt Einzelzähne und sorgt gleichzeitig durch Bißverschiebung und Bißnivellierung für eine Beeinflussung übergeordneter Teile des funktionellen Gesamtsystems. In diesen gleichzeitigen Wirkungen vermutet man den Grund für ein höheres Maß funktioneller Abgestimmtheit schon während der Behandlung und nicht erst danach. Wieder überspitzt: Umbau und funktionelle Anpassung gingen Hand in Hand, zumal die vom Aktivator herbeigeführten Zahnbewegungen nicht durch mechanische, sondern durch funktionelle Kräfte bewirkt würden und diese den spontanen Bewegungen praktisch gleichzusetzen seien.
Wie auf den Seiten 78–87 ausgeführt, ist diese Vorstellung über den Wirkungsmechanismus des Aktivators nur zum Teil richtig. Ähnlich verhält es sich mit der ihm zugeschriebenen Wirkung bezüglich des Rezidivschutzes. Ausschließlich Aktivatorbehandelte scheinen genauso rezidivgefährdet zu sein wie „aktiv" Behandelte. Das ergibt sich z.B. aus Kontrolluntersuchungen von *W. Möbius* (1958) auf der einen und *H. Brückl* u. Mitarb. (1962) auf der anderen Seite.

2. Einfluß von Erbfaktoren auf die Retentionszeit

Schließlich noch ein Punkt, dessen Wichtigkeit häufig betont wird: die Abhängigkeit der Rückfallneigung von Erbfaktoren bzw. der erbbedingten Konstitution des Patienten. *A. M. Schwarz* (1949) spricht von „hinderlichen Erbanlagen" und meint damit eine von Erbfaktoren unterhaltene Kraft bzw. Energie, die schon bei der Behandlung störe und bei der Retention auf Wiederherstellung des ursprünglichen Zustandes dränge. Eine besonders lange Retentionszeit sei deshalb nötig. Trotzdem könne man nie vor einem Rezidiv sicher sein, es sei denn, man habe durch die kieferorthopädische Behandlung eine auf Fehlerhaftigkeit gerichtete Erbanlage verdrängt und durch eine auf Korrektheit der Zahnstellung gerichtete Anlage ersetzt. Wörtlich: „Mit dem kieferorthopädischen Gerät, das wir einem Kind in den Mund setzen, mengen wir uns in den zur Zeit noch lange nicht endgültig entschiedenen erbitterten Kampf der Erbanlagen um die Dominanz ein, und zwar im allgemeinen zugunsten des bis dahin von der Fehlstellung verdrängten regelrechten Gebisses." *Schwarz* nimmt an, daß stets eine Erbanlage zum Normalgebiß vorhanden sei, die von gleichzeitig vorhandenen, auf Fehlerhaftigkeit des Gebisses zielenden Anlagen verdeckt bzw. verdrängt werde. Noch einmal wörtlich: „Der Dauererfolg unserer Maßnahmen hängt davon ab, inwieweit es uns noch gelingt, dieser von uns heraufbeschworenen Erbanlage zur endgültigen Dominanz gegenüber der ehemaligen Fehlbildung zu verhelfen."
Da diese Äußerungen später wiederholt und auch von anderen Autoren übernommen wor-

den sind, gehe ich kurz darauf ein, obwohl über die Frage der Erbbedingtheit von Dysgnathien erst im 3. Band berichtet werden soll. Die Äußerungen sind aus den folgenden Gründen nicht haltbar.

1. Einen Kampf zwischen kranken und gesunden Erbanlagen (Genen) gibt es nicht. Gene sind entweder intakt und veranlassen „normale" Eigenschaften, oder sie sind durch Mutation verändert und verursachen abnorme Eigenschaften (Merkmale).

2. Die Zahl der Erbanlagen bleibt immer gleich, von Trisomien und anderen Störungen des Chromosomenbestandes einmal abgesehen. Ein Individium mit der Blutgruppe 0 verdrängt nicht etwa die Anlagen für A und B, sondern hat diese gar nicht. Die A-B-0 Blutgruppen kommen bekanntlich durch allele Gene zustande. Nur in einer Population gibt es alle oder zahlreiche allele Gene, nicht aber in einem Individuum. Das Individuum hat aus einer allelen Reihe immer nur ein Paar. Genauso kann auch eine Anlage für Deckbiß z. B. nicht durch kieferorthopädische Maßnahmen „verdrängt" und durch eine gesunde ersetzt werden. Der Genbestand eines Individuums und die Frage des dominanten, intermediären oder rezessiven Verhaltens der Genpaare (Allele) untereinander sind mit der Befruchtung der Eizelle „endgültig entschieden", weil ein für allemal festgelegt.

3. Die Frage der Behandlungsfähigkeit und der Rezidivgefährdung einer Dysgnathie hat mit der Frage ihrer erb- oder umweltbedingten Entstehung zunächst gar nichts zu tun. Nur wenn und solange es sich um eine progressive erbbedingte Anomalie handelt, werden Behandlung und Retention erschwert (s. u.).

4. Ein krankes Gen braucht sich überhaupt nicht zu äußern; denn es kann sich rezessiv gegenüber seinem Allel verhalten, oder seine Dominanz kann „schwach" sein. Außerdem werden zahlreiche Merkmale nicht monogen, sondern polygen vererbt. Dann führt erst additive Wirkung mehrerer Gene (Genpaare) zur phänotypischen Äußerung. Eine „Auswahl unter den Genen" durch kieferorthopäidsche oder sonstige Maßnahmen ist also nicht möglich.

Von der falschen Begründung einmal abgesehen, ist die Annahme einer entscheidenden Bedeutung der Erbanlage für den Dauererfolg einer kieferorthopädischen Behandlung auch sachlich unbegründet. Funktionelle Anpassung, etwa der Knochenstruktur, ist, wie wir gesehen haben, eine fundamentale Eigenschaft des Organismus: Fehlende oder stark herabgesetzte Anpassungsfähigkeit wäre mit dem Leben auf die Dauer nicht vereinbar. Selbst bei hochgradigen Skelettaufbaustörungen wie der Osteogenesis imperfecta tarda (Osteopsathyrosis) ist die Fähigkeit zur funktionellen Anpassung erhalten geblieben. Man kann also annehmen, daß das Merkmal „funktionelle Anpassungsfähigkeit" stets vorhanden ist, wenn auch individuelle Unterschiede in der Geschwindigkeit der Anpassung bestehen können, worüber aber nichts bekannt ist. Entscheidend für das Gelingen und die Dauerhaftigkeit einer kieferorthopädischen Behandlung wäre das natürlich auch nicht.

3. Einfluß der Gewebestruktur auf die Retentionszeit

Neben den genannten individuellen Unterschieden, die fraglich sind, gibt es mit Sicherheit Unterschiede in der Anpassungsgeschwindigkeit zwischen den einzelnen Geweben, die kieferorthopädisch umgebaut werden. *K. Reitan* hat z. B. 1959 histologisch nachgewiesen, daß bei rotierten Zähnen die supraalveolären, vorzugsweise aus Kollagen bestehenden Faserbündel nach siebenmonatiger Retentionszeit immer noch unter Spannung standen, während alle anderen Gewebe des Parodontiums längst angepaßt waren. Daraus hat sich, vor allem in den USA, die Methode der „circumferential supracrestal fibrotomy" entwickelt, eine Methode, die nach *R. G. Kaplan* u. Mitarb. (1976) von vielen Orthodonten routinemäßig angewandt wird. Der Eingriff besteht darin, daß nach der

Korrektur rotierter Zähne mit einem kleinen Skalpell die Gingiva und damit die Faserbündel vom Zahn gelöst werden. Die entspannten Fasern heilen danach wieder an. Die Rückfallneigung und damit die Retentionszeit sollen dadurch wesentlich herabgesetzt werden.
Ein ähnliches Verfahren, Alveolarseptotomie genannt, ist bereits 1926 und erneut 1948 von *C. Skogsborg* propagiert worden. Hier werden auch gleich noch die interdentalen Septen zunächst von vestibulär, dann von oral durchtrennt, um Restspannungen im Knochen zu beseitigen. Während diese Alveolarseptotomie mit Sicherheit unangebracht ist, weil im Alveolarfortsatz schon nach kurzer Zeit gar keine Restspannungen mehr bestehen und zudem die Gefahren des Eingriffs in keinem Verhältnis zum Nutzen stehen, ist die Durchtrennung der supraalveolären Faserbündel nur möglicherweise ein Eingriff, dessen schädliche Wirkung auf das marginale Parodontium größer ist als der Nutzen einer verkürzten Retentionszeit – jedenfalls auf lange Sicht. Kurzfristig scheint kein Schaden aufzutreten, die Heilung erfolgt innerhalb weniger Tage.
Soviel zu den Faktoren, die auf die Retentionszeit Einfluß nehmen oder Einfluß nehmen sollen. Aus allem ergibt sich, daß sie individuell dosiert werden muß. Im Zweifel ist langes Retinieren besser als kurzes. Praktisch geht man so vor, daß man die Retentionsphase nicht abrupt, sondern probeweise beendet: Man setzt die als Retentionsgerät benutzte Platte also allmählich ab. Zunächst jede Nacht, wird sie später nur noch jede zweite und schließlich jede dritte Nacht getragen: Man schleicht sich gewissermaßen aus. Danach dient sie noch eine Zeitlang als abendliches Kontrollgerät: Paßt sie, wird sie herausgelassen, klemmt sie, wird sie wieder jede Nacht, gegebenenfalls sogar am Tage ein bis zwei Stunden getragen, bis der alte Zustand wiederhergestellt ist. In einem Fall dieser Art ist eine Kontrolle durch den Behandelnden dringend anzuraten. Befolgt wird solcher Rat allerdings nur selten – wie es das Schwierigste an der Retention überhaupt ist, die Patienten zum Durchhalten zu bewegen.

c) Ungeeignete Retentionsgeräte als Grund ausbleibender funktioneller Anpassung

Ein Retentionsapparat ist zweckmäßig, wenn er die erreichte Frontzahnstellung sicher fixiert, aber gewisse Anpassungsbewegungen der Seitenzähne an das antagonistische Höcker-Fissuren-Relief zuläßt. Außerdem muß er die oben genannte Kontrollfunktion erfüllen und beginnende Rückfälle gegebenenfalls automatisch wieder auszugleichen in der Lage sein.
Das geeignetste Gerät ist eine Platte mit einfachen Halteelementen. Es wird nach dem vermuteten Erstbeschreiber *C. A. Hawley* (1928) auch *Hawley*-Retainer genannt, obwohl *O. Walkhoff* bereits 1891 ein ganz ähnliches Gerät beschrieben hat (Abb. 177). Eine solche Platte wird zweckmäßigerweise mit einem verkleideten Labialbogen versehen, so daß die Schneidezähne von allen Seiten möglichst sicher in ihrer Stellung fixiert werden. Die in die Interdentalräume der Seitenzähne ragenden Zapfen der Platte sollten dagegen etwas gekürzt und abgerundet werden, um hier kleinere Anpassungsbewegungen zuzulassen – auch wenn man das Gebiß am Ende der Behandlung nach den Regeln des Belastungsausgleichs bei der Parodontosebehandlung einschleift, was immer zweckmäßig ist. Von der Wirksamkeit dieses Einschleifens kann man sich überzeugen, wenn man vor und nach dem Einschleifen je eine Wachsscheibe durchbeißen läßt und sie im Gegenlicht miteinander vergleicht: punktförmige, nachträgliche Zahnverschiebungen u. U. provozierende Berührungen der Antagonisten hier und mehr flächenhafte, die

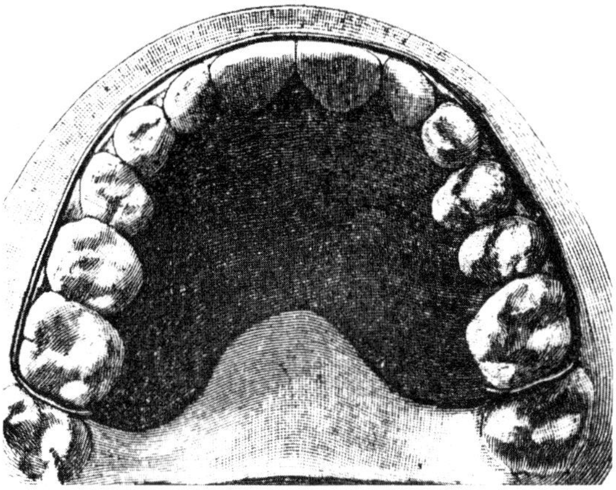

Abb. 177 *Retentionsplatte nach O. Walkhoff. Walkhoff hat je nach Art der Dysgnathie verschiedene Formen von Retentionsplatten angegeben. Aus O. Walkhoff: Die Unregelmäßigkeiten in den Zahnstellungen und ihre Behandlung, 1891.*

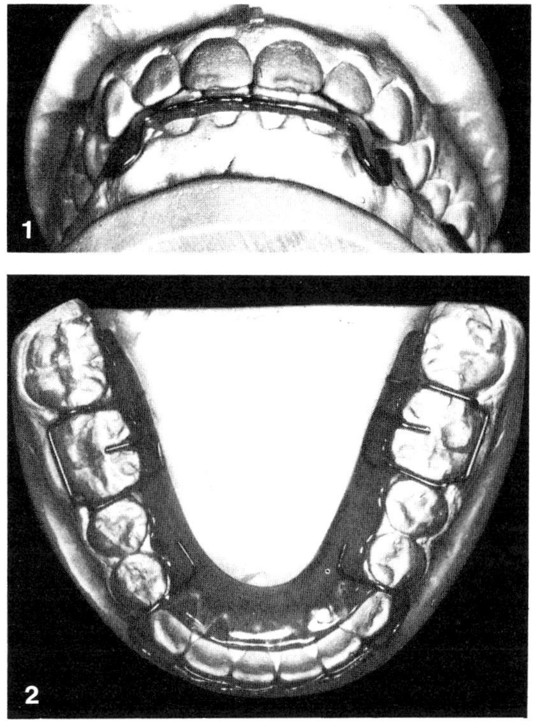

Abb. 178 *Retentionsplatte im Unterkiefer mit verkleidetem Labialbogen. Beim Zubeißen (1) dürfen die Antagonisten den Kuststoff nicht berühren, um eine Protrusion zu vermeiden. Hat eine Protrusion der oberen Schneidezähne bei Beginn der Behandlung vorgelegen, muß von Anfang an auch im Oberkiefer eine Retentionsplatte getragen werden.*

Zahnstellung stabilisierende Kontaktflächen dort. Bei nicht voll erreichter Neutralbißeinstellung sollte so eingeschliffen werden, daß die Höckerabhänge der Seitenzähne in Richtung auf eine Neutralbißposition verändert werden. Ein Einschleifen nach gnathologischen Gesichtspunkten kommt zur Zeit der Gebißentwicklung noch nicht in Betracht. Um dem Patienten das Tragen von Retentionsgeräten zu erleichtern, kann man sich u.U. auf eine Retentionsplatte im Unterkiefer beschränken. Denn die Schneidekanten und Höcker der oberen Zähne überfassen die der unteren Zähne vestibulär, und der untere Zahnbogen kann somit als „Retainer" des oberen aufgefaßt werden. Dabei können Mißerfolge auftreten, wenn die oberen Schneidezähne beim Zubeißen auf die Kunststoffverkleidung des unteren Labialbogens treffen und dadurch protrudiert werden: Eine so entstandene inzisale Stufe birgt natürlich auch gleich noch die Gefahr einer anschließenden Verlängerung in sich! Man muß deshalb den unteren Labialbogen tief legen und die Kunststoffverkleidung so gestalten, daß beim Zubeißen keine Berührung stattfindet (Abb.

178). Trotzdem sollte man zu Beginn der Retentionsphase den Oberkiefer in kurzen Abständen beobachten, um gegebenenfalls auch für ihn noch eine Retentionsplatte anzufertigen. Das gilt vor allem für Fälle, bei denen die oberen Frontzähne retrudiert wurden.

Gegen den Platten-Retainer könnte man einwenden, daß er eine veränderte Bißlage nicht zu stabilisieren vermöge. Aber wie erwähnt, ist die Bißlage kaum rezidivgefährdet, jedenfalls dann, wenn wirklich Neutralbiß und nicht ein sog. Doppelbiß erreicht worden ist. Die funktionelle Anpassung der Muskulatur an eine geänderte Bißlage scheint also keine Schwierigkeiten zu machen und auch schnell zu erfolgen, worauf ganz allgemein die hohe Trainierbarkeit der Muskulatur, z. B. bei Sportlern, hinweist.

Oft wird der Aktivator, wenn er letztes Behandlungsgerät war, als Retentionsgerät weiter benutzt. Man erwartet, daß die von ihm ausgehenden therapeutischen Wirkungen durch Herabsetzung der Tragezeit so abgeschwächt werden, daß es nur noch zur Fixierung des Behandlungsergebnisses und nicht mehr zum Umbau reicht. Doch abgesehen davon, daß man sich da irren kann und z. B. unerwartete Verlängerungen der Seitenzähne auftreten, die dann zum offenen Biß führen, hat der Aktivator Nachteile gegenüber der Platte. Denn das System schiefer Ebenen, das er im eingeschliffenen Zustand darstellt, vermag wegen fehlender intramaxillärer Klemmwirkung geweitete Zahnbögen oft nicht zu stabilisieren. Der Patient glaubt zwar, der Apparat passe noch, in Wirklichkeit tut er das jedoch nicht, weil die beiden Zahnreihen im Aktivator nur ein wenig mehr voneinander entfernt gehalten zu werden brauchen, um korrekten Sitz vorzutäuschen. Es empfiehlt sich deshalb, den Aktivator durch eine Retentionsplatte zu ersetzen, zumal diese lieber und deshalb zuverlässiger getragen zu werden pflegt.

d) Unvollkommene Behandlungsergebnisse als Grund ausbleibender funktioneller Anpassung

Vollkommene Behandlungsergebnisse werden im allgemeinen als weniger rückfallgefährdet angesehen als unvollkommene. Man erwartet, daß sich korrekt stehende Zähne gegenseitig im Zahnbogen und korrekt okkludierende Zahnreihen untereinander stützen und stabilisieren. Die Wahrheit ist komplizierter. Denn wie gezeigt, rezidivieren z. B. auch wohlgeformte Zahnbögen, wenn sie das Ergebnis einer zu starken Dehnung waren, während umgekehrt Restlücken nach Extraktionstherapie geradezu als Rezidivschutz gelten können, weil sie die später als Engstand in Erscheinung tretenden Folgen physiologischer Mesialwanderungen zu kompensieren vermögen. Selbst statistisch gesehen scheinen mäßige Behandlungsergebnisse die Rezidivgefährdung insgesamt nicht wesentlich zu beeinflussen (s. S. 258), während korrekte Interkuspidation im Sinne von Neutralbiß vor erneutem Abgleiten in einen Distalbiß weitgehend zu schützen vermag.

Von ähnlicher Bedeutung wie die korrekte Interkuspidation dürfte auch die korrekte Ausformung der Frontzahnabschnitte sein, vor allem im Unterkiefer, wo Engstand die häufigste Folge aller Verschlechterungen überhaupt darstellt. An erster Stelle ist die Normalisierung der approximalen Kontaktverhältnisse zu nennen, wobei den C zufolge ihrer asymmetrischen Bauart die Übermittlerrolle zwischen I_2 und P_1 zufällt (s. S. 142). Diese Ausrichtung ist mit herausnehmbaren Geräten nicht immer leicht zu verwirklichen, vor allem, wenn man ohne Dehnung auskommen will, wie das bei Distalbissen nötig ist. Früher Behandlungsbeginn, approximales Beschleifen störender c – oder auch ihre vorzeitige Extraktion –, Distalisierung der Seitenzähne und gegebenenfalls Extraktion der P_1 oder P_2 waren die empfohlenen Mittel. Bei einem Überwiegen der unteren Schneidezahnbreiten (SI) gegenüber den oberen – korrekterweise besteht ein 4:3-Verhältnis – kommt auch eine Verschmälerung durch metallene Separierstreifen („Strippen“) und in extremeren Fällen die Extraktion eines Schneidezahnes in Betracht. Die exakte Ausrichtung der verbliebenen drei Schneidezähne ist dann natürlich besonders wichtig.

Von Bedeutung für das Ausmaß der Rückfallneigung im unteren Frontzahngebiet dürfte darüber hinaus der Grad des erreichten Überbisses, ja die Form der oberen Schneidezähne (Randleisten!) sein. Von beidem hängt es ab, in welchem Ausmaß die Schneidezähne bei jeder Belastung einen Impuls nach labial bzw. lingual bekommen. Die schwächeren unteren Schneidezähne müssen sich, wenn sie nach lingual ausweichen, notgedrungen drehen und verschachteln, weil das ihnen zur Verfügung stehende Segment auf dem unteren Zahnbogen kleiner wird. Daß diese Verschachtelung bei nicht erreichter seitlicher Abstützung leichter und schneller auftritt als bei erreichter Abstützung, wurde gezeigt. Die Gefahr scheint besonders groß zu sein, wenn die distalen Kanten der I_2 lingual vom mesialen Kontaktpunkt der C verblieben sind; labiales Verbleiben ist weniger schlimm, wie *A. Stahl* (1964) nachgewiesen hat. Neben Verengung des erweiterten Zahnbogens und Retrusion der unteren Schneidezähne wird außerdem Protrusion der Seitenzähne für das Entstehen frontalen Engstandes verantwortlich gemacht; darauf gehe ich erst weiter unten ein.

Es kommt also darauf an, den Grad des Überbisses auf das normale Maß zu bringen und gegebenenfalls vorhandene Randleisten der oberen Schneidezähne im Laufe der Behandlung abzuschleifen. Des weiteren ist dem Interinzisalwinkel Aufmerksamkeit zu schenken. Er kann am Modell genau genug abgeschätzt werden, man braucht dazu nicht unbedingt eine FRS-Aufnahme. Ein zu kleiner, 135°–140° deutlich unterschreitender Winkel, wie er besonders bei der *Angle*-Klasse II,1 vorkommt, ist damit ebenso gemeint wie ein zu großer, 145° deutlich überschreitender Winkel, wie er Deckbißträger kennzeichnet. Bei der Deckbißbehandlung bin ich auf die Beziehung zwischen Interinzisalwinkel und Überbißgrad sowie die Schwierigkeit, eine zu steile Achsenstellung der I_1 mit herausnehmbaren Geräten zu korrigieren, bereits eingegangen.

e) Das Weiterwirken oder erneute Auftreten ätiologischer Faktoren

Dysgnathien verdanken ihre Entstehung einem komplizierten Wechselspiel zwischen endogenen, vor allem wachstums- und erbbedingten Faktoren und exogenen Faktoren, wie etwa Lutschen oder Zungenpressen. Darüber wird erst im 3. Band berichtet. Ähnliches gilt jedoch auch für die Entstehung eines Rezidivs, weshalb kurz darauf eingegangen werden muß.

1. Exogene Faktoren

Bezüglich der sog. Habits wie Lutschen, Lippenbeißen und Zungenpressen ist es von vornherein klar, daß sie vor oder im Laufe der Behandlung abgestellt werden müssen, wenn man das Behandlungsziel erreichen will, und daß sie nicht wiederaufgenommen werden dürfen, wenn man das Behandlungsergebnis erhalten will. Unter den exogenen Faktoren spielt auch ein Ungleichgewicht zwischen Zungendruck auf der einen und Lippen-Wangen-Druck auf der anderen Seite eine Rolle. Es wird im angloamerikanischen Schrifttum als „imbalance of pressure“ bezeichnet. Balance of pressure gilt ganz allgemein als wichtige Voraussetzung für die Stabilität der Zahnstellung – schließlich sind die Zähne zwischen beiden Muskelgruppen angeordnet und insoweit eine Art von Erfolgsorgan ihres Bewegungsspiels und der daraus resultierenden funktionellen Impulse. Die Frage lautet also: Wann ist Ausgewogenheit vorhanden und wann nicht?

Druckmessungen sind in einer kieferorthopädischen Praxis kaum möglich; im übrigen haben durchgeführte Messungen mit Dehnungsmeßstreifen ergeben, daß der Zungendruck bei Eu- und Dysgnathie gleichermaßen zu überwiegen scheint und somit ein gewisses Maß an Ungleichgewicht ohne weiteres toleriert wird. Man neigt deshalb dazu, einfach aus der jeweiligen Zahnstellung und Lippenhaltung, gegebenenfalls auch aus der allerdings nur schwer zu bestimmenden Zungengröße und Zungenhaltung, auf ein bestehendes oder nicht bestehendes Gleichgewicht zu schließen – auf ein bestehendes, wenn die Frontzahnstellung in sagittaler und vertikaler Richtung korrekt ist und die Lippen zwanglos geschlossen gehalten werden, und auf ein fehlendes Gleichgewicht, wenn z. B. die Lippen offengehalten werden und dabei eine inzisale Stufe im Sinne einer oberen Spitzfront besteht. Untersuchungen von *D. Jackson* (1962) haben mindestens Zweifel aufkommen lassen, ob solche Rückschlüsse zulässig sind. Er fand, daß bei offener Lippenhaltung ebensooft korrekte und dauerhafte Frontzahnbeziehungen bestehen wie bei geschlossener und daß auch stufenförmige Frontzahnstellungen durchaus mit geschlossener Lippenhaltung vereinbar sind, wenn sie nicht übermäßig ausgeprägt sind. Die wirkliche Bedeutung dieser klinischen Zeichen für das Vorhandensein oder Fehlen einer Druckbalance in bezug auf das Rezidivgeschehen ist also fraglich. Ähnlich verhält es sich mit anderen exogenen Faktoren, wie falschem Schlucken, Hackbiß-Kaugewohnheiten, ja selbst mit offener Mundhaltung. Auch ihre Bedeutung – besser: das Ausmaß ihrer Bedeutung als ätiologische Faktoren – ist für die Entstehung sowohl von Dysgnathien als auch von Rückfällen strittig. Das geht auch daraus hervor, daß man sich nur bei Beginn einer Behandlung dafür zu interessieren pflegt, nicht mehr dagegen an ihrem Ende.

2. Endogene Faktoren

Unter dem Einfluß endogener Faktoren spielen sich nicht nur die normalen Vorgänge des Wachstums und des Gestaltwandels ab, sondern auch die fehlerhaften. Unter den endogenen Faktoren spielen Gene die Hauptrolle, weswegen ich mich auf ihre Wirkungen beschränke.

Zunächst zu den abnormen Genwirkungen. Ich knüpfe an das auf Seite 267 Gesagte an. Danach gibt es keine „hinderlichen Erbanlagen", die die Stabilität des erreichten Behandlungsergebnisses verhinderten; funktionelle Anpassung tritt unabhängig von der Ätiologie einer Dysgnathie auf und ist als ubiquitäre Eigenschaft der Organismen ein Merkmal sui generis; nur das Tempo der Anpassung könnte von Erbfaktoren beeinflußt werden.

Die Beobachtung, daß Progenien und Deckbisse als Vertreter der Dysgnathien, die ihre Entstehung abnormen Genwirkungen verdanken, häufiger rezidivieren als Distalbisse mit oberer Spitzfront, kann mit Vererbung somit an sich nichts zu tun haben – schon deshalb nicht, weil für die Entstehung der *Angle*-Klasse II,1 ebenso Erbfaktoren eine Rolle spielen (s. Bd. 3). Der wahre Grund für die unterschiedliche Rückfallneigung ist anderer Art. Einmal ist es schwierig, ja unmöglich, bestimmte Symptome der beiden zuerst genannten Dysgnathien zu beseitigen, wenn sie sich erst einmal entwickelt haben. So können weder ein vergrößerter Unterkiefer bei Progenie noch eine zu große apikale Basis bei Deckbiß (soweit sie tatsächlich vorhanden ist) verkleinert werden. Zum anderen ist die Korrigierbarkeit der Zahnstellung auch vom

Wurzelgrund abhängig, jedenfalls bei Benutzung abnehmbarer Geräte. Deshalb ist die Behandlung hochgradiger und vor allem zu spät behandelter Fälle von Progenie und Deckbiß schwierig, und das Behandlungsergebnis bleibt hinter den Erwartungen zurück. Schon das fördert die Rückfallgefährdung. Entscheidender dürfte aber sein, daß es sich, vor allem bei der Progenie, um abnorme Wachstumsvorgänge handelt, die mit dem Ende der Behandlung nicht beendet zu sein brauchen. Es ist also die Progressivität abnormen Wachstums, die instabile Verhältnisse schafft und später Rückanpassungen (Rezidive) erzwingt. Daraus folgt, daß man rückfallgefährdete Dysgnathien möglichst früh und möglichst sorgfältig behandeln und die erreichte Form möglichst lange retinieren muß, wenn man einen Beitrag zu ihrem Rezidivschutz leisten will.

Was die normalen Wachstumsvorgänge anbelangt, so ist vor allem die sog. Mesialdrift des Gebisses von Bedeutung, speziell beim Auftreten frontaler Engstände. Diese Mesialdrift hat mit dem Durchbruchsdruck der Molaren zu tun, ist aber nicht ausschließlich davon abhängig. Denn sie findet auch noch nach dem Durchbruch der M_3 statt, und schon deshalb ist die Annahme, das Wiederauftreten frontalen Engstandes sei vor allem Folge des Durchbruchsdruckes dieser Zähne, falsch. Außerdem treten Engstände auch ohne Anlage der M_3 wieder auf – vielleicht etwas seltener als mit Anlage; darüber schwanken die Angaben.

Mesialdrift, wie sie auch zustande kommen mag (s. S. 113), kann erhebliche Ausmaße annehmen. So stellte *P. R. Begg* (1954) bei Ureinwohnern Australiens Verkürzungen der Zahnbogenlänge (von den distalen Flächen der M_2 aus gemessen) von 10 bis 16 mm im Laufe eines Lebens fest. Sie gleichen die interstitiellen Abschliffe (Attritionen) ausgiebig beanspruchter Gebisse aus und sorgen zeitlebens für festen Kontakt aller Zähne; ohne Attrition tritt natürlich auch keine Verkürzung der Zahnbögen auf.

Trotzdem macht sich Mesialdrift auch ohne Attrition bemerkbar, und zwar in einer Verschiebung der Seitenzähne gegenüber einem (relativ) unverschieblichen Punkt auf der Raphe palatina. *C. W. Schwarze* (1969) stellte mit Hilfe einer neuartigen photographischen Dokumentationsmethode fest, daß die oberen M_1 im Vergleich zu diesem Punkt im Durchschnitt 2,5 mm nach mesial wandern – und zwar in der Zeit zwischen der Aufnahme einer kieferorthopädischen Behandlung und einer Nachuntersuchung einige Jahre später. Auch wurden die jährlichen Zuwachsraten dieser Mesialbewegungen im Alter zwischen sieben und 25 Jahren berechnet. Sie sind in der Zeit zwischen neun und elf Jahren am höchsten und betragen durchschnittlich 0,75 mm pro Jahr. Dann sinken sie allmählich bis zum Alter von 21 Jahren, wo sie nur noch 0,2 mm betragen. *Schwarze* hält diese gewissermaßen überflüssig gewordene Mesialdrift – überflüssig, weil wegen mangelnder Kautätigkeit kaum noch interstitielle Abschliffe auftreten – für einen wichtigen Punkt beim Wiederauftreten frontaler Engstände. Ebenso wichtig ist jedoch Dehnung; denn nach seinen Untersuchungen besteht eine lineare Abhängigkeit zwischen dem Ausmaß der Dehnung und dem der späteren Verengung. Deshalb empfiehlt er ausgiebigen Gebrauch der Extraktion bei frontalen Engständen.

So bleibt am Ende festzustellen, daß Rezidive verschiedenartige Ursachen haben. Letztlich kommt es darauf an, die Gebißform nur so weit zu verändern, daß funktionelle Anpassung im Gesamtgefüge des Kiefer- und Gesichtsskeletts eintreten kann. Überfordert man die Anpassungsfähigkeit, kommt es zur Rückanpassung im Gebißbereich, sobald die Retention beendet wird. Rezidive sind also, wenn man von Fehlern bei der Retention absieht, im Prinzip Rückanpassungserscheinungen in einem Teilgefüge – dem Gebiß im engeren Sinne – an die bestehenden, sich auch nach der Behandlung noch wandelnden strukturellen und funktionellen Zustände im Gesamtgefüge des orofazialen Systems. Insofern sind Rezidive unvermeidlich. Auf der anderen Seite stellt das Gebiß – auch das künstlich geformte, morphologisch eugnathe Gebiß mit seinen korrekten, sich gegenseitig absichernden Kontaktbeziehungen – für das Gesamtgefüge einen so wichtigen funktionellen Faktor dar, daß sein Einfluß auf das Ganze nicht unterschätzt werden sollte; insofern ist übertriebene Ängstlichkeit vor Rückfällen unangebracht.

Schrifttum

Adams, C. P.
The design and construction of removable orthodontic appliances.
Verlag I. Wright and sons, Ltd., Bristol. (1955).

Adler, P.
Kritik der gebräuchlichen Klassifizierung der orthodontischen Kräfte
Z. Stomatol. 43 (1946), 121–138

Adler, P.
Die physikalischen Voraussetzungen der biologischen Zahnverschiebungen
Z. Stomatol. 43 (1946), 159–169

Adler, P.
Über die orthodontische Apparatur
Zahnärztl. Welt 3 (1948), 265–269

Adler, P.
Über das zahnlose Intervall
Stoma 10 (1957), 137–150

Adler, P., und M. G. Polczer
Perioden und Phasen im Durchbruch des bleibenden Gebisses
Fogorv. Szle (ung.) 56 (1963), 161

Ahlgren, J.
An electromyographic analysis of the response to activator (Andresen – Häupl) therapy
Odont. Revy 11 (1960), 125–151

Altmann, K.
Untersuchung über Frakturheilung unter besonderen experimentellen Bedingungen
Z. Anat. 115 (1950), 52–81

Andresen, V.
Über das sog. Norwegische System der Funktionskieferorthopädie
Dtsch. zahnärztl. Wschr. 39 (1936), 235–238; 283–286

Andresen, V., und K. Häupl
Funktionskieferorthopädie, die Grundlagen des „norwegischen Systems"
Verlag J. A. Barth, Leipzig (1936)

Angle, E. H.
The Angle svstem of regulation and retention of the teeth. 3. Aufl.
The Wilmincton Dental Mfg. Co., Philadelphia (1895).

Ascher, F.
Praktische Kieferorthopädie
Verlag Urban & Schwarzenberg, München, Berlin, Wien, (1968)

Balan, E. H.
Zusammenhänge zwischen Rezidiv und postoperativer Intercuspidation bei der chirurgischen Progeniebehandlung
Med. Diss., Berlin (1975)

Balogh, K., und P. Adler
Die Überlastungslehre
Schweiz. Mschr. Zahnhk. 56 (1946) 653–668

Baume, L. J.
Auswirkung der Extraktion von Zähnen auf das deforme Gebiß
Schweiz. Mschr. Zahnheilk. 49 (1939), 295–337

Baume, L. J.
Auswirkung der Extraktion von Zähnen auf das deforme Gebiß. Dosierte Extraktionstherapie
Schweiz. Mschr. Zahnheilk. 50 (1940), 45–64

Begg, P. R.
Stone age mans dentition
Amer. J. Orthodont. 40 (1954), 462–517

Begg, P. R.
Begg orthodontic theory and technique
Verlag W. B. Saunders Comp., Philadelphia/London (1965)

Bergström, K., und R. Jensen
Diastema mediale och frenulum labii superioris
Svensk. tandläk.-tskr. 55 (1962), 59–72

Beuren, A. J., Ch. Schulze u. Mitarb.
The syndrom of supravalvular aortic stenosis, peripheral pulmonary stenosis, mental retardation and similar facial appearence.
Amer. J. Cardiologv 13 (1964), 471–483

Bilfinger, F.
Dysgnathien des Milchgebisses von 1000 vorschulpflichtigen Kindern des Stadtkreises Heidelberg
Med. Diss., Heidelberg (1969)

Bimler, H. P.
Die elastischen Gebißformer
Zahnärztl. Welt 4 (1949), 499–503

Bimler, H. P.
Die Handhabung der elastischen Gebißformer
Zahnärztl. Welt 5 (1950), 119–125

Bimler, H. P.
Die Behandlung des Deckbisses mit den Gebißformern
Zahnärztl. Welt 5 (1959), 315–319

Bimler, H. P.
Funktionelle Kieferorthopädie mit den Gebißformern
Zahnärztl. Praxis 1 (1950), 12–27

Bimler, H. P.
Kieferorthopädie mit Gebißformern
Dtsch. Zahnärztl. Z. 8 (1953), 811–817; 865–872

Brandt, R.
Zusammenhänge zwischen Dysgnathien und Dyslalien
Med. Diss., Berlin (1976)

Bredy, E., und I. Reichel
Zahnextraktionen in der Kieferorthopädie
Verlag J. A. Barth, Leipzig (1971)

Breustedt, A.
Die Funktionen von Zunge, Lippen und Wangen im Lichte experimenteller Untersuchungsergebnisse
Fortschr. Kieferorthop. 27 (1966), 327–337

Brückl, H., und P. Birke
Zur kieferorthopädischen Behandlung des traumatischen Frontzahnverlustes
Fortschr. Kieferorthop. 25 (1964), 289–294

Brückl, H., und G. Reimann
Nachuntersuchungen behandelter Schmalkiefer
Fortschr. Kieferorthop. 23 (1962) 355–365

Brunner, A. A.
Einleitung zur nöthigen Wissenschaft eines Zahnarztes
Wien (1766)

Coffin, W. H.
The expansion regulation plate
Brit. J. Dent. Sci. 25 (1882), 46–47; 101–102

Dal-Pont, G.
Retromolar osteotomy for the correction of prognathism
J. Oral. Surg. 19 (1961), 42–47

Daß, H.
Nachuntersuchungen behandelter Fälle von Kieferkompression mit Protrusion der Front bei Distalbiß
Fortschr. Kieferorthop. 16 (1955), 345–357

Dausch-Neumann, D.
Ist die Kopf-Kinn-Kappe heute überholt?
Fortschr. Kieferorthop. 38 (1977), 66–81

Delaire, I., P. Verdon und M. C. Kénési
Extraorale Zugkräfte mit Stirn-Kinn-Abstützung zur Behandlung der Oberkieferdeformierungen als Folge von Lippen-Kiefer-Gaumen-Spalten
Fortschr. Kieferorthop. 34 (1973), 225–237

Demisch, A.
Auswirkungen der Distalbißtherapie mit dem Aktivator auf das Gesichtsskelett
Schweiz. Mschr. Zahnhk. 83 (1973), 1072–1092

Derichsweiler, H.
Gaumennahterweiterung
Verlag C. Hanser, München (1956)

Dewev, M., und G. M. Anderson
Practical Orthodontia. 5. Aufl.
Verlag C. V. Mosbv, St. Louis (1935)

Droschl, H., A. Eskici und G. F. Pilarz
Chirurgisch-kieferorthopädische Therapie retinierter Prämolaren und zweiter Molaren
Zahnärztl. Praxis 28 (1977), 74–83

Eismann, D.
Numerische Erfolgsbewertung kieferorthopädischer Therapie
Habil.-Schrift, Dresden (1970)

Eismann, D.
Zur Effektivität kieferorthopädischer Behandlungen mit Extraktionen bleibender Zähne
Dtsch. Stomatol. 23 (1973), 199–206

Eschler, J.
Inwiefern stützen tierexperimentelle Studien über die Formgestaltung der parodontalen Gewebe und des Kieferknochens die Grundlagen der Funktions-Kieferorthopädie?
Dtsch. Zahn-Mund-Kieferhk. 6 (1939), 759–768

Eschler, J.
Über die Bedeutung der Erschütterungen für den physiologischen Knochenbau
Kongr.-Ber. d. Alljapan. Ärztekongr., Abt. Anatom. (1942)

Eschler, J.
Über die Einteilung, Wirkung und Indikation alter und neuer Labialdrähte
Dtsch. zahnärztl. Z. 2 (1947), 725–736

Eschler, J.
Die funktionelle Orthopädie des Kausystems
Verlag C. Hanser, München (1952)

Eschler, J., und K. Häupl
Die Drucktheorie Flourens vor dem Forum tierexperimenteller Untersuchungen
Zschr. Stomatol. 38 (1940), 423–453; 469–488; 499–516

Fauchard, P.
Le chirurgien dentiste, ou traité des dents
Verlag P. J. Mariette, Paris (1728)

Fränkel, R.
Funktionskieferorthopädie und der Mundvorhof als apparative Basis
Verlag Volk u. Gesundheit, Berlin (1967)

Frenzen, E.
Eine neue Progenie-Aktivatoren-Schraube
Quintessenz 17 (1966), 87

Frevert, A.
Statistische Untersuchungen über Häufigkeiten von Gebißanomalien bei Schulkindern
Z. zahnärztl. Orthop. 26 (1934), 1–30

Gardner, G. E., und J. H. Kronman
Cranioskeletal displacements caused by rapid palatal expansion in the rhesus monkey
Amer. J. Orthodont. 59 (1971), 146–155

Garliner, D.
Myofunctional therapy
W. B. Saunders Comp., Philadelphia, London, Toronto (1976)

Garyn, B.
Distalbewegung von Molaren und Prämolaren
Fortschr. Kieferorthop. 23 (1962), 253–254

Gelink, G. W.
Die drei Stadien der Begg-Technik
Fortschr. Kieferorthop. 27 (1966), 183–187

Gerber, M.
Beobachtungen an schlafenden Aktivatorträgern
Fortschr. Kieferorthop. 18 (1957), 205–232

Goddart, C. L.
Separation of the superior maxilla bv the svmphvsis
Dent. Cosmos 35 (1893), 880–882

Häupl, K.
Gewebsumbau und Zahnverdrängung in der Funktions-Kieferorthopädie
Verlag J. A. Barth, Leipzig (1938)

Häupl, K.
Gedanken und Erwägungen zu P. Herrens Abhandlung „Die Wirkungsweise des Aktivators"
Schweiz. Mschr. Zahnhk. 64 (1954), 853–862

Häupl, K.
Der Sieben-Tage-Versuch J. Eschlers
Dtsch. Zahn-Mund-Kieferhk. 24 (1956), 10–22

Häupl, K.
Zur Frage des kieferorthopädischen Gelenkbaues
Fortschr. Kieferorthop. 19 (1958), 1–8

Harndt, E.
Milchzahnstudien I u. II
Dtsch. Zahn-Mund-Kiefer-Hk. 11 (1948), 12–36; 97–121

Hawley, C. A.
The removable retainer
Inter. J. Orthodont. 14 (1928), 167–168

Heath, J.
Interception of malocclusion bv planned serial extraction
New Zealand Dent. J. 49 (1953), 77–88; 148

Hehring, H., und H. Kruse
Über die Dilaceration von Zähnen
Zahnärztl. Welt/Ref. 62 (1961), 33–37

Herren, P.
Die passive Haltung und Bewegung des Unterkiefers
Schweiz. Mschr. Zahnhk. 63 (1953), 561–582

Herren, P.
Die Wirkungsweise des Aktivators
Schweiz. Mschr. Zahnhk. 63 (1953), 829–879

Herren, P.
Stellungnahme zu K. Häupls „Gedanken und Erwägungen"
Schweiz. Mschr. Zahnhk. 64 (1954), 862–879

Herrmann, H.
Histologische Befunde der Schleimhaut des Oberkiefers nach Gaumennahterweiterung bei Gaumenspalten
Fortschr. Kieferorthop. 17 (1956), 214–217

Herrmann, S.
Untersuchungen über das Diastema mediale und seine Begleiterscheinungen
Med. Diss., Berlin (1975)

Hilmer, I.
Über die Größe der apikalen Basis bei Deckbiß und Angle-Klasse II,1
Med. Diss., Berlin (1967)

Hockenjos, C., G. Komposch, C. Schumann und Th. Rakosi
Fernröntgenologischer und klinischer Befund bei erschwerter Nasenatmung
Fortschr. Kieferorthop. 35 (1974), 391–399

Hoffmann-Axthelm, W.
Die Entwicklung der orthodontischen und kieferorthopädischen Apparaturen I + II + III
Quintessenz (1976), 73–82; 73–80; 77–82. Ref. Nr. 174

Hotz, R.
Die Indikation zur Extraktionstherapie des Engstandes der Klasse I
In: Die Kiefererweiterung. Heft 7 der Zahn-, Mund- und Kieferhk. in Vorträgen
Verlag C. Hanser, München (1952)

Hotz, R.
Orthodontie in der täglichen Praxis
Verlag H. Huber, Bern, Stuttgart (1954)

Hotz, R.
Versuch einer Klassifizierung von Erfolg und Mißerfolg
Fortschr. Kieferorthop. 23 (1962), 338–344

Hotz, R., und H. Mühlemann
Die Funktion in der Beurteilung und Therapie von Bißanomalien
Schweiz. Mschr. Zahnhk. 62 (1952), 592–606

Hotz, R., P. Stöckli, L. Rinderer und E. Ben-Zur
Orthodontie in der täglichen Praxis. 4. Aufl.
Verlag H. Huber, Bern (1970)

Jackson, D.
Lip positions and incisor relationships
Brit. Dent. J. 112 (1962), 147–155

Kaplan, R. G., und D. Orth
Clinical experiences with circumferential supracrestal fiberotomy
Amer. J. Orthodont. 70 (1976), 146–153

Karwetzky, R.
Der U-Bügel-Aktivator
Fortschr. Kieferorthop. 28 (1967), 429–432

Kennedy, I. W., W. H. Bell u. Mitarb.
Osteotomy as an adjunct to rapid maxillary expansion
Amer. J. Orthodont. 70 (1976), 123–137

Kingsley, N. W.
A treatise on oral deformities as a branch of mechanical surgery
D. Appleton, New York (1880)

Kingsley, N. W.
Die Anomalien der Zahnstellung und die Defekte des Gaumens; dtsch. von L. H. Hollaender
Verlag A. Felix, Leipzig (1881)

Kjellgren, B.
Seriextraktion som hjälpmedel vid dentalortopedisk terapi
Svensk tandläk.-tskr. 39 (1946), 361–390

Klammt, G.
Der offene Aktivator
Dtsch. Stomatol. 6 (1955), 322–327

Klammt, G.
Erfahrungen mit dem offenen Aktivator
Fortschr. Kieferorthop. 21 (1960), 124–129

Klink-Heckmann, U., und E. Bredy
Orthopädische Stomatologie
Verlag G. Thieme, Stuttgart (1977)

Koeck, B., und B. Severin
Die Grenzbewegungen des Unterkiefers beim Deckbiß
Dtsch. zahnärztl. Z. 31 (1976), 714-716

Koerbitz, A.
Kursus der systematischen Orthodontik. 2. Aufl.
Verlag Licht, Leipzig (1914)

Korkhaus, G.
Die Häufigkeit der orthodontischen Anomalien in verschiedenen Lebensaltern
Dtsch. Mschr. Zahnhk. 45 (1927), 508–524

Korkhaus, G.
Biomechanische Gebiß- und Kieferorthopädie (Orthodontie)
In: Handbuch der Zahnhk. Bd. 4
Verlag J. F. Bergmann, München (1939)

Korkhaus, G.
Die Kiefererweiterung – Möglichkeiten und Grenzen
Zahn-, Mund- und Kieferhk. in Vorträgen, Heft 7
Verlag C. Hanser, München (1952)

Korkaus, G.
Über die Beeinflussung der apikalen Basis bei der Zahnbogenerweiterung
Fortschr. Kieferorthop. 24 (1963), 33–45

Lebret, L. M. L.
Der menschliche Gaumen: sein Wachstum, die auf ihn bezogene Wanderung der Seitenzähne, seine Expansion bei Anwendung zweier verschiedener orthodont. Behandlungsmethoden.
Fortschr. Kieferorthop. 27 (1966), 121–140

Leiber, B., G. Olbrich u. Mitarb.
Die klinischen Syndrome. 5. Aufl.
Verlag Urban & Schwarzenberg, München/Berlin/Wien (1972)

Lenz, W.
Medizinische Genetik. 3. Aufl.
Verlag G. Thieme, Stuttgart (1976)

Lieb, G., und G. Mühlhausen
Vorkommen von Gebißanomalien und Sprachfehlern
I. Wulff Med. logopäd. Beiträge 1 (1964), 27–52
München, Basel (1964)

van der Linden, F. P. G., und H. S. Duterloo
Development of the human dentition; an Atlas
Verlag Harper u. Row, New York, St. Francisco (1976)

Linderer, J.
Die Zahnheilkunde nach ihrem neuesten Standpunkt
Erlangen (1851)

MacLean, S.
Über die systematisch angewandte frühzeitige Entfernung der vier permanenten ersten Backenzähne, wenn, wie dies so häufig der Fall ist, beginnende Karies vorhanden ist
Der Zahnarzt 10 (1885), 140–141

Maj, G., und O. Zannini
Etude des modifications de l'«overbite» chez quatre-vingt-quatre enfants traités par la méthode de l'extraction en série
Orthodont. franc. 36 (1965). 185–197

Maj, G., und O. Zannini
Bemerkungen über 100 Fälle gesteuerter Extraktionen
Fortschr. Kieferorthop. 29 (1968), 35–46

Martens, B. R.
Mesiodentes. Über Häufigkeit, Lage, Form, klinische Folgen und Geschlechtsverteilung
Med. Diss., Berlin (1976)

Marxkors, R.
Statistische und physiologische Überlegungen über die Auswirkung von Kräften, die an der Zahnkrone angreifen
Dtsch. zahnärztl. Z. 17 (1962), 1359–1372

Meyer, W.
Lehrbuch der normalen Histologie und Entwicklungsgeschichte der Zähne des Menschen
Lehmann-Verlag, München (1932)

Mever, W.
Die Zahnextraktion und ihre Schmerzverhütung
Verlag Urban & Schwarzenberg, München/Berlin (1956)

Miethke, R.-R.
Zahnbreiten und Zahnbreitenkorrelationen
Med. Diss., Berlin (1972)

Möbius, W.
Nachuntersuchungen behandelter Patienten der kieferorthopädischen Abteilung der Klinik u. Poliklinik für Zahn-, Mund- und Kieferkrankheiten in Halle
Med. Diss., Halle a. d. Saale (1958)

Moorrees, C. F. A., C. J. Burstone u. Mitarb.
Research related to malocclusion – a «State-of-the-art» workshop, concluded by the oralfacial growth and development program
Amer. J. Orthodont. 59 (1971), 1–18

Mühlemann, H. R.
Die Beeinflussung des Parodonts mit den verschiedenen kieferorthopädischen Apparaten
Dtsch. zahnärztl. Z. 6 (1951), 1087–1099

Mühlemann, H. R., H. Rateitschak u. Mitarb.
Parodontologie
Verlag G. Thieme, Stuttgart (1975)

Müller, G. H.
Die Doppelplatte mit Oberkiefer-Spornführung
Fortschr. Kieferorthop. 23 (1962), 243–250

Nord, Ch. F.
Loose appliances of orthodontia
Dent. Cosmos 70 (1928), 681–687

Obwegeser, H.
s. Trauner, R., und H. Obwegeser (1955)

Öhler, D., und F. Skotnicky
Die Gaumennahterweiterung
Dtsch. zahnärztl. Z. 13 (1958), 783–790

Owen, D. G.
The incidence and nature of space closure following the premature extraction of deciduous teeth: a literature survev
Amer. J. Orthodont. 59 (1971), 37–49

Petrovic, A., I. Stützmann u. Mitarb.
Kontrollfaktoren des Kondvlenwachstums: Wachstumshormon, Musculi ptervgoidei laterales und Vor- und Rückschubgeräte des Unterkiefers
Fortschr. Kieferorthop. 35 (1974), 347–364

Pfaff, H. W.
Lehrbuch der Orthodontie
Verlag Zentralst. für Zahnhygiene, Dresden (1906)

Pfaff, W.
Über die Regulierungsmethoden in ihrer geschichtlichen Entwicklung mit besonderer Berücksichtigung ihrer Vor- und Nachteile
Dtsch. Mschr. Zahnhk. 26 (1908), 43–61; 103–131

Picton, D. C., und I. P. Moss
The part plaved bv the transseptal fibre svstem in experimental approximal drift of the cheek teeth of monkevs (macaca irus)
Arch. oral. biol. 18 (1973), 669–680

Poulton, D. R., und S. A. Aaronson
The relationship between occlusion and periodontal status
Amer. J. Orthodont. 47 (1961), 690–699

Pommer, G.
Die lakunäre Resorption im erkrankten Knochen
Sitzungsber. Akad. Wiss. 83 (1881), 17

Reichenbach, E., und W. Rudolph
Untersuchungen zur Entstehungsweise des Distalbisses im Milchgebiß
Fortschr. Kieferorthop. 16 (1955), 96–102

Reichenbach, E., und G. Schützmansky
Parodontalprophylaxe durch kieferorthopädische Frühbehandlung
Fortschr. Kieferorthop. 19 (1958), 320–326

Reitan, K.
Tissue rearrangement during retention of orthodontically rotated teeth
Angle Orthodont. 29 (1959), 105–113

Reumuth, E.
Experimentelle Untersuchungen über den Kauvorgang bei Gebissen mit normaler und abwegiger Okklusion
Dtsch. Zahn-Mund-Kieferhk. 24 (1956), 375–404

Riesenfeld, K.
Über die systematische Extraktion der sechsjährigen Molaren
Dtsch. Mschr. Zahnhk. 26 (1908), 633–655; 713–765; 793–803

Rinderer, L.
Aus der frühen Geschichte der Zahnheilkunde unter besonderer Berücksichtigung orthodontischer Interessen
Schweiz. Mschr. Zahnhk. 69 (1959), 21–35

Rinderer, L.
The effects of expansion of the palatal suture
Europ. orthodont. Soc. 42 (1966), 365–382

Robin, P.
Demonstration practique sur la construction et la mise en bouche d'un nouvel appareil de redressement
Rev. Stomatol. 9 (1902), 561–590

Robinson, J.
The surgical and mechanical treatment of the teeth, including dental mechanics
W. Webster, London (1845/46)

Rogers, A. P.
Exercises for the development of the muscle of the face, with a view to increasing their functional activity
Dent. Cosmos 60 (1918), 857–876

Rogers, A. P.
Muscle training and its relation to the orthodontia
Intern. J. Orthodont. 4 (1918), 555–577

Rogers, A. P.
Place of myofunctional treatment in the correction of malocclusion
J. Amer. Dent. Ass. 23 (1936), 66–78

Roux, W.
Gesammelte Abhandlungen über Entwicklungsmechanik der Organismen, Bd. 1 und 2
Verlag W. Engelmann, Leipzig (1895)

Rudolph, W.
Praktische Gesichtspunkte bei der Durchführung der Serienextraktion der ersten Prämolaren
Fortschr. Kieferorthop. 29 (1968), 66–72

Rudolph, W., und W. Usadel
Auswertung von 100 Fällen gesteuerter Extraktionen
Fortschr. Kieferorthop. 17 (1956), 11–19

Ruttle, A. T., W. Gingley u. Mitarb.
Serial study of the effects of fingersucking
J. Dent. Res. 32 (1953), 739–748

Sander, F. G.
Zur Frage der Biomechanik des Aktivators – Entwicklung und Erprobung neuer Untersuchungsmethoden
Westdeutscher Verlag (1980)

Sauer, G.
Vergleichende kinematographische Untersuchung der Unterkieferbewegungen bei Eugnathen und Probanden mit Dysgnathien
Dtsch. zahnärztl. Z. 31 (1976), 300–305

Schlinkert, B.
Die mastikatorische Funktion bei geschlossener und unterbrochener Zahnreihe
Med. Diss., Rostock (1965)

Schmidt, H.
Zur Frage der ästhetischen Wirkung transversaler und sagittaler Zahnstellungsanomalien der Frontzähne
Med. Diss., Erlangen, Nürnberg (1972)

Schmuth, G. P. F.
Kieferorthopädie. Grundzüge und Probleme
Verlag G. Thieme, Stuttgart (1973)

Schmuth, G. P. F., und G. Sander
Die Bedeutung von Prüfkörpern zur Beurteilung der Anwendungszeit kieferorthopädischer Apparate
Dtsch. zahnärztl. Z. 29 (1974), 894–897

Schrader, H. K.
Ein Fall von Gaumennahterweiterung
Schweiz. Mschr. Zahnhk. 68 (1958), 1154–1158

Schroeder, H. E.
Orale Strukturbiologie
Verlag G. Thieme, Stuttgart (1976)

Schützmansky, G.
Unfallverletzungen an jugendlichen Zähnen
Dtsch. Stomatol. 13 (1963), 919–927

Schulze, Ch.
Erbanlage und Rezidiv
Zahnärztl. Welt/Ref. 78 (1969), 633–640

Schulze, Ch.
Kieferorthopädische Therapie in ihrer Auswirkung auf Okklusion und Artikulation
Dtsch. zahnärztl. Z. 26 (1971), 201–215

Schulze, Ch., und E. Brandt
Über den Dens invaginatus (Dens in dente)
Zahnärztl. Welt/Ref. 81 (1972), 569–573; 613–620; 653–660; 690–703

Schulze, A., und I. Teumer
Untersuchungen über Vorkommen und Häufigkeit von Sprachschädigungen im Vorschul- und Schulalter
Die Sprachheilarbeit 6 (1973), 161–174; 1 (1974), 1–14

Schumacher, G.-H.
Der maxillo-mandibuläre Apparat unter dem Einfluß formgestaltender Faktoren
Nova Acta Leopoldina 33 (1967), 1–186

Schwarz, A. M.
Die biologischen Grundlagen der orthodontischen Therapie nebst Folgerungen für die Praxis
Z. Stomatol. 30 (1932), 1041–1068

Schwarz, A. M.
Die Pfeilklammer
Z. Stomatol. 33 (1935), 1452–1455

Schwarz, A. M.
Lehrgang der Gebißregelung
Verlag Urban & Schwarzenberg, Berlin/Wien (1936-1937)

Schwarz, A. M.
Gebißregelung mit Platten
Verlag Urban & Schwarzenberg, Berlin/Wien (1938)

Schwarz, A. M.
Die biologischen Grundlagen für die Erreichung des Behandlungszieles und der Dauererfolg in der Kieferorthopädie
Zschr. Stomatol. 46 (1949), 120–128

Schwarz, A. M.
Die Gaumensprengung
In: Die Zahn-, Mund- und Kieferhk., Bd. 5, S. 536–552
Verlag Urban & Schwarzenberg, München/Berlin (1955)

Schwarz, A. M.
Lehrgang der Gebißregelung, Bd. II
Verlag Urban & Schwarzenberg, Wien/Insbruck (1956)

Schwarz, A. M.
Lehrgang der Gebißregelung, Bd. I
Verlag Urban & Schwarzenberg, Wien/Insbruck (1961)

Schwarze, Ch. W.
Dokumentation und Analyse von Langzeitstudien über das transversale und sagittale Positionsverhalten der Zähne im kieferorthopädisch behandelten Gebiß
Habil.-Schrift, Köln (1969)

Scott, J. H., und N. B. B. Symons
Introduction to dental anatomy. 7. Aufl.
Churchill-Livingstone-Verlag, Edinburgh/London (1974)

Sergl, H. G.
Zusammenhang zwischen psychischen Schwierigkeiten und dem Auftreten von Kieferanomalien
Fortschr. Kieferorthop. 28 (1967), 57–64

Sergl, H. G.
Auswirkungen des Engstandes der unteren Frontzähne – ein Beitrag zur Frage der Behandlungsbedürftigkeit
Fortschr. Kieferorthop. 31 (1970), 141–147

Sergl, H. G.
Zur Frage eines Zusammenhangs zwischen frontalem Überbiß, incisaler Stufe und dem Zustand des Parodonts
Fortschr. Kieferorthop. 35 (1974), 56–63

Sergl, H. G., und H. Krause
Untersuchungen über den Einfluß von Kiefer- und Zahnstellungsanomalien auf das marginale Parodontium
Dtsch. zahnärztl. Z. 28 (1973), 149–154

Skogsborg, C.
Die permanente Fixierung der Zähne nach orthodontischer Behandlung
Vjschr. Zahnhk. 42 (1926), 278–293

Skogsborg, C.
Über Septotomie im Zusammenhang mit orthodontischer Behandlung und über den Wert dieser Methode als Beweis für Walkhoffs Spannungsdifferenztheorie
Fortschr. Orthodont. 1 (1931), 424–446

Skogsborg, C.
Om alveolar septotomie
Svensk tandläk.-tskr. 41 (1948), 91–94

Stahl, A.
Vergleichende Untersuchungen über die wechselseitige Einwirkung von Erbe und Umwelt auf Gebiß und Kiefer mit besonderer Berücksichtigung des Rezidivs nach der kieferorthopädischen Behandlung
Habil.-Arbeit, Heidelberg (1964)

Steinhardt, G.
Stellungnahme zu den Möglichkeiten und Auswirkungen kieferorthopädischer Maßnahmen an jugendlichen Kiefern
Dtsch. Zahn-Mund-Kieferhk. 6 (1939), 456–467

Sternfeld, A.
Therapie der anomalen Zahnstellungen
In: J. Scheff, Handbuch der Zahnhk., Bd. 3
Verlag A. Hölder, Wien (1893)

Stöckli, P. W.
Kieferorthopädie – ein biologisches Problem
Schweiz. Mschr. Zahnhk. 83 (1973), 727–749

Stuteville, O. H.
Injuries to the teeth and supporting structures caused by various orthodontic appliances and methods of preventing these injuries
J. Amer. Dent. Ass. 24 (1937), 1494–1507

Tammoscheit, U. G.
Profilverhalten und Distalbißbehandlung
Dtsch. zahnärztl. Z. 29 (1974), 882–885

Tomes, J.
A system of dental surgery
J. Churchill, London (1858/59)

Trauner, R., und H. Obwegeser
Zur Operationstechnik bei der Progenie und anderen Unterkieferanomalien
Dtsch. Zahn-Mund-Kieferhk. 23 (1955), 1–26

Walkhoff, O.
Die Unregelmäßigkeiten in den Zahnstellungen und ihre Behandlung
Verlag A. Felix, Leipzig (1891)

Weise, W.
Vereinfachte Herstellung von Progenie-Aktivatoren durch Verwendung einer neuen Schraube
Fortschr. Kieferorthop. 19 (1958), 265–267

Wenzel, R.
Mastikationseffekt bei unterschiedlichen Gebißformen
Fortschr. Kieferorthop. 37 (1976), 435–444

Witt, E.
Messung von Kraftgröße und Kraftwirkung kieferorthopädischer Plattenapparate
Dtsch. zahnärztl. Z. 20 (1965), 937–946

Witt, E.
Untersuchungen kieferorthopädischer Kräfte und ihrer Wirkung auf Zahn und Parodontium unter Anwendung elektronischer Meßmethoden
Habil. Schrift, Freiburg (1966)

Witt, E., und W. Timper
Experimentelle Untersuchungen über Schluckhäufigkeit bei Kindern und Erwachsenen mit verschiedenen Anomalien
Fortschr. Kieferorthop. 35 (1974), 306–322

Wolff, J.
Das Gesetz der Transformation der Knochen
Verlag A. Hirschwald, Berlin (1892)

Wunderer, H.
Ein neuer Aktivator zur Behandlung des offenen Bisses
Fortschr. Kieferorthop. 22 (1961), 234–240

Ziebe, H.
Die Verbreiterung des Oberkiefers durch mechanische Beeinflussung des medianen Gaumennahtgewebes
Zschr. Stomatol. 28 (1930), 837–855; 906–923; 1070–1087

Sachregister

A

B

G

H

I

J

K

L

M

N

O

P

R

Inhaltsübersicht des dritten Bandes